姿勢制御と理学療法の実際

姿勢制御と理学療法の実際

編集
淺井 仁 金沢大学大学院教授
奈良 勲 金城大学教授・元学長／広島大学名誉教授

文光堂

執筆者一覧（執筆順）

寺田　　茂	金沢赤十字病院リハビリテーション科
内山　圭太	金沢赤十字病院リハビリテーション科
淺井　　仁	金沢大学医薬保健研究域保健学系リハビリテーション科学領域理学療法科学講座
三秋　泰一	金沢大学医薬保健研究域保健学系リハビリテーション科学領域理学療法科学講座
神戸　晃男	金沢医科大学病院リハビリテーションセンター
嶋田誠一郎	福井大学医学部附属病院リハビリテーション部
久保田雅史	福井大学医学部附属病院リハビリテーション部
伊藤　俊一	北海道千歳リハビリテーション学院理学療法学科
小俣　純一	福島県立医科大学会津医療センター
小嶋　　功	神戸学院大学総合リハビリテーション学部理学療法学科
濱岸　利夫	中部学院大学看護リハビリテーション学部理学療法学科
永井　将太	金城大学大学院リハビリテーション学研究科
寺西　利生	藤田保健衛生大学医療科学部リハビリテーション学科
鎌田　理之	大阪大学医学部附属病院リハビリテーション部
松尾　善美	武庫川女子大学健康・スポーツ科学部
小島　　聖	金城大学医療健康学部理学療法学科
南谷さつき	株式会社gene
淺井　正嗣	富山大学附属病院耳鼻咽喉科
山本　大誠	神戸学院大学総合リハビリテーション学部理学療法学科
烏山　亜紀	金城大学医療健康学部理学療法学科
曽山　　薫	専門学校金沢リハビリテーションアカデミー理学療法学科
野添　匡史	甲南女子大学看護リハビリテーション学部理学療法学科
関川　清一	広島大学大学院医歯保健学研究科理学療法学専攻
椿　　淳裕	新潟医療福祉大学医療技術学部理学療法学科
大久保吏司	神戸学院大学総合リハビリテーション学部理学療法学科
古川　裕之	藤田整形外科・スポーツクリニック
鈴木　　智	船橋整形外科病院スポーツリハビリテーション部
澤野　靖之	船橋整形外科病院理学診療部
高村　　隆	船橋整形外科病院肩関節・肘関節センター
伊藤　浩充	甲南女子大学看護リハビリテーション学部理学療法学科
河村　光俊	広島国際大学総合リハビリテーション学部リハビリテーション学科
柴田　克之	金沢大学医薬保健研究域保健学系リハビリテーション科学領域作業療法科学講座専攻
浅賀　忠義	北海道大学大学院保健科学研究院機能回復学分野
高畑　雅一	北海道大学大学院理学研究院生物科学部門
和田　直己	山口大学共同獣医学部
熊倉　博雄	大阪大学大学院人間科学研究科
後藤　遼佑	大阪大学大学院人間科学研究科
岡　　健司	大阪河﨑リハビリテーション大学リハビリテーション学部
中野　良彦	大阪大学大学院人間科学研究科

序　文

　世界的にみても，人を対象にした「姿勢制御」に関する研究は古くからいろいろな分野で行われ，既刊書も数多い．理学療法は，身体機能・運動機能低下，機能不全などの状態に陥った対象者（出生前・時・後）のハビリテーション・リハビリテーションを目的とした治療手段の1つである．その中でも，国際機能生活分類（ICF）の観点から，理学療法の最も重要な目的は，姿勢制御機能の改善を基軸にした活動や生活機能の改善を図り，社会参加への支援を目指すことであると考える．人（ヒト）は，出生後に重力環境下で生きてゆくことを強いられ，二足歩行を獲得するまで約1年前後（最近は早めに歩ける児もいる）の期間を要する．つまり，理学療法は，人が重力環境下で適応もしくは再適応して生活してゆくことを獲得するために行われる．それゆえ，人の重力環境への適応は生物としての進化の過程に基づいていること，重力と姿勢との関係が人のライフサイクル（例えば，乳児期，幼児期，老年期）に応じて変容することを銘記しておく必要がある．

　一方，種々の疾患によって，姿勢を制御する機能や動作能力が低下した症例には，各疾患の症状に応じた理学療法を行うことは言うまでもない．中枢神経疾患によって姿勢制御機能の重度な低下を呈している症例には，重力下での姿勢保持はもとより頭頸部を安定して保持することができないことがあり，頭頸部を重力下に位置づける（定頸させる）ことから治療を始めることが必要となる．また，下肢関節の機能不全を呈した症例が人工関節の置換術を施行されても，術後しばらくの間は立位や歩行の様相が術前と変わらないことがある．人工関節置換術を施行されるまでの経過が長いほど，このような傾向がみられる印象が高い．さらに，スポーツ選手を対象にした理学療法介入時には，スキージャンプの空中姿勢，フィギュアスケートの滑走姿勢，サッカー時に足でボールを操るときの姿勢など，スポーツ種目における特徴的な姿勢制御のメカニズムについても知っておくことが重要である．これらの中枢神経疾患，運動器疾患などによる姿勢制御機能の低下に対して，姿勢制御機能を学習理論に基づいて改善させることが理学療法士の「知と技」の最大の能力であると確信する．

　本書の企画意図は，それぞれの実践場面で活用することであるが，中でも3つの要点に焦点を絞った．1点は，「姿勢制御能の改善」をキーコンセプトとして，各種疾患に特有な姿勢とその姿勢に至る機序，姿勢制御の改善のための理学療法について症例を示しながら概説して，臥位，座位，立位などの姿勢の意義を改めて問い直すことである．2点は，今後，スポーツ選手を対象とした理学療法の必要性がますます高まる時代，スポーツ種目に特有な姿勢制御能を再獲得するための方法論を究めて，選手の最高のパフォーマンスを一刻も早く引き出すための理学療法士の「知と技」を確立させることである．最後の3点目は，姿勢制御を動物の進化と人のライフスパンにおける重要な要因として位置づけることである．

　本書は5章構成とし，第Ⅰ章では，姿勢制御機能の評価法，第Ⅱ章では，各種症例に特有な姿勢とその制御能力の改善のための理学療法，第Ⅲ章では，スポーツ選手を対象にした種目に特有な姿勢とその改善のための理学療法，そして第Ⅳ章では人のライフスパンにおける姿勢

制御について執筆をお願いした．第Ⅱ章では一部内部疾患にも言及し，第Ⅳ章では座位姿勢について作業療法士の視点からも言及してもらった．第Ⅴ章では動物の進化を通して人の姿勢制御を考えるために，甲殻類の姿勢制御のメカニズム，四足動物の姿勢制御のメカニズム，類人猿の姿勢制御として体幹機能について，それぞれの専門の諸氏に執筆をお願いした．本書では，引用文献，法律用語などを除き，「訓練，障害，障害者」の用語の使用を控え，それに代わるより適切と思われる用語を用いたことを付記しておきたい．

2016年4月

編集代表　淺井　仁

目 次

I章 姿勢制御の評価 ... 1

1 臨床における姿勢制御機能評価　寺田 茂，内山 圭太，淺井 仁 ... 2
- I　はじめに ... 2
- II　姿勢制御能力の構成要素 ... 2
- III　姿勢制御構成要素の評価 ... 4
- IV　総合力としての姿勢制御評価 ... 8
- V　まとめ ... 10

2 機材を用いた姿勢制御機構の評価
- 1) 床反力計　淺井 仁 ... 12
  - I　測定原理と較正 ... 12
  - II　得られたデータの解釈 ... 17
  - III　測定限界 ... 18
- 2) 3次元動作解析装置　三秋 泰一 ... 20
  - I　測定原理と較正 ... 20
  - II　得られたデータの解釈 ... 23
  - III　測定限界 ... 29

II章 疾患と姿勢制御 ... 31

1 運動器疾患
- 1) 変形性股関節症　神戸 晃男 ... 32
  - I　主な病態と姿勢制御能力低下の特徴 ... 32
  - II　姿勢制御能力低下のメカニズム ... 34
  - III　姿勢制御能力を改善するための運動療法 ... 37
  - IV　おわりに ... 41
- 2) 変形性膝関節症　嶋田 誠一郎 ... 42
  - I　主な病態と姿勢制御能力低下の特徴 ... 42
  - II　姿勢制御能力低下のメカニズム ... 42
  - III　姿勢制御能力を改善するための運動療法 ... 45

- 3) 頸椎・胸椎疾患 ……………………………………………………… 久保田 雅史　51
  - Ⅰ　主な病態と姿勢制御能力の低下 ……………………………………………… 51
  - Ⅱ　姿勢制御能力低下のメカニズム ……………………………………………… 53
  - Ⅲ　姿勢制御能力を改善するための運動療法 …………………………………… 57
- 4) 腰椎疾患 …………………………………………………… 伊藤 俊一，小俣 純一　66
  - Ⅰ　主な病態と姿勢制御能力低下の特徴 ………………………………………… 66
  - Ⅱ　姿勢制御能力低下のメカニズム ……………………………………………… 70
  - Ⅲ　姿勢制御能力を改善するための運動療法 …………………………………… 73
  - Ⅳ　おわりに ………………………………………………………………………… 75
- 5) 下肢切断 ………………………………………………………………… 小嶋 功　78
  - Ⅰ　主な病態と姿勢制御能力低下の特徴 ………………………………………… 78
  - Ⅱ　姿勢制御能力のメカニズム …………………………………………………… 79
  - Ⅲ　姿勢制御能力を改善するための運動療法 …………………………………… 84
- 6) 筋ジストロフィー …………………………………………………… 濱岸 利夫　89
  - Ⅰ　主な病態と姿勢制御能力低下の特徴 ………………………………………… 89
  - Ⅱ　姿勢制御能力低下のメカニズム ……………………………………………… 94
  - Ⅲ　姿勢制御能力を改善するための運動療法 …………………………………… 99

2 神経系機能不全

- 1) 脳卒中と座位 …………………………………………………………… 永井 将太　105
  - Ⅰ　主な病態と姿勢制御能力低下の特徴 ………………………………………… 105
  - Ⅱ　姿勢制御能力低下のメカニズム ……………………………………………… 109
  - Ⅲ　姿勢制御能力を改善するための運動療法 …………………………………… 111
- 2) 脳卒中と立位 …………………………………………………………… 寺西 利生　116
  - Ⅰ　姿勢制御能力低下の特徴 ……………………………………………………… 116
  - Ⅱ　姿勢制御能力低下のメカニズム ……………………………………………… 118
  - Ⅲ　姿勢制御能力を改善するための運動療法 …………………………………… 119
- 3) パーキンソニズム ………………………………………… 鎌田 理之，松尾 善美　124
  - Ⅰ　主な病態と姿勢制御能力低下の特徴 ………………………………………… 124
  - Ⅱ　姿勢制御能力低下のメカニズム ……………………………………………… 128
  - Ⅲ　姿勢制御能力を改善するための運動療法 …………………………………… 130
- 4) 小脳性失調症 …………………………………………………………… 小島 聖　138
  - Ⅰ　主な病態と姿勢制御能力低下の特徴 ………………………………………… 138
  - Ⅱ　姿勢制御能力低下のメカニズム ……………………………………………… 141
  - Ⅲ　姿勢制御能力を改善するための運動療法 …………………………………… 143
  - Ⅳ　おわりに ………………………………………………………………………… 147
- 5) 嚥下機能低下 ………………………………………………………… 南谷 さつき　149
  - Ⅰ　主な病態と姿勢制御能力低下の特徴 ………………………………………… 149
  - Ⅱ　姿勢制御能力低下のメカニズム ……………………………………………… 152

- Ⅲ 姿勢制御能力を改善するための運動療法 ……………………………………………… 156
- Ⅳ おわりに ……………………………………………………………………………… 160

6) 前庭迷路系機能不全 …………………………………………………… 浅井 正嗣 162
- Ⅰ 主な病態と姿勢制御能力低下の特徴 …………………………………………… 162
- Ⅱ 姿勢制御能力低下のメカニズム ………………………………………………… 166
- Ⅲ 姿勢制御能力低下を改善するための運動療法 ………………………………… 167

7) 精神疾患 ………………………………………………………………… 山本 大誠 173
- Ⅰ 主な病態と姿勢制御能力低下の特徴 …………………………………………… 173
- Ⅱ 姿勢制御能力低下のメカニズム ………………………………………………… 176
- Ⅲ 姿勢制御能力を改善するための運動療法 ……………………………………… 176
- Ⅳ 今後の展望 …………………………………………………………………… 182

3 脳性麻痺等,小児

1) 痙直型四肢麻痺 …………………………………………………………… 濱岸 利夫 184
- Ⅰ 主な病態と姿勢制御能力低下の特徴 …………………………………………… 184
- Ⅱ 姿勢制御能力低下のメカニズム ………………………………………………… 187
- Ⅲ 姿勢制御能力を改善するための運動療法 ……………………………………… 189

2) 痙直型両麻痺 ……………………………………………………………… 烏山 亜紀 195
- Ⅰ 主な病態と姿勢制御能力低下の特徴 …………………………………………… 195
- Ⅱ 姿勢制御能力低下のメカニズム ………………………………………………… 198
- Ⅲ 姿勢制御能力を改善するための運動療法 ……………………………………… 201

3) アテトーゼタイプ ………………………………………………………… 曽山 薫 207
- Ⅰ 主な病態と姿勢制御能力低下の特徴 …………………………………………… 207
- Ⅱ 姿勢制御能力低下のメカニズム ………………………………………………… 208
- Ⅲ 姿勢制御能力を改善するための運動療法 ……………………………………… 211

4 内部疾患

1) 慢性閉塞性肺疾患 …………………………………………… 野添 匡史,関川 清一 217
- Ⅰ 主な病態と姿勢制御能力低下の特徴 …………………………………………… 217
- Ⅱ 姿勢制御能力低下のメカニズム ………………………………………………… 220
- Ⅲ 姿勢制御能力を改善するための運動療法 ……………………………………… 221

2) 心不全 …………………………………………………………………… 椿 淳裕 228
- Ⅰ 主な病態と姿勢制御能力低下の特徴 …………………………………………… 228
- Ⅱ 姿勢制御能力低下のメカニズム ………………………………………………… 228
- Ⅲ 姿勢制御能力を改善するための運動療法 ……………………………………… 229

III章　アスリートの姿勢制御　235

1　柔道　大久保 吏司　236

- I　競技に特有な姿勢とその制御　236
- II　損傷の特徴と発生のメカニズム　241
- III　競技復帰に向けた姿勢制御能力を改善するための運動療法　245
- IV　損傷を予防するための姿勢制御能力の獲得　247

2　バレーボール　古川 裕之　249

- I　競技に特有な姿勢とその制御　249
- II　損傷の特徴と発生のメカニズム　251
- III　競技復帰に向けた姿勢制御能力を改善するための運動療法　254
- IV　損傷を予防するための姿勢制御能力の獲得　257

3　野球（投球動作）　鈴木 智，澤野 靖之，高村 隆　260

- I　競技に特有な姿勢とその制御　260
- II　損傷の特徴と発生のメカニズム　263
- III　競技復帰に向けた姿勢制御能力を改善するための運動療法　268
- IV　損傷を予防するための姿勢制御能力の獲得　273

4　サッカー　伊藤 浩充　276

- I　競技に特有な姿勢とその制御　276
- II　損傷の特徴と発生のメカニズム　278
- III　競技復帰に向けた姿勢制御能力を改善するための運動療法　281
- IV　損傷を予防するための姿勢制御能力の獲得　286

5　走競技　伊藤 浩充　291

- I　競技に特有な姿勢とその制御　291
- II　損傷の特徴と発生のメカニズム　300
- III　競技復帰に向けた姿勢制御能力を改善するための運動療法　301
- IV　損傷を予防するための姿勢制御能力の獲得　302

IV章　生涯期の姿勢制御　309

1　乳児の姿勢　河村 光俊　310

- I　胎児の姿勢変化　310
- II　新生児　310

2 幼児の姿勢 　　　　　　　　　　　　　　　　　　　　　　　　　　　　　　　　鳥山　亜紀　317

　Ⅰ　幼児期の運動発達における姿勢の変化 ……………………………………………………………… 317
　Ⅱ　幼児期の立位姿勢制御の発達 ………………………………………………………………………… 321

3 成人の姿勢

1） 成人の座位・立位姿勢の意義と制御 ……………………………………………… 永井　将太　328
　Ⅰ　成人の座位・立位姿勢の意義と姿勢制御 …………………………………………………………… 328
　Ⅱ　成人の立位姿勢制御 …………………………………………………………………………………… 332
　Ⅲ　成人の座位姿勢制御 …………………………………………………………………………………… 335

2） 座位保持制御と活動 ……………………………………………………………………… 柴田　克之　337
　Ⅰ　座位と坐位の違い ……………………………………………………………………………………… 337
　Ⅱ　なぜ椅子座位の時間が増大したのか ………………………………………………………………… 337
　Ⅲ　座位保持に必要な要因 ………………………………………………………………………………… 337
　Ⅳ　良い座位姿勢の条件 …………………………………………………………………………………… 340
　Ⅴ　ボール座位による骨盤移動 …………………………………………………………………………… 341
　Ⅵ　座位姿勢とリーチ活動 ………………………………………………………………………………… 343
　Ⅶ　座位姿勢と食事動作 …………………………………………………………………………………… 345
　Ⅷ　座位姿勢と更衣動作 …………………………………………………………………………………… 347
　Ⅸ　机上作業の作業種目と机上面高 ……………………………………………………………………… 349
　Ⅹ　机上活動における上肢の平面作業域 ………………………………………………………………… 350

3） 立位位置の知覚と感覚情報 ……………………………………………………………… 淺井　仁　351
　Ⅰ　立位位置の知覚能 ……………………………………………………………………………………… 351
　Ⅱ　立位位置の知覚と感覚情報 …………………………………………………………………………… 354
　Ⅲ　まとめ ………………………………………………………………………………………………… 364

4 高齢者の姿勢

1） 高齢者の姿勢の特徴とその制御 ………………………………………………………… 淺賀　忠義　365
　Ⅰ　姿勢の変化 ……………………………………………………………………………………………… 365
　Ⅱ　姿勢バランス …………………………………………………………………………………………… 367

2） 高齢者の座位姿勢と骨盤の傾き ………………………………………………………… 淺井　仁　373
　Ⅰ　高齢者の座位姿勢の特徴 ……………………………………………………………………………… 373
　Ⅱ　座位姿勢における骨盤の可動性 ……………………………………………………………………… 378
　Ⅲ　座位姿勢の制御と感覚情報との関係 ………………………………………………………………… 380

V章　生物の進化と姿勢制御　　　383

1 甲殻類の姿勢　　　高畑 雅一　384
- I 姿勢制御の動物学 …… 384
- II 進化における位置づけ …… 385
- III 姿勢制御の特徴とメカニズム …… 386
- IV ヒトの姿勢制御メカニズムとの関連性 …… 392
- V おわりに …… 394

2 四足動物の姿勢―歩行運動時の姿勢―　　　和田 直己　396
- I 四足動物の上陸 …… 396
- II 四足動物の体 …… 396
- III 哺乳類の四肢と脊柱 …… 399
- IV 姿勢制御システム …… 402
- V 四足動物とヒト …… 408
- V まとめ …… 411

3 類人猿の姿勢制御　　　熊倉 博雄, 後藤 遼佑, 岡 健司, 中野 良彦　413
- I 進化における位置づけ：類人猿とは …… 413
- II 姿勢制御の特徴とメカニズム …… 414
- III ヒトの姿勢制御メカニズムとの関連性 …… 418

索引 …… 420

I 章
姿勢制御の評価

1 臨床における姿勢制御機能評価

寺田 茂, 内山 圭太, 淺井 仁

I はじめに

　リハビリテーション医療では，種々の疾患により何らかの機能不全を有し，動作能力が低下して日常生活活動が困難となった者が対象となる．日常生活活動には起き上がりや立ち上がりなどの基本動作能力や，座位，立位のような抗重力姿勢の保持能力が必要である．また，生活をより豊かなものにするためには歩行のような移動能力も求められる．これらの動作を実現するためには重心を支持基底面内に保持すること，そして重心を新しい支持基底面内に移動させ安定させることが必要である．このように，人が普段何気なく営んでいる日常生活は緻密な姿勢制御のもとに成り立っていることがわかる．

　姿勢制御とは，空間における身体の位置や動きを評価する感覚情報の探知と統合，そして環境や作業の状況により身体位置をコントロールする適切な筋骨格系の反応を含む複雑な運動制御である[1]．すなわち，姿勢制御には正確な感覚入力，上位中枢での感覚情報の処理・統合，末梢効果器への適切な指令とその出力といったプロセスが必要となる．さらに，イメージ通りに各関節が動くためには末梢効果器である筋の収縮力（筋力）や敏捷性，関節可動域も重要な要素となる．このように，姿勢制御にはさまざまな要素がかかわり合い，姿勢制御能力とはそれらの要素の総合力であるといえる．

　本稿では，姿勢制御能力を構成する要素とその代表的な評価方法について紹介する．

II 姿勢制御能力の構成要素

A. 感覚入力

1 特殊感覚

　特殊感覚とは，特定の刺激に対して，身体の特定の部位でのみ感知できる感覚であり，視覚，聴覚，味覚，嗅覚，平衡（前庭）感覚が含まれる[2]．なかでも視覚と平衡感覚は姿勢制御との関連が強い．

　開眼状態に比べ閉眼状態では身体動揺が増大する．開眼時には身体動揺による網膜像の変化を検出することで身体動揺を感知し，姿勢制御を行っているが，閉眼時にはこのフィードバック機構が働かず身体動揺が大きくなる[3]．また，暗順応時に重心動揺が大きくなることも報告

されている[4]．

　平衡感覚は内耳にある耳石器と三半規管で知覚される．耳石器は左右，上下，前後方向の直線加速度を感知する．また左右，軸，前後回転の回転加速度を感知している．これらの受容器によって頭位の傾きや動きがいち早く検出される[2]．

❷ 体性感覚

　体性感覚には触圧覚，固有感覚，温冷覚などが含まれる．姿勢制御には筋・関節感覚などの固有感覚と足底や関節周囲の皮膚における触圧覚が関与している．

　振動刺激を足底に加えることにより立位位置が変化する[5]ほか，身体が傾いたと錯覚する[6]などの報告からも，立位位置知覚における足底からの感覚情報の重要性が明らかとなっている．また，足底の冷却により感覚入力を低下させると，安静立位位置での知覚能における誤差が大きくなることから，圧情報の重要性が報告されている[7]．

　固有感覚は「位置の感覚 (sense of position)」，「動きの感覚 (sense of motion)」，「力の感覚 (sense of power)」に分類され[8]，空間における身体位置や姿勢変化の方向，速さを感知し姿勢制御に生かしている．

B. 中枢神経系での統合

　人は全身の感覚受容器からさまざまな感覚情報を絶えず得ており，嗅覚を除くすべての情報が視床を経由して大脳皮質へ投射される[9]．これらの中から必要な感覚情報が抽出され，その情報をもとに大脳皮質は適切な運動プログラムを選択し，このプログラムに基づく信号が末梢効果器へと伝達される．さらに，大脳皮質などの上位中枢は脳幹や脊髄などの中位〜下位中枢で統合される原始的な反射を統合している．原始的な反射が出現することで粗大で定型的な運動パターンをとり，随意的な姿勢調節が遅延，あるいは消失することとなる．

　また，小脳には運動が円滑に遂行されるように筋活動の順序やタイミングを調整する機能がある．さらに，身体のさまざまな感覚入力を受けてプログラミングされた運動と実行された運動の誤差を検出し，この情報を相互に連絡し合う大脳皮質や脳幹にフィードバックすることで運動の修正を行う[9]．したがって，小脳の異常は滑らかで正確な姿勢制御を阻害する．

　脳幹にある網様体は抗重力筋の緊張維持や，脊髄反射の制御など運動制御においてその存在は大きいが，意識（覚醒）の保持にも重要な役割を担っている[9]．自身と空間の関係性や周囲の環境を認識するためには，何よりも意識が清明である必要があり，また認知機能も深くかかわってくる．

C. 末梢効果器による出力

　筋力は姿勢制御において大きな役割を担っている．重心が既存の支持基底面から逸脱しないよう筋によって制御されるため，高度な姿勢制御の実行とその成功のためにも一定水準の筋力が必要となる．片脚立位保持時間や後述する Berg Balance Scale (BBS または Functional Balance Scale：FBS) などのいわゆるバランス能力と下肢筋力との間には強い関連が認められている[10,11]．一方，不意な重心位置の変動に対して瞬間的に姿勢制御を行うためには反応時間や敏捷性が求められる．また，下肢筋疲労により静止立位保持時の重心動揺が大きくなることが報告されていることから[12]，抗重力筋などの姿勢保持筋の筋持久力もまた姿勢制御能

力の重要な構成要素の一つであることがわかる．

そして関節可動域も姿勢制御に欠かせない要素である．特に矢状面においては，体幹や股関節，足関節の可動域制限により股関節戦略（hip strategy），足関節戦略（ankle strategy）の出現が阻害される．

III 姿勢制御構成要素の評価

A．感 覚

1 触圧覚

筆や綿などで軽く触れ，触っているかを口頭にて回答してもらう．触れる方向は四肢では長軸方向，胸部では肋骨と平行方向に触れる．表現方法としては，基準となる側を10とした場合の検査側の程度を数値にて答えてもらう方法が一般的であろう．また，両側ともに感覚能の低下が疑われる場合には，本人の主観的表現をそのまま記載するなどの方法もある．前述したように足底感覚は姿勢制御に重要な役割を果たしているため，足底部の触圧覚はしっかりと評価する必要がある．足底に突起物を挿入し，形状などを答えてもらうことで複合感覚としての足底感覚を評価することも可能である[13]．また，Semmes-Weinstein monofilamentを使用したtouch testも足底感覚を定量的かつ簡便に評価できる方法として有用であり，糖尿病患者を中心に信頼性が報告されている[14]．

2 関節運動覚および位置覚

関節運動覚は関節の運動方向を答えさせて正答数を記録する．位置覚は検査側関節の位置を反対側関節にて模倣させることで評価する．検査側関節と反対側関節の誤差を角度計にて計測し，記録することもある．検査ははじめ開眼で行い，次いで閉眼で行う．どちらの検査も検査肢の把持方法に注意が必要であり，検査肢への把持圧の加え方，把持した部位を変えないことなどに配慮する．

3 振動覚

一般に128 Hzの音叉を用い，手部や足部の骨突出部位で測定する．音叉を振動させて骨突出部位に当て，振動の消失を知覚するまでの時間で評価する．10～14秒で消失すれば軽度鈍麻，10秒以下であれば重度鈍麻と判断する[13]．

4 前庭機能

前庭は前庭眼反射と前庭脊髄反射という姿勢制御に重要な反射を司っている．

前庭眼反射の検査には，温度刺激検査とhead impulse testなどがある．温度刺激検査は，外耳道に注水することで外側半規管を刺激し，眼振の強さを左右で比較する．head impulse testは，被検者に前方の指標を注視させ，左右どちらかに10～20°急速に頭部を回転することで，頭部の運動方向とは反対方向に眼球の運動が起こることを確認する方法であり，主に水平半規管機能を反映する[15]．

前庭脊髄反射の評価にはRomberg検査，Mann検査，足踏み検査などがある．Romberg検査は，開眼閉脚立位を60秒間保持し，その後閉眼で行う．Mann検査は，一側の踵部と対側のつま先を揃えた立位を開眼と閉眼で各30秒間保持する[15]．これら静的な姿勢保持評価で

は身体動揺の有無と方向，閉眼の影響，転倒の有無などに注目する．足踏み検査は30°ずつの同心円の中心に立たせ，両上肢を前方に水平挙上させて50歩の足踏みを行わせる検査である．足踏み後の身体回転角度が45〜90°であれば境界，回転角度が91°以上，また移行距離が1m以上であれば異常と判断する[15]．

5 視　覚

視覚評価では視力，視野，明暗順応の把握に努める．視力検査の簡易的な評価方法として，対象者の1m眼前に出した指の本数を答えてもらう眼前指数がある．また眼前で手を動かし，動きがわかるかを調べる眼前手動や，視力が低い場合は懐中電灯の光を感じるかを調べる明暗弁別を実施する．視野検査では，1mの距離をとって対面し，一方の目を覆い隠して検者の指先を上下左右に動かし，被検者に追視してもらう[16]．その際に眼振の有無を同時に確認するとよい．

B. 中枢神経

1 意　識

意識レベルの評価としては，本邦ではJapan Coma Scale (JCS)[17]が一般的であるが，世界的にはGlasgow Coma Scale (GCS)[18]が広く普及している．

長期臥床を強いられた対象者が，急な起き上がりや起立の際に一時的に意識レベルの低下を引き起こす場合がある．起立性低血圧の判断基準として林は[19]，①立位負荷中の血圧の最低値が収縮期血圧が30mmHg以上低下，あるいは拡張期血圧が15mmHg以上低下した場合，②立位負荷中に持続的に収縮期血圧が20mmHg以上低下，あるいは拡張期血圧が10mmHg以上低下した場合，③立位負荷中の血圧の最低値が収縮期血圧で20mmHg以上低下，あるいは拡張期血圧で10mmHg以上低下した場合で，頭痛，頭重，あくび，倦怠感，肩こり，めまい感などの症状が10数秒以上認められた場合，を推奨している．

姿勢変換前後で血圧の変動がなくても，運動に伴う血液再分布や血管拡張などによって脳循環が減少し，意識レベルが低下する可能性もあるため，血圧以外にも呼吸状態（呼吸の深さと呼吸数，呼吸リズム・パターンなど）や表情・顔色，冷汗の有無など全身を観察して評価する．

2 認知機能

姿勢制御には周囲の環境を認知し，注意を配ることが必要である．Patlaはこの事象を「予測的姿勢制御 (predictive control mechanism)」として紹介しており[20]，姿勢制御には認知機能が重要な因子であることを示唆している．

認知機能の代表的な評価方法として，本邦では改訂長谷川式簡易知能評価スケール (Hasegawa dementia rating scale-revised：HDS-R) があるが，世界的にはMini-Mental State Examination (MMSE) が広く用いられている．HDS-RとMMSEの検査項目には類似したものも含まれているが，MMSEには動作性の項目が含まれている．cut-off値はそれぞれ20点以下，23点以下とすることで感度，特異度ともに良好となるが，MMSEは年齢や教育歴の影響を受けやすく[21]，点数の解釈にはこれらの影響を考慮する必要がある．

注意機能の評価にはTrail Making Test (TMT) が用いられる．TMTは視覚探索や処理速度，注意やセットの切り替えの柔軟性，ワーキングメモリなどの能力が求められる．近年は歩行

中に TMT を負荷する Trail Walking Test が考案され，高い信頼性や妥当性が認められている[22]．

3 運動機能テスト

片麻痺運動機能の代表的な評価方法は Brunnstrom recovery stage (BRS) であるが，上田は[23] BRS の問題点としてサブテストの可否や stage の判定基準が曖昧なこと，サブテストの難易順に疑問が残ること，上肢と下肢のテスト間に一貫性がないことなどを挙げ，BRS の原理をもとに 12 段階の評価法を考案している．また，近年では Stroke Impairment Assessment Set (SIAS) を用いた報告も増えてきている．海外で多く用いられている方法としては Fugl-Meyer (FM) 評価法がある．FM の項目は大きく運動機能，バランス，感覚，関節可動域，疼痛に分けられ，高い信頼性と妥当性が報告されている．しかし，項目数が多く効率よく評価するためには習熟を要する[24]．

4 協調性

四肢・体幹の協調性が失われた状態の一つに運動失調がある．四肢の運動失調の評価には，指鼻指試験や足趾手指試験，踵膝試験などを行うのが簡便である．体幹失調の評価には内山らによる躯幹協調機能評価[25]も有用である．

また，外乱時の反射・反応が効率的に出現しているかの確認も忘れてはならない．反射・反応の出現の方向や力加減などが正確か，時間測定能の低下による時間的な遅れがないかを評価することも重要である．

5 反射，反応テスト

人は局所や全身の筋緊張や体位を変化させることにより平衡を保っている．この反応は中枢神経系において統合されている部位が異なり，それぞれ姿勢反射や立ち直り反射と呼ばれる．立ち直り反射には刺激を与える部位によって，①頸部の立ち直り反応，②身体に対する立ち直り反応，③頭部に対する迷路性立ち直り反応，④頭部に対する視覚性立ち直り反応，の 4 つに分けられる[8]．特に中枢神経疾患では頸部・体幹機能の低下や筋力低下により出現が不十分となることがあるため確認しておく．

皮質レベルの上位中枢で統合されている反射は正常人でも出現し，身体の平衡を保つうえで重要な役割を果たす．端座位で一側へ大きく重心を移動させた際の対側上下肢の外転や頸部・体幹の側屈は傾斜反応と呼ばれ[26]，重心を既存の支持基底面内に保持するうえで重要である．また，座位や立位で外乱刺激による重心の不意の大きな移動により保護伸展反射やステップ反射，ホップ反射が出現する．端座位や立位で前方，側方，後方に骨盤や肩甲帯からバランスを崩すような刺激を加え，上肢や下肢で身体を支えるようなこれらの反応が出現するかを確認する．これらは既存の支持基底面から逸脱した重心を，新たな支持基底面に収めることで転倒を防止する高度な反応であり，この反応の消失は転倒に直結するためしっかりと評価しておく必要がある．

C. 末梢効果器

1 筋力

徒手筋力テスト（Manual Muscle Testing：MMT）は理学療法士が臨床で用いる最も身近な筋力評価法である．MMT は 0〜3 まではある程度の客観性が保証されているが，4 と 5 の判

表1 棒反応時間の年齢別平均値

男性			女性		
年齢（歳）	平均値（cm）	標準偏差	年齢（歳）	平均値（cm）	標準偏差
10	25.5	3.4	10	26.4	3.8
15	19.6	3.3	15	20.4	2.5
20	20.5	3.3	20	20.6	2.9
⋮			⋮		
60	27.9	12.0	60	23.6	5.7
65	21.5	4.5	65	20.8	8.4
70	25.8	6.8	70	25.0	0.0

（文献43）より引用改変）

断は個々の検者の主観に頼る部分が大きい．ハンドヘルドダイナモメーター（hand-held dynamometer：HHD）は客観的な筋力評価法として広く臨床で用いられている．比較的安価な機器であり，持ち運びも可能なため測定場所も選ばない．HHDの課題点としては，検者の体格や性別による固定力の差が挙げられる．これに関しては，ベルトを用いた固定法により良好な検者間再現性が報告されている[27]．また，膝関節の伸展角度や機器を当てる位置で測定結果が変わるため注意を要する．膝関節伸展筋は，膝関節の伸展角度が30°よりも60°で大きな出力を発揮できる[28]．姿勢制御のための筋力として，下肢・体幹の筋力だけではなく，保護伸展反射の出現に重要な上肢の筋力も忘れずに確認しておきたい．

2 筋持久力

筋持久力は静的筋持久力と動的筋持久力に分けられるが，特殊な機器を用いずに評価する方法としては，重錘負荷での膝伸展位保持やハーフスクワットの保持時間を測定する方法や，動的筋持久力であれば①所定回数に達成するまでの時間，②一定時間に反復可能な最大回数，③リズムを規定して反復可能な最大回数を計測する，などの方法がある[29]．

3 反応時間・敏捷性

反応時間は入力された感覚の求心性伝導，高位中枢での統合，効果器への遠心性伝導，運動発現までの時間の総和[30]であり，ここには敏捷性も深くかかわっている．臨床で反応時間を簡便に測定する方法には棒反応時間がある[31]．これは1 mm間隔の目盛をつけた棒を落下させ，棒を把持するまでの時間を把持した位置（単位：cm）で判断するものである．標準値を表1に記載する．

一方，敏捷性の評価方法には文部科学省の「新体力テスト」で行われる急歩や10 m障害物歩行がある[32]．

4 関節可動域

関節可動域測定には角度計（goniometer）を用い，測定法や正常値は日本整形外科学会と日本リハビリテーション医学会が定めたものを使用するのが一般的である．正確に評価するためには基本軸と移動軸の固定が重要である．また，関節の大きさに合わせて角度計を選択するとより精度は上がるであろう．最近では比較的安価な電子角度計もあり，広く臨床場面で利用されている．

Ⅳ 総合力としての姿勢制御評価

A. Berg Balance Scale (BBS)[33]

　静的な姿勢保持課題と重心移動を伴う動的な課題を含む14項目からなり，それぞれ0～4点の56点満点で評価する．本法は特別な測定機器を必要とせず，信頼性や妥当性も確認されており，バランス能力としては臨床上有用な評価指標である．cut-off値に関してはBerg本人が臨床的な経験より45点であると述べており，多くの研究もそれを支持している．本法の有する課題点としては，各項目の条件設定が厳密に規定されておらず，評価者によって結果に差が生じることや，感度や特異度が報告によって異なることが挙げられる．また，天井効果もみられ，能力の高い者に対しては正確なバランス評価となりにくい．所要時間が15～20分と臨床で日常的に用いるには時間がかかることが難点だが，8項目のみを抜粋して行う方法[34]の有用性も確認されており，所要時間を短縮することも可能である．

B. Timed Up and Go Test (TUG)

　バランス能力が低下した高齢者の移動能力を評価することを目的としており，測定は，肘かけ椅子の背もたれにもたれた座位から合図にて起立し，3m先で方向転換をした後，もとの椅子に戻ることで完了する[35]．歩行速度は原法では通常歩行速度であるが，最大速度で行わせるものもある．本法の特徴は，起立から歩行，着座といった一連の動作から，実際の日常生活場面に則した動的バランスを評価できることにある．また，所要時間も短く，BBSと同様に特別な機器を必要としないため簡便に測定できる点で臨床でも用いやすいが，起立，歩行が可能な者が対象となる．下肢機能などに左右差がある場合，方向転換を左右どちらから行うかで結果に影響が出ることを念頭におく必要がある．また，所要時間の測定だけではなく方向転換時のふらつきの有無などの分析を行うことを勧める．TUGの検者間，および検者内の再現性はともに非常に高く，BBSとの相関関係も認められている．感度，特異度は報告により違いは認められるが，おおむね良好である．Podsiadloらは20秒以内で屋外外出可能レベル，30秒以上で要介助レベルとしている[35]が，諸家らの報告では10～17秒をcut-off値として紹介している．

C. Functional Reach Test (FRT)

　FRTは，1990年にDuncanらによって報告された，バランス能力を簡易的に測定する検査法である[36]．FRTのオリジナルな方法は以下の通りである．
①足幅を定めた紙の上で立位を保持する．
②手指を握り，その腕を前方に伸ばし右側第3中手骨先端の位置を記録する（開始姿勢）．
③前方へ可能な限りリーチし，右側第3中手骨先端の位置を記録する（リーチ姿勢）．リーチの途中に上肢が壁に接触したり，足を踏み出した場合は中止し再度リーチさせる．開始姿勢とリーチ姿勢とにおける右側第3中手骨先端の位置の差を3回記録し，平均を求める[36]．
　しかし，上述した方法にはいくつかの解決すべき課題があり，場合によっては測定結果の信頼性を低下させることが予想されるので，ここに具体的な課題を挙げ，その解決方法について

提案する．

　まず，初期姿勢（開始姿勢）の規定が非常に曖昧である．オリジナルの方法では，「足幅を定めた紙の上で立位を保持する．そして，手指を握り，その腕を前方に伸ばし右側第3中手骨先端の位置を記録する」と記述されている．しかし，前後方向における安静立位位置は試行ごとに変動することが報告されている[37]．そのため，足部の位置を規定しても，前後方向における足部に対する骨盤（あるいは股関節），骨盤に対する肩甲骨の位置が規定されないと，リーチの距離が試行ごとに大きく変動する可能性が高い．また，あらかじめ被検者が意図的に肩甲骨を後退させたり，体幹を回旋させる可能性もある．これらの問題を解決するためには，試行ごとに足部の位置を定めることは勿論のこと，例えば重錘を用いるなどして，足関節を通る垂線を明確にし，この垂線に対して大転子，および肩峰の前後位置を定めることである．

　前方最大リーチ位置についても，被検者に肩甲骨を意図的に前方突出させないこと，および体幹を回旋させないように両側の手を合わせて両側同時にリーチさせることが必要となる．

　得られたデータの解釈においても注意が必要である．DuncanらのFRTについての最初の論文では，リーチ距離は身長に影響されると述べている[36]．しかし，その後の2つの論文では，リーチ距離と身長との関係は議論されず，リーチ距離と日常生活能力との関係やバランス能力との関係が調べられている[38,39]．これらの論文では，転倒リスクの高い群のリーチ距離の平均値が7.4 inchであり[38]，バランス維持能力の高い人にはリーチ距離が7 inch以下の人はいなかったことが報告されている[39]．

　日本におけるリーチ距離の解釈においても，上述したDuncanらの報告を参考にして，転倒リスクが高いと判断されるcut-off値は15 cmと設定されているようである．しかし，被検者の身長を無視してcut-off値を一律に設定することは意味がないものと考えられる．

　以上のことから，今後，FRTを用いてバランス能力を評価するためには，開始姿勢，およびリーチ方法を厳密に規定し，これによって求めたリーチの値を身長で標準化することにより，身長当たりのcut-off値を定める必要がある．

D. Four square step test (FSST)（図1）

　本法は4本の杖を十字に床に置き，左手前から前後左右にステップをしながら時計回りに1周，次いで反時計回りに1周し1往復にかかる時間を測定する[40]ものである．信頼性，妥当性ともに証明されており[41]，特に転倒との関連性が報告されている．本法も特別な機器を必要とせず，短時間で測定が可能であるが，課題の難易度が比較的高いこと，また認知機能に低下が認められる者では手順の理解に難渋することがあるため，事前に十分なオリエンテーションが必要となる．15秒以上要する場合には，転倒リスクが高まる[40]．

E. 静止立位保持検査

　片脚立位保持や継ぎ足立位保持などがある．片脚立位保持やMann肢位では疾患による下肢機能の左右差を考慮し，片側のみではなく必ず両側で検査を行う．また，片脚立位では中止基準を明確にしておく必要がある．中止基準は挙上肢が床についた瞬間とすることが多いが，手の位置を指定した場合は手が離れた時点，また足が接地しなくても身体が大きく動揺した時点で終了とする場合もある．片脚立位保持時間と転倒との関連性は多くの研究で証明されている．

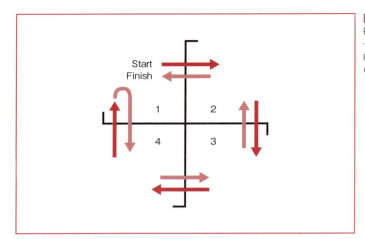

図1 four square step test
被検者は1に立ち→2へ前進→3へ横移動→4へ後進→1へ横移動→4へ横移動→3へ前進→2へ横移動→1へ後進して1周する．
（文献44）より引用）

F. 歩行能力

　歩行バランスの評価として広く用いられているものとして10m歩行テストがある．これは10mの歩行路の前後に2mの助走路を設け，10mを最大速度で歩行させた際の所要時間を測定するものである．2～3回の反復測定を行い，より速いほうを採択する．転倒との関連性も強く，歩行自立のcut-off値は9秒（感度92.9%，特異度100%）である[42]．また歩数や歩数を所要時間で除した歩行率（steps/秒またはsteps/分）も指標として用いられることがある．

　6分間歩行試験は歩行耐久性の評価指標として開発された方法であるが，継ぎ足立位保持との相関関係が認められており[43]，バランス能力の評価指標としても有用である．

　このほか，歩行時の速度変化や頭部の運動，段差などのバリアまたぎなど，歩行時に課題を負荷するDynamic Gait Index[44]などがある．

V まとめ

　以上，本稿では姿勢制御にかかわる要素やその評価方法について整理してきた．姿勢制御には非常に多くの要素が関与しているため，すべての側面を捉えている評価方法はないといってもよい．1つの評価を実施することで満足せず，評価中の様子や日常生活場面での様子をしっかりと観察し，多角的に姿勢制御能力を評価していく必要があるだろう．

文　献

1) Kisner C, et al：Therapeutic Exercises, 5th ed, F. A. Davis Company, Philadelphia, 2007
2) 藤原勝夫編著：姿勢制御の神経生理機構，杏林書院，東京，2011
3) 西野仁雄ほか編：運動の神経科学―基礎から応用まで，ナップ，東京，2000
4) 山本哲也ほか：若年男性の明暗順応が立位平衡機能に与える影響．岐阜医療大紀 6：63-66，2012
5) Kavounoudias A, et al：The plantar sole is a 'dynamometric map' for human balance control. Neuroreport 9：3247-3252, 1998
6) Roll R, et al：Cutaneous afferents from human plantar sole contribute to body poture awareness. Neuroreport 13：1957-1961, 2002
7) Fujiwara K, et al：Perceived standing position after reduction of foot-pressure sensation by cooling the sole. Percept Mot Skills 96：381-399, 2003

8) 中村隆一ほか：基礎運動学，第6版，医歯薬出版，東京，2003
9) 御手洗玄洋ほか監訳：ガイトン生理学，第11版，エルゼビア・ジャパン，東京，2010
10) 笠原美千代ほか：高齢患者における片脚立位時間と膝伸展筋力の関係．体力科学 50：369-374, 2001
11) Daubney ME, et al：Lower-extremity muscle force and balance performance in adults aged 65 years and older. Phys Ther 79：1177-1185, 1999
12) Gribble PA, et al：Effect of lower-extremity muscle fatigue on postural control. Arch Phys Med Rehabil 85：589-592, 2004
13) 内山　靖編：標準理学療法学専門分野　理学療法評価学，第2版，医学書院，東京，2004
14) Feng Y, et al：The Semmes Weinstein monofilament examination as a screening tool for diabetic peripheral neuropathy. J Vasc Surg 50：675-682, 2009
15) 中山明峰：めまいの解剖学的・生理学的理解．理学療法 28：537-542, 2011
16) 奈良　勲ほか編：図解理学療法検査・測定ガイド，第2版，文光堂，東京，2009
17) 太田富雄ほか：意識障害の新しい分類法試案―数量的表現（Ⅲ群3段階方式）の可能性について．脳神経外科 2：623-627, 1974
18) Teasdale G, et al：Assessment of coma and impaired consciousness. A practical scale. Lancet 2：81-84, 1974
19) 日本自律神経学会編：自律神経機能検査，第2版，文光堂，東京，1995
20) Patla AE：Understanding the roles of vision in the control of human locomotion. Gait Posture 5：54-69, 1997
21) 博野信次：認知症診断で用いられる認知機能検査．治療 89：2937-2942, 2007
22) Yamada M, et al：Predicting the probability of falls in community-dwelling elderly individuals using the trail-walking test. Environ Health Prev Med 15：386-391, 2010
23) 上田　敏ほか：片麻痺機能テストの標準化―12段階「片麻痺回復グレード法」．総合リハ 5：749-766, 1977
24) 村岡香織ほか：リハビリテーションにおけるアウトカム評価尺度―SIAS, Fugl-Meyer．臨床リハ 14：570-575, 2005
25) 内山　靖ほか：運動失調症の躯幹協調能と歩行・移動能力．総合リハ 18：715-721, 1990
26) 松沢　正：理学療法評価学，第3版，金原出版，東京，2011
27) 徳久謙太朗ほか：ハンドヘルドダイナモメーターを用いた新しい膝伸展筋力測定方法の臨床的有用性―虚弱高齢者を対象とした検者間再現性，妥当性，簡便性の検討．理学療法学 34：267-272, 2007
28) 高柳清美ほか：筋力の測定方法．理学療法 22：73-79, 2005
29) 片山訓博ほか：筋持久力の測定方法．理学療法 22：87-92, 2005
30) 塩澤伸一郎ほか：反応時間の測定方法．理学療法 22：57-65, 2005
31) 東京都立大学体力標準値研究会編：新・日本人の体力標準値．不昧堂出版，東京，2000
32) 文部科学省：新体力テスト実施要項．http://www.mext.go.jp/a_menu/sports/stamina/03040901.html
33) Berg K, et al：Measuring balance in the elderly：preliminary development of an instrument. Physiother Can 41：304-311, 1989
34) 松嶋美正ほか：高齢者における Berg Balance Scale の項目妥当性に関する検討．理学療法学 37：403-409, 2010
35) Podsiadlo D, et al：The timed "Up and Go"：a test of basic functional mobility for frail elderly persons. J Am Geriatr Soc 39：142-148, 1991
36) Duncan PW, et al：Functional reach：a new clinical measure of balance. J Gerontol 45：M192-M197, 1990
37) 藤原勝夫ほか：立位姿勢の安定性と下肢筋の相対的筋負担度との関係．筑波大体育紀 8：165-171, 1985
38) Duncan PW, et al：Functional reach：predictive validity in a sample of elderly male veterans. J Gerontol 47：M93-M98, 1992
39) Weiner DK, et al：Functional reach：a marker of physical frailty. J Am Geriatr Soc 40：203-207, 1992
40) Dite W, et al：A clinical test of stepping and change of direction to identify multiple falling older adults. Arch Phys Med Rehabil 83：1566-1571, 2002
41) 藤原求美ほか：Four Square Step Test の信頼性と妥当性について―脳卒中患者，骨関節疾患患者，健常者における検討―．理学療法学 33：330-333, 2006
42) 藤田俊文ほか：脳卒中片麻痺患者の歩行自立度と脚伸展筋力，起立・歩行能力の関係．東北理療 21：42-48, 2009
43) Harada ND, et al：Mobility-related function in older adults：assessment with a 6-minute walk test. Arch Phys Med Rehabil 80：837-841, 1999
44) Whitney S, et al：Concurrent validity of the Berg Balance Scale and the Dynamic Gait Index in people with vestibular dysfunction. Physiother Res Int 8：178-184, 2000

| 章　姿勢制御の評価

2 機材を用いた姿勢制御機構の評価
1) 床反力計

淺井 仁

I 測定原理と較正

ここでは，日本国内に多く普及している単軸荷重センサーを3個搭載している床反力計について，その測定原理と較正について述べる．

A. 測定原理

臨床で用いる床反力計は，比較的静的な状態での人の足圧中心を経時的に測定するものである．それゆえ，垂直方向の力を感知する単軸の荷重センサー（ロードセル）を用いた機材が多い．ちなみに，スポーツ場面などのより動的な状態での床反力の測定には，垂直方向，前後方向，および左右方向の分力が測定できる3軸センサーを搭載している床反力計を用いることが多い．

床反力計は，安定した水平な床面上に設置して使用される．これは，床反力計のセンサーを配置する土台部分を床面に対して安定させ，かつセンサー上の荷重を受ける板（測定板）もセンサーに対して安定させるためである．国内で用いられている床反力計の多くは3点センサー仕様のもので，これら3つのセンサーの直下に3つの支点があり，外観も三角形のものが多い．

3つの支点およびセンサーを用いる理由について説明する．最も大きな理由として，"同一直線上にない3点を指定すると，平面はただ1つに定まる"という数学の決まりごとに基づいていることが挙げられる．床反力計を3点で支えると平面が確実に構成され，水平の調整も比較的容易である．そして，土台部分が安定し，土台上のセンサー上に設置される測定板も安定する．このような3点によって安定性を確保する方法は，カメラの三脚や安定した水平維持を求められる精密測定機器の土台の部分にも用いられている．

ところで，臨床で用いられる3点センサーの床反力計は，足圧中心位置を検出するものであり，重心位置を検出するものではない．しかし，臨床では床反力計を「重心動揺計」と呼び，かつ用いていることが多い．そこで，足圧中心と重心との違いを説明することにより，床反力計は重心ではなく足圧中心を検出する機材であることを読者に理解してもらうことができよう．

重心は，物理的には質量中心である．人体の重心は，①身体があらゆる方向に自由に回転しうる点，②身体各部の重量が相互に平衡である点，③基本矢状面，基本前額面および基本水平面の3つの面が交差する点と定義されている[1]．重心高は，成人男性では身長の約56％，女

図1 重心位置と足圧中心位置との違い

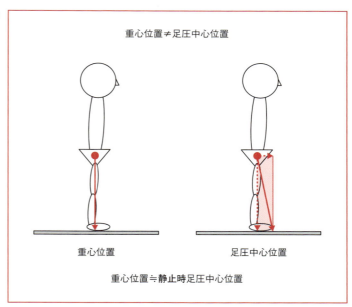

性では約55％であるといわれている[1]．そのため，床反力計では，立位を保持している被検者が剛体のように完全に静止しているときにのみ，身体重心点から床反力計上に垂直に投影された点が重心点として計測できる（図1）．しかし，人は立位を保持する際に，剛体のように完全に静止することはなく，常にあらゆる方向に動揺している．そのため，動揺によって水平方向のベクトルが生じる．この水平方向のベクトルと身体重心からの垂直方向への力のベクトルとの合成ベクトルが投影される点が足圧中心位置となる（図1）．以上のことから，重心位置は足圧中心位置とは異なるものであり，被検者が床反力計上で完全に静止した場合（通常はあり得ない）のみ，両者が一致する．

臨床では，被検者に床反力計上で立位を保持させ，パソコンのエンターキーを押すと，パソコンが指定された時間における足圧中心動揺を計測し，足圧中心動揺距離（軌跡長），足圧中心動揺面積の計算等，および動揺周波数の解析などが自動で行われる．これらの計算・解析において，必要不可欠なのが足圧中心位置（作用点）であり，この位置の経時的変化（変位）に基づいて足圧中心動揺距離（軌跡長），足圧中心動揺面積などの各種の値を算出している．

1 足圧中心位置の検出方法

最も基本的かつ重要なデータである**足圧中心位置**の検出方法について述べる．

床反力計上での足圧中心位置は，床反力計上をx-yの2次元座標とし，その座標上の1点として求められる．前後方向における足圧中心位置は，3つのセンサーに加わる荷重量の合計値と前方のセンサーに加わる荷重量との比に，前後のセンサー間の距離を乗じて求められている（図2）[2]．左右方向も前後方向と同じ原理で求められている．

x（左右）方向およびy（前後）方向のそれぞれにおいて，足圧中心位置の10 cmの差が1 Vの電圧の差として出力されている．そのため，ある時点での基準位置に対する任意の点のx方向およびy方向における電圧の差がわかれば，その時点での基準位置に対する足圧中心位置

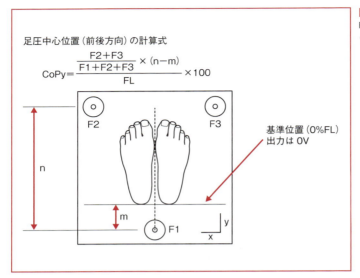

図2 足圧中心位置の計算原理
F1, F2およびF3は荷重センサーを表す．
（文献2）より引用改変）

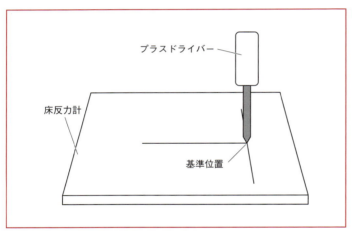

図3 床反力計の基準位置の設定

が特定できる．

　ある一定時間，例えば30秒間の安静立位姿勢を保持したときの30秒間の前後方向における平均足圧中心位置の求め方を説明する．

①床反力計上の任意の位置（測定時に踵点と一致させる位置）（図3）を定める．そして，この位置をプラスドライバーなどの先端の比較的尖ったものを当てて垂直に押すか，例えば2Lの市販のペットボトルをいくつか合わせて床反力計が感知できる最低の重量以上の重さ（10kg以上）にしたものを置いて，任意の時間（10秒間程度）コンピュータに取り込み，平均位置を測定し，これを基準位置とする．

②①で定めた基準位置に一致させたx軸方向の線に被検者の両側の踵点が一致するように立位姿勢を保持させ，安静立位姿勢を30秒間保持しているときの位置をコンピュータに取り込み，その平均位置を測定する．

図4 足圧中心位置の算出方法

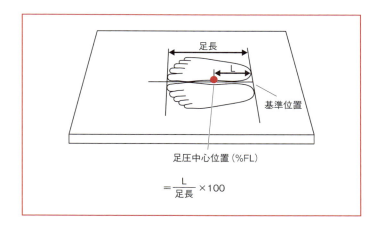

③①で求めた位置と②で求めた位置との差：L（cm）を計算する．そして，この値を足長（cm）で除して100をかける．そうすると，前後方向の立位位置の足長に対する相対位置〔% FL (foot length)〕が求められる（図4）．

以上のように，前後方向における立位位置の測定は，被検者の足長を測定し，基準位置を定めることで容易に算出できる．

2 足圧中心動揺距離の計算方法

次に**足圧中心動揺距離（軌跡長）**の計算方法を説明する．足圧中心動揺距離とは，計測時間内に足圧中心が移動した総距離である．例えば，3秒間の足圧中心動揺距離を求めるとする．1秒間に50個のデータがパソコンに取り込まれて（サンプリング周波数50 Hz）計算されるとすると，1秒間に50個の2次元座標上の足圧中心位置が検出される．3秒間の足圧中心動揺距離は，149個の距離データをすべて足したものとなる．

個々のデータ間の直線距離は，x方向およびy方向のそれぞれの電圧（V）の差を「1）足圧中心位置の検出方法」で述べた方法によって距離（mm）に換算して，三平方の定理（ピタゴラスの定理）を用いて求めることができる（図5）．この測定時間内に求められた総距離を単位時間（1秒間）で除したものが**足圧中心動揺速度**（mm/秒）となる．

3 足圧中心動揺面積の求め方

足圧中心動揺面積とは，立位位置の経時的な広がりの大きさを表すもので，以下のようないくつかの求め方がある．

①外周面積：これは動揺軌跡の外周を結び，1つの図形として面積を求めるものである．
②矩形面積：動揺軌跡の外周の最大前後径と最大左右径の積を求めるものである．
③実効値面積：実効値を半径とした円の面積を求めるもので，動揺軌跡の密度を重視する．

4 動揺周波数解析

動揺周波数解析とは，身体動揺の周波数成分を解析するものであり，x（左右）方向およびy（前後）方向のそれぞれにおいて，横軸を時間，縦軸を振幅とした波形をもとに解析するものである．振幅の経時的な変化を波動の数学的な表現である正弦関数や余弦関数の和として表す．そして，身体動揺波形に含まれている周波数成分を周波数帯域ごとに分けて視覚化するものである．この分析によって，疾患ごとに特有な動揺周波数があることが，比較的古くから報

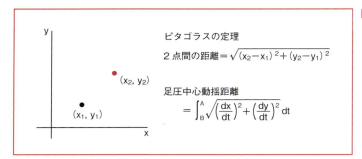

図5 足圧中心動揺距離の計算方法

告されている[3]．

　ところで，身体動揺の振幅は，身長の影響を受けることを忘れてはならない．例えば，身長185 cm と 155 cm の健常な成人がいたとして，それぞれ前後方向に 5 cm の身体動揺の振幅が記録されたとする．重心高を身長の56%とすると，185 cm の人の重心高はおよそ104 cm，155 cm の人のそれはおよそ 87 cm である．104 cm の高さのものが振幅 5 cm 揺れるときの角度はおよそ 2.8°，一方 87 cm の高さのものが振幅 5 cm 揺れるときの角度はおよそ 3.3°である．すなわち，身体動揺の振幅が同じであっても，身長が低い被検者では身体の傾きが大きい．反対に，身体動揺の角度が同じであっても，身長の高い人の動揺幅は身長の低い人に比べて大きい．それゆえ，身長の異なる被検者を対象に身体動揺距離を測定する場合には，身長補正の必要が出てくる[4,5]．具体的な方法は以下の通りである．

　例えば，身長 185 cm，および 155 cm の被検者の身体動揺距離を測定したとする．身長185 cm の被検者の身体動揺距離の値が 250 mm，および身長 155 cm の被検者のそれが200 mm だったとする．これらの値をそれぞれ身長 160 cm の人の値として標準化（身長補正）すると，以下のようになる．
- 身長 185 cm の被検者：250 (mm) ÷185 (cm) ×160 (cm) ＝216.2 (mm)
- 身長 155 cm の被検者：200 (mm) ÷155 (cm) ×160 (cm) ＝206.5 (mm)

B. 較　正

　測定機材を用いる場合には，その測定機材の正確性，信頼性を担保するために較正を行う必要がある．較正とは，測定器の読み（出力）と，入力または測定の対象となる値との関係を比較する作業である．

　臨床で床反力計を用いる場合には，その精度を維持し確認することを，2013年10月7日に一般社団法人日本めまい平衡医学会の診断基準化委員会が，「重心動揺計の機器精度に関する注意事項」にて喚起している[6]．床反力計における較正とは，床反力計上のある位置をプラスドライバーなど（前述したペットボトルなど）で測定板を垂直に押したときに，モニター上にその位置が正しく表示されているかということを確認する作業である．次に床反力計の具体的な較正方法（図6）について述べる．

① 床反力計上で基準点となる位置を定め，その点をプラスドライバーなど，あるいはペットボトルなどで押し，それを記録する．

図6 床反力計の較正方法

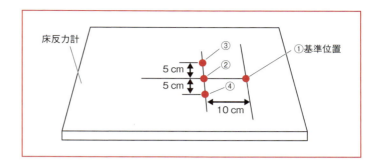

②基準点から前方 10 cm の点を同じように押し，記録する．
③②の点から右側 5 cm の点を同じように押し，記録する．
④②の点から左側 5 cm の点を同じように押し，記録する．
⑤以上，4つの点を押した記録を見て，それぞれの実際に押した位置と記録された位置との差を確認する．

　参考までに，前述した一般社団法人日本めまい平衡医学会の重心動揺計の機器精度に関する注意事項では，位置精度の誤差は ±1 mm 以内とされている．

II　得られたデータの解釈

　ここでは，足圧中心位置，足圧中心動揺距離，同じく動揺面積について述べる．
　ところで，足圧中心動揺距離と動揺面積の開眼時の測定値と閉眼時のそれとの比（閉眼時の値/開眼時の値）を**ロンベルグ率**という．ロンベルグ率は，閉眼時の身体動揺の大きさを開眼時の値と比較することにより，閉眼時の視覚情報への依存度を示すものである．

A. 立位位置

　これは，立位姿勢を一定時間保持しているときの平均の足圧中心位置によって表される．前後方向であれば，足長で標準化することにより，足長を100%としたときに，踵点から何%FLのところに足圧中心位置があるかを明らかにできる．

　健常人の安静立位時の前後方向における足圧中心位置は，平均的には 40〜45% FL の間にあることが比較的古くから知られている[7]．そして，最前傾時の位置はおおよそ 80% FL で，最後傾位置はおおよそ 20% FL である[8]．個人ごとに安静立位を保つ試行を数回繰り返した場合，安静立位位置は試行ごとに異なり，一定の範囲に分布する[9]．そして，この分布の範囲には個人差がある[9]．加えて，個人ごとに複数回繰り返した安静立位位置の平均値をその個人の代表値とすると，この位置は個人により異なり，30〜60% FL の範囲に分布することが知られている[7]．

B. 足圧中心動揺距離（軌跡長）

　この足圧中心動揺距離は，男女とも 3〜20 歳代前半にかけて減少し，その後 20 歳代後半〜

表1　健常成人の足圧中心動揺距離および外周面積の値（60秒間）

		平均値		平均値±2SD	
		女性	男性	女性	男性
足圧中心動揺距離（軌跡長）(cm)	開眼	65〜80	70〜100	90〜110	130〜165
	閉眼	85〜110	110〜145	110〜160	165〜260
足圧中心動揺面積 (cm^2)	開眼	2.5〜3.5	3.0〜3.5	4.0〜7.0	5.5〜7.5
	閉眼	3.0〜4.5	4.0〜5.5	5.5〜9.0	7.0〜11.0

40歳代後半までは安定し，50歳代から再び増加傾向にあることが報告されている[10]．

測定時間を60秒間とすると，開眼時の健常女性における平均値は，おおよそ65〜80 cm，健常男性ではおおよそ70〜100 cmであった[10]．そして，平均値＋2SDの値は，健常女性ではおおよそ90〜110 cm，健常男性ではおおよそ110〜160 cmであった[10]．

閉眼時の平均値は，健常女性ではおおよそ85〜110 cm，健常男性ではおおよそ110〜145 cmであった[10]．そして，平均値＋2SDの値は，健常女性ではおおよそ130〜165 cm，健常男性ではおおよそ165〜260 cmであった（**表1**）[10]．

年代によっても平均値は異なるが，被検者の値が平均値＋2SDを超えるような場合は，その原因を探る必要があろう．また，30秒間での測定値は，60秒間での測定値のおおよそ半分になる[10]．

C. 足圧中心動揺面積

外周面積，矩形面積，および実効値面積ともに，3〜30歳にかけて減少し，30歳代〜50歳代後半までは値は変わらなかった．60歳代以降，値が増える傾向にある[10]．

健常成人における60秒間の外周面積の値を紹介する．開眼時の健常女性における平均値は，おおよそ2.5〜3.5 cm^2，健常男性ではおおよそ3.0〜3.5 cm^{2}であった[10]．そして，平均値＋2SDの値は，健常女性ではおおよそ4.0〜7.0 cm^2，健常男性ではおおよそ5.5〜7.5 cm^{2}であった[10]．

閉眼時の平均値は，健常女性ではおおよそ3.0〜4.5 cm^2，健常男性ではおおよそ4.0〜5.5 cm^{2}であった[10]．そして，平均値＋2SDの値は，健常女性ではおおよそ5.5〜9.0 cm^2，健常男性ではおおよそ7.0〜11.0 cm^{2}であった[10]（**表1**）．

年代によっても平均値は異なるが，被検者の値が平均値＋2SDを超えるような場合は，足圧中心動揺距離と同じように，その原因を探る必要があろう．また，30秒間での測定値は，60秒間での測定値のおおよそ7割程度であることが報告されている[10]．

III 測定限界

床反力計を用いて身体動揺を測定する際の被検者における条件は，被検者が立位のための補助具や介助のない状態で一定時間の安静立位を保持できることである．すなわち，自力で一定時間の立位が保持できない場合は，測定の対象にはならない．

また，今回紹介したような単軸方向の指向性をもつロードセルを搭載した床反力計は，立位時の足圧中心位置を測定するものであり，垂直方向のみの床反力は測定できるが，歩行時などの前後方向，および左右方向の床反力の分力を測定することはできない．

　足圧中心位置の算出は，ロードセルに加わる荷重をもとに行っている．それゆえ，3つのロードセルを搭載している床反力計では，ロードセルの中心点を結んでできた三角形の内側でのみ足圧中心位置の算出ができる．

文　　献

1) 中村隆一ほか：姿勢．基礎運動学，第6版，医歯薬出版，東京，331-360，2003
2) Fujiwara K, et al：Relationship between quiet standing position and perceptibility of standing position in the anteroposterior direction. J Physiol Anthropol 29：197-203, 2010
3) 田口喜一郎：身体動揺記録とその臨床的適用．信州医誌 26：402-411, 1978
4) 臼井永男ほか：小児の足の機能的左右差に関する発育発達的一考察．放送大学研究年報 7：143-154, 1989
5) 張　元：感覚入力の違いが健康成人の安静立位姿勢保持に及ぼす影響―頭頂部動揺とCOP動揺の比較に着目して―．広島大学大学院教育学研究科紀要 53：335-341, 2004
6) 一般社団法人日本めまい平衡医学会診断基準化委員会：重心動揺計の機器精度に関する注意事項．http://www.memai.jp/images/kikichui.html
7) 藤原勝夫ほか：立位姿勢における足圧中心位置及びその規定要因に関する一考察．姿勢研 4：9-16, 1984
8) Asai H, et al：Perceptibility of large and sequential changes in somatosensory information during leaning forward and backward when standing. Percept Mot Skills 96：549-577, 2003
9) 藤原勝夫ほか：足圧中心位置と立位姿勢の安定性について．体育研 26：137-147, 1981
10) 今岡　薫ほか：重心動揺検査における健常者データの集計．Equilibrium Res Supple 12：1-84, 1997

| 章　姿勢制御の評価

2 機材を用いた姿勢制御機構の評価
2）3次元動作解析装置

三秋　泰一

I 測定原理と較正

　3次元動作解析には，空間内の身体各部位の位置情報から解析する方法と，角速度と加速度から解析する方法とがある．位置計測には，カメラを用いて光学的に認識する方法と，磁気センサーを用いて位置を認識する方法が用いられる．角速度と加速度は，位置情報をもとにした方法のほかにジャイロセンサーおよび加速度計を用いて計測される．本稿では3次元動作解析装置を用いた位置計測について述べることにする．

A．カメラを用いた位置計測の方法

　3次元動作解析システムはカメラを用いた方法がよく使用され，身体各部に取り付けられたマーカを撮影する．使用されるマーカにはLEDマーカ，カラーマーカ，反射マーカがある．使用されるカメラは，LEDマーカを捉えるための半導体カメラとカラーマーカや反射マーカを捉えるためのビデオカメラや光電子カメラがある．両者の大きな違いは，ビデオカメラの場合はマーカの画像と身体画像を記録でき，一方，光電子カメラの場合はマーカ画像のみの記録ということである．マーカの認識方式は，マーカの認識作業の必要のないLEDマーカ方式のもの，マーカの色によって認識するカラーマーカ方式のもの，カメラに取り付けられている光源からの反射によって認識する反射マーカ方式のものがある．

1 マーカの種類

a．LEDマーカ▸▸▸

　マーカとしてLEDを使用し，LEDから発せられる赤外線を認識する方式である．

b．カラーマーカ▸▸▸

　複数の違った色のマーカを使用し，撮影された画像から指定した色でマーカを認識する方式である．

c．反射マーカ▸▸▸

　カメラに取り付けられている光源からの反射によってマーカを認識する方式である．

　使用されるマーカによってそれぞれ長所・短所がある（表1）．

　カメラを用いて3次元の位置計測を行う場合，最低2台のカメラでマーカを撮影すればマーカの位置を3次元座標化できる．しかし，実際には身体に貼付したマーカは身体の屈伸や回旋によりマーカがカメラの視野から外れてしまう可能性が高いため，身体の左右すべてのマー

表1　マーカの種類による長所・短所

	長所	短所
LEDマーカ	・個々のマーカにハードウェア上で番号が振られているため，ラベリング作業*がない	・LED発光のために電力供給が必要であり，有線となる場合が多い ・LEDの指向性に制限があり，垂直軸周りに回旋する動作の計測には不向き ・LEDの光が壁や床に反射しカメラに入ると精度が著しく低下する
カラーマーカ	・マーカが軽量で運動を制限しない ・マーカの貼付が短時間でできる ・マーカの認識が自動でできる	・計測空間の背景が単色ではない場合が多く，色の区別が明確なマーカを使用せざるを得ない場合が多く，多数のマーカを使用できない ・照明の強弱で認識率が低下するため，照明の調節が難しい
反射マーカ	・マーカが軽量で運動を制限しない ・マーカの貼付が短時間でできる	・個々のマーカを区別できないためラベリング作業*が必要

*ラベリング作業：身体のどの部分を示しているマーカかということをコンピュータに認識させる作業

カを2台以上のカメラで撮影するためには，4～5台のカメラが必要となる場合が多い．速い動作を計測するときはマーカの動きも早くなり死角ができやすくなるため，できれば6台以上のカメラで撮影することが望ましい．

2 3次元座標化の方法

　カメラで撮影されたマーカの位置を3次元空間内で座標として算出する方法として，direct linear transformation (DLT) 法が一般的であるといわれている[1]．カメラで撮影されたマーカの画像の位置情報は2次元座標の情報である．2台以上のカメラから得られたマーカの2次元座標値から数学的な計算によりマーカの位置を3次元空間上の座標に変換する方法がDLT法である．DLT法を簡単に説明すると，1台のカメラの位置座標とマーカの位置座標を結ぶ直線ともう1台のカメラの位置座標とマーカの位置座標を結ぶ直線の方程式が2つずつ計4つ作成され，その方程式を解くことによりマーカの位置座標を求めることができるのである．したがって，マーカの位置座標を求めるためにはカメラの位置座標や光軸の方向がわかっている必要があり，この作業をカメラの較正という．DLT法の詳細を知りたい方は，池上[2]の文献を参照していただきたい．

3 較正方法

　3次元動作解析装置の較正には，カメラレンズの歪み補正のために行う較正，および計測空間内の原点の位置を設定し計測空間内の座標系を設定するための較正がある．加えて，床反力計を使用する場合，床反力計のゼロ調節および床反力計の座標系と3次元空間の座標系とを一致させる必要がある．

a. カメラレンズの歪み補正のための較正　▶▶

　カメラレンズを通した映像は中心から周辺に行くほど歪んでいる．したがって，カメラで得られる2次元座標はレンズの中心から離れるほど軸が歪んでしまい誤差が大きくなる．このカメラレンズの歪みを補正するための処理を，カメラレンズの歪みの較正またはリニアライゼーションという．

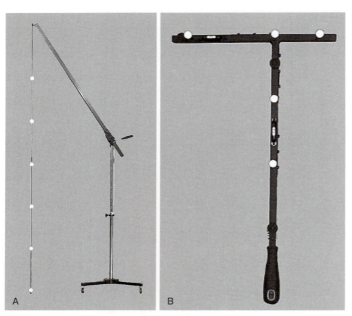

図1 較正ツール
A：Frame-DIAS用，B：VICON MX用

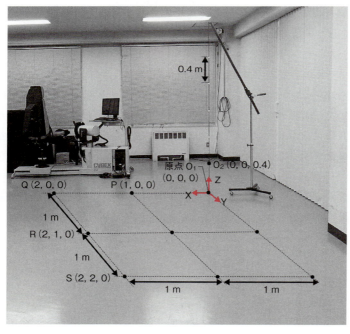

図2 Frame-DIASでのstatic calibration

b. 計測する3次元空間の決定および計測空間の座標系の決定のための較正 ▶▶▶

　この較正を行うためには較正ツール（**図1**）が必要となる．較正方法は，**図1A**のような較正ツールを計測空間の複数箇所に置きカメラで撮影する方法（static calibration）と，**図1B**のような較正ツールを空間内でさまざまな方向へ振りながらそのマーカの動きをカメラで追跡することによって行う方法（dynamic calibration）とがある．

　Static calibrationは，計測空間内の複数箇所に**図1A**のような較正ツールを置き，それぞ

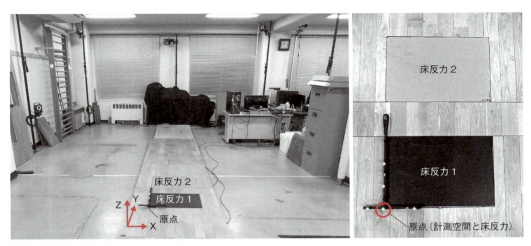

図3 VICONでのstatic calibration

れの位置でそれぞれのカメラからの較正ツールの画像をVTRに記録する．**図2**はFrame-DIAS（株式会社ディケイエイチ）でstatic calibrationを行っているところである．Static calibrationを行う場合，キャリブレーションとして用いるマーカ（コントロールポイントという）は，30〜40個以上設置したほうがよい．**図2**では54個のコントロールポイントを用いている．**図2**の計測空間は，縦2m×横2m×高さ2mであり，この空間の座標系を作成するために原点O_1(0, 0, 0)を決め，撮影されたそれぞれのコントロールポイントに対して原点からの位置を入力していく．つまり，点Pは原点からX方向へ1mずれているのみであるので，点Pの座標はP(1, 0, 0)を入力する．同様の考え方で点Q，R，SおよびO_2はそれぞれQ(2, 0, 0)，R(2, 1, 0)，S(2, 2, 0)，O_2(0, 0, 0.4)となる．54個のコントロールポイントの座標を入力することで計測空間の座標系が完成する．Dynamic calibrationを採用している3次元動作解析装置にはVICON（Vicon Motion Systems株式会社）がある．Dynamic calibrationは，**図1B**に示す較正ツールを計測空間内でさまざまな方向に振ることで自動的に空間座標を計算する．また，VICONは座標系を決定するためにstatic calibrationも行う．VICONのstatic calibrationは，原点とするところに**図1B**の較正ツールを置くことで自動的に座標系を決定する．このとき，床反力がシステムに接続されている場合は，床反力の座標系も含めてVICONの空間座標系に合わせる操作が自動的に行われる（**図3**）．

Ⅱ 得られたデータの解釈

　3次元動作解析装置から得られるデータは運動学的データである．具体的には関節角度，角速度，角加速度や重心（COG）の位置，速度，加速度である．また，床反力計を同期させ，力学的データを得ることにより，床反力作用点（COP）の位置，COGとCOPの距離や関節モーメントや関節パワーを算出することができる．歩行動作については歩幅，重複歩距離なども算出できる．ここでは，片脚降下着地動作のデータをもとに説明する．

　片脚降下着地動作は，前十字靱帯（anterior cruciate ligament：ACL）損傷の受傷機転や損

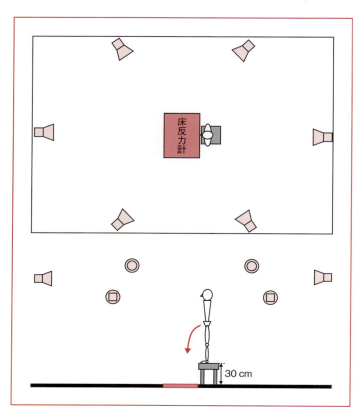

図4 降下着地動作撮影

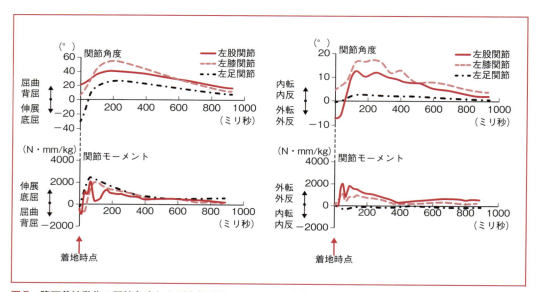

図5 降下着地動作の関節角度および内部関節モーメントの変化

傷予防トレーニング効果の研究においてよく用いられる動作である.
　30 cm の台上から飛び上がることなく降下着地する動作を 6 台のカメラを用いて 250 Hz のサンプリング周波数で撮影し，分析を行った（図4）．図5は，左片脚降下着地動作（以下，

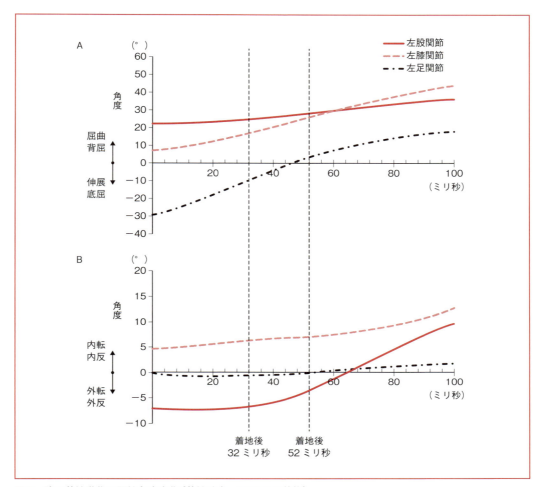

図6 降下着地動作の関節角度変化（着地時点〜100ミリ秒後）
A：矢状面における関節角度変化
B：前額面における関節角度変化

　降下着地動作）の着地直後から終了までの矢状面および前額面における関節角度，関節モーメントの変化を示している．ACL損傷時期として初期接地後40ミリ秒前後である[3]という報告や，女性において着地後33〜50ミリ秒までの間でACL損傷の危険性が高い[4]という報告がある．つまり，着地後100ミリ秒以内に受傷する危険性が高いということになる．そこで，降下着地動作を着地後100ミリ秒間の関節角度や関節モーメントの経時的変化を表示した（図6）．

1 関節角度

　矢状面における関節角度変化（屈伸）をみると，股関節，膝関節は着地直後から屈曲位であり，その後も屈曲していく（図6）．ACL損傷の危険性が高い33〜50ミリ秒（ここでは32〜52ミリ秒）までの間での膝関節の屈曲角度は，10〜20°であり屈曲30°より小さい（図6A）．ACL損傷時のビデオを用いた研究では，損傷時の膝屈曲角度は30°より小さい結果となっている[4,5]．また，ACLへの牽引力はレッグエクステンションでは膝屈曲15〜25°付近で生じており[6]，スクワットでは膝屈曲50°より小さいところで生じる[7]という報告がある．したがっ

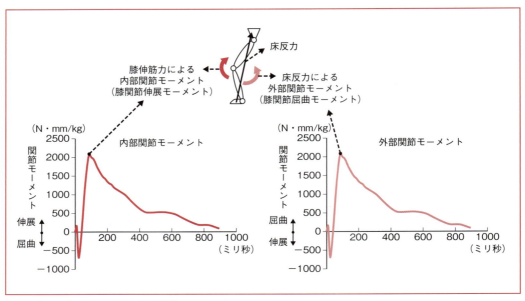

図7 内部関節モーメントと外部関節モーメント

て，降下着地動作を分析することで着地後のこの時間帯でのACL損傷の危険性が高いことがわかる．よって，この時間帯での膝関節の屈曲角度をより増加させるようにトレーニングを行うことでACL損傷の一つの予防策になる可能性があると考えられる．前額面における関節角度（内外転）変化についてみると，着地直後は軽度外転位となっているが，降下着地動作中はほとんどが股関節内転位であることが見て取れる．また，膝関節については着地動作全体を通して外反位となっている．ACL損傷の危険肢位はknee in-toe outといわれている．knee in-toe outとは，膝が内側へ入り足先が外側を向いた状態であり，関節運動としては股関節内転，膝関節屈曲・外反，下腿骨外旋となる．そこで，着地直後32～52ミリ秒の間の股関節の動きをみると，股関節は外転位ではあるが内転方向に動いている（図6B）．したがって，この時間帯ですでに内転位になっている場合は，ACL損傷の危険性が高くなる可能性がある．

2 関節モーメント

　関節モーメントには内部関節モーメントと外部関節モーメントがある．内部関節モーメントとは，身体内部の力によって生じる関節周りのモーメントであり，主に関節周りの筋力の総和によって生じているモーメントである．外部関節モーメントとは，外力によって生じる関節モーメントのことである．内部関節モーメントと外部関節モーメントの方向は逆となる．つまり，外力による関節モーメントが屈曲モーメントであるならば内部関節モーメントは伸展の関節モーメントが生じていることになる（図7）．

　降下着地動作の着地後32～52ミリ秒の間の内部関節モーメント（以下，関節モーメント）は，矢状面の運動では股関節は伸展モーメントが生じている（図8A）．膝関節については着地後32～52ミリ秒の前半は屈曲モーメントであり後半は伸展モーメントである．関節の動きの方向（図7A）と関節モーメント（図8A）から筋収縮形態を判断することができる．このときの股関節は屈曲しているため，股関節伸筋が遠心性収縮を行っているものと考えられる．膝関

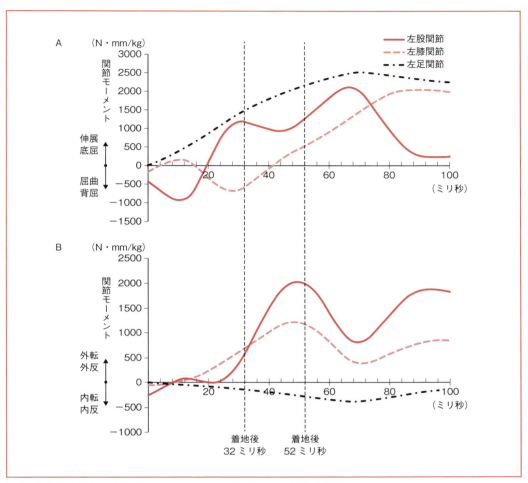

図8　降下着地動作の内部関節モーメント変化（着地時点〜100ミリ秒後）
A：矢状面における関節モーメント変化
B：前額面における関節モーメント変化

節においては，着地後32〜52ミリ秒の前半では膝関節は屈曲しているため，膝関節屈筋が求心性収縮を行っていることになる．後半では伸展モーメントが生じていながら運動方向が屈曲であるため，膝関節伸筋の遠心性収縮を行っているものと考えられる．前額面の運動での股関節の着地後32〜52ミリ秒の間，外転モーメントが生じており（図8B），股関節外転筋の収縮形態は遠心性収縮と考えられる．

3 関節パワー

3次元動作解析装置の分析ソフトは，関節パワーを算出することができる．関節パワーを確認することで関節の動く方向と関節モーメントの双方を確認しなくとも筋の収縮形態を判断できる．関節パワーは，関節モーメントと角速度の積によって求められる．したがって，関節パワーが正であれば求心性収縮であり，負であれば遠心性収縮ということになる（図9）．

4 COGとCOP

COGは，外力が加わらなければ動かないし止まらない．降下着地動作の着地直後から100

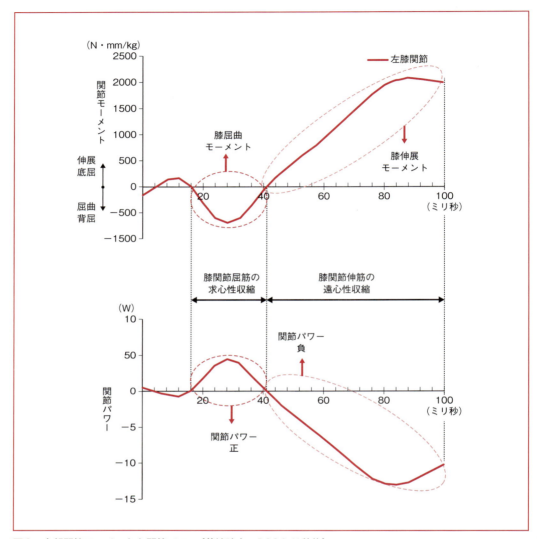

図9　内部関節モーメントと関節パワー（着地時点〜100ミリ秒後）

ミリ秒までのCOGとCOPの位置関係をみると，ほとんどの時間帯でCOPがCOGの前に位置している（図10A）COPがCOGの前に位置する意味は，COPがCOGの前にあることによって床反力が前方から後方へCOGに力を加えているということである．力が加わるということは加速度が生じるということになる．したがって，COGには加速度が生じているということになる．そこで，COGの加速度をみると着地直後32ミリ秒ぐらいまでは前方への加速度であるが，それ以後は後方への加速度となっており，COGの前方移動が制動されていることがわかる（図10B）．

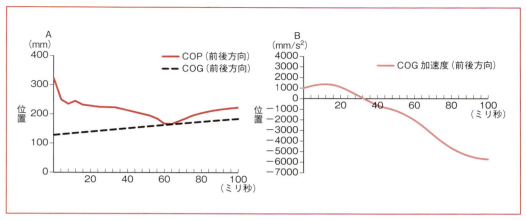

図10 COGとCOPの位置変化およびCOGの加速度変化（着地時点〜100ミリ秒後）
A：COGとCOPの位置変化
B：COGの加速度変化

表2　2点間の距離の計測精度（単位：mm）

SYSTEM	真値	平均値	標準偏差	Ave. Abs	Max. Err⁺	Max. Err⁻
Frame-DIAS II	900	896.61	3.81	3.59	1.87	−12.54
VICON	899.5	899.92	0.24	0.42	1.04	−0.23
Visualeyez*	899	890.31	1.54	8.69	−6.34	−16.54
PhaseSpace	899	929.79	58.69	42.49	137.47	−24.34
Peak Motus Real Time	900.5	905.18	1.02	4.68	7.9	0.11
Peak Motus Video	900.5	897.4	3.11	3.54	3.62	−9.84
EAGLE DIGITAL SYSTEM	902	899.23	0.36	2.77	−1.74	−3.65
ProReflex	899	901.32	0.75	2.32	4.21	0.71

・真値はけがき線により示されたマーカ点を，最小目盛0.5mmの鋼尺で測定したものである．
・測定値の誤差には，マーカ設置における誤差も含まれる．
*メーカー側のオペレーションミスによりアクティブマーカの時分割周波数を低く設定し過ぎたために，本来の性能が発揮できていない可能性がある．
Ave. Abs：誤差の絶対値の平均値，Max. Err⁺：最大値−真値，Max. Err⁻：最小値−真値．

（文献8）より引用）

III 測定限界

　3次元動作解析装置による分析は，生体を骨盤部，大腿部，下腿部，足部というように体節に分けてコンピュータ内でリンクモデルを作成し行われる．つまり，骨格の動きそのものを計測しているわけではない．したがって，3次元動作解析装置を用いた分析結果が妥当であるのかあるいは意味のあるものなのかを判断するにあたっては，まず3次元動作解析装置の計測精度がどの程度であるのかということを知っておくべきである．3次元動作解析装置の基本的なパラメータの計測精度は，2002年に臨床歩行研究会主催で行われた「運動分析システム比較検討会2002」の結果（**表2, 3**）を参考にすると，2点間距離および角度についてはおおむね5mm以内および1°以内の誤差である[8]．意味のあるデータとは，少なくとも誤差範囲よりは大きい値でなければならない．また，マーカを皮膚上に貼付して行う方法での動作分析は，

表3 角度精度（単位：度）

SYSTEM	真値	平均値	標準偏差	Ave. Abs	Max. Err+	Max. Err−
Frame-DIAS II	90	90.65	0.48	0.68	1.9	−0.44
VICON	90	89.86	0.15	0.16	0.18	−0.57
Visualeyez	90	90.24	0.48	0.41	2.05	−1.57
PhaseSpace	90	87.87	9.26	6.44	11.62	−23.05
Peak Motus Real Time	90	89.48	0.4	0.56	0.92	−1.97
Peak Motus Video	90	89.73	0.67	0.58	2.13	−2.36
EAGLE DIGITAL SYSTEM	90	90.52	0.13	0.52	0.85	0.18
ProReflex	90	89.68	0.24	0.33	0.22	−1.18

・真値は市販のL型定規をもって90°とした．
・測定値の誤差には，マーカ設置における誤差も含まれる．
Ave. Abs：誤差の絶対値の平均値，Max. Err+：最大値−真値，Max. Err−：最小値−真値．

（文献8）より引用）

マーカの皮膚上でのずれが動きの誤差につながる．マーカの皮膚上のずれは回旋運動で大きくなる．江原[9]は，ねじれの動きには計測的にもモデル的にも誤差が大きいと述べている．よって，動きの小さな動作や関節運動の分析，特に回旋運動などの分析には限界がある．しかし，回旋運動は，人の動作においては重要であるため，回旋運動をより正確に測定できるような方法も考案されてきている．例えば，動きの少ない膝の内外反方向の運動や回旋運動を計測する方法としてPoint Cluster法という方法が考案されている[10]．石井ら[11]は，このPoint Cluster法の計測精度を確認し，誤差を大幅に減少させると報告している．今後さらにさまざまな関節で表面からみた動きだけでもより骨格の動きに近い結果となるような方法が考案されてくると思われる．

文献

1) 臨床歩行分析研究会編：関節モーメントによる歩行分析，医歯薬出版，東京，52，1997
2) 池上康男：写真撮影による運動の三次元的解析法．Jpn J Sports Sci 2-3：163-170，1983
3) Koga H, et al：Mechanisms for noncontact anterior cruciate ligament injuries：knee joint kinematics in 10 injury situations from female team handball and basketball. Am J Sports Med 38：2218-2225, 2010
4) Krosshaug T, et al：Mechanisms of anterior cruciate ligament injury in basketball：video analysis of 39 cases. Am J Sports Med 35：359-367, 2007
5) Olsen OE, et al：Injury mechanisms for anterior cruciate ligament injuries in team handball：a systematic video analysis. Am J Sports Med 32：1002-1012, 2004
6) Escamilla RF, et al：Biomechanics of the knee during closed kinetic chain and open kinetic chain exercises. Med Sci Sports Exerc 30：556-569, 1998
7) Toutoungi DE, et al：Cruciate ligament forces in the human knee during rehabilitation exercises. Clin Biomech 15：176-187, 2000
8) 臨床歩行分析研究会：基本的精度・処理時間検定結果．http://gait-analysis.jp/comparison2002/Result/basic/basic.html
9) 江原義弘：動作解析の現状と課題．総合リハ 40：953-958，2012
10) Andriacchi TP, et al：A point cluster method for in vivo motion analysis：applied to a study of knee kinematics. J Biomech Eng 120：743-749, 1998
11) 石井慎一郎ほか：実験用模型を使用したPoint Cluster法による膝関節運動の計測精度．理学療法 24：1361-1369，2007

II 章

疾患と姿勢制御

1 運動器疾患
1) 変形性股関節症

神戸 晃男

I 主な病態と姿勢制御能力低下の特徴

　変形性股関節症は軟骨が摩耗して関節が変形していくのが特徴であり，原因不明で急速に関節破壊が進行していく一次性変形性股関節症と，年齢とともに徐々に病勢が進行していく二次性変形性股関節症に大別される．

　欧米では一次性の変形性股関節症が多いのに対して，わが国では逆に臼蓋形成不全を伴う二次性の変形性股関節症が多く，主に40～50歳で発症し，男性より女性の罹患率が高いとされている[1]．当院では，最近の10年間で末期変形性股関節症患者に対して片側または両側人工股関節全置換術（total hip arthroplasty：THA）が施行（図1, 2）され，術後理学療法を経験した約2,000例のうち，男性は約1割で，ほとんどが女性であった．

　変形性股関節症の病期分類は，前・初期，進行期，末期に分けられ，股関節の病勢進展とともに痛みや股関節可動域制限，日常生活活動（activities of daily living：ADL）の低下による廃用性筋力低下が起こり，特徴的なデュシェンヌ・トレンデレンブルク（Duchenne-Trendelenburg：DT）歩行を呈するようになる．骨盤の前傾は前・初期関節症からすでに始まり[2]，40歳代，50歳代で末期変形性股関節症に至る例では，股関節屈曲に作用する腸腰筋，大腿直筋の短縮による骨盤前傾，腰椎過前弯が強くなり（図3），歩行時の立脚後期では股関節伸展制限から，腸腰筋の反作用により，骨盤の前傾が強くなる可能性がある．一方，回旋の代償として骨盤の反対側は後方回旋を惹起することになる．さらに股関節軟骨の摩耗や腰方形筋の短縮など見かけ上の脚長差（図4）が生じ，座位においては前額面における骨盤傾斜・左前方変位，側弯（図5, 6），また荷重痛の少ない側への重心変位も起こり（図7），脚長差是正のための代償として左膝屈曲位の立位を呈する（図8）．その結果，種々の代償性歩行を呈するようになる（表1）．両側THA後，脚長差は是正され，座位の変位もなく姿勢が正常化している（図9）．

　このように姿勢は，変形性股関節症の病勢進展によって変化する．Macnabは変形性股関節症と腰椎疾患との関連を指摘し，hip-spine syndromeについて述べている[3]．わが国においても，変形性股関節症診療ガイドラインでは，二次性の変形性股関節症は病期にかかわらず，骨盤の前傾，腰椎の前弯増強が指摘され，およそ60歳以上の高齢発症の変形性股関節症では，骨盤後傾と腰椎後弯を認める例が多いとされる[1]．

　一方，姿勢変化，姿勢制御能力の低下は，骨盤・体幹だけにとどまらず，下肢にも影響を及

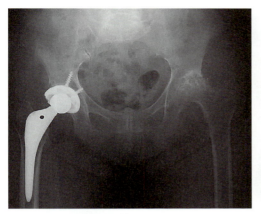

図1　右人工股関節全置換術

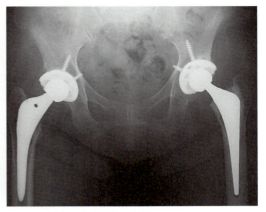

図2　両側人工股関節全置換術

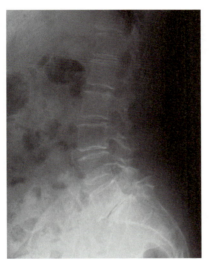

図3　腰椎前弯

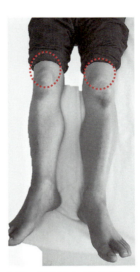

図4　見かけ上の脚長差
臍果長で2cm以上の差がある．

ぼすことになる．変形性股関節症診療ガイドラインでは，変形性股関節症は膝関節のアライメント異常や変形性膝関節症の進行に関与するとされ，患側の足関節可動域制限や足部アライメントに影響するとしている．Shakoorら[4]は，特に反対側の膝関節への影響が大きかったことを報告している．変形性股関節症患者は個人差はあるが，膝痛を訴える人は多く，変形性膝関節症を伴う例も経験した．歩行は**表1**のような種々の代償パターンを呈するが，立脚期に足部が内側（toe-in）で股関節は内・外旋（2パターン）して歩行している症例も多く経験する（**図10A**）．

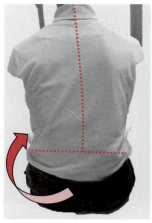

図5 左骨盤前方変位，軽度側弯あり（端座位）

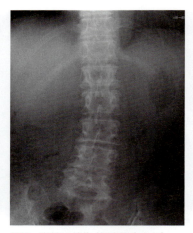

図6 単純X線像（軽度側弯あり）

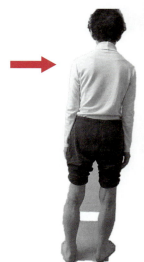

図7 非術側右側に重心や体幹が変位

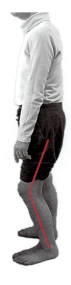

図8 左膝屈曲が強い，右膝は伸展位

Ⅲ 姿勢制御能力低下のメカニズム

　変形性股関節症の病態は先述したように，前・初期，進行期，末期に分類され，その病勢進展に伴い，股関節周囲の痛み，筋力低下，関節可動域（range of motion：ROM）制限が徐々に進行し，痛みの回避や代償運動により姿勢に変化が生じ，それが習慣化すると姿勢制御能力の低下がさらに進行し，立ち上がりなどの基本動作や歩行，ADLが著しく低下する．

　変形性股関節症患者に特徴的な骨盤前傾が強くなる要因は，病勢進展に伴う腹筋群の筋力低下や背筋群の過緊張であり，一方，股・膝関節屈曲位をとる機序については，腸腰筋，大腿直筋，縫工筋，恥骨筋 内転筋，大腿筋膜張筋の短縮が要因と思われる．これらの筋力低下と筋短縮は姿勢制御能力の低下を引き起こす要因と考えられる．

表1　変形性股関節症患者の歩行の特徴

全体像（一歩行周期を通して）
・身体が非術側，健側に重心が偏倚
・術側の手の振りが消失または不足しており，時々上肢が外転位に保持
・術側の歩幅が小さく立脚時間が短縮し不均衡
・デュシェンヌ・トレンデレンブルク（DT）徴候
・骨盤の回旋が少ない
・分回し（下肢）
・歩隔が小さい・左右不均衡

立脚相	術側	非術側
初期	・踵接地が不十分，足底接地 ・膝屈曲位で接地（膝伸展が不十分）	・踵接地が不十分，足底接地 ・膝屈曲位 ・蹴り出しが不十分（軽度）
中期	・過度の股関節の内転・内旋，膝屈曲（逆に膝伸展位）	
後期	・蹴り出しが不十分	

遊脚相	術側	非術側
初期	・振り出しが不十分（骨盤挙上・骨盤を前方移動で代償（骨盤回旋の不足）	
中期	・分回しと膝屈曲不十分	
後期	・膝伸展不十分	・膝伸展不十分

（文献9）より引用）

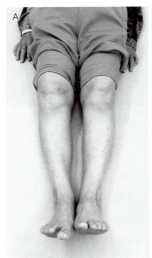 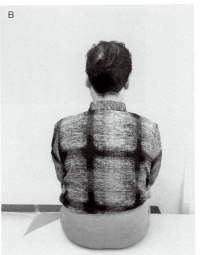

図9　両側THA後
A：脚長差なし．
B：座位での脊椎側弯も是正されている．

　膝への影響では，大腿膝蓋関節症による膝前部痛や膝内側の痛みを訴える場合がある．筆者は，大腿が外旋，下腿が内旋し，股関節外側のみならず，下肢全体の痛み，腰部の鈍痛が認められ末期変形性股関節症によりTHAを施行された症例を経験した（図10A）．理学療法を施行した結果，下肢全体の痛みが軽減したが膝内側，および前部痛が鮮明となった．膝の単純X

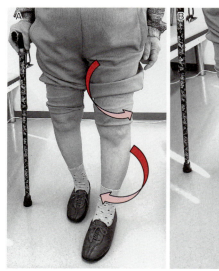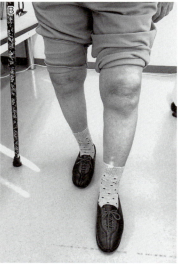

図10　THA後の歩行
A：toe-inでの踵接地（下腿内旋，大腿外旋位）．
B：足角中間位での踵接地．

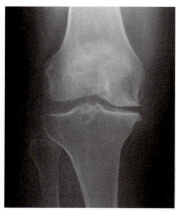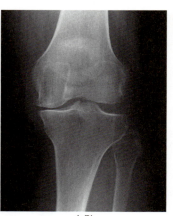

右側　　　左側

図11　両側変形性膝関節症（内側型）

線像では，両膝内側の軟骨に摩耗（**図11**）があり，膝内側の滑膜などの炎症が痛みに関連したものと推察される．軟骨には痛みの受容器は存在せず，膝内側の直接の痛みの原因とはならない．しかし，アライメントの不良により，ストレスが膝内側に集中したため，この負荷を緩和する目的で，足部の外側での接地（toe-out）[5,6]〔実際は痛みを考慮し中間位の接地（**図10B**）〕，また股関節を内旋位から中間位とし，そして足底板などを使用して足部の外側アーチを高くした．その結果，歩行や階段昇降時に膝の荷重痛は一時的に消失した．一般に股関節の殿筋・外旋筋群による筋力低下は股関節の内旋位での踵接地となりやすく，術前から股関節内旋位での歩行を呈する患者が多い．そのため膝内側の負担が増加し，本例のように変形性膝関節症を発症するのではないかと考えられる．また，歩行立脚初期における股関節内旋位での踵接地は，大腿膝蓋関節に負担がかかり膝前部痛の関連が指摘されている[7,8]．

一方，見かけ上の股関節内旋位で実際は下腿が過外旋している症例がある．これは，歩行

時，足趾が前方に真っすぐに向いても実際は股関節の内旋位（膝蓋骨が内側に位置している）で下腿の過外旋による代償運動が起こっていることがある．このような症例では膝関節の軟部組織が過剰に伸長され，その結果，当該部位のストレス，炎症によって膝痛や変形性膝関節症をも惹起する可能性がある．両側THAにおいて膝内側の変形をきたした症例では，歩行は**図10A**のようなパターンを呈していた．

また，膝屈曲位，歩幅減少，踵接地不十分などの変形性股関節症患者特有の歩行を呈していた（**表1**）[9]．これらの歩容は，立脚期に股関節への衝撃を減らし，股関節痛を回避する代償性歩行と考えられる．その他，ヒール（かかと）の高い靴を履く女性において，外反母趾を合併する例がある．外反母趾は現代社会における最も一般的な足病変の一つであり，足部自体が他の下肢関節にも影響を与える．外反母趾を有する患者は，母趾側への負荷を減少させるために立脚後期に重心を第1中足趾節関節から離れた足部の中心を移動させることが明らかになっている[5]．この足部の外側への重心移動は股関節内旋を増加させ，膝内側のストレスと密接に関係し，かつ変形性膝関節症（内側型）の病勢の進行とも相関し，膝での外転モーメントにも影響を及ぼしていると報告されている[5]．

このように変形性股関節症は病勢の進展とともに，骨盤，脊椎のみならず膝，足部へのアライメント不良，痛みを増加させ，さらにそれによって筋力低下や不良姿勢をとる悪循環を形成することが考えられる．症例によっては，膝，足部に変形がなくてもしばしば痛みを訴えることがある．これは，骨盤の前額面，水平面，矢状面の不均衡，その周辺のマッスルインバランスが腰椎・仙腸関節の機能異常を惹起し，さらに中枢神経感作も付加されて下肢への関連痛が生じたものと思われる．

一方，歩行では，種々のパターンを呈するDT徴候が一般的である．歩行という動作遂行には，多関節に及ぶ筋活動が必要であり，代償パターンによる過剰かつ通常とは異なる筋活動や筋短縮の不均衡がアライメント不良を起こし，姿勢制御能力の低下に拍車をかけるものと推察する．

III 姿勢制御能力を改善するための運動療法

A. 理論的根拠・エビデンス

末期変形性股関節症では，股関節痛が強くなり，理学療法だけでは症状の改善に限界があり，THA施行と術後の理学療法によって歩行，ADLや生活の質（quality of life：QOL）を著しく向上させることができる．

姿勢制御能力を改善するための運動療法を行うには，評価が必要である．そして，姿勢に影響を及ぼす問題点となる個々の機能低下（筋力，ROM，痛み，脚長差など）の改善が得られても，必ずしも姿勢制御の改善につながらないことがある．すなわち習慣化された代償パターンを正常化するには，運動学習を用いて正常パターンでの運動，動作を繰り返し行い，段階的に姿勢制御能力を回復させる必要がある．Truszczyńskaらも変形性股関節症患者において術前・術後の運動療法によって異常姿勢を改善していく必要性を強く述べている[10]．

一方，歩行は，**表1**のごとく変形性股関節症患者に特徴的なパターンがみられる．これは，

筋力低下，ROM 制限，痛みの機能低下の要因のほか，荷重や位置感覚の誤認，そして代償パターンの習慣化も歩容に影響するものと思われる．

一方，代償パターンは 2 関節以上の多関節が連動して生じるため，単関節運動が困難なことが多い．すなわち，開放運動連鎖（open kinetic chain：OKC）がうまく実施できず，純粋な単関節運動ができない場合がある．例えば，階段昇降時，股関節屈曲時にハムストリングスの過剰収縮，股関節内旋筋の収縮が無意識に起こることが多い．これは，変形性股関節症の病勢進展に伴い股関節屈曲の ROM 制限が強くなり，股関節を十分屈曲することができないための代償運動である．したがって，各関節の単関節運動の動きを評価し，代償運動の有無を視覚や触診で観察して，2 関節以上が同時に動く各関節を分離された動きに修正して，単関節運動を再獲得すべきである．この運動を再獲得するだけでも代償運動が部分的に改善することがある．そして，関節の位置角の誤認に対しては視覚によって確認し，学習していくことで姿勢制御能力が賦活し，体幹の姿勢の改善と連動して，四肢の動きの正常化に好影響をもたらすものと考えられる．

さて，変形性股関節症患者における中殿筋や大殿筋の弱化は，股関節内旋位をとりやすく，膝関節および大腿膝蓋関節に影響を与え，アライメントの変化から膝関節痛に関連があると報告されている[6〜9]．膝内反変形を呈する内側型変形性膝関節症患者は，歩行時，膝内転モーメントが増加し，膝内側痛を惹起するため，立脚期同側の体幹の傾斜や足角（toe-out angle）を大きくして膝内転モーメントを減少させることで膝痛の軽減を図る方策をとることがある．実際に toe-out で歩行し，膝痛の減少を評価して，歩行練習を行うことも，姿勢制御能力を改善させる重要なポイントと考えられる．しかし，大腿四頭筋の筋力低下や下肢の動的アライメント不良による下腿過外旋などは，膝の滑らかなスクリュームーブメントを阻害して膝痛を惹起する場合があり，膝の副運動や動きを評価して，対応することも必要である．

B. 基本的な方法・手順

1 骨盤前傾の是正運動

40 歳代女性の末期変形性股関節症患者のように仰臥位では骨盤が前傾し，患者の腰部に検者の手が入るくらいに腰椎が前弯していることが多い．しかし，先述したように 60 歳代からは骨盤が後傾し，仰臥位での反り返りはみられない（図12）．座位においても骨盤が後傾していることが多い（図13）．病勢進展に伴い骨盤前傾の要因は，腹筋群の筋力低下や背筋群の過緊張，腸腰筋，大腿直筋，縫工筋，恥骨筋，内転筋，大腿筋膜張筋の短縮などが考えられる．徒手筋力テスト（manual muscle testing：MMT），ROM，姿勢を評価して，その原因を特定し，個々の筋力増強運動や ROM 運動などを実施し自己運動も指導しながら機能低下を解決し，骨盤の後傾運動を学習する．骨盤後傾を促すには，仰臥位で両膝屈曲位とし，腹部や殿筋の同時収縮を促す．

2 立位での前額面における非対称を改善させる運動

立位では，膝が屈曲し，臍果長での計測において脚長差がある場合は，長い下肢側を屈曲し，両側の長さを調整し安定した立位姿勢をとる（図10）．患者は前額面において無意識に非術側，痛みの少ない側に重心を移動させて（図9），バランスをとることが多い．また，足部の前方あるいは後方に重心を移すなど種々のパターンを呈する（図14）．長年の荷重量の非対

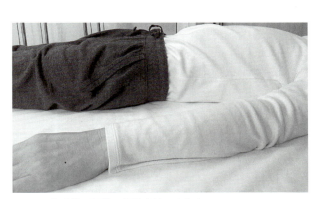
図12 仰臥位で腰椎の過前弯はみられない

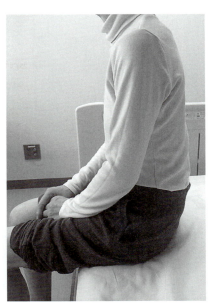
図13 端座位(骨盤後傾)

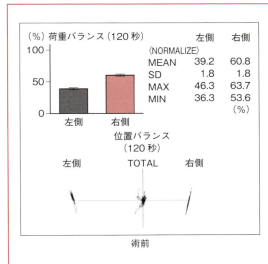
術前

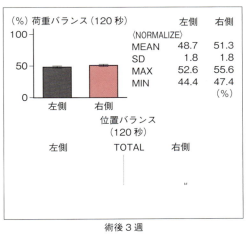
術後3週

図14 左右荷重感覚の一例
術前不均衡が術後3週には均等荷重されている．また，非術側の荷重の重心は術前，後方に位置している．

称性は，荷重感覚の誤認も要因の一つ(図14)と考えられる．図12では，術前に足底の感覚を用いて体重を均等にかけるよう教示したが，荷重を左右均等にかけることができず，脳の荷重感覚の誤認が考えられた．これは，長年にわたり痛みのない側，あるいは少ない側に荷重を大きくかけて，不均衡荷重の状態で歩行してきた結果，荷重感覚の誤認が生じたのではな

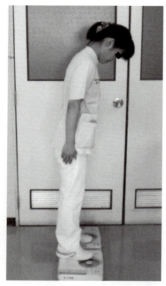

図15 体重計2台を利用した誤認改善のための左右均等荷重練習

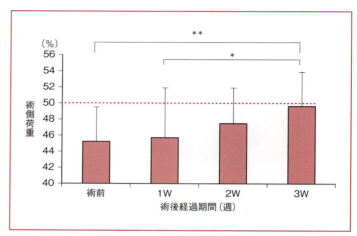

図16 左右均等荷重感覚（術側）（n＝28）
術前・術後1週と術後3週との間に有意差が認められた．
＊：$p<0.05$，＊＊：$p<0.01$．

いかと考えられる．そのため，視覚を利用するなど均等荷重練習が必要であると思われる[11]（図15）．さらに患者が足底からの荷重感覚をこれまで以上に意識して術側に荷重をかけるように促して，立位や歩行での荷重練習を行うと，THA後3週では術前より有意に荷重感覚が回復し，通常の均等荷重が行えるようになった例を経験した（図16）．

3 単関節運動によるOKC

股・膝など2関節以上が同時に働き，単関節運動が十分できない患者には，単関節運動を誘導する．例えば，端座位で大腿四頭筋を強化するとき股関節の屈筋が同時に作用することが多い．これは膝が椅子や高マットから離れることで確認できる．このような症例では大殿筋の収縮を誘導して高マットから離れない状態で大腿四頭筋を収縮できるようにする．それが可能となったことを確認した後，大殿筋の筋収縮なしで大腿四頭筋を単独に収縮させる単関節運動を再獲得することが，種々の代償運動を改善するのに重要である．

4 異常歩行改善のための戦略（杖・足底板の使用）

DT歩行改善には，杖使用が有効である．杖使用により，体幹の傾斜や骨盤の下降も修正され，より正常に近い歩行を学習しながら歩行していることになる．また中殿筋群の疲労や痛みに対しても効果を発揮し，独歩より歩行距離が伸びるので1日の歩数が増し，繰り返し学習する頻度が結果的に向上するので，杖使用は独歩に適切な姿勢制御の不活を改善するのに有益と思われる．

その他，足部アライメントの影響を改善するには，足底板の使用も有効であろう．また，痛みの軽減には，体重コントロールなども重要である．

Ⅳ おわりに

　変形性股関節症に特有な姿勢とその背景および姿勢制御能力改善のための理学療法について述べた．

　従来，骨関節疾患の理学療療法は筋力，ROM 改善など量的アプローチが主流であったが，現在では，量的アプローチのほかに質的アプローチも必要である．このことは長年，変形性股関節症患者の理学療法の経験を通して，多くの諸家の研究を参考にして切に思う．われわれ理学療法士は臨床の疑問について研究を通して明らかにし，日々患者満足度の向上に努めることが大切である．

文　献

1) 日本整形外科学会診療ガイドライン委員会/変形性股関節症ガイドライン策定委員会（編）：日本整形外科学会診療ガイドライン　変形性股関節症診療ガイドライン，南江堂，東京，2008
2) Okuda T, et al：Stage-specific sagittal spinopelvic alignment changes in osteoarthritis of the hip secondary to developmental hip dysplegia. Spine 32：E816-E819, 2007
3) Offierski CM, et al：Hip-spine syndrome. Spine 8：316-321, 1983
4) Shakoor N, et al：Nonrandom evolution of end-stage osteoarthritis of the lower limbs. Arthritis Rheum 46：3185-3189, 2002
5) Shih KS, et al：Gait changes in individuals with bilateral hallux valgus reduce first metatarsophalangeal loading but increase knee abductor moments. Gait Posture 40：38-42, 2014
6) Sled EA, et al：Effect of a home program of hip abductor exercises on knee joint loading, strength, function, and pain in people with knee osteoarthritis：a clinical trial. Phys Ther 90：895-904, 2010
7) Kim TH, et al：The effects of weight-bearing conditions on patellofemoral indices in individuals without and with patellofemoral pain syndrome. Skeletal Radiol 43：157-164, 2014
8) Lankhorst NE, et al：Factors associated with patellofemoral pain syndrome：a systematic review. Br J Sports Med 47：193-206, 2013
9) 神戸晃男：関節機能の改善のための戦略，実践 MOOK・理学療法プラクティス　変形性関節症―何を考え，どう対処するか，文光堂，東京，107-115, 2008
10) Truszczyńska A, et al：Characteristics of selected parameters of body posture in patients with hip osteoarthritis. Orthop Traumatol Rehabil 16：351-360, 2014
11) 神戸晃男：人工股関節全置換術後の理学療法．理療 41：53-61, 2011

1 運動器疾患
2) 変形性膝関節症

嶋田 誠一郎

I 主な病態と姿勢制御能力低下の特徴

　変形性関節症の発症率は，症候性のものに限定すると膝関節で1.6〜9.4%，股関節で0.7〜4.4%，手関節で2.6%とされており，膝関節の発症率が高い[1]．変形性膝関節症の頻度は無症候性のものまでを含めると，本邦の高齢者では男性の11〜19%，女性の20〜42%とされており，女性の発症率が2〜3倍高いことが知られている．最近の報告では変形性膝関節症の罹患率は80歳代の男性で70%，女性で90%を超えるとするものもあり，本邦において変形性膝関節症は人生において大半の人が罹患する疾患であるといっても過言ではない[2]．また，本邦の変形性膝関節症の約9割が内側型であるとされている．

　変形性膝関節症の主症状は疼痛および筋力低下，こわばり，関節動揺性，身体機能の低下などである．内側型変形性膝関節症の患者では，骨盤の形状が縦長であることや大腿骨の外旋，下腿骨の内旋など独特の姿勢アライメントを有していることが多く，それに屈曲・拘縮が加わることや，他の身体部位の変性的変化などが加わることで独特の姿勢異常が構築されてゆく．比較的若年で軽症の対象者に対しては，疾患の進行を予防するうえでの姿勢指導が有用である．高齢で重症の対象者では，運動障害が次第に顕著となり，自立度やQOLの低下へと導かれる．それに対し，身体機能の低下を起こさないための理学療法の役目は重要である．

II 姿勢制御能力低下のメカニズム

A. 変形性膝関節症における歩行時内転モーメントの増加

　内側型変形性膝関節症では，内反変形の進行とともに歩行立脚期中の膝関節外部内転モーメントの増大を示すことが知られている．これは内反変形とともに関節の内側への荷重負荷分布の増大を意味している（図1）[3]．これは前額面アライメント（大腿脛骨角度）と膝関節内転モーメント量が関係することから，内反の増大が歩行時の重心線から膝関節中心までの距離を広げ，膝関節内転モーメント量を増大させていると解釈できる（図2）[4]．このうち，内外反に対する外部荷重の17%は筋で83%は軟部組織で支持するとされており[5]，内側型変形性膝関節症患者の内転モーメント量の約20%が内反変形による増加分であると考えられる（図3）[6]．

　Miyazakiらの報告では，1%身長×体重の膝関節内転モーメントの増加は6年後の変形性

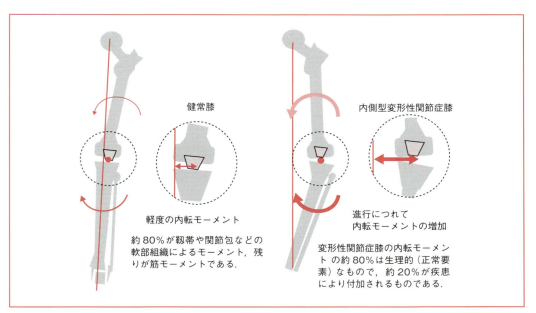

図1　健常者と内側型変形性膝関節症の歩行時膝前額面モーメント
(文献3) より引用)

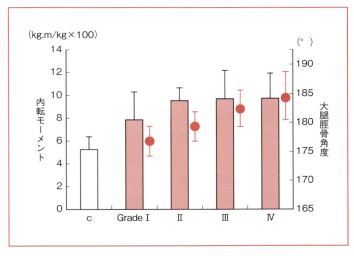

図2　変形性膝関節症のピーク内転モーメント値と前額面アライメント
棒グラフ：立脚期中のピーク内転モーメント値，折れ線グラフ：大腿脛骨角度，Grade：北大グレード，c：対照群．
(文献4) より引用)

膝関節症の悪化の危険性を6.46倍増大させるだろうと報告している[7]．しかしながら変形性膝関節症患者の膝関節内転モーメント量を決定する因子はアライメントだけではなく，肥満の程度や歩行戦略（歩行速度，体幹での補正など）が関与する．それゆえ，膝関節内転モーメントの減少をアウトカムとした歩行戦略変更の取り組みが模索され始め，それは変形性膝関節症による症状の軽減をもたらすだけではなく進行を予防することにつながるかもしれない．

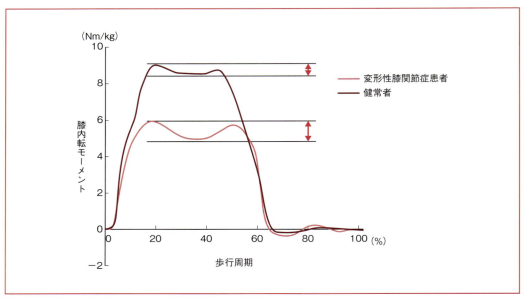

図3 変形性膝関節症患者における膝内転モーメント
(文献6)より引用改変)

B. 人工膝関節全置換術後の歩行戦略

　重度の変形性膝関節症に対して人工膝関節全置換術が行われるが，術後，比較的早期に歩行時痛は軽減しても歩容の異常はすぐに改善されることは少ない．また，術後6カ月を経過しても正常化したと思われる症例は20〜36%とされている[8]．

　急性期に多くみられる歩容の異常として挙げられるのは，立脚期に二重膝作用が消失するだけにとどまらず遊脚期を通しても膝の屈曲がほとんど起こらない，いわゆる棒脚歩行が挙げられる．これは，運動力学的な面から捉えると，立脚期に起こる制動と駆動を術側肢が放棄したために起こる現象であり，術後急性期に起こる原因として患者が膝関節の疼痛や筋力低下などに起因すると思われる不安定性を感じているときに単に支持性のみを最大限に引き出すための歩行代償戦略であると考えられる．もう一つの異常要素は術側肢立脚期にみられる体幹の前傾である(図4)．Jevsevarらは，この人工膝関節全置換術後の体幹の前傾を，重心線を前方に移動させることで膝関節外部屈曲モーメント(四頭筋モーメント)を小さくさせるための補正戦略であるとしている[9]．

　前額面上の歩容異常として代表的な術側肢立脚時の同側への体幹側屈は，膝関節内転モーメントを減少させる補正戦略でもあるが[10]，手術により前額面アライメントが即座に改善されたとしても術後早期に改善することは困難な場合が多い．正常では立脚期に骨盤帯の同側への外方移動と対側骨盤のわずかな下制により重心移動を起こすが，人工膝関節全置換術後の急性期には骨盤帯の外方移動は起こらず体幹の同側への傾斜とそれに伴う対側骨盤の挙上が起こる．これらは最終的に対側下肢を遊脚するきっかけを体幹の側屈によりつくり出すという歩行異常へとつながっていく場合も多い(図5)．

図4 人工膝関節全置換術後にみられる立脚期における体幹の前傾

A：体幹前傾例では，重心が前方に行くことで重心線は膝関節中心の前方へ移動することにより屈曲モーメント（四頭筋モーメント）は小さくなるか伸展モーメント化する．
B：体幹が垂直化している例では，重心線は膝関節中心の後方を通り屈曲モーメント（四頭筋モーメント）は大きくなる．
実線：術側肢，破線：対側肢

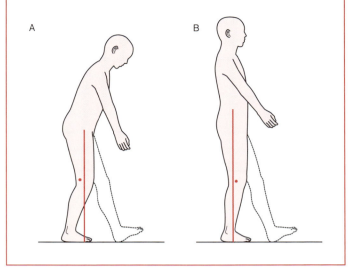

図5 人工膝関節全置換術後にみられる立脚期における体幹の同側への側屈

体幹側屈は，同側への単脚支持期に膝関節内転モーメント（内側への荷重集中）を減少させる補正戦略であり，骨盤帯の外方移動は起こらず体幹の同側への傾斜とそれに伴う体側骨盤の挙上が起こる(A)．これらは最終的に体側下肢を遊脚するきっかけを体幹の側屈によりつくり出すという歩行異常へとつながっていく(B)．

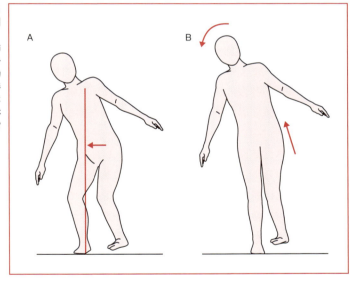

III 姿勢制御能力を改善するための運動療法

A. 理論的根拠・エビデンス

1 内転モーメントを減少させる歩行修正トレーニング

　歩行中の内側膝関節面への動的負荷である膝関節内転モーメントを減少させるために，これまで臨床的にさまざまな歩行様式の修正法が考えられてきた．昨今において，それらは歩行修

正トレーニングとして呼称されている[11,12].2011年のシステマティックレビューによれば,立脚初期の膝関節内転モーメントのピーク値を減らす効果を示すことができたのは,①健側に杖を持って歩く(7.3〜10.1%減少),②支持脚へ体幹を側屈させて歩く(63.9%減少,エネルギー消費量11%上昇),③膝の内側へ体重を移動させて歩く(43.8〜50%減少),④歩隔を広げて歩く(4.7〜15.4%減少),⑤股関節を内転,内旋させて歩く(20.9%減少),⑥荷重を足部内側へ落としながら歩く(14.2%減少)の6つの方法であった[12].しかしながら,これらの歩行修正法は歩行の効率性という課題や,高齢者の学習能力の観点からも長期的に実行可能であるかについて検証されていない[13].

2 人工膝関節全置換術後の歩容改善のための運動療法

立脚期に二重膝作用が消失するだけにとどまらず,遊脚期を通しても膝の屈曲がほとんど起こらない,いわゆる棒脚歩行を引き起こす.これを改善させるヒントは,正常歩行で起きている基本的な運動力学を術側肢でも発揮させていくことである.正常歩行では立脚前期には前方へ移動してきた体重心を踵接地(ヒール・ロッカー)からそれに続くわずかな膝屈曲とで力学的に制動する.その後足底がついた状態から脚は前方に回転し(アンクル・ロッカー),立脚後期には前足部で蹴り出すことにより(フォアフット・ロッカー),体重心はまた前方に加速される駆動が行われる.移動した体重心により体側下肢が前方へ接地されることにより,後方に残った脚は慣性により無意識下に前方へと振り出されるが,これが膝の屈曲を伴った脚の遊脚である(図6).

人工膝関節全置換術後6か月以上を経過した症例の歩容異常を調べたシステマチックレビューによると,運動学的には遊脚期における最大屈曲角度の低下と立脚期中の屈曲可動域の減少が各報告から共通して認められた現象であったと報告されている.運動力学的には歩行時の四頭筋過剰型のモーメントを示した例が28〜50%,四頭筋逃避型のモーメント波形を示した例が30〜40%であったとしている(図7)[8].Saariらは術後1〜2年の前額面モーメントを調べた結果,股関節内転モーメントおよび膝関節内転モーメントは健常例と差はなかったとしている[14].このように中長期的に検証した場合,定量的な歩行解析では正常波形からの逸脱傾向は認めるものの歩容の異常は軽減していくようである.しかしながら臨床現場においては歩容異常がなかなか改善しない症例をみかけることもあり,同手術の効果を最大限に引き出すためにも歩容改善のための歩行指導が必要となる.

B. 基本的な方法・手順

1 内転モーメントを減少させるつま先開き歩行と小また歩行の指導

筆者らは変形性膝関節症患者が高齢者でも実践しやすく,より継続しやすいという観点から,つま先開き歩行と小また歩行とを指導している.特につま先開き歩行は10週間の運動修正トレーニングを行わせた実験的研究で疼痛スコアや内転モーメント量の改善を認めている[15].当院において実際に歩行修正指導を行った症例(図8)の膝関節内転モーメント量の減少を図9に示す[16].また,当院にて患者指導用に用いているパンフレットの例を図10に示す.これらの方法は,現実的に高齢の場合も多い変形性膝関節症患者にも,極めて単純であるため理解しやすく,また患者自身が実践できる可能性のある方法の一つであると考えている.

1 運動器疾患　2）変形性膝関節症　47

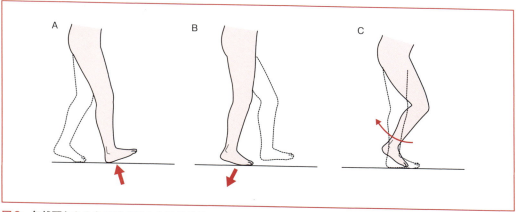

図6　矢状面からみた正常歩行の力学的特徴
立脚前期には前方へ移動してきた体重心を踵接地からそれに続くわずかな膝屈曲とで力学的に制動する（A）．立脚後期には前足部で蹴り出すことにより，体重心はまた前方に加速される駆動が行われる（B）．移動した体重心により体側下肢が前方へ接地されることにより，後方に残った脚は慣性により無意識下に前方へと振り出される（C）．

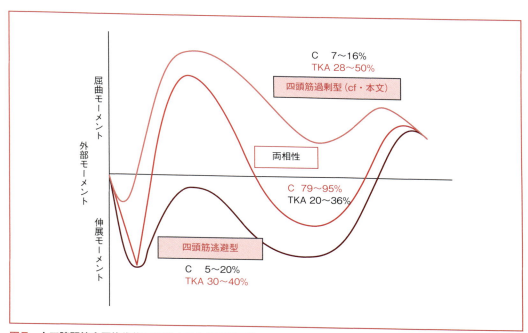

図7　人工膝関節全置換術後に持続する歩行時膝屈曲モーメント（四頭筋モーメント）の異常
C：健常膝，TKA：人工膝関節全置換術後膝
（文献8）より引用改変）

2 人工膝関節全置換術後の歩容改善のための歩行指導

　患者に対する歩行の指導として，まず術側肢での立脚初期に踵での接地を意識してもらい（踵から足をつく感じ），次に足底接地に伴う膝の前方移動を意識してもらう（次に膝が足首を超えて前にくる感じ）．最後に立脚後期の術側肢での蹴り出しを意識してもらう（膝が前へ出

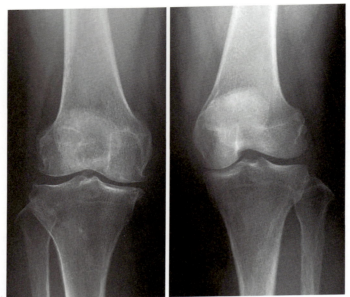

図8 70歳,女性,Kellgren-Lawrence分類Ⅱ
主訴:両膝痛内側部痛,正座不能,階段の降り困難.
(文献16)を一部改変)

立体単純X線像

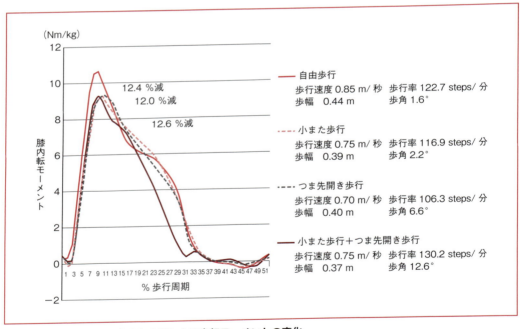

図9 つま先開き歩行と小また歩行による内転モーメントの変化
(文献16)より引用)

たらそのまま蹴り出す感じ).蹴り出し後は膝屈曲を伴う術側肢の遊脚が自然に起こることを感じ取ってもらう.このとき,立脚前期には膝関節屈曲モーメント(四頭筋モーメント)が生じる必要があるが,それが不足している患者では体幹の前傾を生じてしまうので,伸展域での

図10 歩行修正のための患者指導用パンフレットの例

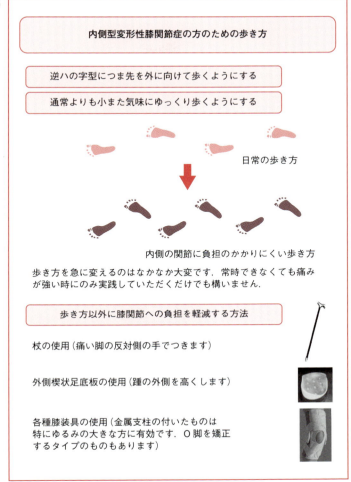

四頭筋活動が適切な時期に発生するよう筋力トレーニングなどを並行して行う必要がある．
　術側肢立脚時の術側への体幹側屈を改善させるためには，術側股関節の適切な外転筋活動を高めていく必要がある．体幹の支持性をある程度獲得している患者では，術側肢を下にした側臥位で足部を枕などで挙上した位置で固定し，その状態で同側の骨盤帯を床から上方へ浮かす運動を行ってもらうと，歩行立脚時に骨盤帯の外方移動を行ったときの「外側の壁」を患者が意識できる．次に立位での歩容矯正運動として，固定されたベッドや椅子から2～3横指離れた位置に術側肢が位置するように立ち，体幹を術側に側屈させないよう意識しながら，骨盤帯の術側への外方移動を行いながら膝か下腿外側部がベッドや椅子の縁に接触して固定されるまで重心移動し，それに伴って対側肢を床から浮かす運動を反復してもらう（図11）．患者は，側方にベッドや椅子があるので骨盤の移動を意識しやすく，膝か下腿外側部がベッドや椅子の縁により固定されるので安心して重心移動が行うことができる．

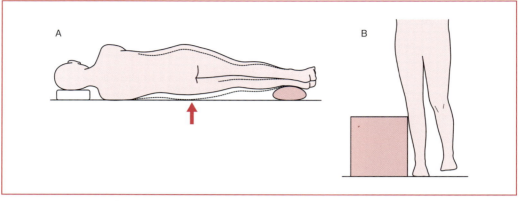

図11　術側肢立脚時の術側への体幹側屈を改善させる方法
術側肢を下にした側臥位で足部を枕などで挙上した位置で固定した状態で同側の骨盤帯を床から上方へ浮かす運動を行う（A）．固定されたベッドや椅子から2～3横指離れた位置に術側肢が位置するように立ち，体幹を術側に側屈させないよう意識しながら，骨盤帯の術側への外方移動を行い膝か下腿外側部がベッドや椅子の縁に接触し固定されるまで重心移動し，対側肢を床から浮かす運動を反復する（B）．

文　献

1) Oliveria SA, et al：Incidence of symptomatic hand, hip, and knee osteoarthritis among patients in a health maintenance organization. Arthritis Rheum 38：1134-1141, 1995
2) Aoda H, et al：Independent predictors of knee osteoarthritis in an elderly Japanese population：a multivariate analysis. Acta Med Biol 54：33-41, 2006
3) 嶋田誠一郎：膝関節の病態運動学と理学療法I—変形性膝関節症．理学療法 24：841-847, 2007
4) 嶋田誠一郎：理学療法的視点からみた変形性膝関節症の病態．臨床思考を踏まえる理学療法プラクティス 極める変形性膝関節症の理学療法—保存的および術後理学療法の評価とそのアプローチ，文光堂，東京，2-13, 2014
5) Lloyd DG, et al：A model of load sharing between muscles and soft tissues at the human knee during static tasks. J Biomed Eng 118：367-376, 1996
6) Shimada S, et al：Effects of disease severity on response to lateral wedged shoe insole for medial compartment knee osteoarthritis. Arch Phys Med Rehabil 87：1436-1441, 2006
7) Miyazaki T, et al：Dynamic load at baseline can predict radiographic disease progression in medial compartment knee osteoarthritis. Ann Rheum Dis 61：617-622, 2002
8) McClelland JA, et al：Gait analysis of patients following total knee replacement：a systematic review. Knee 14：253-263, 2007
9) Jevsevar DS, et al：Knee kinematics and kinetics during locomotor activities of daily living in subjects with knee arthroplasty and in healthy control subjects. Phys Ther 73：229-239, 1993
10) Hunt MA, et al：Lateral trunk lean explains variation in dynamic knee joint load in patients with medial compartment knee osteoarthritis. Osteoarthris Cartilage 16：591-599, 2008
11) Hinman RS, et al：Exercise, gait retraining, footwear and insoles for knee osteoarthritis. Curr Phys Med Rehabil Rep 1：21-28, 2013
12) Simic M, et al：Gait modification strategies for altering medial knee joint load：a systematic review. Arthritis Care Res 63：405-426, 2011
13) Caldwell LK, et al：Effect of specific gait modifications on medial knee loading, metabolic cost and perception of task difficulty. Clin Biomech 28：649-654, 2013
14) Saari T, et al：Changed gait pattern in patients with total knee arthroplasty but minimal influence of tibial insert design：gait analysis during level walking in 39 TKR patients and 18 healthy controls. Acta Orthop 76：254-260, 2005
15) Hunt MA, et al：Effects of a 10-week toe-out gait modification intervention in people with medial knee osteoarthritis：a pilot, feasibility study. Osteoarthritis Cartilage 22：904-911, 2014
16) 鯉江祐介ほか：歩行のためのエクササイズ．臨スポーツ医 31（臨時増刊）：226-230, 2014

1 運動器疾患
3) 頸椎・胸椎疾患

久保田 雅史

I 主な病態と姿勢制御能力の低下

　頸椎・胸椎を由来とする姿勢制御能力の低下は主に脊髄症状の有無によって大きく分かれる．すなわち，頸髄・胸髄の機能不全では脊髄症状由来の姿勢制御能力の低下が出現し，脊髄症状を有さない頸椎・胸椎の機能不全ではアライメント異常や頸椎感覚運動機能の低下などに由来する姿勢制御能力の低下が出現する．症状が異なれば，理学療法戦略は異なるため，頸髄・胸髄の機能不全と頸椎・胸椎の機能不全とを分け，それぞれ姿勢制御との関連性を概説する．

A. 頸椎・胸椎の異常による姿勢制御能力の低下

1 頸椎・胸椎のアライメント異常

　頸部の中間位の定義はいまだ確立されていないが，胸郭に対する頭部の位置や頸椎前弯角度から判断することが多い．理想的には下位頸椎は軽度伸展位で上位頸椎は軽度屈曲位となり，適度な前弯を保ったまま，最小限の筋出力で頭部の位置を保つことができる位置とされている（図1A）．
　最もよくみられる頸部のアライメント異常は，前方頭位（protrusion）であり，下位頸椎屈曲，上位頸椎伸展となり，前弯が減少〔ストレートネック（straight neck）〕し，頭部が前方へ突き出た姿勢である（図1B）．頸椎のアライメントに関連して胸椎は後弯が増強し，肩甲骨は過剰な下制と外転が生じやすい．これはパソコン作業などの日常生活でよく見られる姿勢であり，加齢とも関連しており，頭痛や頸部痛の症例でよく観察される．前方頭位を呈すると頸部伸展筋群は短縮し，頸部深層屈筋群は伸張し，筋力が低下する．さらに交差するように菱形筋，前鋸筋，下部僧帽筋が伸張され，筋力が低下し，大小胸筋は短縮位となりやすい（図2）．このように頸椎のアライメントによって理想的な運動パターンから逸脱した状態や，正確な筋収縮・関節運動が行えない場合には，姿勢制御に必要な精細な頸椎の運動制御が困難になる．
　むち打ち関連機能不全（whiplash-associated disorder：WAD）は，外傷性頸部症候群とも呼ばれ，交通外傷などに起因し，非常に複雑で多様な身体的・心理的症状を引き起こす．主な症状としては頸部後面の疼痛であるが，頭部，肩，腕，胸椎部，肩甲骨間部にまで放散する疼痛や，めまい，感覚異常，認知機能低下，心理的障害など，さまざまな症状が出現する．めまいを伴うWADは，伴わないWADと比較して姿勢安定性が低下する[1]とされており，前庭系の障害や軽度の脳障害が姿勢安定性に影響を与えている可能性は大きい．一方で，めまいなど

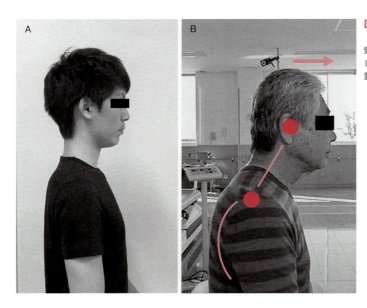

図1 正常な頸椎アライメント（A）と前方頭位アライメント（B）
頸椎はストレートネックで胸椎後弯が増強し，頭部は前方へ突き出し耳介と肩峰の位置がずれている（B）．

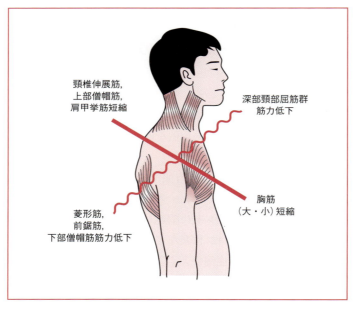

図2 頸椎・胸椎における筋力低下と短縮の関係
（文献5）より引用）

　前庭機能障害を有さないWADや特発性の頸部痛においても，健常人と比較して姿勢制御能力は低下することが報告[2〜4)]されており，これは頸部関節可動域の低下，頸部・肩甲帯の筋動員パターンの変化，頸椎位置覚の低下などが関与していると考えられている．
　胸椎はもともと頸椎や腰椎ほどの可動性はなく，安定性が高い．しかし，長年の偏った姿勢に伴う胸椎の変形や可動性の著しい低下は姿勢制御に強く影響を与える．胸椎のアライメント異常には，①後弯，②体幹の後方傾斜（posterior trunk sway），③フラットバック（平背），

④回旋，⑤側弯の 5 パターンがあり，適切な筋活動や可動性を低下させる．特に，高齢者の骨粗鬆症症例では，胸椎圧迫骨折を伴う後弯変形が増悪し，筋力の低下と著しいバランス能力の低下をきたし，転倒のリスクを高めることが報告されている[6]．

2 頸髄・胸髄由来の姿勢制御

頸椎症性脊髄症は発育性脊柱管狭窄と椎間板後方突出，骨棘形成，黄色靭帯や後縦靭帯の肥厚などによって脊柱管が相対的に狭窄し，脊髄が圧迫される病態である．後縦靭帯骨化症も後縦靭帯の骨化により脊髄が圧迫される病態であり，ともに手指の異常知覚やしびれなどが初発症状として出現し，進行すると歩行能力低下や姿勢制御能力の低下を引き起こす[7]．胸椎では黄色靭帯骨化症による脊髄圧迫が生じやすい．脊髄症状として，髄節徴候と索路徴候に分けられ，それぞれ灰白質と白質の機能損傷によって引き起こされる．一般に頸髄が慢性的に圧迫された場合，白質より中心灰白質の機能が損傷されやすいため，髄節徴候である上肢の感覚や運動機能の低下が出現しやすいとされている．服部ら[8]の分類では頸髄症はⅠ型：脊髄中心部障害（上肢筋萎縮，上肢運動障害，上肢感覚障害，上肢反射低下），Ⅱ型：Ⅰ型＋後側索部（Ⅰ型の症状＋下肢反射亢進），Ⅲ型：Ⅱ型＋前側索部（Ⅱ型の症状＋下肢体幹の温痛覚障害）に分類されているが，特に後索障害（深部感覚の異常など）が出現すると姿勢不安定性が強く表れる．このように脊髄圧迫病態の進行によって，運動を指令する脳と実際に運動する四肢・体幹との上行性・下行性経路が損傷され，さらに脊髄反射などの固有受容器を介した反射経路も損傷され，結果として姿勢制御能力の低下を引き起こす．

Ⅱ 姿勢制御能力低下のメカニズム

1 頸椎・胸椎のアライメント異常

頸椎および胸椎のアライメントの異常は筋機能の低下，疼痛，可動性の低下などをもたらし，体幹や頭部の正確かつ反応性の良い運動コントロールを阻害する．姿勢制御において頭部のコントロールは非常に重要であるが，頸部における各筋の長さの調整と筋活動が最適に行われなければ頸椎の動きが的確に制御されず，結果として姿勢制御能力も低下させる．

前述した通り，前方頭位のアライメント異常では頸部深層屈筋群は伸張されて活動性が低下しているため，頸部表層筋群（前斜角筋や胸鎖乳突筋）が過剰に活動しており，分節的な運動制御が困難になる．また，頸椎疾患では頸部屈筋群の持久力が低下し，頸部筋の活動するタイミングが遅延するため，頸椎の運動制御が低下する[9]．

2 頸椎・胸椎の感覚運動制御

頸椎の筋や関節には機械的受容器が豊富にあり，頸部の求心性神経は脊髄視床路，脊髄小脳路，固有脊髄路を介して体性感覚皮質，視床，小脳へ連絡されることから，頸部からの感覚入力が姿勢制御に関与するとされている．これは，人為的に頸椎からの感覚入力を変化させた以下の報告からも明らかである．ヒトの第 2 頸椎—第 3 頸椎の片側にリドカインを注射すると，平衡異常が出現し，運動失調と同側上下肢の筋緊張低下，同側への転倒や傾斜の感覚が生じる[10]．また，頸部筋への機械的振動を与えると，立位姿勢の動揺は増大し，歩行速度も影響を受ける[11,12]．さらに，頸部筋の疲労がバランス機能に影響を与えることも報告されている[13,14]．これらは頸椎からの異常な情報と視覚や前庭からの正常な情報とがミスマッチを生

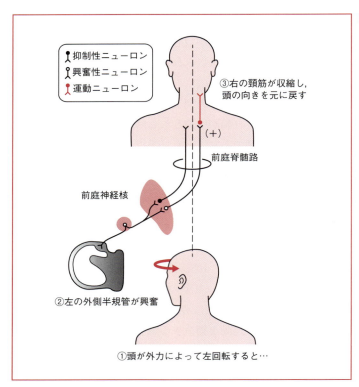

図3　前庭頸反射（水平方向の例）
（文献15）より引用）

じさせることによって姿勢制御能力の低下が生じると考えられており，実際に頸椎の異常を有する症例では姿勢制御の機能低下を呈することが示されている[3,4]．

これらの頸椎・胸椎感覚運動制御の主なメカニズムには，以下の反射性制御，固有感覚，眼球―頸椎運動の協調性が挙げられる．

a．反射性制御

反射性制御は，前庭頸反射，頸反射，前庭動眼反射などが重要な役割を担う．前庭頸反射は，頭部が地面に対して傾いたときに頭部を垂直に保とうとする反射であり，つまずいて前に倒れそうになったときに頸椎を後屈させて頭部の垂直位を保つことや，外力によって頭部が回転すると頭の位置を戻すよう頸部の筋が収縮する（図2）．頸部筋の機能不全などで反射が生じなければ頭位を正中位に保とうとする姿勢制御が困難となる．頸反射は，頭部の位置がずれたときに頸部の固有受容器からの情報に応じて四肢の反射的な屈曲や伸展が生じる反射である（図3）．例えば頸椎が回旋すると同側の上下肢は伸展して対側の上下肢は屈曲するし，頸椎が後屈すると上肢の伸展と下肢の屈曲が生じる．日常生活ではあまり見られないが，スポーツなどでは反射的にこのような姿勢がつくられることから，その神経回路が存在することが理解できる．前庭動眼反射は，頭部が動いたときに視野がぶれないよう反対に眼球を動かす反射である（図4）．例えば頭部を左に向ければ左の半規管からの入力が増加し，前庭神経核を興奮させ，外転神経核・動眼神経核を経由して眼球を右へ回転させる．このような反射によって姿勢保持や歩行などの動作中に頭部の動きと頸部の動きの協調性が得られる．

図4 頸反射
（文献15）より引用）

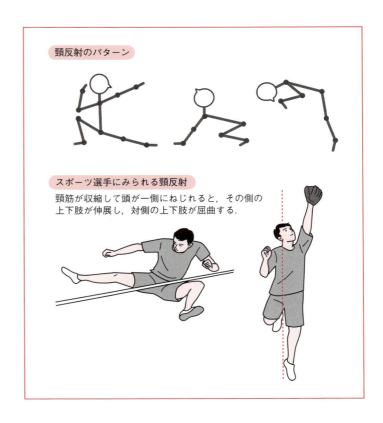

図5 前庭動眼反射（水平方向の例）
（文献15）より引用）

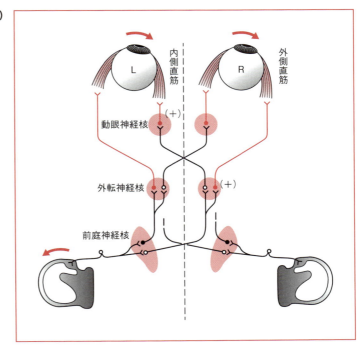

b. 固有感覚

　頸部固有感覚は，筋や関節にある受容器からの感覚で，頸椎の位置や運動に関連した知覚のもととなる．頸椎の異常ではこの頸部関節位置覚の誤差が大きくなる．この位置覚は，視覚的入力を遮断した状態で，いったん動かした頭部を事前に決められた目標位置までどの程度正確に戻せるかということを評価するものである[16]．頸部固有受容感覚の機能不全が姿勢制御能力にどの程度影響を及ぼすかは十分明らかにされてはいない．しかし，姿勢制御に頭位のコントロールが重要であることを考慮すれば，固有受容器からの入力情報は非常に重要であり，治療対象になりうる．

c. 眼球─頸椎運動の協調性

　姿勢に関連する視覚機能としては，円滑追視眼球運動系，衝動性眼球運動系，視運動性系の3つの眼球運動系が重要である．円滑追視眼球運動系とはゆっくりと動く指標を目で追うことで像がぶれないようにし，衝動性眼球運動系とはサッカードとも呼ばれる眼球を急激に動かし固視点を変える動きであり，視運動性系とは歩いているときなど動きながら視線を定める動きである．WADの症例では頸部の運動に対する視覚制御系の能力が低下し，眼球で標的を円滑に追えない[17]ため，姿勢制御に必要な視覚からのフィードバックが十分発揮できない．

③ 頸髄・胸髄由来の姿勢制御

　空間における姿勢の気づきや，位置，重力，および筋収縮の知覚には深部感覚が深く関与している．感覚入力は主に後索─内側毛体系と前側索系の2つの上行路によって脳へ伝達されるが，この深部感覚は主に後索─内側毛体系を上行し，視床，体性感覚野へ入力される．頸髄または胸髄の機能不全により，この後索からの感覚入力が低下すると，下肢の位置や運動が知覚できないため，身体の位置や動きがわからなくなり，運動失調となる．重症例では，足がどちらを向いているか，膝が屈曲しているのか伸展しているのか，足の下に不安定な床面があるかさえ認識できない．姿勢制御のための感覚入力は深部覚である固有受容系だけではなく，前庭や視覚など複数の感覚モダリティからの情報を統合しているため，このような症例は視覚のフィードバックなどの代償で姿勢を制御している．そのため，閉眼により急激に重心の不安定性が増大し立位保持困難となることがある（Romberg徴候陽性）．

　姿勢を制御するための運動出力は，皮質脊髄路（外側皮質脊髄路と前皮質脊髄路）として脊髄を下行し，各髄節の前角へと出力される．頸髄や胸髄の機能不全を起因とする脊髄機能の損傷は，この皮質脊髄路の機能が低下することで四肢の運動出力が低下し，姿勢制御が困難となる．また，頸髄症などの症例は体性感覚誘発位（somatosensory evoked potentials：SEP）による上行性の，および運動誘発電位（motor evoked potentials：MEP）による下行性の神経伝導時間（潜時）が延長しており，姿勢動揺に対してバランス修正する反応が遅れ，姿勢動揺が増大する[18]．しかし，皮質脊髄路が姿勢制御に及ぼす影響は限定的であるともいわれ，むしろ内外側前庭脊髄路や内外側毛様体脊髄路が姿勢制御には重要であるとされている．例えば，起立した状態で素早く腕を前方に上げると，腕を上げる直前に抗重力筋の活動が増大し，予期的に姿勢を調節し，スムーズな運動の遂行を確保している．これは予期的姿勢調節（anticipatory postural adjustment）と呼ばれ，前述した脳幹や小脳から脊髄への経路がこれに該当するとされている．そのため，脊髄の機能不全により無意識なレベルでの予期的姿勢調節ができず，運動失調や姿勢不安定性が出現する．

適度な筋緊張は，ヒトが抗重力位でさまざまな活動を安定的かつ柔軟に可動できるといった能力を発揮するためには非常に重要な能力である．脊髄反射の一つである伸張反射は筋紡錘からのIa群線維が主動作筋と拮抗筋のα運動ニューロンに結合し，筋の緊張度合いを調整する．正常では脳からの指令が筋緊張の度合いを環境に合わせて調整しているが，頸髄または胸髄の機能不全により，適切な調整が欠けることにより筋緊張は亢進し，痙性出現にも関連する．特に，頸椎症性脊髄症症例では足関節機能の低下と姿勢安定性の低下が関連しており[18]，足関節の筋緊張異常や深部感覚低下が姿勢制御における足関節戦略（ankle strategy）を破綻させ，姿勢安定性に影響を与える．

III 姿勢制御能力を改善するための運動療法

A. 理論的根拠・エビデンス

1 頸椎・胸椎のアライメント異常

　良好なアライメント獲得のためには，筋アンバランスの修正と，頸椎各関節の良好な位置関係修正との両面からアプローチする必要がある．初期段階としては不良姿勢を改善し，意識的に良好なアライメントを学習させ，徐々に無意識化でも良好なアライメントが維持できるよう進めていく．Karlbergら[19]は，頸椎由来の眩暈を有する症例に対し，頸椎運動，良好なアライメントへの修正運動を実施することで，姿勢制御機能が改善したと報告しており，アライメントの修正が頸椎機能を正常化し，結果として安定した姿勢制御が行える基盤をつくることができる．

　mechanical diagnosis and therapy（MDT）とは，McKenzieらが考案したメカニカルな要素に注目した評価・治療方法である．基本的には，アライメント修正を目的とした治療ではないが，日常における姿勢修正や，自動運動から開始するセルフエクササイズ重視のアプローチは，結果としてアライメント修正に有効である[20,21]．

2 頸椎・胸椎の感覚運動制御

　固有受容感覚の再学習を目的としたトレーニング[22]や，眼球運動と頸椎との協調性に注目したトレーニング[23]は，頸部位置覚能の低下を有する症例や頸部痛を有する症例の固有受容感覚を改善させる．さらに，固有受容感覚の改善は立位安定性の改善に関連している[24]ため，頸椎や眼球運動の感覚運動制御機能の再学習は姿勢制御能力を高めることが期待できる．また，WADに伴う姿勢安定性が低下している症例に対し，Storaciら[25]は眼球運動に対するトレーニングを2週間実施し，Ekvall Hanssonら[26]は眼球運動や頸椎運動を含めた姿勢バランス練習を6週間継続し，ともに眼球運動の協調性だけでなく，立位姿勢制御能が改善したと報告している．これらの報告からも，姿勢制御能力を改善するために感覚運動制御機能に注目することは重要である．

3 頸髄・胸髄由来の姿勢制御

　深部感覚の機能不全に由来する姿勢制御機能低下に対するアプローチとして，感覚入力の増大によるアプローチ，視覚などの他の感覚からのフィードバックを重視するアプローチ，運動の自由度を制限することによるアプローチなどがある．いずれも，深部感覚機能を改善させる

目的というより，その他の感覚入力を増大させることにより脳での感覚統合に関する情報を増大させ，姿勢制御能力を高めることを目的としている．

Frenkel体操は，もともと脊髄癆の感覚性失調症例に視覚フィードバックを用いた単純な反復運動によって固有受容感覚が改善したとされる体操である．深部感覚が完全脱失ではない頸髄および胸髄機能損傷で，脳での感覚統合による運動学習が可能であれば，視覚フィードバックなど他の感覚モダリティを代償的に用いることによる効果は期待できるであろう．

荷重下での深部感覚トレーニングやバランストレーニングも重要である．荷重刺激は多くの固有受容器を刺激でき，立ち上がり動作やスクワット動作など単純な動作は，運動を理解しやすく，日常動作に汎化しやすい．

B. 基本的な方法・手順

1 頸椎・胸椎のアライメント異常

a. アライメント異常に対する評価

頸椎・胸椎の姿勢評価は基本的に背もたれなしの椅子で座位にて行う．まず，特に指示を与えず安楽な座位を保持してもらうことにより，その患者の普段の座位姿勢が観察できる．前額面から観察し，頭部が左右に傾いていないか，肩の高さに左右差がないか，頸椎・胸椎の棘突起を軽く触れて左右への側弯があるかを確認する．次に，矢状面上で骨盤から脊柱全体の弯曲を観察するとともに，上位頸椎が伸展，下位頸椎が屈曲，胸椎後弯となる前頭位になっていないかなどを確認する．

安楽な座位姿勢のみの評価では，姿勢の悪さが機能不全の発生に関与しているかどうかは十分判別できない．患者には「骨盤を前傾し，胸を張り，頭頂が紐で天井に引っ張られた姿勢をしてください」と指示することで，直立した座位姿勢へと修正し，理想的な座位アライメントと比較して頭部から骨盤まで脊椎全体を評価する．

動的姿勢評価では，基本的な頸椎運動に伴い，胸椎，下位頸椎，上位頸椎がそれぞれどのように連動するかを観察し，各セグメントの可動性や運動制御のパターン，疼痛の有無などを評価する．前方頭位の症例は，下位頸椎の可動性が低下している場合が多く，頸椎伸展時に上位頸椎がより多く動き顎を上げる動作パターンとなっている．

b. 良アライメントのための基本的運動療法プログラム

1. 頸椎アライメント修正トレーニング

まず，仰臥位において頷く動作を何度も繰り返し行ってもらい，頸部深層屈筋（頭長筋や頸長筋）が活動する運動パターンを学習してもらう（図6A）．そのときに頸部表層筋（胸鎖乳突筋や前斜角筋）が過剰に収縮していないか確認する．深層屈筋の活動がうまく得られれば，頷いた姿勢を保持することで，筋の持久性を高めていく．その際，頸椎前弯部の下に治療者の手を入れるか，頸椎と床との間の圧迫力をリアルタイムに表示できる器具（プレッシャーバイオフィードバック）などを用いることで，適切な筋収縮を持続的に行っているかを確認しながら実施するとよい．

仰臥位での運動が正しくできるようになれば，座位など抗重力位で実施する．不良姿勢で頸椎の運動を行っても意味はなく，骨盤を前傾位とし，腰椎前弯，胸椎軽度後弯した理想的な姿勢をまず確保した状態で行い，壁などを利用すると運動を理解しやすい（図6B）．

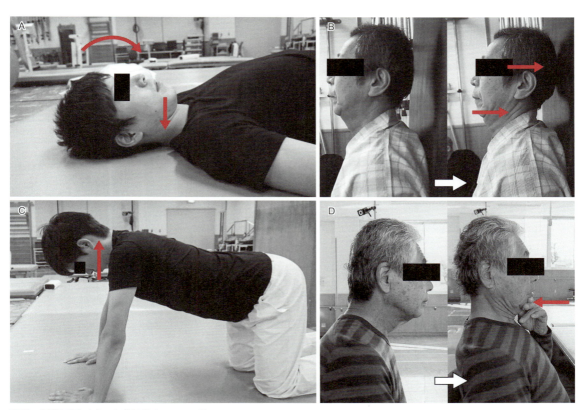

図6 頸椎アライメント修正トレーニング

　四つ這い位では，伸筋群との協調的な運動が求められる．頸椎から胸椎までのアライメントを中間位とした状態から，下位頸椎を伸展させながら上位頸椎を屈曲させる（図6C）．この際，上位頸椎が伸展しないよう注意が必要である．

　MDTでは，まず静的姿勢検査や反復運動検査などから疼痛やアライメント異常を偏位症候群（derangement syndrome），機能不全症候群（dysfunction syndrome），姿勢症候群（postural syndrome）へ分類し，さらに偏位症候群では良い反応を引き出せる運動方向（directional preference）を検索する．前方頭位により症状が出現し，さらに増悪姿勢を維持することで症状が増悪する症例では，下位頸椎伸展位・上位頸椎屈曲位（retraction）への運動を反復的または持続的に実施する（図6D）．運動負荷の強度は，患者自身による持続的な負荷，患者自身による反復的な負荷，治療者による負荷へと徐々に負荷量を上げていくため，安全性に配慮できる（force progressionの原則）．

2．胸椎アライメント修正トレーニング

　胸椎後弯患者に対して，前弯方向への可動性を改善させ，理想とされる胸椎アライメントを獲得するためのトレーニングを図7に示す．日常生活において1人で1日に何度も運動を行えることは，良好な成果が得られるポイントである．まず，座位にて後ろで手を組み，肩甲骨を十分内転させながら，手を下へ頭を上へ伸ばし合うように力を入れる．この際，頸椎が伸展しないことがポイントである（図7A）．次に，背もたれにもたれ，大胸筋をストレッチしなが

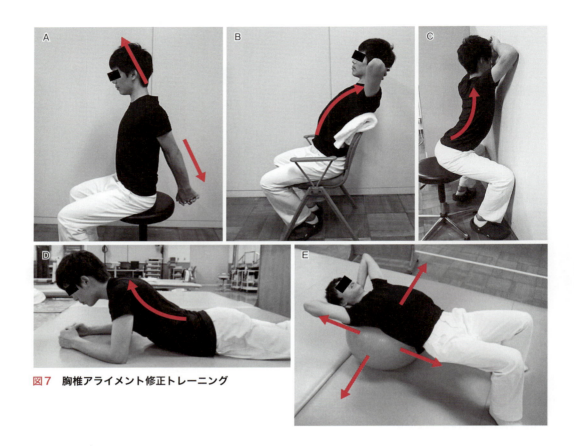

図7 胸椎アライメント修正トレーニング

ら胸郭を十分開くように意識する（図7B）．また，座位にて壁に前腕を当て，胸椎前弯方向へストレッチする（図7C）．パピーポジションにおいては，脊椎を全体的にリラックスしてもらうことで胸椎前弯方向へ促し（図7D），バランスボールを用いた運動では，上下左右方向へ背中でボールを転がすように行ってもらう（図7E）．

2 頸椎・胸椎の感覚運動制御

1．頸椎固有感覚の評価

　レーザーポインタを頭部に取り付け，90 cmの距離にある壁に投射する．患者は常に閉眼としてリラックスしたneutral positionを理解しておく．その後，頸椎伸展や回旋運動をし，再び元の位置まで戻してもらうが，その際に生じたずれ（距離）を計測し，客観的に頸椎固有感覚を評価する[14]（図8A）．

2．固有感覚改善のための基本的運動療法プログラム

　頭部にレーザーポインタを装着し，閉眼前の基準点と，閉眼にて頸椎運動後に基準点であろう位置に頸部を戻してから開眼した際のレーザーポインタの位置との差を視覚的に確認し，フィードバックを与えて修正していく．さらに，前方に作成した線画などをなぞらせることで視覚と固有感覚との協調性が改善し，頸椎の固有受容感覚を高めることにつながる（図8B）．最初はゆっくりと運動範囲も狭くするが，能力が上がれば，運動速度や運動範囲を上げること

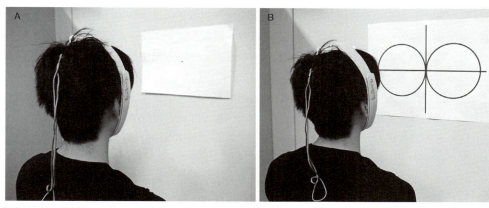

図8 固有感覚評価とトレーニング
頭部にはレーザーポインタを装着している．

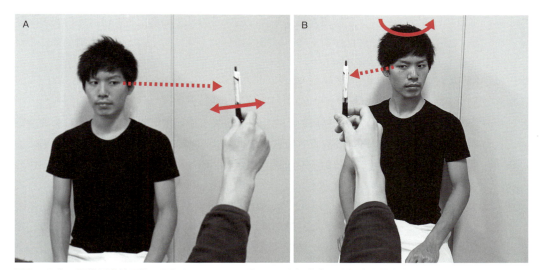

図9 眼球―頸椎運動協調性の評価とトレーニング：円滑注視（A）と注視安定性（B）

でタスクの難易度を変えることが可能である．

3. 眼球―頸椎運動の協調性評価

前述した通り，姿勢に関連する3つの眼球運動系が重要であるが，その評価は下記の点に注目する．

①円滑追視（図9A）：頭部は動かさず，眼でゆっくり動く目標物を追視する．頸椎中間位と，頸椎回旋位での追視を実施し，サッカードが多く生じるなど明らかな差がある場合には頸部由来の追視機能が低下していることがわかる．

②注視安定性（図9B）：患者に固定した目標物を注視し，頭部の左右回旋や屈曲伸展運動をしてもらう．頸椎運動中に視線が目標物からずれれば，注視安定性が欠如していることを示唆する．さらに，目標物を左右または上下に動かし，頭部をその反対方向へ運動しながら目標物を注視してもらう．これらの運動は，頸椎と視覚との協調性がより求められる．

4. 眼球―頸椎運動協調性のための基本的運動療法プログラム

評価と同様に，円滑注視と注視安定性の観点からプログラムを作成する．まずは，座位で患者に目標物を注視してもらい，頭部は動かさずに目標物をゆっくり動かしてこれを追視してもらう．治療者側はペンなどをゆっくり左右，上下，またはHの字，8の字などさまざまなパターンで動かし，頭部が動くことなく途切れずに追視が行えるかを確認しながら実施する．さらに最初は頸部中間位で行うが，左右方向へ頸椎回旋した状態でも実施していく．安定して実施できるようになれば，立位にて実施し，さらに閉脚立位，継足立位，片脚立位，そしてバランスボード上での立位など難易度を上げても実施できるようにする．

次に，固定した目標物を注視し，そのまま頭部を左右回旋または屈曲・伸展してもらう．頸椎が左右に回旋しても常に目標物に注視し続けるよう練習する．安定して可能になれば，目標物に対して注視を固定した状態で，治療者が他動的に体幹を左右へ回旋させてもよい．また，日常生活においても，スーパーマーケットで通路を歩きながら品物を注視するなどの練習をすることが可能である．

目標物を2点にし，左右または上下に設置する方法もある．2点の目標物間を眼球運動してから頸部を動かす，または逆方向へ同時に動かすようにすることで，姿勢制御に必要な運動感覚機能を高めることができる．

3 頸髄・胸髄由来の姿勢制御

a. 感覚入力増大によるアプローチ

弾性緊迫帯法は，筋や関節周囲に弾性緊迫包帯を用いて圧迫し，皮膚からの表在感覚の入力や，筋紡錘，関節からの固有受容感覚を増大させる方法である．装着部位は末梢側より股関節など中枢側に装着することが多く，装着に伴い関節運動を若干制限することも動作の安定化に寄与する．

重錘負荷法は，足部に0.5～1.5 kg程度の重錘を負荷し，そのまま歩行などを行うことにより必要となる筋活動が増大し，筋紡錘からの感覚入力が増大するとされている．感覚機能の低下に左右差がある症例には，機能低下のより強い側のみに装着することもある．

足底からの感覚入力は立位などの姿勢制御には重要であり，凸凹のついた足底板を挿入し，荷重時の足底からの感覚入力を増大させる方法もある．

b. Frenkel体操

図10のように治療者の指先を足先で触る練習や，床に書かれた点や線上を足先でなぞる運動を反復して何度も繰り返す．その運動範囲や運動スピード，単関節運動から複合的な運動まで課題設定は症例の能力に合わせることが重要である．

c. 荷重下での深部感覚トレーニングやバランストレーニング

感覚機能の低下が著しい頸椎症性脊髄症患者は，身体が前方へ傾斜し，重心が前方へ移動し，下腿三頭筋など抗重力筋をより多く活動させる姿勢をとることが多い（図11A）．下腿三頭筋の痙縮や深部感覚障害が重症な症例では，膝関節が過伸展位となり，動作の安定性が低下する（図11B）．理学療法では，前後に動くことが可能な歩行車を把持し，鏡のフィードバックなどを使用しながら立位バランスが保てる前後範囲を自ら認識し，その中間位を学習させる練習をしていく．立位の側方安定性には，中殿筋の筋収縮が非常に重要であり，側臥位での代償動作のない中殿筋強化は必須である（図12A）．

1 運動器疾患　3）頸椎・胸椎疾患　63

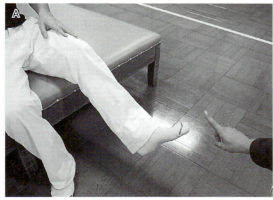
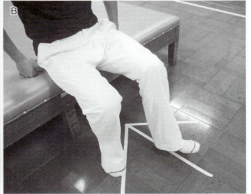

図10　Frenkel体操

図11　頸椎症性脊髄症症例の立位姿勢

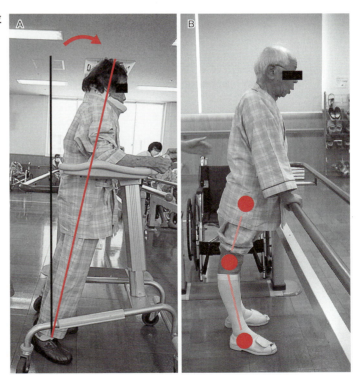

　立位が安定しない患者に対しては，運動に関与する関節を限定してトレーニングを行うことも有用である．優先すべきは中枢側であり，体幹の安定性を目指すため，座位から練習を開始する（図12B, C）．続いて，股関節の安定性が得られていなければ，膝立て位（図12D）で練習を行い，膝関節や足関節の機能にかかわらず中枢側の機能を高めることができる．立位姿勢の保持が可能となれば，鏡を用いての視覚情報によるフィードバックをしながら座位と立位の中間である膝関節屈曲位で保持する練習を行う（図12E）．サイドステップにて重心の側方

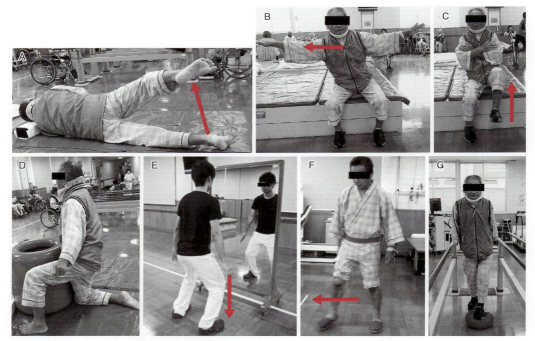

図12 頸髄・胸髄損傷に対する各種バランス練習

移動を練習して側方の安定性を高め（図12F），不安定板上（図12G）で立位を保持することで，高度な姿勢制御能力を獲得していく．このように段階的に難易度を上げていくが，その過程で視覚によるフィードバックや周囲を見回すなど頸椎運動，開眼―閉眼など，感覚統合に用いる感覚モダリティを少しずつ変化させていくことが重要である．

文　献

1) Treleaven J, et al：Standing balance in persistent whiplash：a comparison between subjects with and without dizziness. J Rehabil Med 37：224-229, 2005
2) Ruhe A, et al：Altered postural sway in patients suffering from non-specific neck pain and whiplash associated disorder-A systematic review of the literature. Chiropr Man Therap 19：13, 2011
3) Field S, et al：Standing balance：a comparison between idiopathic and whiplash-induced neck pain. Man Ther 13：183-191, 2008
4) Poole E, et al：The Influence of neck pain on balance and gait parameters in community-dwelling elders. Manual Therapy 13：317-324, 2008
5) Magee DJ：頸椎．運動器リハビリテーションの機能評価I，原著第4版，エルゼビア・ジャパン，東京，121，2006
6) Sinaki M, et al：Balance disorder and increased risk of falls in osteoporosis and kyphosis：significance of kyphotic posture and muscle strength. Osteoporos Int 16：1004-1010, 2005
7) Yoshikawa M, et al：Impaired postural stability in patients with cervical myelopathy：evaluation by computerized static stabilometry. Spine 33：E460-E464, 2008
8) 服部　奨ほか：頸椎症の臨床診断，整形外科の立場から．整形外科MOOK No. 6 頸椎症の臨床，金原出版，東京，13-40，1979
9) O'Leary S, et al：Cranio-cervical flexor muscle impairment at maximal, moderate, and low loads is a feature of neck pain. Man Ther 12：34-39, 2007
10) de Jong PT, et al：Ataxia and nystagmus induced by injection of local anaesthetics in the Neck. Ann Neurol 1：240-246, 1977

11) Lund S：Postural effects of neck muscle vibration in man. Experientia 36：1398, 1980
12) Bove M, et al：Neck muscle vibration and spatial orientation during stepping in place in humans. J Neurophysiol 88：2232-2241, 2002
13) Gosselin G, et al：Effects of neck extensor muscles fatigue on balance. Clin Biomech 19：473-479, 2004
14) Vuillerme N, et al：Postural control during quiet standing following cervical muscular fatigue：effects of changes in sensory inputs. Neurosci Lett 378：135-139, 2005
15) 河田光博ほか：運動系—姿勢制御，眼球運動の中枢は脳幹にある．カラー図解 人体の正常構造と機能Ⅷ 神経系(1)，日本医事新報社，東京，56-57，2004
16) Revel M, et al：Cervicocephalic kinesthetic sensibility in patients with cervical pain. Arch Phys Med Rehabil 72：288-291, 1991
17) Kelders WP, et al：The cervico-ocular reflex is increased in whiplash injury patients. J Neurotrauma 22：133-137, 2005
18) Nardone A, et al：Stance ataxia and delayed leg muscle responses to postural perturbations in cervical spondylotic myelopathy. J Rehabil Med 40：539-547, 2008
19) Karlberg M, et al：Postural and symptomatic improvement after physiotherapy in patients with dizziness of suspected cervical origin. Arch Phys Med Rehabil 77：874-882, 1996
20) Pearson ND, et al：Trial into the effects of repeated neck retractions in normal subjects. Spine 20：1245-1250, 1995
21) Kjellman G, et al：A randomized clinical trial comparing general exercise, McKenzie treatment and a control group in patients with neck pain. J Rehabil Med 34：183-190, 2002
22) Jull G, et al：Retraining cervical joint position sense：the effect of two exercise regimes. J Orthop Res 25：404-412, 2007
23) Humphreys BK, et al：The effect of a rehabilitation exercise program on head repositioning accuracy and reported levels of pain in chronic neck pain subjects. J Whiplash Related Disord 1：99-112, 2002
24) Treleaven J：Sensorimotor disturbances in neck disorders affecting postural stability, head and eye movement control. Man Ther 13：2-11, 2008
25) Storaci R, et al：Whiplash injury and oculomotor dysfunctions：clinical-posturographic correlations. Eur Spine J 15：1811-1816, 2006
26) Ekvall Hansson E, et al：Dizziness among patients with whiplash-associated disorder：a randomized controlled trial. J Rehabil Med 38：387-390, 2006

1 運動器疾患
4) 腰椎疾患

伊藤 俊一，小俣 純一

I 主な病態と姿勢制御能力低下の特徴

A. 腰椎疾患における姿勢制御低下の特徴

1 脊椎疾患における姿勢制御能力

　脊椎疾患における姿勢制御能力の低下は，大別して①脊柱の構築学的問題，②筋力低下，③疼痛，などが原因となる．具体的には，骨粗鬆症，腰椎すべり症，強直性脊椎炎などに伴う脊柱変形によるアライメントの変化，サルコペニアを含む筋力低下，逃避姿勢・代償姿勢などにより安定した姿勢制御能力を低下させる．

2 脊柱アライメントと可動性

　脊柱屈曲時には頸椎，腰椎の前弯は減少し，かつ胸椎の後弯が増強する．伸展時には頸椎，胸椎の前弯が増強し，かつ胸椎の後弯が減少する．このように脊柱の形状は姿勢変化に伴って変化する（図1）[1]．

　Kendallは，脊柱アライメントの変化を「ideal alignment」，「kyphosis-lordosis posture」，「flat back posture」，「sway back posture」の4つに分類している（図2）[2]．

　脊柱の可動性は頸椎・胸椎・腰椎と部位により異なるため，屈曲─伸展運動では頸椎・腰椎運動，側屈運動では脊柱全体，および回旋運動では頸椎・胸椎運動が大きい．腰椎への負担の増減には，矢状面の脊柱運動のみならず胸椎の側屈および回旋も重要な要素となる（図3）[3]．さらに脊柱のアライメント変化は，筋，靱帯，骨，椎間板，椎間関節などの脊柱を構成する要素に対してストレスを増大させる．

3 腰椎─骨盤─股関節の運動連鎖

　腰椎の弯曲と骨盤の傾斜は，双方のアライメントに影響している．通常，立位では仙骨は水平面に対して約40°前方に傾斜しており，腰椎は40〜45°前弯している．腰椎の前弯角度と骨盤の前傾角度の間には正の相関関係がある．

　腰椎の生理的弯曲の変化に伴う骨盤および股関節の運動の連鎖は，姿勢に大きな影響を与えるだけでなく，腰椎疾患や股関節疾患を病理学的に識別するためにも重要とされており，立位における膝伸展位での体幹屈曲時には腰椎屈曲が約40°，股関節屈曲が約70°の組み合わせで行われ，この運動学的関係が「腰椎骨盤リズム（lumbo-pelvic rhythm：LR）」と呼ばれている[1]．ハムストリングスの短縮などにより股関節屈曲の制限が認められると，下位胸椎では通

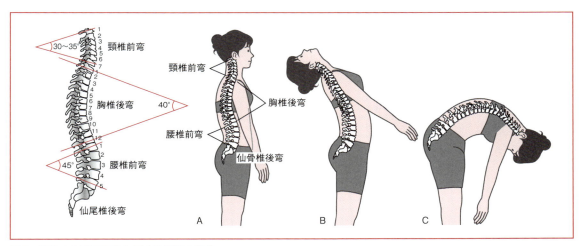

図1 脊柱の生理的弯曲と屈曲伸展時の変化
A：静止立位，B：伸展時，C：屈曲時．
（文献1）より引用改変）

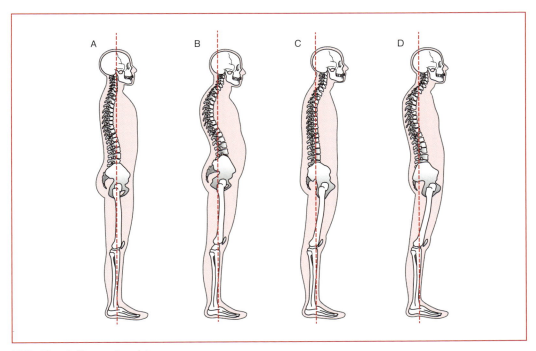

図2 Kendall's postural types
A：ideal alignment，B：kyphosis-lordosis posture，C：flat back posture，D：sway back posture．
（文献2）より引用）

常よりも屈曲の増大が強いられる．逆に腰椎に屈曲制限が生じると，股関節は通常より大きな屈曲を強いられることになる．さらにこのようなLRに大きな影響を与えるものとして，骨盤の前傾と後傾がある．立位では，骨盤の前傾・後傾と腰椎の前弯・後弯には1対1の関係がある．

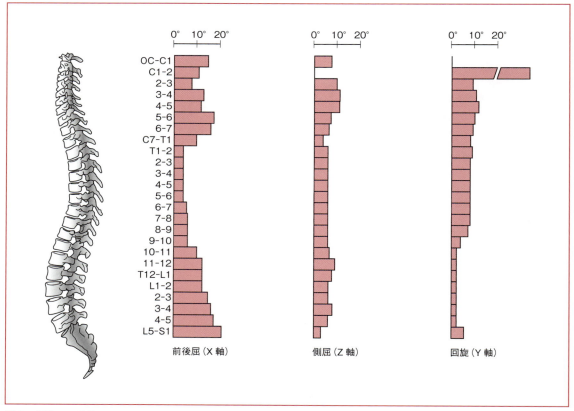

図3 脊椎の可動性
（文献3）より引用）

　骨盤の前傾により，腰椎は伸展して前弯が増大，股関節は屈曲位となる．この姿勢は，髄核が前方へ移動して椎間孔の直径は狭くなる．逆に骨盤の後傾により腰椎は屈曲して腰椎は前弯が減少，股関節は伸展位となる．この姿勢は，髄核が後方へ移動して椎間孔の直径は広くなる．また，骨盤前傾時は腰椎の伸展筋群および股関節屈筋の活動が必要となり，骨盤後傾時は腹筋および股関節伸展筋が必要となる（図4）．
　したがって，疾患の有無にかかわらず最も姿勢に影響を与える変化は，腰椎の前弯増強と後弯増強に伴う骨盤の前傾と後傾，さらに股関節の運動連鎖であり，十分な配慮が必要となる（表1）[1]．

4 仙腸関節

　仙腸関節の運動は比較的小さな動きであり，成人における運動の大きさは0.2〜2°の回転，1〜2 mmの並進とされる[1]．また，仙腸関節の運動は多面的な回転と並進運動が伴うために，完全に運動を捉える用語は確立されていないが，代表的な用語は前屈運動（nutation）と後屈運動（counternutation）である．前屈運動は，腸骨上の仙骨の前方回旋，仙骨上の腸骨の後方回旋，またはその両方が同時に生ずる運動を示す．また，後屈運動は，腸骨上の仙骨の後方回旋，仙骨上の腸骨の前方回旋，またはその両方が同時に生ずる運動を示し，荷重時に仙腸関節

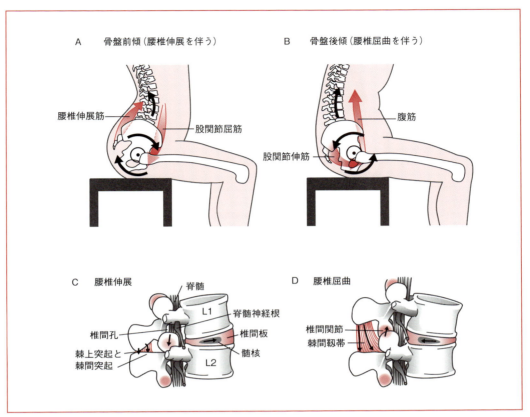

図4 骨盤の前後傾と腰椎の運動に及ぼす影響
A, C：骨盤前傾による腰椎伸展で前弯が増強.
B, D：骨盤後傾による腰椎屈曲で前弯が減少.
(文献1)より引用)

表1 腰椎―骨盤―股関節の運動連鎖

	運動連鎖	
	骨盤	股関節
腰椎前弯増強 (体幹伸展)	後傾	伸展
腰椎後弯増強 (体幹屈曲)	前傾	屈曲

(文献1)より作成)

を安定させる(図5)[4]．

5 腰椎疾患の体幹筋力

　腰椎疾患における体幹筋力低下の原因は，運動不足・廃用性筋萎縮・神経因性筋萎縮・椎間板の変性の程度・心理的要素などの関与が指摘されている．

　従来から体幹筋力評価機器を用いて多くの研究がなされてきたが，対象，使用機器，測定法によって結果が異なり，いまだ統一された見解はない[5]．近年では，臨床で簡便に測定可能で

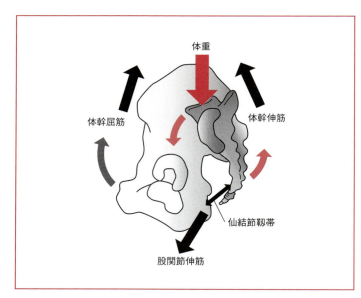

図5 仙腸関節の安定化
・体重と股関節圧迫力により仙腸関節の前屈（nutation）が生じる（➡）．
・仙腸関節の前屈トルクにより伸張された仙結節靱帯による安定性（⬌）．
・体幹（股関節）伸展筋および体幹屈筋の収縮により，相対的な仙腸関節の前屈トルクと腸骨の後傾を生み出して仙腸関節を安定化させる（➡）．
（文献4）より引用）

ある徒手筋力計（hand held dynamometer：HHD）により，日本人の体幹屈曲・伸展筋力の標準値をつくるプロジェクト（mobie® project）が立ち上がっている（http://mobie-project.net/）．現在の最新の体幹筋力値を**図6**に示す．

脊椎疾患者では背筋力が低下しやすいこと，そして疾患の病態だけではなく疼痛の持続期間，およびこの間の日常生活の様相が体幹筋力に影響することがよく報告されている[6,7]．特に超高齢社会になったことで急増している脊柱後弯患者の体幹伸展筋力は，健常対照者に比べて低下しており，体幹伸展筋力の低下が腰椎前弯減少にも影響する．

Ⅱ 姿勢制御能力低下のメカニズム

A．体幹伸展運動によるストレス

腰椎伸展時は，前従靱帯などの腰椎前方には伸張張力，後方の椎間関節や棘突起などの棘間には圧縮力が加わる（**図7**）[8]．体幹の伸展では椎間孔の直径は11％狭小化し，脊柱管の容積も15％減少して脊柱後方へのストレスは増加する．Adamsらによる屍体での検討[9]では，椎間関節包と後方靱帯への負荷は各々40％，20％に達するとされている．椎間関節の機能は，椎体間の動きを制限することと，特に垂直方向への荷重を受けることである．腰椎椎間関節は，上下2つの腰椎を結びつける一対の滑膜関節であり，上位腰椎の下関節突起と下位腰椎の上関節突起とからなり，椎間板とともに脊椎の運動分節（motor segment）を構成している．関節裂隙は上位椎間関節になるほど歯状化し，逆に下位腰椎になるほど冠状化している．椎体の動きは，歯状化している椎間関節では回旋運動が制限され，冠状化した椎間関節では前屈をした際の前方剪断力が制限される．また，腰椎伸展では軸方向荷重の約16％を受けるが，脊椎に変性があるとその荷重は70％程度まで増加する．これは，椎間関節包は前方は黄色靱帯，

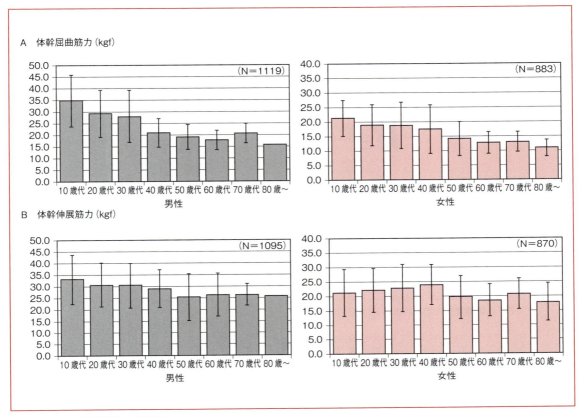

図6　日本人の体幹屈曲・伸展筋力
A：体幹屈曲筋力，B：体幹伸展筋力
(mobie® project より引用改変)

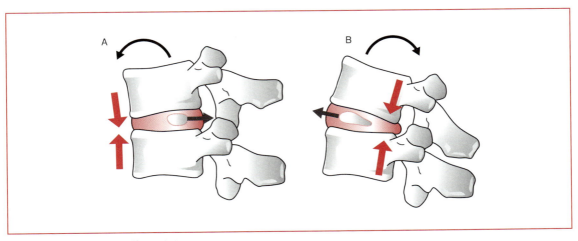

図7　体幹の屈曲・伸展に伴うストレス
A：屈曲，B：伸展．
➡運動方向　　➡腰椎にかかるストレス　　➡髄核の移動方向
(文献8) より引用改変)

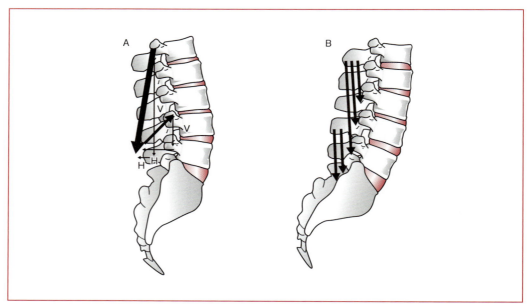

図8 体幹伸展時の腰椎へのストレス
V：垂直分力，H：後方圧縮力．
A：アウターマッスル（最長筋）による腰椎伸展では，腰椎は過伸展しやすくなり，腰椎後方ストレス（H）が増加する．
B：インナーマッスル（多裂筋）による腰椎伸展では，腰椎後方ストレス（H）はあまり増加せず，腰椎の垂直方向への安定性が増加する．
（文献2, 8）より引用改変）

　後方は棘上靱帯で補強されているが，椎間関節の運動を抑制しているのは椎間板の最外層の線維輪であるため，線維の変性変化が起こると関節の遊びが大きくなり荷重を受けやすくなるためとされる．このため，腰部脊柱管狭窄症のように加齢による変性が主な原因での脊柱後方の損傷では，腰部の伸展制限が著明となる[5]．

　また，腰椎が伸展した際に椎間板内で髄核は前方へ移動するため，後方の椎間板への負荷は減少する．この運動学的特徴が，腰椎椎間板ヘルニア例における症状寛解のメカニズムとなっている．このメカニズムを利用した治療法が，McKenzieの脊柱伸展エクササイズである．

　体幹伸展時は腰椎前弯が増強するが，腰最長筋などのアウターマッスルの活動が優位となるため，腰椎前弯が増強して脊柱後方へのストレスはさらに増大する．これに比して，インナーマッスルである多裂筋および腹横筋の活動により，椎体の軸方向への安定性が増加して腰椎前弯の増強が抑制される（図8）[8]．したがって，近年では腰部脊柱安定化エクササイズなど，主に体幹深部筋群をトレーニングするモーターコントロールエクササイズが重要視されている[10]．

B. 体幹屈曲運動によるストレス

　体幹屈曲時は椎体をはじめとする前方組織は圧迫を受け，後方の椎間関節包や靱帯には引き離し張力が発生する（図7）．また，このため椎間孔の直径は19%，脊柱管の容積は11%増加する[10]．椎間関節は，屈曲のはじめには圧迫ストレスは減じるものの，最終屈曲時には上下の関節突起により上方の椎体へ生じる前方剪断力と拮抗して後方ストレスは増加して髄核は

表2 腰部屈曲・伸展による生体力学的特性

	屈曲	伸展
髄核	髄核の後方移動	髄核の前方移動
椎間孔	椎間孔径の拡大	椎間孔径の縮小
椎間板	・椎間関節から椎間板への負担増大 ・線維輪前部の圧縮 ・線維輪後縁の張力増大	・椎間板から椎間関節への負担増大 ・線維輪前部の伸張 ・線維輪後縁の張力減少
関節包・靱帯	・後方靱帯組織（黄色靱帯，椎間関節包，後縦靱帯，棘上靱帯など）への張力増大	・後方靱帯組織（黄色靱帯，椎間関節包，後縦靱帯，棘上靱帯など）への張力減少

後方へ移動する[8]．このため，腰椎椎間板ヘルニア例では体幹屈曲により椎間板内圧の上昇と後方ストレスの増加により症状が悪化する場合がある．従来から，日本では腰痛治療には屈曲運動が推奨されてきたが，特に生体力学的にすべての患者に適応するわけではないことを念頭におく必要がある．

したがって，評価に基づいた治療の選択が重要となる．このために理解しておくべきことは，屈曲伸展運動に伴う脊柱の生体力学的特性である（表2）．

この際の骨盤の前傾・後傾を含めて腰椎の前・後弯をコントロールしようとした考え方は，Wiliamsの姿勢体操として現在も腰痛治療の王道として広く普及している．このエクササイズの適応は，腰椎前弯の過大な増強および腰仙角の増大に伴う背部痛である[11]．

C. 仙腸関節へのストレス

仙腸関節は，その位置と構造上の点から脚長差はもちろん，腰椎や骨盤の不良姿勢によって大きなストレスを受けやすい．しかし，腰痛の多くが仙腸関節の機能不全や不良な姿勢に起因するという考え方を裏づけるメカニズムについては依然統一見解には至っていない．したがって，生体力学的な解明と臨床的意義が過小もしくは過大に評価されている場合もみられるが，いずれにしても仙腸関節だけが腰痛や背部痛の原因となるということは少ない．

仙腸関節の運動を表す際，腸骨に対する仙骨底部の相対的な前傾を意味する前屈運動（nutation）と，逆に仙骨底部の相対的な後傾を意味する後屈運動（counternutation）が示されている[1,17]（図5）．仙腸関節は，前屈トルクを生む力によって安定化される．この前屈トルクは体重（荷重）や靱帯の伸張でも生じるが，腰椎，骨盤周囲筋の筋収縮が脊柱安定化により貢献する[1,8]（図5, 8）．このための仙骨への前屈トルクを算出するために，脊柱起立筋，腰部多裂筋，外腹斜筋，腹直筋，ハムストリングス（大腿二頭筋）などの筋力強化が重要となる．

III 姿勢制御能力を改善するための運動療法

A. 理論的根拠・エビデンス

理学療法評価に関しては，問診，視診，触診，疼痛，反射，感覚，関節可動域（range of motion：ROM），筋力，日常生活活動（activittties of daily living：ADL），生活の質（quality of life：QOL）などの検査が一般的となる．しかし，現在まで身体機能評価に関して明確なエ

ビデンスは存在しない．ヨーロッパのガイドライン[12]，米国のガイドライン[13]では，visual analog scale（VAS）での疼痛評価はもちろん，下肢伸展挙上（straight leg raising：SLR）テストや腰痛に対する特異的評価である Oswestry Disability Index（ODI）と Roland-Morris Disability Questionnaire（RDQ）テストの有用性が示されている．

　SLR テストは，疼痛と鎮痛薬の必要度や歩行などの臨床症状と正の相関関係にあり，下肢挙上の角度は腰部脊柱管狭窄症などでは重症度を反映することも示されている[14]．さらにメタ分析の結果からも，SLR テストが体幹屈曲制限に伴う坐骨神経痛に対しては感度 0.85，特異性 0.52 と信頼性が高く[15]，SLR テストでの評価は決して軽視できない．

　これまでの多くの報告から，ADL や QOL の改善に関連する身体機能として脊柱柔軟性[16]と体幹伸展筋力[17]の改善の重要性が示されている．したがって，脊柱柔軟性（体幹 ROM）や体幹筋力評価はできるだけ再現性の高い評価を使用して客観的に実施すべきである．

　腰痛の特異的評価である ODI テスト，RDQ テストは，腰痛に伴う身体機能だけでなく日常生活の制限評価に有用である[11, 12]．現在では，日本語版 ODI 2.0 が使用されるようになり，6 段階 10 項目の評価であるため簡便に測定することが可能である．日本語版 RDQ は，24 項目の「はい」・「いいえ」の 2 択の評価であり，やはり簡便に評価することが可能である．また，どちらの評価も評価精度が報告により幅があること，精神的側面の評価が少ないことなどの短所も指摘されているが，日本人の基準値があること，多くの先行研究があり比較することが可能などの長所がある国際標準評価の一つである[18, 19]．

B. 基本的な方法・手順

1 kyphosis-lordosis posture（KLP）と sway back posture（SBL）に対する運動療法

　一般的に，どちらのタイプも胸椎部の伸展可動域の制限と胸部伸展筋力の低下となる．この改善のためのトレーニングは，Sinaki らの胸部伸展エクササイズが胸部脊柱の可動域と筋力改善に有用となる（図 9）．従来，このエクササイズは胸部伸展可動域の改善に有用と考えられていた[20]が，座位で挙上した上肢を後方へ引くことで上部胸背筋の最大筋力の 40〜60％筋力発揮が見込まれ，体幹伸展筋力トレーニングとなる[21]．しかし，このエクササイズでは腰部伸展筋力強化は不可能なため，SBL のタイプでは従来からの体幹伸展エクササイズを加えて，腰部伸展筋力強化も同時に行う必要がある（図 10）．またさらに，SBL では腰椎伸展が不十分な例も少ないため，パピーポジション（肘付き腹臥位）による体幹伸展可動域の向上エクササイズも重要となる（図 11）．

2 flat back posture（FBP）に対する運動療法

　このタイプでは，脊柱の屈曲可動域制限を生じている場合が多い．痛みを惹起しない範囲での従来からの SLR エクササイズはもちろん重要となるが，座位での体幹前屈や臥位での下肢の抱え込みによる体幹屈曲可動域と骨盤後傾の連鎖の拡大が不可欠となる（図 12）．

　また，FBP タイプであっても，特に高齢者では胸椎部の伸展可動域が欠如している例も少なくない．このような例では，図 12C のエクササイズが可能な時期となったら，図 11 のパピーポジションによる体幹伸展可動域の向上エクササイズも加えていくことで，伸展機能のみならず ADL の狭小化にも効果的となる．

1 運動器疾患　4) 腰椎疾患　75

図9　胸椎伸展筋力強化のためのSinakiエクササイズ変法
座位で吸気を意識しながら，両上肢をできる限り後方へ伸展させる．この際上肢は，挙上角度の高い（左），低い（右）によらず，胸部をできるだけ前方へ突き出すことが重要となる．

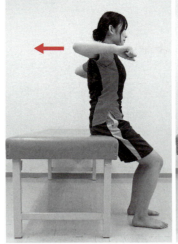
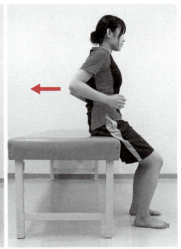

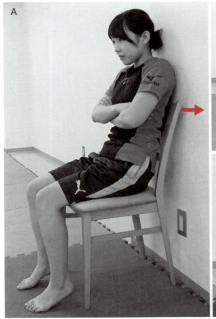
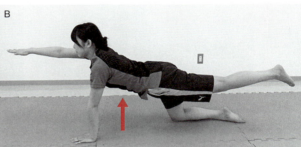
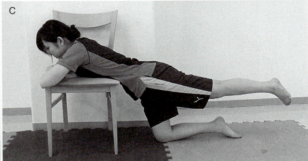

図10　体幹伸展筋力トレーニングのバリエーション
A：座位での体幹伸展（腰部伸展強化）．
B：四つ這い（反対側の上下肢を交互に挙上する）．
C：高齢者で四つ這いが取りにくい場合は，上半身を支えると腰部深部筋群強化の効率が向上する．

Ⅳ　おわりに

　腰椎疾患に伴う腰痛に対しての体幹のコントロールに関しては，2000年くらいまでは神経筋協調性（neuromuscular coordination）として主に末梢の調整として考えられていたが，近

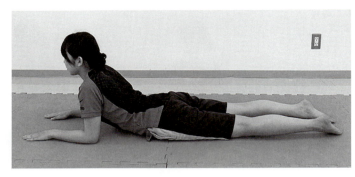

図11 パピーポジション（肘付き腹臥位）による体幹伸展可動域の向上エクササイズ
うつ伏せで，肘で上体のみ持ち上げてその姿勢を保持する．
目標として，1回1～3分間保持させる．
本姿勢ができない例では，まずは仰向けやうつ伏せを先に獲得させるようにする．

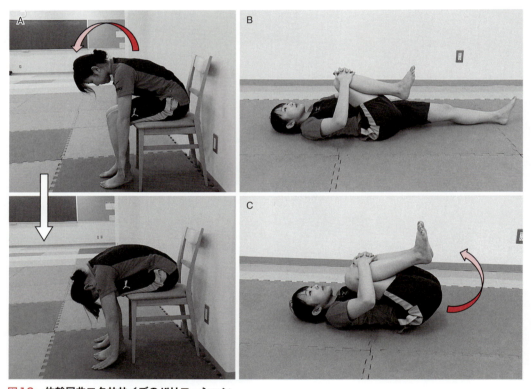

図12 体幹屈曲エクササイズのバリエーション
A：座位での体幹柔軟性改善エクササイズ．
B：臥位での体幹柔軟性改善エクササイズ．
C：Bが十分に可能となったら，両足を抱えて骨盤の後傾を強調していく．

年ではモーターコントロール (motor control) での中枢制御としての考え方が一般的となっている．したがって，疼痛の軽減とともに徐々に活動性を拡大して，筋収縮の速度や動作の速度や協調性に対するプログラムを実施し，以前の生活や職業レベルへの復帰を目指すことが何より肝要となる．

　残念ながらわが国では，自分自身で腰痛をコントロールしていくといった国民性や状況には中々至らないため，健康保険を使用しての受診率は20年間最も高いままとなっており，医療

費を圧迫している.

今後,理学療法士が脊柱および体幹の姿勢制御に関しても多くの証明をして,この分野の予防と治療がさらに発展していくことが重要である.

文　献

1) Neumann DA：筋骨格系のキネシオロジー,第2版,医歯薬出版,東京,341-418,2012
2) Kendall P, et al：Muscles：testing & function, with posture and pain, 5th ed, Lippincott Williams & Wilkins, Baltimore, 64, 2005
3) White AA 3rd, et al：The basic kinematics of the human spine. A review of past and current knowledge. Spine 3：12-20, 1978
4) 山口光圀ほか：結果の出せる理学療法—運動連鎖から全身をみる,メジカルビュー社,東京,76-176,2009
5) 伊藤俊一ほか：腰椎・腰部のバイオメカニクス的特性.理学療法 28：680-687, 2011
6) 伊藤俊一ほか：体幹筋力測定の実際.日腰痛会誌 7：31-34, 2001
7) 遠藤達矢ほか：脊柱後弯症を呈する高齢者を対象としたハンドヘルドダイナモメーターを用いた体幹伸展筋力測定法の信頼性.東北理学療法学 26：172-176, 2014
8) Bogduk N ほか：腰椎の機能解剖,医学書院,東京,10-84,1989
9) Adams MA, et al：Personal risk factors for first-time low back pain. Spine 24：2497-2505, 1999
10) Richardson C, et al：Therapeutic Exercise for Lumbopelvic Stabilization：A Motor Control Approach for the Treatment and Prevention of Low Back Pain, 2nd ed, Churchill Livingstone, London, 158-221, 2004
11) 伊藤俊一ほか：腰痛体操再考.理学療法 19：1273-1278, 2002
12) van Tulder M, et al：Chapter 3. European guidelines for the management of acute nonspecific low back pain in primary care. Eur Spine J Suppl 2：S169-S191, 2006
13) Chou R, et al：Diagnosis and treatment of low back pain：a joint clinical practice guideline from the American College of Physicians and the American Pain Society. Ann Intern Med 147：478-491, 2007
14) Jönsson B, et al：The straight leg raising test and the severity of symptoms in lumbar disc herniation. A preoperative evaluation. Spine 20：27-30, 1995
15) Vroomen PC, et al：Diagnostic value of history and physical examination in patients suspected of sciatica due to disc herniation：a systematic review. J Neurol 246：899-906, 1999
16) Ostelo RW, et al：Rehabilitation after lumbar disc surgery. Cochrane Database Syst Rev 2：CD003007, 2002
17) Giangregorio LM, et al：Exercise for improving outcomes after osteoporotic vertebral fracture. Cochrane Database Syst Rev 1：CD008618, 2013
18) 藤原淳ほか：Oswestry Disability Index—日本語版について—.日腰痛会誌 15：11-16, 2009
19) 鈴鴨よしみ：Roland-Morris Disability Questionnaire（RDQ）によるアウトカム評価.日腰痛会誌 15：17-22, 2009
20) Sinaki M, et al：Postmenopausal spinal osteoporosis：flexion versus extension exercises. Arch Phys Med Rehabil 65：593-596, 1984
21) 小川峻一ほか：脊柱後弯姿勢に対する体幹伸展筋力強化トレーニングの検討.北海道理療 32：68-73, 2015

1 運動器疾患
5) 下肢切断

小嶋 功

I 主な病態と姿勢制御能力低下の特徴

　下肢の切断原因として，下肢末梢動脈疾患（peripheral arterial disease：PAD）が全切断原因の約80％を占めている[1]．PADは，下肢の慢性動脈閉塞症であることから，高血圧症，糖尿病，脳梗塞や虚血性心疾患を合併しやすい．PADの重症度が高い状態を重症下肢虚血（critical limb ischemia：CLI）と呼び，下肢病変に伴うさまざまな創傷治療や血行再建術によっても患肢が救済されない場合の最終手段として切断術が施行される．特にPADによる高齢下肢切断者の理学療法では，義足使用によってQOLをいかに高められるかに視点を置く必要性がある．Steinbergら[2]は，義足歩行の可能性を検討するうえで考慮すべき阻害因子として，①認知症や記憶能力低下などの精神機能低下，②重度の中枢神経系の機能不全によるバランス能力の低下，③うっ血性心不全，重度の閉塞性肺疾患，④重度の膝・股関節拘縮，⑤健側下肢の潰瘍・感染，⑥両上肢筋力低下，⑦健側下肢筋力低下を挙げている．下肢切断者の理学療法は，認知機能，呼吸・循環代謝機能，筋力，バランス機能の評価に基づいた適切な目標を設定して介入することが重要である．

A. 切断による体性感覚への影響

　下肢切断者は，切断による肢体の欠損によって体性感覚に影響を及ぼす．切断部位以下の表在・深部感覚および運動機能の欠如と身体質量バランスの変化に伴って，姿勢アライメントが非対称となることで姿勢制御機能に異常をきたす．切断による身体重心の変化は，支持基底面に影響を及ぼし，圧中心点のより大きな動揺をきたす．義足非装着状態での片脚立ちでは，支持基底面の狭小化と接地状態によって，より身体重心の動揺に影響を及ぼす．義足装着によって支持基底面が義足非装着時よりも拡大することで，立位・移乗時，歩行時における姿勢の安定化を図ることができる．したがって，義足装着の過程において，種々の動作時における姿勢の安定化を図るための適切な理学療法介入が不可欠となる．理学療法プログラムを実施する際に重要な事柄は，適切な外乱刺激・負荷を対象者に与え，転倒へのリスクをなくすことである．

　下肢切断者に対する姿勢制御機能の改善の目的は，下肢の欠損によって生じる姿勢制御機能の低下を可能な限り小さくすることである．

　義足装着練習は，まずソケットを介する荷重感覚を体験することから始まる．さらに歩行練

習を通じて，義足をコントロールするために，全く新しい経験による運動学習をする必要性がある．義足歩行を獲得するためには，感覚統合と運動機能改善を目標にしたさまざまな習熟練習によって姿勢制御能力の改善を図ることが必要であり，これにより実用的な歩行動作能力の獲得が可能となる．

義足歩行では，荷重状態の非対称性が大きくなるほど，より大きな重心動揺を招く．義足ソケットでの荷重量や内圧の変化によって，切断者は床反力の情報を察知する．歩行各周期における床反力に対する姿勢制御は筋活動によって調整されるために，姿勢動揺が大きいとエネルギー消費量も増加する．一方で，義足を装着することにより少なくとも切断肢への荷重負担が図られることで移動時の姿勢制御がうまく行われることとなる．同時に上肢機能をうまく活用して，姿勢制御機能の代償を図ることも重要となる．下肢切断者が義足をコントロールするということは，全く新しい起立・歩行モードにおける運動学習が不可欠であることから，義足への積極的な荷重練習によって，固有感覚の再構築を目的とした練習方法を導入する必要性がある．

II 姿勢制御能力のメカニズム

A. 新たな学習課題となる義足歩行―義足でなぜ歩けるのか？

「下肢切断者がなぜ義足で歩けるのか？」について考えてみると，下腿切断者では，膝関節が残存することから立脚相・遊脚相での膝関節のコントロールが可能であり，足部や足継手の影響を考慮しても，体重支持や下腿の振り出しは比較的容易である．しかし，大腿切断者や股関節離断者では，膝・股関節運動を制御する力源が欠如していることから，機械的な制御力や推進力を加える必要性がある．大腿切断者の場合，義足歩行を可能にするためには次の4つの要因を挙げることができる．

1 ソケット（断端と義足構成部品とのインターフェースとしてのソケットの適合）

断端とソケットとの適合（体重支持，懸垂）は，動的な姿勢変化のなかで効率的な断端の運動で義足をコントロールし，義足や接地面の状況をフィードバックする重要なインターフェースとなる．大腿義足の坐骨収納型ソケット，下腿義足のTSB (total surface bearing) ソケットは，専用のライナーを用いることで体重支持や懸垂方法に優れている．シリコンライナーは，切断端への圧迫や密着性に優れていることから，術後の浮腫をコントロールする断端管理方法としても使用される．

2 膝継手―膝折れ（転倒）しない膝継手の仕組み（アライメント，床反力，股関節伸展筋による伸展モーメントの作用）―

大腿切断者が膝折れせずに立位を保持するための仕組みとして，どのような膝継手も膝継手軸のアライメントが荷重線に対し後方に位置するように設定されている．このアライメントと股関節伸展筋力による伸展モーメントを十分に働かせることを併せることで，膝継手の随意的制御を可能とすることができる．また，コンピュータ制御大腿義足に使用される流体制御機構を用いた膝継手は，preswring（前遊脚期）時にyielding機能（不整地や坂道・階段・段差の歩行，椅子に座るときの急激な膝折れを防止する機能）の解除がうまく作用するように設計さ

れている．さらに遊脚相でつま先が床と接触することによって生じるつまずきや転倒を回避するために，見かけ上の下腿長が短縮するリンク機構の膝継手も有用である．このように床と足部とのクリアランスの不足は，骨盤の持ち上げ (hip hiking) や，非切断肢での伸び上がり歩行 (vaulting gait)，ぶん回し歩行 (circumduction gait) で代償しようとする異常歩行が発生しやすい．これらの異常歩行は，習慣化すると歩行練習による改善が難しいことから，歩行速度に対応した適切な歩行練習による介入が重要である．

3 足部（接床時における踵の衝撃緩和とスムーズな踏み返しができる機能をもった義足足部）

足部に求められる機能は，踵の硬さと関係する踵接地期の衝撃吸収，全立脚相を通しての体重移動の容易さ，および歩行速度や安定性にかかわる蹴り出し時の反発力の産生である．したがって，足部の選択は下肢切断者の身体特性に合わせることが重要となる．

4 義足歩行練習

義足歩行は，下肢の欠損部分を補うために多くの筋活動による姿勢制御機能によって代償機能が働き，その結果エネルギー消費が増大する．膝関節機能を有しない膝・大腿切断以上の切断者は，膝継手の立脚相・遊脚相制御の高機能化により，平地歩行のみならず不整地や段差・坂道などで比較的楽に，安心して歩行できるようになってきた．義足装着練習の初期では，膝折れ（転倒）しにくい膝継手機能や，接床時における踵の衝撃緩和とスムーズな踏み返しができる機能をもった義足足部の両者の機能を生かした新たな歩行モードを学習する必要性がある．これらの機能は，切断者側の身体的要因（断端長・断端形状，筋力，姿勢制御能力，運動耐容性など）との相互作用によって活かすことができる．下肢切断者が義足歩行を獲得するために必要な新たな学習課題の要素とは，前述したソケット，膝・足継手機構を切断者の残存機能とうまくマッチングさせることである．視覚情報やソケット圧，床反力による作用が歩行の安定にかかわることから，歩行練習では，立脚相・遊脚相制御の機能特性を考慮した使用方法についてフィードフォワード・フィードバック機能を通じ，不整地や段差・坂道歩行，日常生活における諸動作に対する新たな姿勢制御課題を学習する．

B. 評価指標

下肢切断者の評価指標に関して報告されている代表的な 9 つのレビューを参考にしてまとめたものを**表 1** に示す[3～11]．

1 機能テスト

a. 一般的な指標▶▶

1. 歩行テスト (timed walk test)

一般的な歩行に関する指標としては，①10 m 歩行，②2・6 分間歩行，③physiological cost index (PCI)，④timed up and go test (TUG)，⑤L test of Functional Mobility (L test) などが使用されている．

①10 m 歩行：最も簡便な方法で，10 m 歩行距離での速度，歩調，歩幅などに関する時間・距離因子に関して測定する．

②2・6 分間歩行：2 分間歩行テストは，6 分間歩行との相関があることから，患者負担をかけない簡便な測定方法である[12,13]．

表1　下肢切断者の評価に使用される指標

1．機能テスト
1）一般的な指標
（1）歩行テスト（Timed walk test）
①10 m Walk
②Two, Six-Minute Walk Test（2, 6 MWT）
③Timed Up and Go（TUG）
④L test of Functional Mobility（L Test；a modified version of the TUG）
（2）機能全般
①日常生活動作
ⅰ．Modified Barthel Index（BI）
ⅱ．Functional Independence Measure（FIM）
ⅲ．Frenchay Activity Index（FAI）
ⅳ．Sickness Impact Profile（SIP）
②モビリティ
ⅰ．Rivermead Mobility Index（RMI）
ⅱ．Berg Balance Scale（BBS）
ⅲ．Activities specific Balance Confidence Scale（ABC）
2）切断者特有の指標
＊（1）Special Interest Group in Amputee Medicine（SIGAM）
＊（2）Houghton Scale
＊（3）Locomotor Capabilities Index-5（LCI-5）
＊（4）Amputee Mobility Predictor（AMP）
2．QOLテスト
1）一般的な指標
（1）Short Form 36-General Health Status Survey（SF-36）
（2）Short Form 12-General Health Status Survey（SF-12）
（3）World Health Organization Quality of Life Assessment Instrument 100（WHOQOL-100）
（4）European Quality of Life（EQ5D）
2）切断者特有の指標
＊（1）Prosthesis Evaluation Questionnaire（PEQ）
＊（2）Trinity Amputation and Prosthesis Experiences Scales（TAPES）

＊：下肢切断者に特化した評価指標

（文献3～11）をもとに作成）

③PCI：心拍数と酸素摂取量との相関に基づいて，一定時間の歩行速度と距離からエネルギー消費効率を推定する簡易な計測方法．（歩行時心拍数［拍/分］－安静時心拍数［拍/分］）÷歩行速度（m/分）で算出され，健常成人の基準値は，0.2～0.4拍/mである．

④TUG：TUGはさまざまな疾患において利用されているが，下肢切断者の活動性を知るための手段としても適したテスト方法であり，Berg balance scale（BBS）や歩行速度，Barthel index（BI）との相関も高い[14]．Schoppenら[15]は，高齢大腿切断者27人（平均年齢73.6歳）のTUGの平均値は23.8（±23.0）秒であったと報告している．

⑤L test：L testは，TUGを修正した活動性をみる評価である．10 m離れたところにそれぞれ肘かけのない椅子を置き，片方の椅子から立ち上がって10 m先の椅子に向けて通常の歩行速度で歩行し，方向転換して椅子に腰かけ（Lの字状），再度立ち上がって元の椅子に戻る，合計20 mの歩行と着座に要した時間を計測する．Deatheら[16]はL testによる評価は，TUG，10 m歩行速度，2分間歩行，activities specific balance confidence scale（ABC），Frenchay activities index（FAI），切断者のQOL評価であるprosthetic evaluation questionnaire（PEQ）の歩行に関する下位項目との信頼性が高かったと報告している．

2．機能全般

移動（乗）・歩行を含む日常生活機能全般をみるものとしては，日常生活動作とモビリティ

に分類できる．

①日常生活活動：日常生活活動の評価においては，① modified Barthel index (BI)，② functional independence measure (FIM)，③ Frenchay activity index (FAI)，④ sickness impact profile (SIP) が選択されて使用される．

②モビリティ：バランス・姿勢制御機能に関する代表的な評価指標として，① rivermead mobility index (RMI)，② Berg balance scale (BBS)，③ activities specific balance confidence scale (ABC) がある．

RMI は，片麻痺患者に多く用いられ，14 個の確認項目（寝返りなどの基本動作から歩行から階段昇降まで）と，1 個の観察項目（10 秒間の立位保持）から構成されている，総得点 15 点の評価指標である．

BBS は，在位・立位での静的姿勢保持と動的バランスに関する，14 項目の評価指標である．評価項目が，日常動作で構成されているため，どの項目の動作能力が低下しているかを知ることができる．RMI，BBS は，寝返り，座位時での評価が実施できることを基準におくとよい．

ABC は，地域で生活する歩行可能な高齢者のバランスに対する自信を評価する．屋内から屋外歩行，混み合った商店街を歩くなど，難易度の異なる 16 項目の活動時のバランスに関して，0〜100％のスケール（「まったく自信がない」から「とても自信を持っている」）に対する自己記入，面接調査あるいは電話による聞き取り調査である[17〜20]．Miller ら[21]は，2 年間にわたる下肢切断者のバランス能力の変化を ABC を用いてみたところ，年齢，性別，抑うつ，転倒恐怖感，歩行補助具使用度において低下が予測される指標として有用であったと報告している．

b. 切断患者特有の指標▶▶▶

切断患者特有の評価指標としては，① special interest group in amputee medicine (SIGAM)，② Houghton scale，③ locomotor capabilities index-5 (LCI-5)，④ amputee mobility predictor (AMP) が使用されている．

1. SIGAM

SIGAM は，自己記入式の評価を通して臨床的な活動度を A〜F までの 6 段階（A．義足装着なしあるいは外観上必要とするもの，B．移乗やトレーニングなどの限定使用，C．50 m 以下の平地歩行，D．50 m 以上の不整地歩行，E．屋外で歩行補助具を用いた歩行，F．正常または正常に近い）で表す指標である[22]．

2. Houghton scale（表 2）

Houghton scale は，義足使用者に関する 4 項目の質問票で，①使用時間，②使用の程度，③車椅子・歩行補助具の使用状況を 4 段階で，④外出時の不安定感（平地，スロープ，不整地）については，「はい・いいえ」の総計 12 点で回答する評価である[23]．SF-36 や 2 分間歩行との相関についても報告されている[24]．

3. LCI-5（表 3）

LCI-5 は，自己記入およびインタビュー方式による義足装着での基本的動作 7 項目，応用歩行動作 7 項目の合計 14 項目について，介助から自立状態を 5 段階評価でみた総計 56 点で回答する評価である[25]．介入前後の比較および退院後のフォローアップに使用される．以下に述べる prosthesis evaluation questionnaire-mobility score (PEQ-MS) との相関および信

表2 Houghton Scale

Houghton Scale of prosthetic use in people with lower-extremity amputations

HOUGHTON SCALE QUESTIONS		
1. Do you wear your prosthesis：	Less than 25% of waking hours (1-3 hrs) Between 25% and 50% of waking hours (4-8 hrs) More than 50% of waking hours (more than 8 hrs) All waking hours (12-16 hours)	0 1 2 3
2. Do you use your prosthesis to walk：	Just when visiting the doctor or limb-fitting centre At home but not to go outside 1 Outside the home on occasion 2 Inside and outside all the time 3	0 1 2 3
3. When going outside wearing your prosthesis, do you：	Use a wheelchair Use 2 crutches, 2 canes (sticks) or a walker Use one cane/stick Use nothing	0 1 2 3
4. When walking with your prosthesis outside, do you feel unstable when：		
a. Walking on a flat surface	Yes No	0 1
b. Walking on slopes	Yes No	0 1
c. Walking on rough ground	Yes No	0 1
	Total score	____

(文献23)より引用)

表3 LCI-5 (LOCOMOTOR CAPABILITIES INDEX-5)

Whether or not you wear your prosthesis, at the present time, would you say that you are "able" to do the following activities WITH YOUR PROSTHESIS ON？

Scale descriptors：
  0＝No 1＝Yes with help 2＝Yes with supervision 3＝Yes alone with aid(s) 4＝Yes alone, no aids

(Circle one number for each item)

ITEM	SCALE
1 Get up from a chair	0 1 2 3 4
2 Walk in the house	0 1 2 3 4
3 Walk outside on even ground	0 1 2 3 4
4 Go up the stairs with a handrail	0 1 2 3 4
5 Go down the stairs with a handrail	0 1 2 3 4
6 Step up a sidewalk curb	0 1 2 3 4
7 Step down a sidewalk curb	0 1 2 3 4
Basic Activities Score	/28
1 Pick up an object from the floor (when you are standing up with your prosthesis)	0 1 2 3 4
2 Get up from the floor (e.g. if you fell)	0 1 2 3 4
3 Walk outside on uneven ground (e.g. grass, gravel, slope)	0 1 2 3 4
4 Walk outside in inclement weather (e.g. snow, rain, ice)	0 1 2 3 4
5 Go up a few steps (stairs) without a handrail	0 1 2 3 4
6 Go down a few steps (stairs) without a handrail	0 1 2 3 4
7 Walk while carrying an object	0 1 2 3 4
Advanced Activities Score	/28
TOTAL SCORE	/56

(文献25)より引用)

頼性についても報告されている[26]. 応用動作項目のサブスコアが6点以下で，退院後生活において義足を使用しなくなる可能性を示していると報告されている[11].

4. Amputee Mobility Predictor with a prosthesis（AMPPRO）

AMPPROは，義足装着の有無に関係なく活動性に関する21項目（47点満点）よりスコア化された評価指標である．少ない設定条件で15分以内に評価でき評定者間信頼性が高く，年齢や併存疾患と負の相関があり，6分間歩行と相関するといわれている[27].

2 QOLテスト

一般的に用いられるQOL評価指標としては，SF-36（36-item short form health survey），SF-12（12-item short form health survey），WHOQOL-100がある．切断者特有の評価指標としては，prosthesis evaluation questionnaire（PEQ）とtrinity amputation and prosthesis experience scale（TAPES）revisedがある．QOL評価の指標のなかには，活動性に関する設問があり，生活行動と身体機能との関連性を知るために活用される．

1. PEQ（日本語版）（表4）

2004年に飛松ら[28,29]によりPEQJ（prosthesis evaluation questionnaire : Japanese version）が開発され，信頼性と妥当性は証明されている．義足歩行ならびに関連動作に対して，"まったくできなかった"から"特に問題なかった"の範囲でVAS方式による0〜100に換算する質問様式をとっている．質問項目は，①義肢に関する質問（22項目），②感覚に関する質問（16項目），③義足使用による社会的・情動的観点（11項目），④移動能力（15項目），⑤生活における満足（7項目），⑥義肢に問題があるときの日常生活動作能力（3項目），⑦義足の重要性（10項目）の計84項目からの設問からなる．これらの項目は，他の評価指標との相関が高いと報告されている[30〜32]．表4は，モビリティに関するスコア（mobility score : MS）のみ抜粋した．

2. TAPES

TAPES（trinity amputation and prosthesis experiences scales）は，身体的・心理社会的要因に関するQOL評価指標で，①心理社会的要因，②活動制限，③義肢の満足度，④幻肢・幻肢痛，残存肢痛，医学的諸症状，に関する54項目の設問に対して，自己記入法の回答形式である[33,34].

III 姿勢制御能力を改善するための運動療法

A. 理論的根拠・エビデンス

「I-A．切断による体性感覚への影響」でも述べたように，義足非装着と義足装着時によって支持基底面が異なることから，それぞれの状況での姿勢制御練習を行う必要性がある．下肢切断者が歩行獲得するためのエビデンスとしては，筋力・バランス・持久力・協調性の改善が推奨されている[35].

下腿切断者の場合は，創が治癒したらできるだけ早期より，座位・膝立ち・四つ這い姿勢でのバランス練習を取り入れる．義足を装着した状態では，座位または立位で椅子，手すり，平行棒などを支持しながら，体幹の柔軟性と体重移動を含めたバランス練習を組み合わせる．さ

表4 PEQ (Prosthesis Evaluation Questionnaire) 日本語版 (移動能力)
(回答は，VAS (Visual Analog Scale；0〜100) により回答する形式．下位尺度ごとに得点を平均し，0〜100点で採点する)

4 ここでは，あなたの動き回る能力についてお聞きします．
- A ここ1か月の間に，あなたは義足を付けて歩くことができましたか．
  まったくできなかった_____特に問題なかった
- B ここ1か月の間に，あなたは義足を付けて室内や近所を歩き回ることができましたか．
  まったくできなかった_____特に問題なかった
- C ここ1か月の間に，あなたは義足を付けて階段を昇れましたか．
  まったくできなかった_____特に問題なかった
- D ここ1か月の間に，あなたは義足を付けて階段を降りることができましたか．
  まったくできなかった_____特に問題なかった
- E ここ1か月の間に，あなたは義足を付けて急坂を登れましたか．
  まったくできなかった_____特に問題なかった
- F ここ1か月の間に，あなたは義足を付けて急坂を降りられましたか．
  まったくできなかった_____特に問題なかった
- G ここ1か月の間に，あなたは義足を付けて歩道や通りを歩けましたか．
  まったくできなかった_____特に問題なかった
- H ここ1か月の間に，あなたは義足を付けて滑りやすいところ (濡れたタイル，雪・雨の通り，ボートの上など) を歩けましたか．
  まったくできなかった_____特に問題なかった
- I ここ1か月の間に，あなたは義足を付けて車の乗り降りができましたか．
  まったくできなかった_____特に問題なかった
- J ここ1か月の間に，椅子 (食堂や台所の椅子，仕事用の椅子など) に腰を下ろしたり立ち上がったりすることができましたか．
  まったくできなかった_____特に問題なかった
- K-1 ここ1か月の間に，低い腰掛けや柔らかい腰掛け (ソファなど) に座ったり立ち上がったりすることができましたか．
  まったくできなかった_____特に問題なかった
- K-2 ここ1か月の間に，畳に座ったり立ち上がったりすることができましたか．
  まったくできなかった_____特に問題なかった
- L-1 ここ1か月の間に，洋式のトイレに腰掛けたり立ち上がったりすることができましたか．
  まったくできなかった_____特に問題なかった
  □ ここ1か月，洋式トイレを使うことはなかった．
- L-2 ここ1か月の間に，和式のトイレに腰掛けたり立ち上がったりすることができましたか．
  まったくできなかった_____特に問題なかった
  □ ここ1か月，和式トイレを使うことはなかった．
- M ここ1か月の間に，シャワーを浴びたりお風呂に入ったりすることができましたか．
  まったくできなかった_____特に問題なかった

本表は移動能力に関する下位尺度のみ抜粋・引用した．

(文献28, 29) より引用)

らに障害物歩行，床にあるものを拾う動作，椅子や台を用いた立ち上がり動作，階段昇降動作などの日常生活活動と併せたバランス練習を反復する[36]．Geurtsら[37]は，バランス能力の改善方法として，認知課題を取り入れた姿勢制御トレーニング (二重課題：dual task) の効果も認めている．

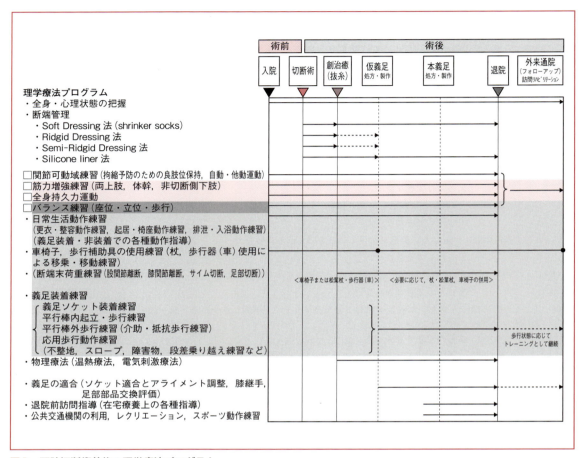

図1 下肢切断術前後の理学療法プログラム

B. 基本的な方法・手順

　術前・術後の基本的な理学療法プログラムを図1に示した．切断術前より，廃用性症候の予防と併せて筋力，バランス，運動耐容能の各種プログラムを座位・立位で開始する．切断術後は，創や全身状態の状況に応じて日常生活動作の早期自立を踏まえたバランス動作練習を積極的に取り入れる．図2は，座位，立位，歩行におけるバランス練習の方法と手順を示したものである．単独的なバランス練習だけではなく，各種動作練習ならびに継続時間などを考慮した複合的プログラムを切断者の身体・認知機能状態に応じて実施する．高齢者においては，運動負荷量に十分注意しながら，日常生活機能の最低限の自立動作にふさわしい姿勢調整練習に工夫を加えるべきであろう．退院前指導・退院後のフォローでは，運動の継続が及ぼす効果も患者教育のなかに取り入れて，機能低下予防に留意すべきである．

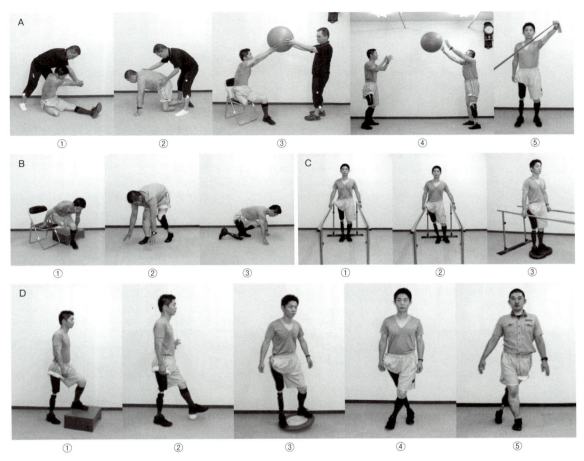

図2 基本的なバランス動作練習パターン
A：座位〜立位でのバランス練習.
B：座位⇔立位への姿勢変換を兼ねたバランス練習.
C：平行棒内立位での立位バランス練習.
D：義足側立脚相安定化の立位バランス練習.

文　献

1) 日本義肢装具学会監：義肢学，第3版，医歯薬出版，東京，2016
2) Steinberg FU, et al：Prosthetic rehabilitation of geriatric amputee patients：a follow-up study. Arch Phys Med Rehabil 66：742-745, 1985
3) Rommers GM, et al：Mobility of people with lower limb amputations：scales and questionnaires：a review. Clin Rehabil 15：92-102, 2001
4) Schoppen T, et al：Physical, mental, and social predictors of functional outcome in unilateral lower-limb amputees. Arch Phys Med Rehabil 84：803-811, 2003
5) van Velzen JM, et al：Physical capacity and walking ability after lower limb amputation：a systematic review. Clin Rehabil 20：999-1016, 2006
6) Condie E, et al：Lower Limb Prosthetic Outcome Measures：A Review of the Literature 1995 to 2005. JPO 18：13-45, 2006
7) Sansam K, et al：Predicting walking ability following lower limb amputation：a systematic review of the literature. J Rehabil Med 41：593-603, 2009
8) Hebert JS, et al：Outcome measures in amputation rehabilitation：ICF body functions. Disabil rehabil 31：1541-1554, 2009
9) Deathe AB, et al：Selection of outcome measures in lower extremity amputation rehabilitation：ICF activities. Disabil Rehabil 31：1455-1473, 2009
10) Hawkins AT, et al：Systematic review of functional and quality of life assessment after major lower

extremity amputation. Ann Vasc Surg 28：763-780, 2014
11) BRITISH ASSOCIATION OF CHARTERED PHYSIOTHERAPISTS IN AMPUTEE REHABILITATION：BACPAR TOOLBOX OF OUTCOME MEASURES Version 2. http://bacpar.csp.org.uk/publications/bacpar-outcome-measure-toolbox-version-2 (accessed 2015.12.11)
12) Brooks D, et al：Reliability of the two-minute walk test in individuals with transtibial amputation. Arch Phys Med Rehabil 83：1562-1565, 2002
13) Brooks D, et al：The 2-minute walk test as a measure of functional improvement in persons with lower limb amputation. Arch Phys Med Rehabil 82：1478-1483, 2001
14) Podsiadlo D, et al：The timed "Up&Go"：a test of basic functional mobility for frail elderly persons, J Am Geriatr Soc 39：142-148, 1991
15) Schoppen T, et al：The timed "up and go" test：reliability and validity in persons with unilateral lower limb amputation. Arch Phys Med Rehabil 80：825-828, 1999
16) Deathe AB, et al：The L test of functional mobility：measurement properties of a modified version of the timed "Up&Go" test designed for people with lower-limb amputations. Phys Ther 85：626-635, 2005
17) Powell LE, et al：The Activities-specific Balance Confidence (ABC) Scale. J Gerontol A Biol Sci Med Sci 50A：M28-34, 1995
18) Botner EM, et al：Measurement properties of the Activities-specific Balance Confidence Scale among individuals with stroke. Disabil Rehabil 27：156-163, 2005
19) 道免和久編：リハビリテーション評価データブック，医学書院，東京，2010
20) 望月　久ほか監訳：リハビリテーション評価ガイドブック―帰結評価の考え方と進め方，ナップ，東京，2004, 60-62
21) Miller WC, et al：A Prospective study examining balance confidence among individuals with lower limb amputation. Disabil Rehabil 26：875-881, 2004
22) Ryall NH, et al：The SIGAM mobility grades：a new population-specific measure for lower limb amputees Disabil Rehabil 25：833-844, 2003
23) Houghton AD, et al：Success rates for rehabilitation of vascular amputees：implications for preoperative assessment and amputation level. Br J Surg 79：753-755, 1992
24) Devlin M, et al：Houghton Scale of prosthetic use in people with lower-extremity amputations：Reliability, validity, and responsiveness to change. Arch Phys Med Rehabil 85：1339-1344, 2004
25) Franchignoni F, et al：Reliability, validity, and responsiveness of the locomotor capabilities index in adults with lower limb amputation undergoing prosthetic training. Arch Phys Med Rehabil 85：743-748, 2004
26) Franchignoni F, et al：Rasch analysis of the Locomotor Capabilities Index-5 in people with lower limb amputation. Prosthet Orthot Int 31：394-404, 2007
27) Gailey RS, et al：The amputee mobility predictor：an instrument to assess determinants of the lower-limb amputee's ability to ambulate. Arch Phys Med Rehabil 83：613-627, 2002
28) 飛松好子ほか：下肢切断者QOL尺度，PEQ（義足評価質問票）日本版（PEQJ）の信頼性と妥当性．総合リハ 32：77-82, 2004
29) 岩谷　力ほか編：障害と活動の測定・評価ハンドブック―機能からQOLまで，南江堂，東京，2005, 150-156
30) Prosthetics Research Study：Guide for the use of the prosthesis evaluation questionnaire. http://www.prs-reseach.org/Texts/PEQ_Evaluation_Guide.pdf (accessed 2015.12.11)
31) Legro MW, et al：Prosthesis evaluation questionnaire for persons with lower limb amputations：assessing prosthesis-related quality of life. Arch Phys Med Rehabil 79：931-938, 1998
32) Bilodeau S, et al：Lower limb prosthesis utilisation by elderly amputees. Prosthet Orthot Int 24：126-132, 2000
33) Gallagher P, et al：Development and Psychometric evaluation of the Trinity Amputation and Prosthesis Experience Scales (TAPES). Rehabil Psychol 45：130-154, 2000
34) Gallagher P, et al：Trinity amputation and prosthesis experience scales：a psychometric assessment using classical test theory and rasch analysis. Am J Phys Med Rehabil 89：487-496, 2010
35) Department of Veterans Affairs：VA/DoD CLINICAL PRACTICE GUIDELINE FOR REHABILITATION OF LOWER LIMB AMPUTATION. http://www.healthquality.va.gov/guidelines/Rehab/amp/amp_v652.pdf (accessed 2015.12.11)
36) Seymour R, et al：Prosthetics and Orthotics：lower limb and spinal, Lippincott Williams & Wilkins, Philadelphia, 2002
37) Geurts AC, et al：Dual-task assessment of reorganization of postural control in persons with lower limb amputation. Arch Phys Med Rehabil 72：1059-1064, 1991

1 運動器疾患
6) 筋ジストロフィー

濱岸 利夫

進行性筋ジストロフィー（progressive muscular dystrophy：PMD）とは，骨格筋の変性・壊死を主病変とし，臨床的には進行性の筋萎縮と筋力低下をみる遺伝性の疾患群をいう[1]．

さらにPMDを遺伝形式によって分類すると，性染色体劣性遺伝（伴性劣性遺伝ともいう）の形式をとるDuchenne型筋ジストロフィー症（Duchenne muscular dystrophy：DMD）やBecker型筋ジストロフィー，あるいは常染色体劣性遺伝の形式をとる先天性筋ジストロフィー（福山型など）や肢体型筋ジストロフィー，常染色体優性遺伝の形式をとる顔面筋肩甲上腕型筋ジストロフィーなどに分類できる．この中でもDMDは発生頻度が最も高く，理学療法の臨床場面で接する機会が多い．本稿ではこのDMDを中心に記述する．

I 主な病態と姿勢制御能力低下の特徴

DMDは，小児期に発症する進行性の筋萎縮症である．伴性劣性遺伝形式をとり男児に発症し，その頻度は3,500人当たり1人とされており，PMDのなかで最も高い．DMDは4〜5歳頃に歩くのが遅い，あるいは立ち上がるのに時間がかかるなどの筋力低下症状を現す．一方，3歳ごろより易転倒性，駆け足時に殿部を動揺させる"あひる歩行（waddling gait）"も目立つようになり，その後，上腕・殿部・腓腹筋に硬く膨隆した仮性肥大が認められる（図1）[2]．この筋力低下と姿勢制御を困難にしている症状を特徴づける徴候は，登はん性起立（Gowers徴候）といわれ，床から立ち上がる際，両手を膝で支持しながら上肢の支持とその筋力を使い上体を起こしてくる（図2）[3]．筋力低下は年齢の進行とともに進み，歩行時に体幹を大きく左右に動かしながら動揺性の歩容を呈するのが特徴である[4]．

以上のように，DMD患者は症状が進行すると，患者自身の筋力で姿勢を制御することが困難になる．しかし一方で，日常生活動作（activities of daily living：ADL）においては，残存筋力を生かし，骨性の支持を加えながら姿勢保持と制御が行われている．

かつては，"代償運動"といわれていたが，この運動・姿勢制御こそが，DMD患者の運動・姿勢制御である．いうなれば，残存筋力＋骨性の支持の複合的な制御をADLの中で行っている．そして，DMDは筋機能の低下が一定の順序で進行するが，それを補うための姿勢制御がADLのあらゆる場面でみられるようになってくる．多くの場合，DMD患者は無意識のうちに姿勢制御を再獲得していく（図3）．

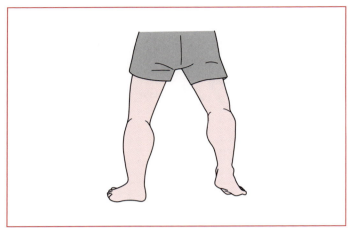

図1 下肢の仮性肥大
（文献2）より引用）

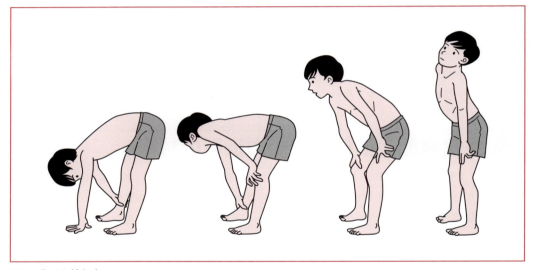

図2 登はん性起立

A. 筋力低下

　筋力低下は早期よりみられ，症状の経過とともに進行し，近位の筋力が早くから低下する一方，遠位の筋力は比較的温存されることが明らかになっている（**表1**)[5]．

B. 筋・軟部組織の短縮

　DMD患者の身体・運動機能の機能低下は，骨格筋細胞の壊死や変性による一次性の筋力低下および筋の粘弾性の変化と，これによる二次性の機能低下として筋・軟部組織の短縮がある（**表2**)[1]．

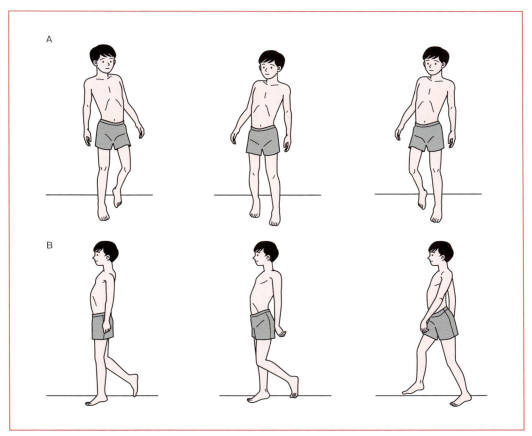

図3　DMD患者の歩行姿勢
A：正面像　　B：側面像

C. 関節可動域制限および変形・拘縮

　DMD患者に関節可動域制限や変形・拘縮が発生する原因として，一次的なものでは拮抗筋間の筋力の不均衡が挙げられ，二次的なものでは重力の影響，ADLにおける姿勢，廃用性筋萎縮，筋の過度の使用などがある．

1 下　肢
　歩行可能な時期に，最も早期に発現する関節可動域制限は，股関節外転・屈曲拘縮（大腿筋膜張筋，腸腰筋の短縮）と足関節底屈拘縮（腓腹筋の短縮）である．少し遅れて膝関節屈曲拘縮（ハムストリングス，膝窩筋の短縮）がみられる．股関節屈筋群と大腿筋膜張筋の短縮は骨盤の前傾を引き起こし，足関節底屈は尖足・内反変形に進行する．下肢関節における関節可動域制限は，下肢伸筋群（大殿筋，大腿四頭筋）の筋力低下とともに，立ち上がり，しゃがみ込み，歩行，走行，階段昇降など動作機能の低下をもたらし，やがて立位・歩行が困難になる．

2 上　肢
　上肢の拘縮は，歩行機能が低下する前後から始まり，最も早期に発現する拘縮は，上腕二頭

表1　時間的経過に伴う筋力低下する筋の様相

	頸部・体幹・骨盤帯	大腿	下腿・足	肩甲帯・上腕	前腕, 手
筋力低下が初期より著明な筋群	頸前屈筋 体幹前屈筋 腹直筋	股内転筋		肩甲下制筋（僧帽筋上・中部） 肩伸展筋（広背筋）	
筋力低下が初期では著明でない．ある時期より急速に進展する筋群	大部分の躯幹筋	股伸展筋 股外転筋 膝伸展筋 足背屈筋		肩屈筋 肩外転筋 肩内転筋 上腕の筋群*（三頭筋群）	
筋力低下の進展が比較的緩徐な筋群		股屈筋* （腸腰筋*） 膝屈筋			前腕の筋群*
筋力低下の進展が全経過を通じて極めて緩徐な筋群	頸後屈筋* （半棘筋*, 板状筋*）		足底屈筋* 足内反筋*（後脛骨筋*） 足底小筋群*		手の小筋群*

*伸張性が低下しやすい筋および筋群

（文献5）より引用）

表2　DMDによる身体機能レベルの一次的および二次的機能低下の主な原因

機能低下	一次的機能低下の原因	二次的機能低下の原因
筋力低下	骨格筋組織の破壊・変性	生活習慣による使用の低下 長期休暇などによる安静肢位の増加 過用や過負荷による筋組織の不可逆的変化
可動域異常 （ROM制限） （ROM過剰）	筋組織の変性による筋の粘弾性の変化 筋の低緊張	不動や屈曲位固定による軟部組織の伸張性低下 筋力低下による代償運動の継続 筋力の不均衡
骨量・骨密度の低下	遺伝子異常などの仮説はあるが原因不明	運動機能や活動性低下による骨への荷重不足 体内のカルシウムおよびビタミンDの不足や低吸収
呼吸機能低下	呼吸筋の変性による筋力低下 呼吸筋の変性による粘弾性低下	脊柱や胸郭変形による肺・胸郭コンプライアンスの低下 気道のクリアランス低下による肺コンプライアンスの低下 気道貯留物排出低下による肺炎などの感染
循環機能低下	心筋組織の破壊・変性 心筋症（拡張型心筋症）	活動量低下による心筋への負荷量・頻度の減少 骨格筋の筋力低下によるポンプ機能の低下 呼吸機能低下による過負荷

（文献1）より引用改変）

筋と円回内筋の短縮による肘・前腕の屈曲・回内拘縮である．次に，手関節の尺側偏位，掌屈または背屈拘縮がみられるようになる．肩関節での拘縮発現は最も遅く，屈曲，外転，および内旋の可動域が制限される．手指では比較的早期から浅・深指屈筋の短縮によって指全体として伸展可動域が制限され，やがて屈曲拘縮へと進行する．

3 体幹（脊柱），頸部

　四肢だけではなく，体幹（脊柱）も変形する．脊柱では歩行能力が低下するころから側弯が認められ，日常生活のなかで長時間にわたる車椅子での生活により，体幹の変形が急速に進行することが多い．脊柱側弯に加えて，胸腰椎部の前弯変形や腰椎部の後弯変形も認められ，脊

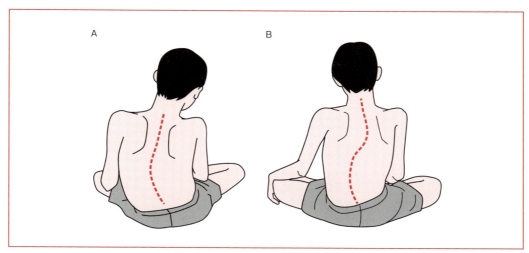

図4 体幹変形（脊柱側弯）の経時的変化
A：13歳時
B：15歳時

柱の弯曲の異常は次第に体幹全体の変形へ移行する．
　また頸部では伸筋の短縮によって屈曲方向の可動域が減少し，脊柱側弯により側屈・回旋域が非対称的に制限される．脊柱の非対称的な可動域制限は頸部・体幹の立ち直りを困難にさせるため，さらに姿勢保持が困難になる．そして，脊柱の変形は胸郭変形，骨盤の傾斜・回旋を招く．これらの変形は肋骨の動きと呼吸筋の効率を低下させて，呼吸機能低下をもたらす（図4）．

D. 呼吸機能低下

　DMDでは症状の進行により呼吸筋（横隔膜，肋間筋）の筋力低下もみられる．そして筋の変性と萎縮，さらには脊柱および胸郭の変形により胸郭の拡張が制限され，呼吸機能も低下する．呼吸困難感を自覚する段階や，咳嗽が困難になる段階では，呼吸機能がかなり低下し，ADL能力も低下する．やがて呼吸筋の疲労により重篤な呼吸不全に陥る．
　1980年代までは，DMDの平均寿命は20歳といわれていたが，現在では人工呼吸器による呼吸管理により約10年近く延ばされ，慢性呼吸不全の予後が大きく改善されている[6,7]．

E. 循環機能低下

　DMD患者の心筋機能低下は，骨格筋や呼吸筋の機能低下と並行せず，あらゆる年齢で発症しうるので理学療法場面でも注意が必要であり，患者の自覚症状のみを過信してはならない．DMD患者は，心不全を発症するころには車椅子使用かベッド上臥床のことが多く，心臓への負担も軽減されるが，理学療法を実施する場合には細心の注意を必要とする[8]．
　齊藤らの1999～2012年の全国調査では，死因の半数が心不全・不整脈の心臓関連死である．

表3 筋ジストロフィー機能障害度の厚生省（現・厚生労働省）研究班の分類

Stage Ⅰ	階段昇降可能	a：手の介助なし b：手の膝おさえ
Stage Ⅱ	階段昇降可能	a：片手手すり b：片手手すり膝手 c：両手手すり
Stage Ⅲ	椅子から起立可能	
Stage Ⅳ	歩行可能	a：独歩で5m可能 b：1人では歩けないが物につかまれば歩ける（5m以上） 　ⅰ）歩行器 　ⅱ）手すり 　ⅲ）手引き
Stage Ⅴ	起立歩行は不可能であるが，四つ這いは可能	
Stage Ⅵ	四つ這いも不可能．いざり這いは可能	
Stage Ⅶ	いざり這行も不可能であるが，座位の保持は可能	
Stage Ⅷ	座位の保持も不可能であり，常時臥床状態	

（文献9）より引用）

Ⅱ 姿勢制御能力低下のメカニズム

　DMD患者の姿勢保持・制御能力の低下においては，病状の進行によりさまざまな様相が認められる．理学療法場面では，一般的に厚生労働省の基準であるステージを元に動作の可否を判断している臨床家が多いと思われる（表3）．DMD患者の基本動作を中心に各動作，姿勢での特徴と姿勢制御能力の低下について述べていく．

A. 寝返り動作

　運動機能の低下が進行していない病状が軽度な時期には，ほとんどの動作が健常児と同じように可能である．しかしながら，ステージⅤまで進行した状態では動作を完了するまでにはかなりの時間が必要となる．頸部の屈曲が困難であっても回旋が可能で，肩水平内転筋が徒手筋力テスト（manual muscle testing：MMT）で2以上の筋力があれば寝返り動作は可能である[10,11]．

　下肢の関節可動域制限が進行すると，大腿筋膜張筋，腸腰筋，ハムストリングスなどの短縮が進行し，股関節屈曲・外転，膝関節の屈曲肢位（開排位）がみられるようになり，寝返り動作に支障がでる[10,12]（図5）．

B. 起き上がり

　起き上がり動作には，①仰臥位からの起き上がり，②側臥位からの起き上がり，③腹臥位からの起き上がり，の3つのパターンが存在する[4]．

　このことは，DMDの病状の進行により起き上がり動作のパターンが①→②→③の順序で変化し，筋力低下によって姿勢制御が困難になることに対して適応してることを示している．

　具体的には，以下のように動作を行っている（図6）．

①仰臥位からの起き上がりでは，頸部の屈曲と両下肢の伸展挙上に必要な筋力が比較的早期か

図5　DMD患者の仰臥位姿勢
(野々垣嘉男：看護学雑誌 41 (7) p737, 1977 より引用)

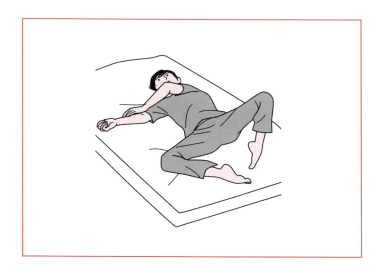

ら低下するために，体幹の回旋や肘でベッド（床など）を押しつけるようにして起き上がり動作がコントロールされている（図6A）．

②側臥位からの起き上がりでは，体幹を大きく回旋して側臥位または半腹臥位になり，両上肢で床を押して上体を起こす．この動作は肘伸筋群と脊柱起立筋で補うようにして行われる（図6B）．

③腹臥位からの起き上がりでは，仰臥位から寝返りし，いったん腹臥位になる．その姿勢から両下肢を屈曲し，下腹部に両膝を抱えるようにして，両肘這い位をとり，肘の伸展を交互に行って座位姿勢に至る．この動きは筋力が低下している両肘伸筋群を交互に使いながら両上肢で床を押して座位になる方法である．このパターンは膝屈曲の制限がなく，かつ股関節の屈曲拘縮が比較的強い例に限られ，脊柱起立筋の筋力を利用した動作である．肘関節伸展制限が進行すると起き上がりが難しくなる（図6C）．

C. 座　位

DMD患者の座位姿勢は脊柱の変形と密接に関係している．脊柱の変形は，歩行可能な時期には少ないが，移動レベルが車椅子になると，急速に進行する．

D. 四つ這い位

DMD患者にとっての四つ這い位は，歩行が不可能になった後，床上での大切な移動手段である．DMD患者の四つ這い位は手指の方向により，①手前型，②手横型，③手後型の3型に分類される（図7）．

③手後型を呈するようになると，上腕三頭筋の筋力低下を補うために肘関節を固定（ロック）し，手指を後方に向けて這う[4,13]．またスピードも遅くなる．さらに症状が進行すると，翼状肩甲が著明になる（図8）．これは前鋸筋の筋力低下による．

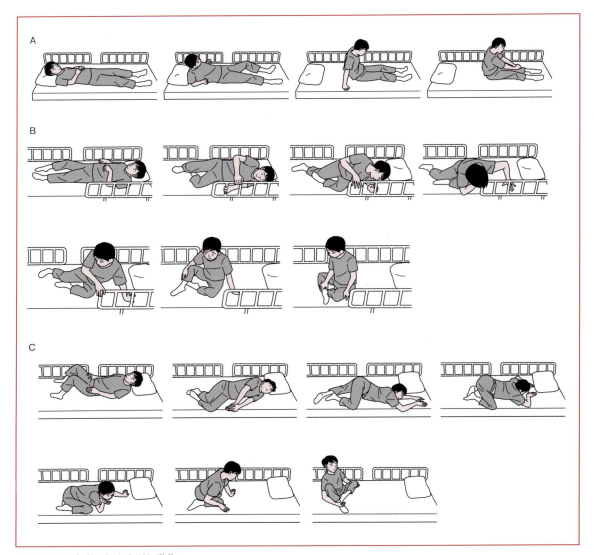

図6 DMD患者の起き上がり動作
A：仰臥位からの起き上がり
B：側臥位からの起き上がり
C：腹臥位からの起き上がり
（文献4）より引用）

E．立ち上がり

　DMD患者は筋力が低下していても立ち上がり動作を維持・再獲得することがある．この動作は"登はん性起立"と呼ばれる（図9）．

F．立　位

　DMD患者の立位姿勢は，腹部の前方への突き出しと体幹伸展が特徴である．矢状面から観

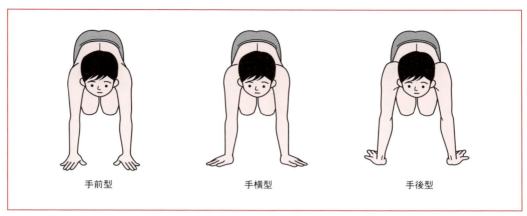

図7 四つ這いの3つの型
(文献13)より引用)

図8 四つ這い肢位の特徴
(文献10)より引用)

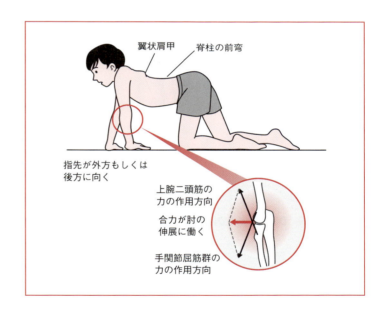

察すると，重心線は股関節の後方・膝関節の前方・足関節の前方を通るが，いずれの関節も重心線からの距離が健常児と比較して長い[4, 10]．

　DMD患者は筋力が低下することにより，姿勢の崩れに対して十分に制御することが難しくなる．これを補うために，筋収縮を伴うダイナミック（動的）な姿勢制御ではなく，筋収縮を伴わない（静的）姿勢保持，すなわち骨性の支持を行う割合が高くなってくる．

　これらのことより，突然，バランスを崩し転倒することがある．さらに病状が進行すると，大殿筋，腹直筋などの筋力低下や大腿筋膜張筋，腸腰筋などの筋の短縮が進み，骨盤の前傾が増強する．そして，腰椎前弯を増強して体幹を伸展させてバランスを保持し，立位姿勢を制御する（図10）．

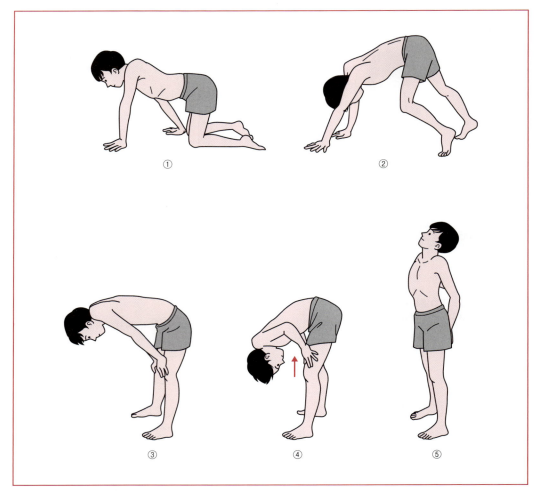

図9　DMD患者の登はん性起立動作

G. 歩　行

　DMD患者は処女歩行の遅れが認められ，特徴的な歩容は5～6歳ごろから出現する．DMD患者の歩行では，大殿筋の筋力低下のために腹部前方突出（いわゆる大殿筋歩行）と，中殿筋筋力低下のため起こる体幹の左右（側方）への揺れ（Duchenne現象）が大きな特徴である．この特徴から，DMD患者の歩行は体幹の動揺が著しいので，"動揺性歩行"と呼ばれている．Duchenne現象は体幹を側屈させることで反対側の骨盤を持ち上げ，下肢の振り出しを制御している（図3）．

　その他にも尖足，股関節外転，体幹部の過剰な回旋運動による遊脚側下肢の振り出し，立脚時間の延長と遊脚時間の短縮，および振り子様にみられる上肢の振りなどが認められる．これらは，身体各部位の筋力低下を制御するために歩行することによる[4, 10, 15]．

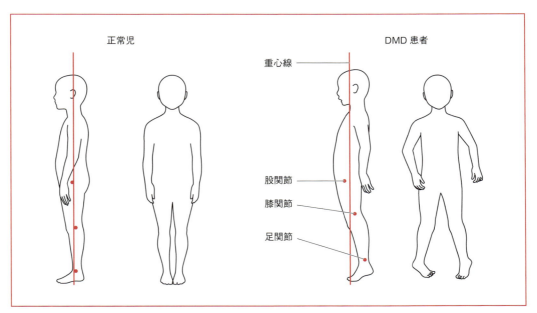

図10 正常児とDMD患者の立位姿勢の比較
(文献10) より引用)

III 姿勢制御能力を改善するための運動療法

A. 理論的根拠・エビデンス

　DMDに対する診療ガイドラインについては，日本神経学会，日本小児神経学会，国立精神・神経医療研究センター監修による「デュシェンヌ型筋ジストロフィー診療ガイドライン2014」がある[16]．

　本ガイドラインによれば，従来のガイドラインではエビデンスレベルにより推奨グレードを決定するものが多かったが，DMDは希少疾患であり，大規模臨床研究やランダム化比較試験が物理的・倫理的に困難な場合が多く，高いエビデンスを有する臨床疑問CQ (clinical question) は乏しいと指摘されている．さらに本ガイドラインのCQは広範囲に及ぶため，単一の基準によるエビデンスレベル評価が困難であったとも記載されている．このため，幅広い領域の評価が可能なエビデンスレベル分類であるOxford Center for Evidence-Based Medicine 2011 Levels of Evidence[17]を用いている．

　このような経緯により，ガイドライン作成委員会は疾患の特性を考慮したうえでガイドラインを作成した．具体的には，推奨グレードは，推奨の方向（行う，行わない）と強さ（強い推奨，弱い推奨）を組み合わせた4段階となっている．

　表4は，筆者が本ガイドライン[16]より理学療法（運動療法）関連の介入方法別にエビデンスレベルおよび推奨グレードをまとめたものである．以下に主要な事項について記述する．

◼ 運動量（筋に対する）（推奨グレードB～C，エビデンスレベル4～5）

　DMD患者の運動療法に際しては，骨格筋の脆弱性があるために過用による筋のダメージを

表4　DMDに対する各介入方法のエビデンスレベルと推奨レベル

介入方法	エビデンスレベル	推奨グレード	備考
運動量（筋力増強運動）	4〜5	グレードB グレードC	筋に対しては過用と廃用の両面に留意する必要性あり．筋の損傷を招く危険性がある抵抗運動や遠心性収縮運動を用いた筋力増強運動は推奨しない．
関節可動域運動	4〜5	グレードB	下肢に対しては進行を軽減するため，早期からの導入が必要である．上肢に対しても歩行喪失後に肘関節などの制限に留意し，指導を必要とする．
長下肢装具	4	グレードB	立位・歩行練習のため使用する．比較的早期から始まる下腿三頭筋，大腿筋膜張筋，膝関節屈筋群短縮による足関節背屈制限，股・膝関節伸展制限を予防することを目的としている．
短下肢装具	4	グレードB	足関節背屈に制限がある場合，椅子座位で足底接地が不十分となり，座位姿勢が崩れて体幹変形に影響を与える．
車椅子・電動車椅子座位保持装置	4	グレードA	長距離歩行が困難になったら，車椅子の製作を検討する．移動と良好な座位保持姿勢継続のために車椅子・電動車椅子・座位保持装置を目的や環境に合せて使用する．
呼吸理学療法	3〜4	グレードB	非侵襲的陽圧換気療法（non-invasive positive pressure ventilation：NPPV）を効果的に活用するためには，肺と胸郭の可動性と弾力を維持し，気道クリアランスを保ち，肺の病的状態を予防する．気道クリアランスの維持のためには，徒手や機械による咳介助を含めた呼吸理学療法が重要である．
呼吸筋トレーニング	3〜5	グレードB グレードC	長期的な筋力増強を目的とした呼吸筋トレーニングは，エビデンスが確立されておらず，むやみに行うと過用（overuse）を招く．手術前などの短期的な呼吸状態改善を目的とした呼吸筋トレーニングは効果が期待できる．

推奨グレード
A：行うように強く推奨する．
B：行うことを考慮するよう推奨する．
C：行わないことを考慮するよう推奨する．
D：行わないよう強く推奨する．

避ける必要がある．一方で，運動量が少ないことによる廃用の影響にも考慮する必要がある．DMD患者がまだ歩行可能な時期における対応として，MMT3以上の筋力では最大筋力以下の強度による筋力増強運動で効果が得られるとの報告があるが[18]，抵抗運動レベルの運動強度での負荷に関して否定的である[19]．

また夏休みなどの長期休暇などにより運動量が低下することによる廃用は，その後の日常生活でも運動不足を引き起こす．このため，この廃用に対して何らかの配慮を必要とする[20]．

さらにDMD患者が歩行不能な時期であっても心肺機能の低下がなければ，自律的な運動を制限する必要はない．むしろ車椅子上での生活が主体となっても，さまざまな工夫により運動やスポーツ参加は可能であることを伝える[21]．

2 関節可動域運動（推奨グレードB，エビデンスレベル4〜5）

歩行可能な時期において，下肢の関節可動域は時間経過とともに制限され，しかも関節可動域運動を行っても防ぐことはできないが，運動を行うことで進行を遅くすることはできる[22]．

在宅指導では，下肢の関節可動域制限の進行を遅らせるための継続的な取り組みが必要である[22]．

DMD 患者は歩行能力喪失後，体幹筋力の低下に伴い車椅子の肘かけに前腕部をのせて上体を支えることが多くなり，この姿勢によって肘関節伸展制限が起こりやすいとの指摘がある[23, 24]．

3 装具・福祉用具（推奨グレードA～B，エビデンスレベル4）

DMD 患者には，運動療法に加えて適切な補装具および福祉用具を使用する必要がある．長下肢装具による起立歩行練習は，比較的早期から始まる下腿三頭筋，大腿筋膜張筋，膝関節屈筋群短縮による足関節背屈制限，膝・股関節伸展制限を予防するために行われる．下肢変形の予防により，体幹変形の進行を遅らせることができ，その間呼吸機能が維持できる[25, 26]．

足関節に背屈制限がある場合，椅子座位での足底接地が不十分になるため座位姿勢が崩れる．このような場合に，夜間や車椅子座位時における短下肢装具装着は足関節拘縮の進行予防に有効である[23, 27]．

車椅子の選定は，学校・自宅など使用する環境を考慮して，行動範囲の確保と良好な座位姿勢を目的に行う．電動ユニットの有用性も示されている[28, 29]が，自力駆動が可能であればこれを継続する．その他，体幹装具・座位保持装置は変形進行予防に対する長期的効果は示されていないが，座位保持を維持するために必要である[26, 30, 31]．

B. 基本的な方法・手順

DMD 患者に対する姿勢制御機能を維持するための運動療法の目的は，筋力の改善・維持だけではなく，変形の予防や機能維持，代償手段の利用などである．

1 筋力維持練習

DMD 患者の筋力維持練習では，過用性筋力低下（overwork）に最も注意しなければならない．原則は低負荷・高頻度の運動が主である．負荷量は，少ない抵抗から実施すべきである．翌日に疲労感や筋力低下がみられない量を決定することが望ましい．動作が可能な時期であれば可能な動作を通して運動を実施し，筋力維持を試みる．

筋力低下の原因が，病状の進行に伴うものか廃用によるものかを判断し，改善が可能なものであれば，過負荷にならない範囲で改善を目指して筋力維持運動を実施する．

2 関節可動域練習

関節可動域制限が一度出現すると，これを改善をすることは非常に困難である．また現状で可動域制限がなくても今後制限を起こす可能性が高い部位への可動域練習を積極的に行う必要がある．さらに胸郭の柔軟性維持のために，胸郭可動域練習も行う必要がある．

DMD 患者が歩行可能な時期では下肢の関節可動域は時間の経過とともに減少する．そのため，関節可動域維持を目的に関節可動域運動を含めた運動療法を実施することが望ましい．

さらに歩行不可能になった後でも，車椅子座位時で肘かけに自らの前腕部をのせて上体を支え続けることで肘関節の伸展制限が生じやすくなるため，両上肢に対する関節可動域運動の必要性も高くなる（図11）．

3 動作練習

DMD 患者の動作練習の大きな目標は，運動量を確保し，動作を通して残存筋力，動作能力を維持することである．具体的な動作練習は，寝返り，四つ這い（移動あるいは保持），起居動作，歩行動作などである．これらの練習は，楽しく実施することが望ましいと考える．

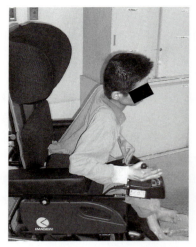
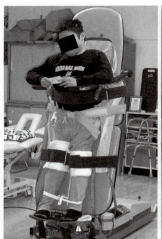
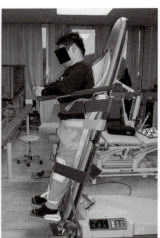

図11 電動車椅子操作時の座位姿勢　　図12 ティルトテーブルを利用した立位保持

　図12は，ティルトテーブルを利用して立位保持を行っている様子を示している．筋力低下に加えて身体のアライメントの崩れがあり，徒手的な介助により立位姿勢を保持することが非常に困難な症例に対して，このようにティルトテーブルを用いることが多かった．この症例では，立位保持時間中に単語カードなどを利用して学習時間ともしていた．
　長下肢装具による起立歩行練習は，比較的早期から認められる下腿三頭筋，大腿筋膜張筋，膝関節屈筋群の短縮による足関節背屈制限，膝関節股関節伸展制限を予防するためにも行われる．

4 呼吸練習

　DMD患者は歩行が可能な時期においては，呼吸や咳に問題が生じることはないが，呼吸筋の機能が徐々に低下すると，年齢が上がるにつれて呼吸器感染症を合併しやすくなる．このことは多くの場合，咳が上手にできないことに起因する．その後，睡眠中にも呼吸の問題が生じる．進行すると日中でも呼吸の補助が必要となる．呼吸筋が機能しなくなると人工呼吸器による管理が必要となる．人工呼吸器管理には気管切開を伴う侵襲的な人工呼吸器管理と，鼻マスクやフェイスマスクを使用した非侵襲的陽圧換気療法（non-invasive positive pressure ventilation：NPPV）の2種類がある．近年はNPPVが主流となっている．そのために気管切開を伴う人工呼吸器管理と比べて分泌物の排出が難しく，NPPVを導入するためには気道クリアランスの確保が重要になってくる．その際，気道内分泌物を排出する手段として最も有効なのが咳嗽である．呼吸介助や体位排痰法などを用いて気道の中枢部まで分泌物を移動しても，最後の段階である咳嗽ができないと分泌物は排出されにくい．筋力が低下し，自力での咳嗽が難しくなった段階でも分泌物を排出できるように，咳の介助による分泌物排出手段の獲得が特に重要である[7]．

5 体幹装具・車椅子への工夫

　脊柱変形の予防で唯一介入できることは体幹装具の装着と車椅子のシーティングである．体幹装具は硬い構造物で支えるのではなく，樹脂素材を利用した軟性装具で体幹を包み込み，一

定の形で安定的に支えることが望ましい[7].

さらに，DMD患者では筋力低下の進行に伴い車椅子を使用した生活へと移行する．車椅子座位姿勢は，重力に抗する唯一の姿勢となる．その姿勢が不適切であれば脊柱変形を増悪させることになる．

つまり，長期的な視点からのシーティングを検討し，脊柱変形を引き起こさないように，かつ機能的なシーティングを工夫することが重要である[7].

具体的には，一般的なシーティングの考えに加えるべき点は呼吸状態への配慮である．特に人工呼吸器を使用しない状態（自力呼吸での車椅子使用）で対象者が座位時に体幹を前後に動かす動き（舟漕ぎ呼吸）を行っている場合には，シーティングにおいて体幹の安定性を求めすぎると，車椅子上で体幹を動かしにくくなり，そのために呼吸機能に悪影響を与える危険性もある．一方で，人工呼吸器を使用した車椅子乗車では体幹の動きを伴わないため，安定性，安楽性を重視し長時間心地よく座っていることが可能となるシーティングを行うことになる．

文 献

1) 奈良 勲ほか編：理学療法から診る廃用症候群―基礎・予防・介入，文光堂，東京，172-185，2014
2) 加倉井周一ほか編：神経・筋疾患のマネージメント―難病患者のリハビリテーション，医学書院，東京，195，1997
3) 新田 収ほか編：知りたかった！ PT・OTのための発達障害ガイド，金原出版，東京，216，2012
4) 里宇明元：デュシェンヌ型進行性筋ジストロフィー症における代償運動．臨床リハ 8：536-544，1999
5) 細田多穂監：シンプル理学療法学シリーズ 小児理学療法学テキスト，改訂第2版，南江堂，東京，198，2014
6) 田村拓久：二次性心筋疾患の心不全の管理―病態にもとづいた診断法と治療法 筋ジストロフィー．心臓 38：1010-1014，2006
7) 新田 収ほか編：小児・発達期の包括的アプローチ―PT・OTのための実践的リハビリテーション，文光堂，東京，222-235，2013
8) 齊藤利雄ほか：国内筋ジストロフィー専門入院施設におけるDuchenne型筋ジストロフィーの病状と死因の経年変化（1999年～2012年）．臨神経 54：783-790，2014
9) 浅野 賢：ステージ分類の判定（最終報告）．平成7年度厚生省神経疾患研究委託費筋ジストロフィーの療養と看護に関する臨床的．社会学的研究成果報告書．285-286，1996
10) 大竹 進監：筋ジストロフィーのリハビリテーション，医歯薬出版，東京，105-111，2002
11) 植田能茂ほか：DMD患者の寝返り動作について．昭和62年度厚生省神経疾患研究委託費「筋ジストロフィー症の療養と看護に関する臨床的・心理学的研究」研究成果報告書，340-343，1988
12) 野々垣嘉男：進行性筋ジストロフィー症（ドゥシャンヌ型） 2 寝返り（臥位）動作と介助・1．看護誌 41：629-632，1977
13) 野々垣嘉男：進行性筋ジストロフィー症（ドゥシャンヌ型） 10 移動動作と介助・3．看護誌 42：205-208，1978
14) 野々垣嘉男：進行性筋ジストロフィー症（ドゥシャンヌ型） 6 立ち上がり動作と介助 (stage I-III)．看護誌 41：1065-1068，1977
15) 野々垣嘉男：進行性筋ジストロフィー症（ドゥシャンヌ型） 8 移動動作と介助・1．看護誌 41：1218-1284，1977
16) 日本神経学会，日本小児神経学会，国立精神・神経医療研究センター監：デュシェンヌ型筋ジストロフィー診療ガイドライン2014，南江堂，東京，2014
17) CEBM：OCEBM Levels of Evidence. http://www.cebm.net/ocebm-levels-of-evidence/（accessed 2015. 10. 21）
18) Fowler WM Jr, et al：Rehabilitation management of muscular dystrophy and related disorders：I. The role of exercise. Arch Phys Med Rehabil 63：319-321，1982
19) de Araujo Leitão AV, et al：Progressive muscular dystrophy—Duchenne type. Controversies of the kinesitherapy treatment. Sao Paulo Med J 113：995-999，1995
20) 堂前裕二ほか：長期入院療養Duchenne型筋ジストロフィー患者の運動・日常生活機能に与える帰宅外泊の影響．J Clin Rehabil 5：696-700，1996
21) 五十嵐勝郎ほか：DMDにおける訓練時の呼吸代謝（その2）．厚生省精神・神経疾患研究委託費研究報告

書　筋ジストロフィーの療養と看護に関する臨床的，社会的研究―平成 6 年度，135，1995
22) 山本洋史ほか：歩行期の Duchenne 型筋ジストロフィー患者への理学療法の効果：5 年間の追跡研究．理学療法学　36：127-134，2009
23) Eagle M：Report on the muscular dystrophy campaign workshop：exercise in neuromuscular diseases Newcastle, January 2002. Neuromuscul Disord　12：975-983, 2002
24) Wagner MB, et al：Duchenne muscular dystrophy：a study of wrist and hand function. Muscle Nerve　12：236-244. 1989
25) Siegel IM：Muscular dystrophy：multidisciplinary approach to management. Postgrad Med　69：124-128, 131-133, 1981
26) Gibson DA, et al：The management of spinal deformities in Duchenne muscular dystrophy. A new concept of spinal bracing. Clin Orthop Relat Res　108：41-51, 1975
27) Winters JL, et al：The diagnosis and treatment of Duchenne muscular dystrophy. South Med J　63：530-532, 1970
28) 竹光正和ほか：Duchenne 型筋ジストロフィーにおける車椅子用電動補助ユニットの使用経験．リハ医　35：178-181，1998
29) Mannlein J, et al：Wheelchair seating for children with Duchenne Muscular Dystrophy. J Pediatr Rehabil Med　1：225-235, 2008
30) Liu M, et al：Practical problems and management of seating through the clinical stages of Duchenne's muscular dystrophy. Arch Phys Med Rehabil　84：818-824, 2003
31) Siegel IM：Spinal stabilization in Duchenne muscular dystrophy：rationale and method. Muscle Nerve　5：417-418, 1982

II章 疾患と姿勢制御

2 神経系機能不全
1) 脳卒中と座位

永井 将太

I 主な病態と姿勢制御能力低下の特徴

A. 背景

　超高齢社会に突入し，高齢者介護が国民的関心事であるわが国にとって，脳卒中は最も重要な疾患の一つといって過言ではない．なぜならば，脳卒中は，要介護状態となる原因疾患の第1位であるだけでなく，要介護状態が重くなればなるほど，原因疾患としてその占める割合が高くなるからである．言い換えれば，脳卒中への適切な対応は，わが国の要介護者の減少，とりわけ重度の要介護者の減少につながるといえ，その意味では理学療法士が果たすべき役割が大きいといえる．

　脳卒中では，運動麻痺や感覚低下などの機能低下やそれに伴う座位，立位，歩行などの能力低下といった多岐にわたる機能不全(impairments)，活動制限(activities limitations)を呈するのがその特徴である．なかでも座位は，立位に比べ比較的容易であり，最小要素的な抗重力姿勢であるためセルフケアを行うためには必要不可欠な姿勢である．そのために，座位の自立ないし獲得は，脳卒中患者のその後の生活の質を大きく決定づけるといっても過言ではない．また，座位姿勢制御の低下は体幹機能の低下をかなり反映するため，脳卒中患者の予後を決める決定因子としても古くから注目されてきた．

B. 脳卒中の主な病態

　脳卒中は大きく2つに分けることができる．一つは出血性疾患，もう一つは虚血性疾患である．出血性疾患には脳の実質内の出血である脳出血と，くも膜下腔で起こるくも膜下出血がある．虚血性疾患にはアテローム血栓性脳梗塞，心原性脳塞栓症，ラクナ梗塞などが挙げられる．詳細を以下に示す．

1 出血性疾患
a. 脳出血 ▶▶▶

　脳の血管が破綻して脳の実質内に出血が生じる．出血によって生じる血腫が，周辺組織を圧迫すると局所神経症状をきたす．出血部位では被殻出血(約50％)，視床出血(約30％)で全体の約80％を占める．その他，皮質下出血が約10％，橋出血が5％，および小脳出血が約5％である．

b. くも膜下出血▶▶

　くも膜下出血の主な原因は脳動脈瘤の破裂が75〜80%，脳動静脈奇形による異常血管の破裂が約10%と，この2つで大部分を占める．すなわち，くも膜下出血はくも膜下腔を走行する主幹脳動脈の破裂で発症することがほとんどである．くも膜下腔に広がった出血は髄膜を刺激するため，激しい頭痛を伴って発症するケースが多い．また，意識レベルの低下を伴うことも少なくなく，死亡率も他の脳血管疾患と比べても高いとされる．

　しかし，発症の時点で運動麻痺や高次機能不全が現れるケースは少ない．脳の局所症状の原因は，多くは発症およそ3日後〜2週間以内に発症する脳血管攣縮による遅発性の虚血症状によるもので，脳梗塞を発症することもある．また，正常圧水頭症を併発することも多い．

2 虚血性疾患
a. アテローム血栓性脳梗塞▶▶

　血管内に形成される異常な蓄積物であるアテローム（アテローム硬化）により，血管内腔の閉塞が起こり，脳梗塞に至る．好発部位には中大脳動脈，内頸動脈起始部・サイフォン部，椎骨動脈起始部，頭蓋内椎骨動脈，脳底動脈起始部・終末部などがある．

　典型例では血栓が大きくなるのに時間がかかるため，緩徐に進行する．その間，血管の側副路が形成され，血流の悪い血管を補助することがあるため突発的な心原性脳塞栓症に比べ梗塞領域が小さくなる傾向にある．また，前駆症状として一過性脳虚血発作（transient ischemic attack：TIA）が認められることが心原性脳塞栓症に比べて多い．

b. 心原性脳塞栓症▶▶

　心疾患によって心臓内に形成された血栓が，遊離して脳血管内に詰まることによって発症する．突発的に閉塞するため，血管の側副路も形成されず梗塞巣が広範囲に及ぶ傾向がある．原因には不整脈や洞不全症候群，人工弁置換術後などがある．また，TIAが先行するケースは少ない．

c. ラクナ梗塞▶▶

　脳内主幹動脈から分岐した穿通枝動脈の閉塞で起こる梗塞で，梗塞巣15mm以下の小梗塞を指す．好発部位は前大脳動脈の前内側中心枝，中大脳動脈の外側中心枝，後大脳動脈の後内側中心枝などがある．

　症状としては無症候のケースも多いが，発症部位に応じて軽度の片麻痺や構音不全などもみられる．ラクナが多発する場合（多発性脳梗塞）は，脳血管性認知症，パーキンソン症候群がみられる場合もある．

3 脳血管疾患の分類

　脳血管疾患はその発症様式，機序，病態がさまざまな組み合わせで生じるため，分類が困難であった．1990年に米国のNINDS（National Institute of Neurological Disorders and Stroke）が発表したNINDS-Ⅲが今日ではよく知られている（表1）．特に脳梗塞を機序や臨床病型，部位による症候などに分けて分類することができ，整理がつきやすい．

c. 脳卒中による主な機能低下

　脳卒中は，①運動麻痺や運動失調などの随意運動の低下，②認知症，失語症，失認，失行，抑うつなどの認知機能の低下，③嚥下機能低下，眼球運動機能低下，構音機能低下などの脳神

表1　脳血管疾患の分類（NINDS-III）

A. 無症候性
B. 局所性脳機能障害
 1. 一過性脳虚血発作（TIA）
  a. 頸動脈系
  b. 椎骨脳底動脈系
  c. 両者
  d. 部位不明
  e. 一過性脳虚血発作疑い
 2. 脳卒中
  a. 時間的経過
   1）改善
   2）増悪
   3）不変
  b. 脳卒中の病型
   1）脳内出血
   2）くも膜下出血
   3）脳動静脈奇形に伴う頭蓋内出血
   4）脳梗塞
    a）機序：(1) 血栓性，(2) 塞栓性，(3) 血行力学性
    b）臨床病型：(1) アテローム血栓性脳梗塞，(2) 心原性脳塞栓症，(3) ラクナ梗塞，(4) その他
    c）部位による症候：(1) 内頸動脈，(2) 中大脳動脈，(3) 前大脳動脈，(4) 椎骨脳底動脈系
C. 血管性認知症
D. 高血圧性脳症

経機能低下，さらに④触覚や痛覚の鈍麻・消失，しびれ，痛みなどの感覚機能低下，⑤失禁などの自律神経機能低下と，多種多様の機能低下像を呈するのが特徴である．
　主な機能低下には以下が挙げられる．

1 運動麻痺

　運動野や放線冠などで起こる梗塞，被殻や視床などの内包に隣接する部位での出血などで起こる脳卒中を代表する機能低下である．脳卒中では外側皮質脊髄路の経路に従い脳損傷側とは対側の片麻痺を呈する場合が多い（後述）．一方で，非損傷側の前皮質脊髄路が錐体交差せずに同側を下行し，網様体脊髄路などとともに両側性に体幹，頭・頸部，上下肢の近位筋の運動に関与するといわれている[1]．
　これにより，片側上下肢の運動麻痺，非麻痺側および体幹機能の大部分の運動機能残存という脳卒中患者で最も典型的な機能低下像を呈することになる．

2 感覚機能低下

　姿勢調節にかかわる感覚機能には，体性感覚，平衡感覚，視覚がある．なかでも脳幹病変では前庭系，視覚系の機能低下が顕著化する．一方，体性感覚は感覚野，放線冠，脳幹，視床，内包後脚などで重度化することが多い．

3 筋緊張異常

いわゆる錐体路症状では痙縮が出現することがよく知られている．痙縮では安静時に筋緊張の亢進は認められないが，他動的に痙縮筋を伸張した場合，速度依存性に抵抗感を生じる．このときの抵抗感は「折りたたみナイフ現象」などと表現される．

しかし，脳卒中患者でこのような典型的な痙縮例を示すケースは少なく，安静時から筋緊張が亢進しているケースは多い．これは錐体路のみが単独で侵されているケースが少なく，多くは錐体外路も併せて侵されているため，固縮症状も混同した筋緊張亢進所見を示すためである．このように痙縮の症状と固縮の症状を併せもつ痙固縮といわれる筋緊張亢進所見を示すことが多い．

4 意識レベル低下

意識レベルの低下は，出血性疾患および虚血性疾患のなかでも心原性脳塞栓症で出現しやすい．なかでも脳幹，小脳，視床を含む領域が損傷されると意識レベルの低下は強くなる．意識レベルの改善は，すべての随意運動や姿勢制御の前提になる重要な要素であることはいうまでもない．

5 高次脳機能低下

高次脳機能低下には，優位半球損傷で起こりやすい失語，劣位半球損傷でよくみられる半側無視，前頭葉損傷で起こりやすい発動性低下，注意力低下，および遂行機能低下などが挙げられる．特に半側無視は頸部右回旋（right neck rotation）など座位姿勢に直接影響を及ぼすこともしばしばある．また，発動性低下や注意力低下は，座位姿勢制御にも大きく影響する．

この他にも多くの機能低下が挙げられるが，本稿では座位姿勢制御に影響しやすいものにのみ限定した．

D. 脳卒中による座位姿勢制御低下の特徴

脳卒中患者の座位姿勢制御に関する研究には2つの視点がある．一つは，脳卒中患者の座位姿勢制御能力が体幹機能をかなり反映するため，体幹機能評価の指標として研究する視点である．もう一つは，座位姿勢制御の特性そのものに関する研究である．

1 体幹機能評価としての座位姿勢制御能力

体幹機能と日常生活動作（activities of daily living：ADL）や歩行との関係性は臨床経験的によく知られており，そのために，理学療法場面で体幹機能の評価が重要であることは議論の余地は少ない．一方，定性的な評価を除き，体幹機能を直接的に評価する汎用された客観的評価指標はほとんど見当たらない．そのため，体幹機能を直接反映されると考えられる座位姿勢制御能力を介して，体幹機能を推し量る指標が利用されることは多い．国内外でも有用とされる脳卒中姿勢評価スケール（postural assessment scale for stroke patients：PASS）[2]や体幹コントロールテスト（trunk control test：TCT）[3]はその代表的なものといえる．

座位姿勢制御能力を介して推し量った体幹機能評価を使用して，他の活動との関係性を研究した報告は多く存在する．例えば，入院時の体幹機能が退院時の基本的ADLをよく説明することがわかっている[4]．また，体幹機能の改善とADL改善にも関係性が高いことや[5]，歩行能力と体幹機能の関係性も示されている[6]．また，基本的ADLのみに限らず，公共性や社会性

に直結する応用的ADLに関しても，体幹機能との関連が重要であることも知られてきた[7]．いずれの研究でも座位姿勢制御能力を介して推し量った体幹機能評価と他の能力低下の関連性は極めて高くなる．

体幹機能を直接的に計測する方法がほとんど現存しない以上，座位姿勢制御を介して体幹機能を推し量ることは有用な選択肢である．しかし，実際には座位姿勢制御能力は，視覚や筋力，高次脳機能など複数要素がかかわるため純粋に体幹機能を反映するとは言い難い点には注意が必要である．

2 脳卒中の座位姿勢制御の特性

次に座位姿勢制御の特性そのものに関する研究である．

脳卒中の座位姿勢制御に関する特性については，代表的なものからみると，静的な座位保持では床反力計による圧中心の動揺を研究したものがみられる．動揺の方向は一定の見解はないが，足底の接地があれば，左右方向の動揺が，接地がなければ前後方向への動揺が大きくなる[8,9]．また，動的な座位姿勢制御では脳卒中片麻痺患者では健常者に比べ，体幹の動きは小さく，健常者よりも座位姿勢制御能力が低下している[10]．ただし，その低下の程度には幅がある[6]．ちなみに，座位姿勢制御能力と上下肢の運動麻痺の程度とには関係性はなく[10]，体幹機能が上下肢の機能に連動していないという解剖学的な知見（後述）とも合致している結果が得られている．

いずれにしても発症時期，対象者の基準，測定条件などが一定でないことや，そもそも立位や歩行に比べ，脳卒中患者の座位姿勢制御の特性に関する研究そのものが少ない．今後のさらなる研究成果が待たれる．

II 姿勢制御能力低下のメカニズム

A. 予測的姿勢制御

人が運動しようとした場合，その運動に際して起こる姿勢の乱れに対し，あらかじめ対応し，目的とする運動をスムーズに実施しようとする姿勢制御が働くことがよく知られている．例えば，座位で「テーブルの上の物をとろう」とする運動が実施される際に，その運動を支えるために体幹筋や下肢筋が先行的に，かつ無意識的に活動する．これは，予測的姿勢制御（anticipatory postural adjustment：APA）と呼ばれている．主たる運動に先行的に行われることから先行随伴性姿勢調節とも呼ばれる．このようなAPAは生得的な反射機構ではなく，経験に基づき学習されていくものである．

脳卒中による運動麻痺や感覚機能低下などのため，このように健常なときに経験を積み重ね学習してきたAPAが一部機能しなくなる．そのため，機能低下に見合った新しいAPAを再度学習し，再構築する必要性が出てくる．この再構築のプロセスで，座位姿勢制御の低下は，顕在化することが考えられる．

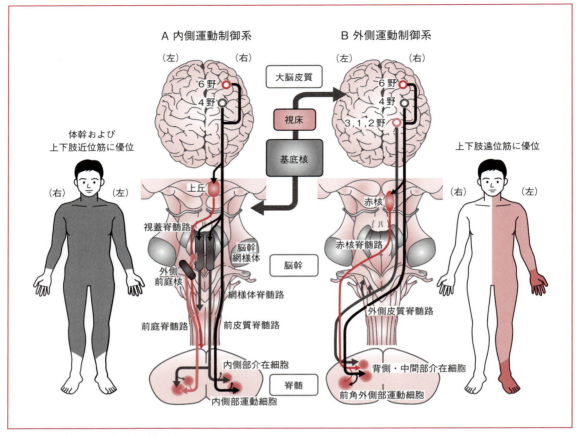

図1 運動制御系と外側運動制御系
A：内側運動制御系は，両側の頭頸部，体幹，上下肢の近位筋の運動に関与する．
B：外側運動制御系は，対側，特に上下肢の遠位筋の運動を制御する．
(文献1) より引用)

B. 内側運動制御系と外側運動制御系

　Kuypers[11]は随意運動に関与する下行路を内側運動制御系と外側運動制御系の2つに大別するように提言している．すなわち，内側運動制御系は主として前皮質脊髄路と網様体脊髄路からなり，外側運動制御系は主として外側皮質脊髄路と赤核脊髄路で構成される．錐体路，錐体外路と分類されることもあるが，運動・姿勢制御を考えるうえでは，内側運動制御系と外側運動制御系という分類はその理解を容易にする．つまり，内側運動制御系は姿勢制御や筋緊張のコントロールを担っており，外側運動制御系は四肢の随意運動を担っている．
　一般的に上下肢の重い片麻痺がある場合でも，体幹機能は残存しているケースは多い．これは内側運動制御系が非損傷側の脳から錐体交叉せずに下行する前皮質脊髄路や網様体脊髄路などとともに両側性に体幹，頭頸部，上下肢の近位筋の運動に関与するためと考えられる（図1）[1]．しかし，例えば廃用症候群がなくても非麻痺側の筋力が健常者と比べて低下している報告もみられる[12]．この原因には非麻痺側に下行してくる損傷側からの前皮質脊髄路の影響が指摘されている．同様に，体幹機能にも一定の機能低下は存在している可能性があり[13]，こ

れが直接的に座位姿勢制御能力低下に寄与していることは否定できないが，その程度は不明である．

一方で，脳幹部での発症による四肢麻痺や，再発による両側片麻痺などでは座位姿勢制御能力は著しく低下する．これは両側に内側運動制御系がダメージを受けるためである．

III 姿勢制御能力を改善するための運動療法

A. 理論的根拠・エビデンス

安定的な座面あるいは不安定な座面で行われる座位バランス練習が，脳卒中患者の体幹のパフォーマンスや動的な座位姿勢制御の改善に中等度の効果があることが知られている[14]．また，直接的に座位バランス練習をすること以外にも付加的な体幹のエクササイズが体幹の側屈運動を中心とした動的バランスを改善するという報告があり，課題指向的なアプローチ以外でも座位姿勢制御を改善させる可能性は示唆されている．しかし，同じ報告のなかで，より高度な選択的な体幹の回旋運動は改善しないという指摘もあり[15]，さらに検証が必要である．また，急性期の脳卒中患者に不安定なフィジオボール上と安定した台の上での体幹エクササイズの効果を比較し，フィジオボール上のエクササイズで有意に高い改善が得られた報告もある[16]．

このように，座位バランスや体幹機能の改善に関する報告は散見される．一方で患者の重症度とそれに合わせた治療の選択，そしてそれに見合ったアウトカム指標を選択し，座位バランス練習の効果を論じている研究はほとんどない．より臨床的な視点に立った研究が待たれる状況である．

B. 基本的な方法・手順

1 座位が極めて不安定な場合

脳卒中患者で，前述したように体幹機能や意識レベルが低下している場合，患者自身の能動的な姿勢制御は難しい．このような場合，座位に対するアプローチは他動的な姿勢保持となるが，特に車椅子による姿勢保持が重要となる．

車椅子座位のポイントはいくつかあるが，重要な視点の一つは骨盤の位置である．代表的な車椅子上での不良姿勢の一つにいわゆる"仙骨座り"の状態がある（図2）．この原因には体幹の機能が低下することにより骨盤を前傾方向に動かすことができなくなること，およびハムストリングスの短縮によって骨盤が下腿方向に引き出されることなどが考えられる．重症患者が仙骨座りの状態では，残存機能が十分に活用できないだけでなく，褥瘡の発生要因ともなるため留意が必要である．リクライニング車椅子では仙骨座りを助長するため，座面も傾斜させることができるティルトリクライニング機能がついた車椅子を使用したほうが，座位姿勢が良好となることが多い（図3）．

また，座面の工夫も必要である．標準的な車椅子の座面は布張りでたるみが多く，坐骨・骨盤の収まりが悪くなり（図4），座位姿勢不良の原因となりやすい．坐骨部を掘り下げ，大腿後面をしっかり接触するように座面シートの張りを調節すること（図5）や，そのような機能

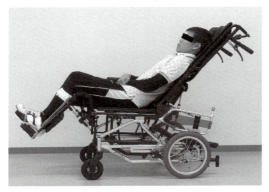

図2　いわゆる仙骨座り
リクライニング座位による，いわゆる仙骨座りの状態である．体幹機能低下や高く上げたレッグサポートが，ハムストリングスを引き伸ばし，骨盤を前方へ引っ張るために生じる姿勢である．仙骨部に剪断力が働き，褥瘡発生の原因にもなる．

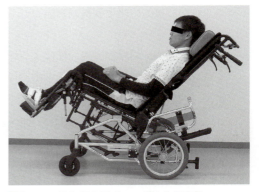

図3　ティルトリクライニングによる座位
ティルトリクライニング機能を使用した座位姿勢である．骨盤の後傾が減少し，大腿部，体幹背部と車椅子のフィッティングも良くなる．剪断力発生による褥瘡のリスクも軽減できる．

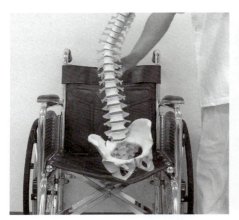

図4　標準型車椅子に座った際の骨盤の不安定感
標準型車椅子の座面は布張りで柔らかく，船底型になりやすいため，骨盤が傾斜しやすく座位が不安定になりやすい．

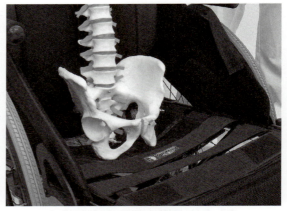

図5　座面の張り調節機能つき車椅子
坐骨部の張りをゆるめ，大腿部の張りを強めることで，骨盤はポケットに収まり安定し，大腿部は全面的に接触し，圧分散が可能となる．ただし，クッションを置くとその機能が弱まるため，その場合は同様の目的を果たすクッションを使用すると良いであろう．

をもつ高機能のクッションを使用することでも座位姿勢は安定する．

2　静的座位から動的座位へ

　静的な座位保持が困難な症例では，まずは介助下で座位練習から始まる．単純な介助による座位練習は，廃用症候群予防などでは意味があるだろうが，能動的な動きを学習できず，治療効果も期待しにくい．まずは上肢支持などの広い支持基底面のなかでの姿勢制御を学習していく．この際，十分に骨盤を前傾することができない症例では（図6A），大腿部にウエッジを入れて骨盤を前傾させるのもよい（図6B）．座位での骨盤の前傾は立位姿勢へとつながる重要な要素である．

　両上肢支持での座位保持が安定すれば，上肢の支持をより不安定な物に変更するなどして課

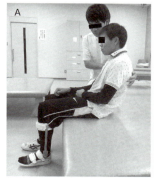
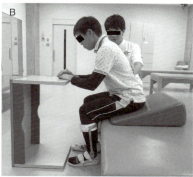

図6 静的座位保持が困難な症例に対する上肢支持による座位練習の一例
座位不良のため，いわゆる仙骨座りを呈する（A）．このような症例では骨盤を前傾方向にコントロールすることが重要であり，上肢を支持させたうえで，大腿部にウエッジを入れ（B），骨盤を前傾方向に誘導する．なお，写真の撮影のため，非麻痺側から介助しているが，本来は麻痺側からの介助が原則である．

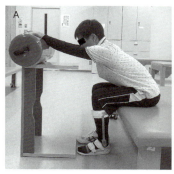
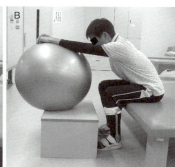

図7 上肢支持を不安定な物に替えた座位練習
安定した台での上肢支持の座位が可能になれば，支持に使う物を不安定な物に替えて座位練習を実施する．
A：ロール状で前後方向にしか動かないためコントロールはしやすい．
B：ボール状のため多方向に動いて，コントロールがより難しい．

題の難易度を調整する（図7）．座位保持が可能になれば，座面を柔らかなクッションに替えるなどして，座面を不安定にするのもよい．左右対称性や骨盤の前後傾，体幹と頸部の位置などをよく観察しながらフィードバックしていく．

静的な座位が可能になれば，両下肢を接地した状態での上肢活動を取り入れていく．
麻痺側上肢を非麻痺側上肢で支援しながらのリーチ動作（図8A），麻痺側・非麻痺側へのリーチ動作（図8B, C），靴の着脱を想定した床面へのリーチ動作（図8D）などを実施する．APAを再学習するためにも，さまざまな方向へ，いろいろな速度で，繰り返し行うことが必要である．

また，課題指向的アプローチの視点で，靴やズボンの着脱を想定した座位練習も加えていくとよい（図9）．

3 体幹機能の向上を目指してよりダイナミックな座位練習

動的な座位が獲得できれば，よりダイナミックな座位練習を取り入れていくとよい．接地していた下肢を浮かすような高い座面でのリーチ動作（図10）や，フィジオボールを使用した座位練習は，より体幹機能を向上させる可能性がある[15]．また，床上での動作は体幹機能をより効果的に使用するため，積極的に取り入れるとよい（図11）．

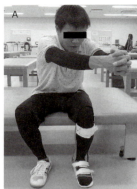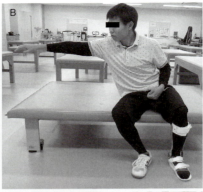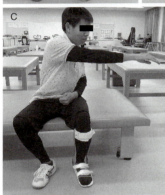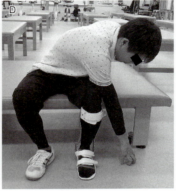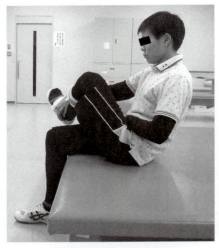

図8 さまざまな方向へのリーチ動作
上肢支持が不要になれば，さまざまな方向へのリーチ動作を行う．APAを再構築する意味でも，いろいろな速度で，いろいろな方向へ繰り返し実施するとよい．お手玉や輪投げを使用して患者を飽きさせない工夫も必要である．

図9 靴の着脱を想定した座位練習
靴の着脱を想定した座位練習である．坐骨部を支点に，後ろに傾けた体幹と持ち上げた下肢が，やじろべえのようにバランスをとるカウンターウエイトの状態にある．課題特有の特別な姿勢制御であるため，個別に練習することが重要である．

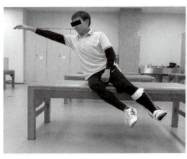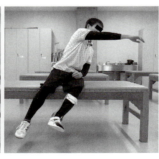

図10 足底支持を外した状態での座位練習
足底支持を外した状態でのリーチ動作を行う座位練習である．支持基底面が狭く，体幹機能への依存度が高くなるため，難易度は格段に上がる．リスク管理に十分に留意したうえで施行するべきである．

文献

1) 高草木薫：大脳基底核による運動の制御．臨床神経学 49：325-334, 2009
2) Benaim C, et al：Validation of a standardized assessment of postural control in stroke patients：the Postural Assessment Scale for Stroke Patients (PASS). Stroke 30：1862-1868, 1999
3) Collin C, et al：Assessing motor impairment after stroke：a pilot reliability study. J Neurol Neurosurg Psychiatry 53：576-579, 1990

図11 床上におけるさまざまな座位練習

床上でのさまざまな座位練習は，それぞれ特有の体幹機能を使用するため，体幹機能改善のためにもぜひいろいろと試しておきたい．
A：いわゆる体育座り，B：横座り，C：あぐら座位，D：長座位でのおしり歩き．

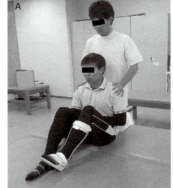
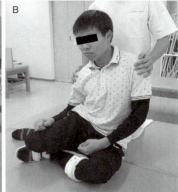
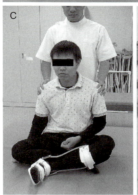
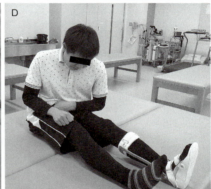

4) Franchignoni FP, et al：Trunk control test as an early predictor of stroke rehabilitation outcome. Stroke 28：1382-1385, 1997
5) Sandin KJ, et al：The measure of balance in sitting in stroke rehabilitation prognosis. Stroke 21：82-86, 1990
6) 永井将太ほか：脳卒中片麻痺患者の坐位バランス定量的分類と歩行能力の関係．理学療法学 25：329-335, 1998
7) Hsieh CL, et al：Trunk control as an early predictor of comprehensive activities of daily living function in stroke patients. Stroke 33：2626-2630, 2002
8) Genthon N, et al：Biomechanical assessment of the sitting posture maintenance in patients with stroke. Clin. Biomech 22：1024-1029, 2007
9) van Nes IJ, et al：Posturographic assessment of sitting balance recovery in the subacute phase of stroke. Gait Posture 28：507-512, 2008
10) 丸岡　弘ほか：脳卒中片麻ひ患者の座位バランスの分析．理療のための運動生理 5：197-202, 1990
11) Kuypers HG：The descending pathways to the spinal cord, their anatomy and function. Prog Brain Res 11：178-202, 1964
12) Andrews AW, et al：Distribution of muscle strength impairments following stroke. Clin Rehabil 14：79-87, 2000
13) 久保田京子ほか：脳血管障害例の坐位平衡機能測定における下肢の支持の影響．理学療法学 22：14-17, 1995
14) Cabanas-Valdés R, et al：Trunk training exercises approaches for improving trunk performance and functional sitting balance in patients with stroke：a systematic review. NeuroRehabilitation 33：575-592, 2013
15) Verheyden G, et al：Additional exercises improve trunk performance after stroke：a pilot randomized controlled trial. Neurorehabil Neural Repair 23：281-286, 2009
16) Karthikbabu S, et al：Comparison of physio ball and plinth trunk exercises regimens on trunk control and functional balance in patients with acute stroke：a pilot randomized controlled trial. Clin Rehabil 25：709-719, 2011

2 神経系機能不全
2) 脳卒中と立位

寺西 利生

I 姿勢制御能力低下の特徴

　脳卒中片麻痺患者の立位姿勢制御能力低下は，麻痺側上下肢と体幹の運動ならびに感覚の機能低下，認知の問題など，さまざまな要因が影響する．また，運動機能低下のみを取り上げても完全麻痺から軽度の筋力低下を残すのみの不全麻痺までの重症度が存在し，多くの症例で，その状態は発症後の経過中に大なり小なり改善方向へと変化する．本稿では，脳卒中片麻痺患者の典型的な状態である Brunnstrom recovery stage Ⅱ～Ⅲ程度の運動麻痺を想定して，運動面に起因する特徴と空間認知の低下に起因する特徴に分けて述べる．

A. 運動面に起因する特徴

　脳卒中片麻痺患者の立位姿勢制御能力低下の運動面に起因する特徴は，麻痺側下肢および体幹の筋張力を十分かつ適切に発生できないことによる麻痺側の有効な支持基底面の減少にある．すなわち，片麻痺患者は，麻痺側・非麻痺側の両足を床面に接地して立位をとっていても，麻痺側の支持基底は，有効に働くことができず，健常時と同様に麻痺側へ重心を移動すると転倒してしまう．そのため，片麻痺患者は非麻痺側寄りに重心を配置し，健常者より非麻痺側寄りの小さな支持基底内で足圧中心の制御を行っている（図1）．

　健常者がバランスを保つ反応として平衡反応がある．平衡反応とは，重心のずれに対してバランスを保持したり，回復させたりする自律反応群である[1]．これはそれぞれの姿勢で存在するが，立位を保持し前額面上で側方に重心を移動した場合，重心が移動した側の体幹が凸になるように側屈するとともに重心の移動した側の下肢が伸展・外転してバランスを取り戻す（図2）．また，立位での矢状面上の重心の移動においても，重心の移動した側の抗重力伸展活動によりバランスを取り戻す（図3）．片麻痺患者では，矢状面上の姿勢制御は非麻痺側下肢による代償が働くが，前額面上で麻痺側への姿勢制御に大きな課題が発生する．

　脳卒中片麻痺患者の立位姿勢の特徴は，重心位置の非麻痺側への偏倚を伴った麻痺側の後退，それに伴う脊柱の非麻痺側凸の側屈，麻痺側肩甲帯の下制，麻痺側股関節屈曲位を呈することである．麻痺側膝関節ならびに足関節は屈曲位・伸展位など多様性がある（図4）．

　脳卒中片麻痺患者の立位姿勢制御改善の課題は，運動面では，麻痺側の緊張力発生の減少による狭まった支持基底内で姿勢制御を行うことである．

図1 右片麻痺患者の有効な支持基底面の概念図
＋は静的立位時の足圧中心位置, 丸で囲まれた部分が有効な支持基底面.
足圧中心は, 非麻痺側に寄り, 麻痺側の有効な支持基底面は非麻痺側に比べ範囲が狭い.

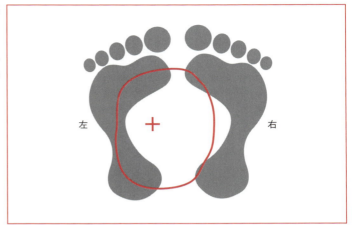

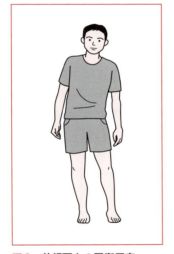

図2 前額面上の平衡反応
右側へ重心移動を行った場合の平衡反応を示す.
体重が移った側（右）の体幹が伸び反対側へ側屈し, 同時に右下肢の伸展と股関節の外転によって右に移動した重心を左方へ戻そうとしている.

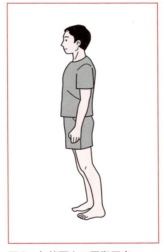

図3 矢状面上の平衡反応
前方へ重心移動を行った場合の平衡反応を示す.
体重が移った側（前）の体幹が伸び脊柱が伸展し, 同時に足関節の底屈筋と股関節の屈筋によって前方に移動した重心を後方へ戻そうとしている.

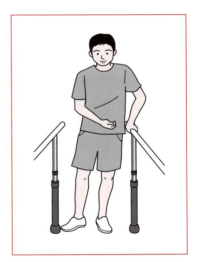

図4 片麻痺患者の典型的立位姿勢
右片麻痺者を示す. 重心位置の非麻痺側偏倚を伴った麻痺側の後退, それに伴う脊柱の非麻痺側凸の側屈, 麻痺側肩甲帯の下制, 麻痺側股関節屈曲位を呈している.

B. 空間認知の低下に起因する特徴

　一方, 脳卒中片麻痺患者で, 空間認知の低下に起因する特異的な姿勢異常として病巣と反対側に向かって押す現象 (contraversive pushing) を呈する場合がある. これは, Daviesによって押す人症候群 (pusher syndrome) として報告された症状である[2]. pushing には, ①麻痺側に姿勢が傾く, ②非麻痺側の上下肢で麻痺へ押す, ③他動的な正中位への姿勢の修正に抵抗する, という3徴候があり Clinical Rating Scale for Contraversive Pushing (SCP) として評価に用いられている[3].

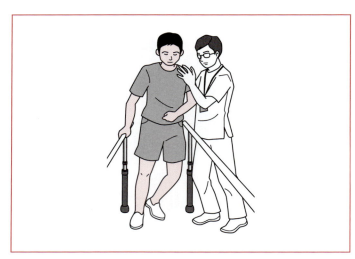

図5 contraversive pushing 患者の立位姿勢
contraversive pushingを伴う左片麻痺患者．立位時に麻痺側へ傾きセラピストの介助がないと立位を保持できない．非麻痺側上下肢で常に麻痺側へ過度に押している．患者の麻痺側への傾きをセラピストが正中位へ修正矯正すると強く抵抗する．

この症状は脳卒中片麻痺患者の急性期によくみられ，典型的なpushingを呈する脳卒中片麻痺患者では，非麻痺側の上肢および下肢によって麻痺側に過度に押されることにより身体が麻痺側に傾き，重心位置が麻痺側の支持基底面から外れるので，セラピストが麻痺側から支えなければ麻痺側へ倒れてしまう．さらに，セラピストが他動的に有効な支持基底面内に重心を修復しようとすると，押し返してそれに抵抗する，ないしは，非麻痺側足を外側に移動し，有効な支持基底面内に重心が入ることを拒む（図5）．

Ⅱ 姿勢制御能力低下のメカニズム

　脳卒中片麻痺患者の立位姿勢制御能力低下に関係する症候は，運動麻痺や感覚機能の低下，および認知機能の低下など多様である．運動麻痺のみを取り上げても，完全麻痺から不全麻痺でわずかな筋力低下を残すのみの症例までが存在する．

　脳卒中片麻痺患者の運動麻痺の本態は，大脳運動野の興奮を最終共通路まで伝達することの阻害によって起こる運動単位の動員[4]と発火頻度[5]の低下であり，なかでも高閾値の運動単位動員の低下が指摘されている[6]．このように，脳卒中片麻痺患者の運動機能の低下は，主に麻痺側上下肢と体幹の筋張力を十分かつ適切に発生できないことに由来する．

　上述の運動麻痺に随伴し，立位姿勢制御能力に関連する要素として，共同運動・筋緊張の異常・姿勢反射の異常や連合反応などがある．

　共同運動とは，脳卒中片麻痺患者の運動麻痺の回復段階で現れる単関節の選択的運動を行えない状態である．屈筋共同運動（上肢：肩甲帯挙上・後退，肩関節外転・外旋，肘関節屈曲，前腕回外，下肢：股関節屈曲・外転・外旋，膝関節屈曲，足関節背屈・内反，足趾背屈）と伸筋共同運動（上肢：肩甲帯前方突出，肩関節内転・内旋，肘関節伸展，前腕回内，下肢：股関節伸展・内転・内旋，膝関節伸展，足関節底屈・内反，足指底屈）に分けられる[7]．すべての片麻痺患者の回復段階に典型的な共同運動が現れるわけではないが，中枢性の運動機能低下の回復期にみられる特徴である．特に，下肢の共同運動は，麻痺側への重心移動に対してバラン

スを回復する平衡反応の重要な要素である股関節の外転を伴った下肢伸展の組み合わせを阻害する．そのため，多くの片麻痺患者は麻痺側へバランスを失った場合の側方安定性に乏しい．

　筋緊張とは，筋の他動運動に対する抵抗として評価される．筋緊張には，高緊張と低緊張があるが，片麻痺患者では痙縮と呼ばれる高緊張が多く存在する．痙縮筋の他動運動に対する反応特性は，健常者に比べ，より低い角速度の関節運動で伸張反射が誘発されるとともに持続時間も長くなる．

　さらに，脳卒中片麻痺患者では，健常者がもっている正常姿勢筋緊張が失われる．健常者では，筋緊張は姿勢や行動の文脈によって適切に変化する．座面の低いソファーでくつろいでいる座位時と高い座面に腰かけて今まさに立ち上がりを始めようとしている座位とでは，筋緊張は異なる．このように，姿勢や行動の文脈によって適切に調整される筋緊張を姿勢筋緊張と呼ぶ．脳卒中片麻痺患者では，この姿勢筋緊張を適切に調整することができない．

　脳卒中片麻痺患者の姿勢制御能力低下のメカニズムを運動面でまとめると，異常姿勢筋緊張をベースにした共同運動や筋出力低下・平衡反応の低下によって，麻痺側支持基底面の減少を伴った麻痺側へ重心移動に対する姿勢制御能力の低下，すなわちバランス能力低下が発生する．しかし，片麻痺患者には非麻痺側があるため，非麻痺側を中心にした姿勢制御の代償能力がバランス能力低下を代償する．

　一方，認知面では，外部環境の視覚による垂直認知（subjective visual vertical：SVV）や自身の身体の垂直認知（subjective postural vertical：SPV）が姿勢バランスの保持に影響する．SVVは，暗室で光る棒を用いて患者が垂直と判断した角度と真の垂直とのずれを計測して評価する．また，SPVは，前額面上で傾斜する座位装置に患者を座らせて，自身の身体が垂直になったと判断した角度と真の垂直とのずれを計測して評価する．

　病巣と反対側に向かって押す現象（contraversive pushing）を呈する症例では，自身の身体垂直認知（SPV）が正中から非麻痺側に傾いているとする報告[3]と麻痺側に傾くとする報告[8]があり一致をみていない．さらに，contraversive pushing症例のSPVの偏倚は，閉眼では出現するが開眼では改善するとの報告もある[3]．

　半側空間無視患者ではSVVが麻痺側に傾くとする報告[9]があるが，contraversive pushingを伴う半側空間無視症例では，非麻痺側への偏倚があるとする報告[10]もある．contraversive pushingを伴わない半側空間無視の患者は座位や立位保持ができないほどの能力低下を呈する例は少ないとされ，contraversive pushingの自然経過は，6か月以内で改善する場合が多いとされる[11,12]．

Ⅲ 姿勢制御能力を改善するための運動療法

A. 理論的根拠・エビデンス

　脳卒中片麻痺患者の姿勢制御能力を改善する運動療法には，神経生理学的アプローチ，運動学習，整形外科的アプローチなどがある．しかし，システマティックレビューによれば，複合してこれらの療法を片麻痺患者に適用した場合，何も行わない場合やプラセボと比較して効果が認められるが，単独で行った場合にどの方法がよいのかの結論は出ていない[13]．

また，脳卒中片麻痺患者に対して静的な立位保持練習時に重心動揺のフィードバックを行うと荷重の非対称性や動揺の幅を改善するという報告がある[14〜16]．一方，重心動揺面積の減少に効果なしとする報告[17]やフォローアップでは差がなくなるとする報告[18]もあり，十分なエビデンスはない．さらに，四脚杖の使用[19,20]は重心動揺の振幅を減らし，麻痺側への装具の使用[21]は，麻痺側の荷重と前額面上で麻痺側への重心移動を拡大すると報告されている．非麻痺側への補高[22]，ウエッジの挿入[23]は，麻痺側への荷重を増加すると報告されている．

contraversive pushing を伴う症例に対する運動療法では，SPV に比べ SVV の機能低下が少ないため，視覚による代償が有効に働くと考えられる．また，他動的な姿勢矯正には抵抗するが，自発的に目標に向かって手を伸ばすなどの運動では姿勢の修正が可能であることが知られている．

脳卒中片麻痺患者の立位姿勢制御能力を改善するためには，大きく2つの視点がある．一つは，現在の片麻痺という機能不全をもった身体で立位姿勢制御という課題をどのように達成するかであり，もう一つは機能の低下をどのように改善するかである．この2つの視点は完全には分離できず，同時並行して行う必要があるが，機能不全の改善に焦点をあてた方法に促通反復療法[24]などがある．しかし，一定以上の中枢神経の損傷による脳卒中片麻痺患者の場合，機能不全を残存を前提として，適切な難易度設定をして練習を行う必要がある．

B．基本的な方法・手順

脳卒中片麻痺患者の立位姿勢制御練習の第1の到達課題は，上肢支持を伴った非麻痺側を中心にした静的立位保持を獲得することにある．

麻痺側下肢の支持性が低い場合は，長下肢装具 (knee ankle foot orthosis：KAFO) を使用する．膝にある程度の支持性があり，膝折れを生じない場合は，短下肢装具 (ankle foot orthosis：AFO) の使用を考える．装具で直接コントロールが可能なのは，麻痺側足関節と膝関節なので，股関節周囲や体幹の支持性が低い場合は，足部への外側ウエッジや外側フレアーヒールを追加する．

また，健側上肢は，contraversive pushing がない場合は，杖や平行棒・高さ調節の可能なベッドなどを使用し，支持基底面を拡大するとともに麻痺側への荷重を代償し，やや非麻痺側寄りの重心制御を促す．なお，非麻痺側上肢は，杖や平行棒などをできる限り引っ張らないようにする．練習中には，立位保持ができる支持基底内の重心位置の理解を促す（図 6A）．

第2の到達課題は，上肢支持を伴った静的立位保持から重心を麻痺側や前後に小さく移動し，戻ることである．この練習は徐々に大きな重心移動へと練習を進める．練習初期から大きな重心移動を行う必要はなく，安全に立位保持ができる位置に戻ることを強調する．この時期には，どこまで重心移動が安全に行えるか，どこまで重心移動すれば転倒するのかを患者は学習する（図 6B）．

第3の到達課題は，上肢の支持をなくした静的立位保持である．この練習は，歩行や移乗時に非麻痺側上肢を持ち替えるときや，杖をつき替えるときに必要になる．したがって，最初は，あまり長時間を目指さなくてもよい．前述の上肢支持を伴った練習と同様に麻痺側への重心移動へと練習を進める（図 6C, D）．

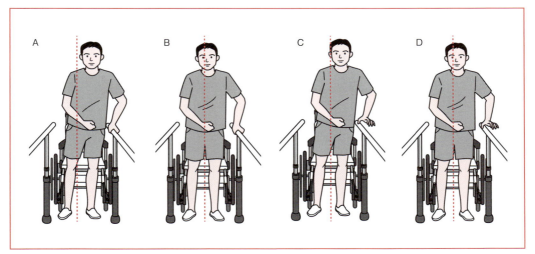

図6　右片麻痺患者の立位姿勢制御練習
A：平行棒を保持し，非麻痺側を中心にした静的立位保持
B：平行棒を保持し，麻痺側への重心移動
C：平行棒から手を離し，非麻痺側を中心にした静的立位保持
D：平行棒から手を離し，麻痺側への重心移動

　次の到達課題は，歩行へ進められる症例であれば，上肢支持を伴って麻痺側の足をわずかに浮かせることや非麻痺側の足を浮かせることであり，さらに歩行練習へとつなげる．
　最終的には，応用的な立位姿勢制御練習を行う．具体的には，後方を振り返る，低い位置に手を伸ばすために中腰になる，不安定なクッション上での立位バランス保持や外乱への対処，さらには二重課題などを行う．
　練習の初期には，足圧中心のフィードバックや鏡を用いた姿勢のフィードバックは可能であれば適用する．KAFO から AFO など装具の変更は，膝の支持性，股関節制御の達成度から判断する．それぞれの到達課題は，完全到達してから次に移るのではなく，次の段階を練習することで前段階の到達を得る．
　contraversive pushing を呈する症例は，SPV に比べ SVV が保たれ，加えて視覚情報があると SPV も改善するとの報告がある．したがって，外部環境の視覚による参照や鏡を用いた自身の姿勢をフィードバックする練習が推奨される．具体的には，垂直に立てた棒に身体を合わせることや鏡を使った方法である．ただし，注視機能の低下がないこと・指示の理解ができることが必要条件となる．また，contraversive pushing を呈する症例では，セラピストによる他動的な姿勢の修正には強く抵抗する．しかし，自発的な運動では非麻痺側への重心移動が可能であり，その効果は持続する．したがって，目標物に対して手を伸ばす，腰を目標物に付けるなどを自発的に行えるように具体的に教示する．具体的には，部屋の隅など麻痺側と背面に壁のある麻痺側に倒れることのない環境から立位を開始し，非麻痺側にある目標に手を伸ばす練習を行うことで非麻痺側への荷重を促し contraversive pushing の抑制を練習する（図7A，B）．
　手すり使用時は，横手すりに比べ縦手すりの使用は，非麻痺側上肢による過剰な pushing

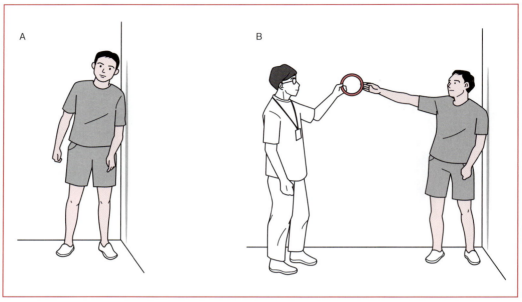

図7 contraversive pushingを伴う左片麻痺患者の立位姿勢制御練習
A：患者の麻痺側と背面に壁のある場所で，麻痺側に倒れる危険性を排除して立位練習を行う．このとき，鏡や垂直な棒を前方に置き手がかりにすると姿勢保持が容易になる場合がある．
B：自発的な非麻痺側への重心移動を促す．セラピストによる他動的な正中もしくは非麻痺側へ重心移動を拒む患者も，自動的に重心移動が可能である．

を抑制する．さらに，手による支持を許さない介助立位や歩行は，上肢によるpushingが起こらず，バランス保持の成功を経験するため，改善するとする主張もある．

　麻痺側下肢へのKAFOの使用は，膝の支持性の低い患者に対しては有効であり，立位姿勢制御の練習時には積極的な使用が推奨される．

文　献

1) Bobath B：脳性麻痺の異常姿勢反射，梶浦一郎ほか訳，医歯薬出版，東京，1973
2) Davies PM：Steps to follow：a guide to the treatment of adult hemiplegia, Springer, Berlin, 403-412, 1985
3) Karnath HO, et al：The origin of contraversive pushing：evidence for a second graviceptive system in humans. Neurology 55：1298-1304, 2000
4) Hara Y, et al：Physiologic decrease of single thenar motor units in the F-response in stroke patients. Arch Phys Med Rehabil 81：418-423, 2000
5) Gemperline JJ, et al：Characteristics of motor unit discharge in subjects with hemiparesis. Muscle Nerve 18：1101-1114, 1995
6) Lukács M, et al：Large motor units are selectively affected following a stroke. Clin Neurophysiol 119：2555-2558, 2008
7) Brunnstrom S：片麻痺の運動療法，佐久間穣爾ほか訳，医歯薬出版，東京，7-16, 2005
8) Pérennou DA, et al：Lateropulsion, pushing and verticality perception in hemisphere stroke：a causal relationship? Brain 131：2401-2413, 2008
9) Saj A, et al：Subjective visual vertical in pitch and roll in right hemispheric stroke. Stroke 36：588-591, 2005
10) Saj A, et al：The visual vertical in the pusher syndrome：influence of hemispace and body position. J Neurol 252：885-891, 2005
11) Karnath HO, et al：Prognosis of contraversive pushing. J Neurol 249：1250-1253, 2002

12) Danells CJ, et al：Poststroke "pushing"：natural history and relationship to motor and functional recovery. Stroke 35：2873-2878, 2004
13) Pollock A, et al：Physiotherapy treatment approaches for the recovery of postural control and lower limb function following stroke. Cochrane Database Syst Rev 24：CD001920, 2007
14) Shumway-Cook A, et al：Postural sway biofeedback：its effect on reestablishing stance stability in hemiplegic patients. Arch Phys Med Rehabil 69：395-400, 1988
15) Lee MY, et al：Clinical evaluation of a new biofeedback standing balance training device. J Med Eng Technol 20：60-66, 1996
16) Dault MC, et al：Effects of visual center of pressure feedback on postural control in young and elderly healthy adults and in stroke patients. Hum Mov Sci 22：221-236, 2003
17) Sackley CM, et al：Single blind randomized controlled trial of visual feedback after stroke：effects on stance symmetry and function. Disabil Rehabil 19：536-546, 1997
18) Walker C, et al：Use of visual feedback in retraining balance following acute stroke. Phys Ther 80：886-895, 2000
19) Laufer Y：Effects of one-point and four-point canes on balance and weight distribution in patients with hemiparesis. Clin Rehabil 16：141-148, 2002
20) Laufer Y：The effect of walking aids on balance and weight-bearing patterns of patients with hemiparesis in various stance positions. Phys Ther 83：112-122, 2003
21) Chen CL, et al：Anterior ankle-foot orthosis effects on postural stability in hemiplegic patients. Arch Phys Med Rehabil 80：1587-1592, 1999
22) Aruin AS, et al：Compelled weightbearing in persons with hemiparesis following stroke：the effect of a lift insert and goal-directed balance exercise. J Rehabil Res Dev 37：65-72, 2000
23) Rodriguez GM, et al：The effect of shoe wedges and lifts on symmetry of stance and weight bearing in hemiparetic individuals. Arch Phys Med Rehabil 83：478-482, 2002
24) 川平和美：片麻痺回復のための運動療法―促通反復療法「川平法」の理論と実際，第2版，医学書院，東京，2010

2 神経系機能不全
3) パーキンソニズム

鎌田 理之，松尾 善美

　パーキンソニズムは，安静時振戦，固縮，寡動，姿勢反射異常の主要な運動徴候，いわゆる4大徴候のうち，少なくとも2つを呈する場合に診断される．パーキンソニズムは，パーキンソン病 (Parkinson's Disease：PD) などの特発性パーキンソニズムや脳血管性パーキンソニズム，薬剤性パーキンソニズム，進行性核上性麻痺や大脳基底核変性症などに分類され，そのうちPDの割合は40〜60％と最も多い[1,2]．以下，PDに関する姿勢制御能力低下およびそれに対する運動療法について解説する．

I 主な病態と姿勢制御能力低下の特徴

A. PDの病態

1 大脳基底核の構造と機能

　大脳基底核は脳の深部に位置する複数の神経核の総称であり，線条体，淡蒼球 (内節と外節)，視床下核，黒質 (緻密部と網様部) の4つの神経核から構成される．線条体は大脳基底核の入力部に当たり，大脳皮質の広範な領野 (一次運動野や補足運動野，運動前野などの運動関連領野および前頭前野の皮質連合野) から入力を受ける．また，大脳基底核は淡蒼球内節および黒質網様部から，視床へ抑制性に投射する．さらに，視床は大脳皮質へ興奮性に投射する[3]．このように，大脳基底核は視床を介して大脳皮質―基底核ループを形成し，運動・姿勢制御プログラム生成に関与する[4]．また，大脳基底核は筋緊張の抑制に作用する脚橋被蓋核や，歩行リズムを誘発させる中脳歩行誘発野など脳幹へも抑制性に投射する (基底核―脳幹系)．

2 大脳基底核による姿勢制御

　体幹や上下肢近位筋による姿勢制御には内側運動制御系が関与する[5,6]．内側運動制御系を構成する下降路は，その多くが脳幹網様体や前庭核など脳幹に起始し，これら下降路は姿勢反射にも関与する．姿勢制御プログラムは大脳皮質―網様体投射を介して興奮性に，基底核―脳幹系を介して脱抑制性に網様体脊髄路などの内側運動制御系へ伝達され，随意運動に合わせた協調的な姿勢制御が実行される[7]．

3 PDにおける大脳基底核の機能異常

　黒質緻密部の神経細胞は軸索を上行して線条体へ投射する (黒質線条体投射)．黒質緻密

は神経伝達物質としてドーパミンを放出する．PDではこのドーパミン作動性神経細胞にLewyによって発見されたLewy小体が生じ，細胞の変性・脱落が進行することで，線条体で放出されるドーパミンが減少する．その結果，大脳基底核の情報処理に異常が生じ，淡蒼球内節および黒質網様体部の抑制性出力が過剰となる．この過剰抑制に伴う大脳基底核—皮質ループおよび基底核—脳幹系の異常が，姿勢反射異常をはじめとするパーキンソニズムの出現に関与する[4]と考えられている．

4 Braakの仮説

BraakらはPDの進行を6段階に分類する仮説を提唱し，病理変化（Lewy小体と線維の発現）が延髄の迷走神経背側核と嗅球に始まり（ステージ1），進行すると延髄・橋被蓋（縫線核や巨細胞性網様核，青斑核）を上行して（ステージ2），中脳（黒質緻密部）（ステージ3）に生じる[8]と報告した．このように，PDでは非ドーパミン作動性神経細胞にも病理変化が認められ，自律神経異常などの非運動症状のみならず，姿勢制御能力低下を含む運動症状にも関与している可能性がある．

B. PDにおける姿勢制御能力低下の特徴

1 姿勢制御能力とは

姿勢制御では，定位（orientation）と安定性（stability）の2つを目的として，空間での身体位置を調整する[9]．定位は，体節同士や身体と環境との関連を適切に保持する能力と定義され，重力や支持面，環境に対する身体アライメントや筋緊張の調整を含む．一方，安定性は支持基底面の範囲内に重心を保持する能力と定義される．以下，本稿では姿勢制御能力を定位と安定性の観点から解説する．

2 PDにおける定位能力低下の特徴

PDにおける定位能力低下の主な特徴に，姿勢変形（postural deformity）が挙げられる．PDの姿勢変形は，肘の屈曲や腕の内転，膝や体幹の中等度の屈曲を伴う前傾姿勢がその典型[10]とされ，Movement Disorder Societyが改定したUnified Parkinson's Disease Rating Scale（UPDRS）の下位項目では，患者が姿勢を正した際の前屈・側屈姿勢の観察が推奨されている（表1A）[11]．PDにおける主な姿勢軸の変形には，矢状面では腰曲り（camptocormia）（図1A）と首下がり（dropped head syndrome, antecollis）（図1B），前額面では体幹側屈（図2A）がある．

腰曲りは，「胸腰椎部の極端な前傾屈曲であり，歩行中や持続する立位により増悪するが，臥位では完全に消失する」[12]と定義される．腰曲り（立位や歩行中の45°以上の胸腰椎屈曲）はPD患者の18％に認められ[13]，歩行不安定や呼吸機能低下，QOL低下に影響する[12,13]．一方，首下がりは頭部が床面をみるほど極度に屈曲するが，胸腰椎部の前屈はほとんど伴わない姿勢[14]であり，PD患者では6％程度に認められる[15]．

PD患者の体幹側屈には，Pisa徴候（Pisa syndrome）と側弯（scoliosis）が含まれる[16]．これまでの報告では両者を区別せずに調査されてきたが，Pisa徴候を「少なくとも10°以上の明らかな側屈を認め，側臥位や他動運動によって完全に解消可能な状態」により診断し，側弯を「通常脊椎の回旋を伴う脊柱の側屈であり，その診断には放射線学的な確証が必要」と定義として，両者を区別すべきとの意見もある[17]．

表1 パーキンソン病における姿勢変形・姿勢不安定の観察

A 姿勢

検査者への指示：
患者の椅子からの立ち上がり後や歩行中，姿勢反射テスト中の姿勢を評価する．
もし姿勢に問題があれば，患者に姿勢を正すよう知らせ，改善するかを確認する．
これら観察時の最も悪い姿勢を評価する．前屈や側屈を観察する．

0：正常	課題なし．
1：わずか	高齢者であれば正常な程度．
2：軽度	ある程度前弯や一側への傾きがあるものの，促せば自分で修正できる．
3：中等度	前弯や一側への傾きがあり，自分では修正できない．
4：重度	姿勢の極度な異常を伴う前弯や傾きがある．

B 姿勢安定性（Pull test）

検査者への指示：
両肩を素早く勢いよく引くことで生じる，身体位置の急激な変化に対する反応を調べる．
患者は両足を楽に開いて平行とし，開眼にて直立姿勢をとる．患者の後ろに立ち，何が起こるかを知らせ，転倒しないように後ろに脚を踏み出してもよいことを説明する．検査者の後ろに壁があるべきだが，後ろへ踏み出す歩数を観察できるように少なくとも1～2mは離れるようにする．
1回目はデモンストレーションとし，故意に緩やかにし評価しない．2回目は，後ろへ1歩踏み出すのに十分な重心移動が生じるように，検査者のほうに勢いよく肩を引く．検査者は補助する準備をし，患者が自分で立ち直るため数歩踏み出すのに十分な程度後方に立つ．患者が引かれるのを予測して異常に体を前に曲げないようにする．
後ろに何歩踏み出したか，転倒したかを観察する．2歩までは正常とし，3歩から異常とする．

0：正常	1，2歩で立ち直る．
1：わずか	3～5歩必要であるが，助けなしで立ち直る．
2：軽度	5歩以上必要であるが，助けなしで立ち直る．
3：中等度	安全に立てるが，姿勢反応はみられずに助けなしでは転倒する．
4：重度	不安定であり，何もしなくても，または軽く肩を引くだけでもバランスを崩す傾向にある．

C Unified Parkinson's Disease Rating Scale Part Ⅲ 運動項目一覧

18	言語	27	椅子からの立ち上がり
19	表情	28	姿勢
20	安静時の振戦（顔面，左右上下肢）	29	歩行
21	動作時または姿勢時振戦（左右）	30	姿勢安定性
22	固縮（頸部，左右上下肢）	31	動作緩慢
23	指タッピング（左右）		
24	手の運動（左右）		
25	手の回内外運動（左右）		
26	脚の敏捷性（左右）		

＊一項目あたり4点．合計108点満点で評価する
（文献11）より引用改変）

3 PDにおける安定性能力低下の特徴

　PDの安定性能力低下の主な特徴には姿勢反射異常があり，主にPull test（表1B）を用いて観察される．後方外乱に対してステップ反応を認める場合，後ろに何歩踏み出したかで姿勢反射異常の程度を判定する．Hoehn & Yahr（HY）分類はPDの重症度評価によく使用され，PDの進行を運動症状と患者の自立度に基づき5段階で分類する．PD中期になり外乱に対して後ろに一歩も踏み出せずに丸太様に倒れる場合，HY分類3以上と判定される．後期になると外乱がなくとも立位不安定となる．

　PDでは通常L-ドーパが著効するが，姿勢反射異常への効果は安静時振戦や固縮と比較して乏しい[18]．これは，黒質線条体投射におけるドーパミン作動性神経細胞脱落以外の要因がPD

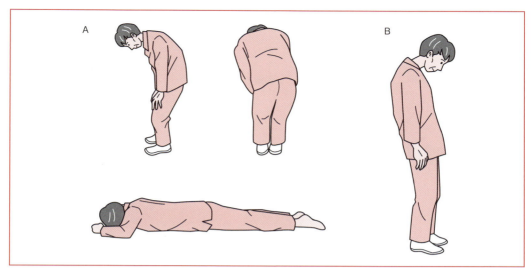

図1　腰曲り・首下がりにおける立位・腹臥位姿勢

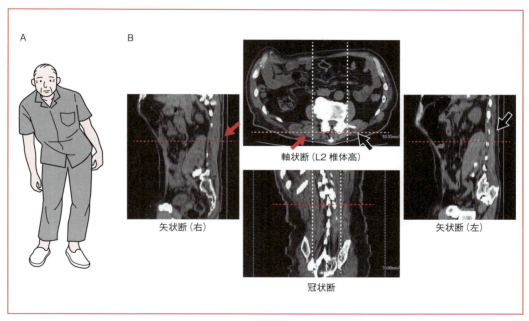

図2　体幹側屈姿勢
A：立位姿勢（正面像）：右側屈姿勢が確認できる．
B：CT画像：傍脊柱筋に左右差（Rt＞Lt）を認め，右側の緊張亢進もしくは左側の筋力低下が疑われる．

の姿勢反射異常に関与する可能性を示唆している．実際，青斑核の脱落と，その結果生じる中枢ノルエピネフリンの欠乏の，姿勢反射異常への関与[19]が指摘されている．

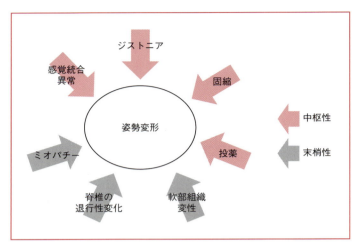

図3 パーキンソン病における姿勢
変形のメカニズム
(文献 17) より引用改変)

II 姿勢制御能力低下のメカニズム

A. PDにおける定位能力低下のメカニズム

1 姿勢変形のメカニズム

　腰曲りやPisa徴候などの姿勢変形は立位や歩行中に認める一方，臥位や他動運動により解消する点が特徴であることから，PDの姿勢変形が脊椎病変など整形外科的な要因のみで生じるとは考えにくい．PD患者の姿勢変形の要因として，中枢性メカニズム（ジストニア，固縮，感覚統合異常，投薬）と末梢性メカニズム（ミオパチー，脊椎の退行性変化，軟部組織変性）の2つが指摘されている[17]（図3）．

2 感覚統合異常

　姿勢の定位には，視覚，前庭感覚，固有感覚の情報が適切に統合および制御される必要がある．通常の環境においては，健常者では固有感覚70％，視覚10％，前庭感覚20％の割合で感覚情報が統合されるが，支持面が不安定になると姿勢定位のために固有感覚への依存度が減少し，視覚と前庭感覚への依存度が増加する[9]．このような，環境に合わせて感覚を再重み付け（sensory re-weighting）する能力は姿勢定位に重要となる．

　PD患者では閉眼すると対照群よりも体幹の定位が不十分になる[20]．これは，PD患者では視覚から，固有感覚や前庭感覚への再重み付け（re-weighting）が適切でないことを示唆する．PD患者では固有感覚による運動制御能力の低下[21]が報告されており，閉眼時の姿勢定位における再重み付け（sensory re-re-weighting）の能力は，一つには固有感覚の統合が不十分なために低下すると考えられる．一方，前庭機能低下がPD患者の体幹側屈に影響する可能性が指摘されている[22,23]．Vitaleらは，Pisa徴候を伴うPD患者群と伴わない群で前庭機能を比較し，Pisa徴候群ではすべての患者で側屈側と同側の前庭機能に低下を認めた[24]と報告した．これらより，PDの進行および前庭感覚の異常が固有感覚の異常に伴い増悪するにつれて，感覚の再重み付け（sensory re-weighting）がなされ，その結果，PD患者の姿勢変形に至る可能

性が指摘されている．

B．PDにおける安定性能力低下のメカニズム

1 安定性限界の減少

　安定性限界（stability limits）とは，動的立位保持の際，バランスを失うことなく支持基底面に足圧中心を移動することが可能な最大範囲である．PD患者では同年代の健常者よりも安定性限界が制限され，この制限はPull testが正常であるHY分類2でも方向特異的に認められる[25]．さらに，PD患者は重症度が上がるほど自己の安定性限界を過大評価し，実際には到達しない範囲でもリーチ可能と判断し姿勢制御する[26]可能性が指摘されている．

2 自動性姿勢反応および予測性姿勢制御の低下

　立位の維持はほとんど注意を要さない自動性の高い活動であり，主に2つのメカニズム，一つは自動性姿勢反応（automatic postural reactions）（外乱により刺激された視覚，前庭感覚，固有感覚からの感覚情報に応じて生じる反応），もう一つは予測性姿勢制御（anticipatory postural adjustments）（随意運動に伴って生じ，外乱の発生に先行して将来の外乱の影響を減少する制御）によって達成される[22]．

a．自動性姿勢反応 ▶▶▶

　自動性姿勢反応は，矢状面では主に3つの運動戦略（足関節戦略と股関節戦略，ステッピング戦略）をとり[27]，外乱が大きいほど，足関節戦略より股関節戦略をとりやすく，重心が安定性限界を超えるとステッピング戦略をとり姿勢を保持する．Pull testは後方ステッピング戦略の誘発に該当する．健常者では支持面がより狭い不安定な状態になると，わずかな外乱にも股関節戦略をとるといったように，課題（立位・座位）や環境（固定支持面・不安定な狭小面）に合わせて柔軟に運動戦略を適応させる．それに対してPD患者では，運動戦略開始が遅れ，拮抗筋が同時収縮する異常な筋活動パターンが生じ，課題や環境が変化しても運動戦略をうまく適応できなくなる[28]．他方，前額面では主にサイドステップ戦略とクロスオーバー戦略，ノーステップ戦略の3つの戦略がとられる．PD患者は側方外乱に対し対照群と類似した運動戦略をとるものの，サイドステップ戦略ではステップ開始の遅れやステップ速度の低下，ステップ幅の減少を認め，これらが側方転倒の増加と関連する[29]と報告されている．

b．予測性姿勢反応 ▶▶▶

　予測性姿勢制御は，立位時の上肢挙上やステップ動作などの随意運動に先行して生じる．歩行を開始すると，はじめに足圧中心が初期遊脚側へ移動し，次に支持脚へ移動し，最後に遊脚側が振り出される．この歩行1ステップ目の予測性姿勢制御において，PD患者では足圧中心の移動開始から振出までの時間が延長し，足圧中心の移動距離が短縮，遊脚側の歩幅が減少する[30]．なお，L-ドーパの改善効果は外乱に対するステップ反応（自動性姿勢反応）で乏しく，随意運動に伴うステップ（予測性姿勢制御）で認める[30]ことから，両者はよく似たステップ動作であるが，それぞれの中枢神経回路は異なる可能性がある[29]．

3 姿勢安定性に対する認知機能の影響

　立位保持は通常ほとんど注意を要さないが，完全には自動的ではなく，一部は注意機能と関連する[31]．PD患者では，主に大脳基底核の機能異常により立位時の姿勢安定性が低下している．そのため，PD患者では静的立位中もすでに注意機能へ依存した状態，言い換えれば，注

意機能を含む皮質活動により代償されることで姿勢安定性を得た状態にある．

　Marcheseらは，二重課題負荷によりPD患者（HY分類2〜3）の姿勢安定性が変化するかを，重心動揺検査を用いて調査したところ，対照群では負荷により足圧中心の移動距離と面積が変化しなかったのに対し，PD患者では足圧中心の面積が有意に増加した[32]と報告した．さらに，転倒歴を有するPD患者では転倒歴のない患者よりも，足圧中心の移動距離と面積が有意に増加した．したがって，PD患者では姿勢不安定であるほど姿勢保持における注意機能への依存度が高く，会話など姿勢保持以外に注意がそれるだけでも，容易に姿勢が不安定になる可能性が考えられる．

III 姿勢制御能力を改善するための運動療法

A．理論的根拠・エビデンス

1 PDの定位能力改善に関するエビデンス

a．姿勢変形に対する運動療法のエビデンス ▶▶▶

　PDの姿勢変形に対する運動療法はエビデンスが十分に確立されておらず，日本神経学会のパーキンソン病治療ガイドライン[33]では，自動・他動的な可動域練習やストレッチなどのプログラムが推奨グレードC1（科学的根拠はないが，行うよう勧められる）とされる．近年，PD患者の姿勢変形に対する運動介入がいくつか試みられている．

　BartoloらはHY分類1〜3の軽度から重度の体幹側屈を伴うPD患者に対し，体幹に特化したストレッチ，筋力増強，歩行・バランス練習，リラクセーションなどを含むプログラムを1回90分，週5回，4週間施行したところ，立位時の体幹前屈や側屈が軽減し，体幹の可動性が改善した[34]と報告した．Kataokaらはバランス運動に加えて，仰臥位でのブリッジ運動や膝伸ばし位での下肢挙上，両股・膝・足関節および体幹筋のストレッチ運動，腰上げや腹筋運動などレジスタンストレーニングを含む身体リハビリテーションを1回1時間，週5回，2週間行うことで，PD患者の側屈が改善した[35]と報告した．また，UPDRS（姿勢）（表1A）で2以上のPD患者に対し，背中への固有感覚や触覚への刺激を活用し，患者に合わせたストレッチや姿勢再教育を1回40分，週3回，4週間行うことで，矢状面・前額面の姿勢が有意に改善した[36]と報告した．このように，PDの姿勢変形に対する運動療法は，オーダーメイドかつ体幹に特化した内容において成果が示されつつある．

b．感覚統合異常に対する運動療法のエビデンス ▶▶▶

　PD患者では感覚統合異常に対する運動療法はほとんどみられない．SageらはUPDRS PartIII運動項目の合計（表1C）が35点未満のPD患者に対し，閉眼を保ったまま，特に固有感覚フィードバックに患者を集中させた歩行（20〜30分）や座位（20〜30分）での運動を組み合わせたプログラムを週3回，12週間実施したところ，UPDRSの姿勢や歩行に関する下位項目（27〜31）の合計点やtimed up and go test（TUG）時間が，座位下肢エルゴメーターによる有酸素運動群よりも有意に改善した[37]と報告した．このように，感覚統合異常に着目した運動療法がPD患者の姿勢や歩行を改善する可能性はあるものの，今後十分なエビデンスの確立が必要である．

2 PDの姿勢安定性能力改善に関するエビデンス

近年PDに対する運動の効果に関するシステマティックレビューやメタアナリシスが増加しつつある[38~40]．姿勢安定性能力のアウトカムには重心動揺検査などの機器を用いた評価指標があるが，実際には臨床的に測定可能なBerg balance scale (BBS)やTUGなどのバランス関連活動指標や転倒指標がよく用いられる．PD患者に対する運動療法はバランス関連活動指標の改善に有効とされ，日本神経学会のパーキンソン病治療ガイドラインにおいてグレードA（強い科学的根拠があり，行うよう強く勧められる）とされる[33]．一方，転倒指標への運動療法の効果は同ガイドラインにおいてグレードB（科学的根拠があり，行うよう勧められる）である一方，他の報告ではエビデンスなしとされることが多い[39]．

PD患者に対する運動療法にはさまざまな種類の運動が取り入れられており，安定性能力低下には，バランス・歩行練習，下肢筋力増強，有酸素運動，リラクセーションなどの運動，トレッドミル練習，キューを用いた練習，ダンス，太極拳などが単独もしくは，複数の組み合わせで実施される[38,40]．しかしながら，どの運動の組み合わせが，どの姿勢安定性の要素やバランス関連活動に最も効果的かは明らかではない．さらに，運動の種類だけでなく，介入の強度や頻度，期間についても統一されていない[38]．また，二重課題負荷による安定性低下に対する運動療法はほとんど報告がなく，現状では，姿勢保持中，物の運搬や会話，考えごとなどの課題の追加を避けるといった注意戦略により対処する[41]．

このように，PD患者では姿勢安定性を含むバランス関連活動が運動療法で改善するが，そのためには患者各々に最適な運動の組み合わせや頻度，強度，期間を，エビデンスを参考に注意深く設定する必要があると思われる．

B. 基本的な方法・手順

1 PD患者の転倒と姿勢制御能力低下の関連

a. PD患者の転倒とその要因▶▶

PD患者の転倒発生率は40~70％で健常高齢者の6倍高く[42]，その転倒要因は外的要因と内的要因に分類される．外的要因には，カーペットなどの支持面の形状や，夜間，寝室での転倒といった時間帯や場所などが該当する[43]．一方，内的要因には，PD患者自身のすくみ足や下肢筋力低下に加えて，姿勢不安定や異常姿勢といった姿勢制御能力低下が含まれる．

このようにPD患者の転倒は多要因で生じており，PD患者の姿勢制御能力が低下しているからといって，必ずしもそれが転倒の主要因とは限らない．転倒予防はPD初期からリハビリテーションの主目標の一つであり，運動療法はその目標に向けてより効果的に展開されるべきである．そのためには，姿勢制御能力低下が真に転倒に関与するかを，患者の転倒状況を把握する過程でよく検討することが重要となる．

b. 転倒状況による姿勢制御能力低下の推定▶▶

転倒に関する問診内容を表2に示す．はじめはPD患者から転倒歴全般を問診し，過去の転倒がQOLの低下や骨折などの転倒事故を引き起こし，予防の対象になるかを判断する．予防対象となる転倒を有すれば，次にその状況について確認する．

転倒状況の問診を通じて，姿勢制御における定位（身体アライメントや姿勢変形，感覚統合）や安定性（安定性限界や自動性姿勢反応，予測性姿勢制御，認知機能）のどの要素が転倒

表2 転倒に関する問診内容

転倒歴全般				
回数	（対象期間：過去1年間　など）			
頻度	（月に1回程度　など）			
外傷の有無	有	無		
転倒恐怖感	有	無		
転倒状況（予防対象となる転倒について確認）				
環境面				
いつ	朝	昼	夕方	夜間
どこで	屋内	屋外		
	場所	（居間・台所・トイレ・寝室　など）		
支持面の形状	（坂道・カーペット・布団　など）			
転倒時の活動				
目的	（人から声をかけられ振り向くため　など）			
姿勢	立位	座位		
活動の種類	移動	立位	移乗	
重心移動	随意運動	外乱		
転倒方向	（前後左右　など）			
接地部位	（膝・手・殿部・頭部　など）			

に関連するかを判断する．例えば，転倒が夜間，就寝時に生じていれば，その転倒に感覚統合異常が関与するかもしれない．また，PD患者の転倒は移動時45％，立位時32％，移乗時21％の順に多く，立位にはリーチ動作や前傾姿勢，更衣動作が関連する[44]．このような転倒時の活動に加え，その目的や転倒接地部位などの情報に基づき転倒時の重心移動の様相やその方向を検討し，予測性姿勢制御の低下など姿勢制御のどの要素が転倒に関連したかを推定する．このように，転倒に関連する姿勢制御能力低下の要素を事前に推測したうえで，患者の姿勢制御能力を実際に測定していくことが望ましい．

c. PD患者の姿勢制御能力の把握▶▶▶

　PD患者の姿勢制御能力は重心動揺検査や筋電図などで客観的に把握されることが望ましいが，臨床的にはバランス関連活動指標で代用されることが多い．Pull testやBBSなどの姿勢・運動課題の測定や観察を通して，定位能力や安定性能力のどの要素が実際に低下しているかを把握する（表3）．この際，例えばBBSでは，PD患者の半年以内の転倒予測では47点/56点がカットオフ値[45]であり，減点した課題がそのまま転倒に関連するとは限らない．そこで，実際に認められた姿勢制御能力低下の要素が，転倒状況の問診から推定した要素と一致するかについて確認し，転倒との関連性をさらに検討するとよい．以上の手順で確認した，PD患者の転倒と関連のある姿勢制御能力の要素を対象として，転倒予防を目標とした具体的な運動療法を立案していく．

　なお，これまでアウトカムとしてよく使用されてきたバランス関連活動指標では，姿勢制御能力の要素全般の観察が難しかった．近年Horakらは，姿勢制御能力の6要素，36の課題を含むBalance Evaluation Systems Testを開発[46]し，PD患者の転倒予測に成果を上げてい

表3 姿勢・運動課題と姿勢制御能力の要素との関連例

姿勢制御能力要素	姿勢・運動課題	バランス関連活動指標
姿勢	開眼立位	UPDRS（姿勢）
感覚統合	立位（開閉眼）	BBS，BESTest
安定性限界	重心移動 リーチング（前後左右）	BBS，FR
自動性姿勢反応	Mann肢位 外乱（前後左右）	BBS Pull test，UPDRS（姿勢安定性）
予測性姿勢制御	上肢挙上 左右振り返り 立ち上がり 着座 床の物ひろい つま先立ち 片脚立ち（左右） 交互踏み換え 移乗 キャッチボール	BESTest BBS BBS，BESTest BBS BBS BESTest BBS，BESTest BBS，BESTest BBS
認知機能	二重課題TUG	TUG

UPDRS：Unified Parkinson's disease rating scale，BBS：Berg Balance Scale，FR：Functional Reach Test，BESTest：Balance Evaluation System's Test，TUG：Timed Up and Go Test
通常どの課題も複数の姿勢安定性の要素を併せもつが，各課題の有する主な要素に基づき分類．
姿勢・運動課題を含むバランス関連活動指標を併記．

る[47]．このような指標の活用でPD患者個人の姿勢制御能力低下の要素をさらに詳しく把握できる可能性があり，より精度の高い運動処方への貢献が期待される．

2 姿勢定位能力改善のための運動療法

a. 姿勢変形改善のための運動療法▶▶

　PDの姿勢変形に対する運動療法は一般的に，リラクセーションやストレッチ，関節可動域練習，筋力トレーニングを組み合わせて施行される．これらプログラムは先行研究において，他動運動や臥位により姿勢がほぼ完全に修正可能なこと，PD以外の神経変性疾患がないこと，脊椎手術や骨折，脊柱管狭窄など脊椎病変の既往がないことなど，対象者に採用基準や除外基準を設けたうえで実施されている．したがって，PD患者の姿勢変形の可逆性は事前に検討されるべきであり（図4），可逆性が乏しい場合には，歩行器などの歩行補助具や手すりなどの環境設定も併せて考慮する．

　体幹においては基本的に視診・触診を通して対象筋を検討するが，可能であればX線やCTなど画像所見も参照するとよい．特にCT所見では体幹筋，例えば腹斜筋や傍脊柱筋の左右差や筋厚の観察が可能であり，姿勢と体幹筋の緊張や萎縮との関連をより推測できることがある（図2B）．一方，PDの姿勢変形には体幹以外にも四肢の関節可動域や筋力が関与する場合がある．特に，股関節の伸展可動域低下や殿筋群の筋力低下，ハムストリングスや腓腹筋の伸張性低下は立位姿勢の身体アライメントに影響するため，体幹と併せて治療されることが望ましい．

b. 感覚再重み付け（sensory re-weighting）を促す運動療法▶▶

　PD患者では固有感覚や前庭感覚の異常を代償するために，視覚に依存した姿勢定位がなさ

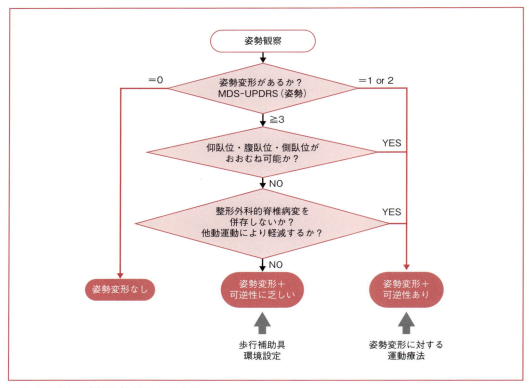

図4 PD患者の姿勢観察手順と介入方法

れる[20]．したがって，姿勢定位における固有感覚や前庭感覚への再重み付け（re-weighting）を促す運動療法は定位能力の改善に有用な可能性がある．

　PD患者の感覚統合異常を臨床的に判断する方法は明らかではないが，少なくとも閉眼で姿勢動揺や姿勢変形が増悪するにもかかわらず，前庭病変などが明らかに併存しない場合，感覚統合異常が疑われる（図5）．この際，例えば，閉眼で視覚を制限する，フォームラバーや斜面台を用いて感覚入力の質や量を変化させるなど，感覚環境を操作しつつ姿勢定位を練習し感覚再重み付け（sensory re-weighting）を促すとよい．

3 姿勢安定性能力改善のための運動療法

　「1 PD患者の転倒と姿勢制御能力低下の関連」の手順で確認された，PD患者の転倒と関連する姿勢安定性能力低下の要素が直接的な介入対象となるが，PDの安定性能力改善に関するエビデンスに鑑みると，現状ではそれら要素を含むバランス関連活動指標を間接的な介入対象としたほうが運動を立案しやすいと思われる．例えば，患者の転倒とBBS下位項目の課題との関連を認めた場合，BBSをアウトカムとした先行研究の介入方法（バランス練習や下肢筋力トレーニング，トレッドミル歩行，太極拳など）から，患者の状態や実行可能性を加味して最適な運動プログラムを立案する．そのうちバランス練習では，介入対象となる姿勢安定性の要素や患者のバランス能力に合わせて，表3のような姿勢・運動課題から関連するものを選択し練習課題に用いる．

　例えば，自動性姿勢反応の練習では支持基底面や外乱を調整することで運動戦略の出現を促

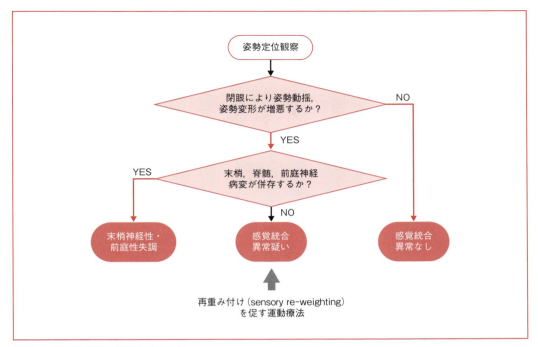

図5 姿勢定位観察の手順と介入方法

す．はじめに，患者の練習開始肢位を設定する．閉脚立位のように支持基底面を狭くすると，股関節戦略やステッピング戦略が促しやすい．また，Mann肢位では前額面での運動戦略が促しやすくなる．次に，患者に与える外乱を設定する．外乱の強さ以外に，種類（push・pull・push and release）や方向（前後左右），外乱予告の有無，タイミング（一定・ランダム）などを調整したうえで練習を開始する．練習中，運動戦略の応答がpushやpullによる外乱に対して乏しい場合，push and releaseによる外乱を試みる（図6）．セラピストは，患者が前後左右のpushに合わせて適切な力で抵抗するように誘導し，それができれば少しずつrelease（セラピストが加えたpush，すなわち押す外乱に対する患者の抵抗を開放する手技のこと）を導入して，運動戦略の応答が増大するかを確認するとよい．

Jöbgesらは HY 分類 2.5〜4 の PD 患者に対し，セラピストが後方へ引く，側方へ押す外乱（180〜230回の外乱）に抗して大きく踏み出し安定性を保つ練習を20分間，1日2回，2週間（週末を除く10日間）実施したところ，踏み出し開始時間の短縮や踏み出し幅の増大を認めた[48]と報告した．このように，適切に課題を選択し反復することで，介入対象とした姿勢安定性要素の改善が期待できる．

文 献

1) Baldereschi M, et al：Parkinson's disease and parkinsonism in a longitudinal study：two-fold higher incidence in men. Neurology 55：1358-1363, 2000
2) Benito-León J, et al：Prevalence of PD and other types of parkinsonism in three elderly populations of central Spain. Mov Disord 18：267-274, 2003
3) Alexander GE, et al：Parallel organization of functionally segregated circuits linking basal ganglia

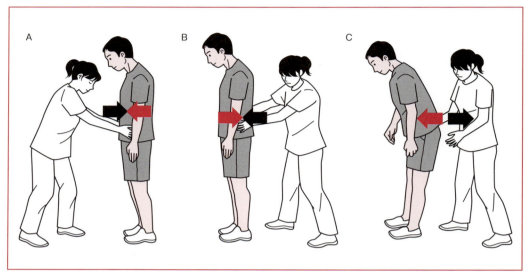

図6 push and releaseによる外乱を用いた自動性姿勢反応に対するバランス練習例
A：後方へのpushに対する前方への抵抗を誘導．
B：前方へのpushに対する後方への抵抗場面．
C：Bの直後にreleaseを行い，後方外乱に対する自動性姿勢反応（ここでは股関節戦略）を誘発．この際，Aの練習前後で反応が増大していれば，練習を反復していく．
➡：セラピストによる外乱方向，➡：患者の抵抗方向．

and cortex. Annu Rev Neurosci 9：357-381, 1986
4) Takakusaki K, et al：Role of basal ganglia-brainstem pathways in the control of motor behaviors. Neurosci Res 50：137-151, 2004
5) Kuypers HGJM：Anatomy of the descending pathways. Moter Control, Part 1, American Physiological Society, Bethesda, 597-666, 1981
6) Lemon RN：Descending pathways in motor control. Annu Rev Neurosci 31：195-218, 2008
7) 高草木薫：大脳基底核による運動の制御．臨床神経学 49：325-334, 2009
8) Braak H, et al：Staging of brain pathology related to sporadic Parkinson's disease. Neurobiol Aging 24：197-211, 2003
9) Horak FB：Postural orientation and equilibrium：what do we need to know about neural control of balance to prevent falls? Age Ageing 35：ii7-ii11, 2006
10) Benatru I, et al：Postural disorders in Parkinson's disease. Neurophysiol Clin 38：459-465, 2008
11) Goets CG, et al：Movement Disorder Society-sponsored revision of the United Parkinson's Disease Rating Scale (MDS-UPDRS)：scale presentation and clinimetric testing results. Mov Disord 15：2129-2170, 2008
12) Melamed E, et al：Camptocormia in Parkinson's disease. J Neurol 253：Ⅶ14-Ⅶ16, 2006
13) Abe K, et al：Camptocormia in Parkinson's disease. Parkinson Dis 2010：267640, 2010
14) Yoshiyama Y, et al：The dropped head sign in parkinsonism. J Neurol Sci 167：22-25, 1999
15) Kashihara K, et al：Dropped head syndrome in Parkinson's disease. Mov Disord 21：1213-1216, 2006
16) Castrioto A, et al：The pathogenesis of Pisa syndrome in Parkinson's disease. Mov Disord 29：1100-1107, 2014
17) Doherty KM, et al：Postural deformities in Parkinson's disease. Lancet Neurol 10：538-549, 2011
18) Valkovic P, et al：Push-and-release test predicts Parkinson fallers and nonfallers better than the pull test：comparison in OFF and ON medication states. Mov Disord 23：1453-1457, 2008
19) Grimbergen YA, et al：Postural instability in Parkinson's disease：the adrenergic hypothesis and the locus coeruleus. Expert Rev Neurother 9：279-290, 2009
20) Vaugoyeau M, et al：Role of sensory information in the control of postural orientation in Parkinson's disease. J Neurol Sci 289：66-68, 2010

21) Khudados E, et al：Proprioceptive regulation of voluntary ankle movements, demonstrated using muscle vibration, is impaired by Parkinson's disease. J Neurol Neurosurg Psychiatry 67：504-510, 1999
22) Kim SD, et al：Postural instability in patients with Parkinson's disease. Epidemiology, pathophysiology and management. CNS Drugs 27：97-112, 2013
23) Castrioto A, et al：The pathogenesis of Pisa syndrome in Parkinson's disease. Mov Disord 29：1100-1107, 2014
24) Vitale C, et al：Vestibular impairment and adaptive postural imbalance in parkinsonian patients with lateral trunk flexion. Mov Disord 26：1458-1463, 2011
25) Ganesan M, et al：Dynamic posturography in evaluation of balance in patients of Parkinson's disease with normal pull test：concept of a diagonal pull test. Parkinsonism Relat Disord 16：595-599, 2010
26) Kamata N, et al：Overestimation of stability limits leads to a high frequency of falls in patients with Parkinson's disease. Clin Rehabil 21：357-361, 2007
27) Shumway-Cook A, et al：Motor control：theory and practical applications, 2nd ed, Lippincott Williams and Wilkins, Philadelphia, 2000
28) Horak FB, et al：Postural inflexibility in parkinsonian subjects. J Neurol Sci 111：46-58, 1992
29) King LA, et al：Lateral stepping for postural correction in Parkinson's disease. Arch Phys Med Rehabil 89：492-499, 2008
30) Burleigh-Jacobs A, et al：Step initiation in Parkinson's disease：influence of levodopa and external sensory triggers. Mov Disord 12：206-215, 1997
31) Lajoie Y, et al：Attentional demands for static and dynamic equilibrium. Exp Brain Res 97：139-144, 1993
32) Marchese R, et al：Effect of cognitive and motor tasks on postural stability in Parkinson's disease：a posturographic study. Mov Disord 18：652-658, 2003
33) 日本神経学会監，「パーキンソン病治療ガイドライン」作成委員会編：パーキンソン病治療ガイドライン2011，医学書院，東京，2011
34) Bartolo M, et al：Four-week trunk-specific rehabilitation treatment improves lateral trunk flexion in Parkinson's disease. Mov Disord 25：325-331, 2010
35) Kataoka H, et al：Reversible lateral trunk flexion treated with a rehabilitation program in a patient with Parkinson's disease. Parkinsonism Relat Disord 19：494-497, 2013
36) Capecci M, et al：Postural rehabilitation and Kinesio taping for axial postural disorders in Parkinson's disease. Arch Phys Med Rehabil 95：1067-1075, 2014
37) Sage MD, et al：Symptom and gait changes after sensory attention focused exercise vs aerobic training in Parkinson's disease. Mov Disord 24：1132-1138, 2009
38) Dibble LE, et al：The effects of exercise on balance in persons with Parkinson's disease：a systematic review across the disability spectrum. J Neurol Phys Ther 33：14-26, 2009
39) Allen NE, et al：Balance and falls in Parkinson's disease：a meta-analysis of the effect of exercise and motor training. Mov Disord 26：1605-1615, 2011
40) Tomlinson CL, et al：Physiotherapy intervention in Parkinson's disease：systematic review and meta-analysis. BMJ 345：e5004, 2012
41) Morris ME：Locomotor training in people with Parkinson disease. Phys Ther 86：1426-1435, 2006
42) 鎌田理之：転倒と認知機能．パーキンソン病の理学療法，医歯薬出版，東京，165-174, 2011
43) Bloem BR, et al：Prospective assessment of falls in Parkinson's disease. J Neurol 248：950-958, 2001
44) Ashburn A, et al：The circumstances of falls among people with Parkinson's disease and the use of Falls Diaries to facilitate reporting. Disabil Rehabil 30：1205-1212, 2008
45) Duncan RP, et al：Accuracy of fall prediction in Parkinson disease：six-month and 12-month prospective analyses. Parkinsons Dis 2012：237673, 2012
46) Horak FB, et al：The Balance Evaluation Systems Test (BES Test) to differentiate balance deficits. Phys Ther 89：484-498, 2009
47) Leddy AL, et al：Functional gait assessment and balance evaluation system test：reliability, validity, sensitivity, and specificity for identifying individuals with Parkinson disease who fall. Phys Ther 91：102-113, 2011
48) Jöbges M, et al：Repetitive training of compensatory steps：a therapeutic approach for postural instability in Parkinson's disease. J Neurol Neurosurg Psychiatry 75：1682-1687, 2004

2 神経系機能不全
4) 小脳性失調症

小島 聖

I 主な病態と姿勢制御能力低下の特徴

A. 小脳の構造と機能

　小脳は後頭蓋に位置し，上小脳脚によって中脳と，中小脳脚によって橋と，下小脳脚によって延髄と，それぞれ連結している．上小脳脚には小脳皮質から脳幹，赤核，視床への出力線維および脊髄からの入力線維が含まれ，中小脳脚には大脳皮質から橋核を介した入力線維，下小脳脚には前庭核と網様体核への出力線維および延髄，脊髄からの入力線維が含まれている[1,2]．
　解剖学的に，小脳の表面には多数の小脳溝が存在し，溝の間で形成される小脳回を有する．水平方向には前葉，後葉，片葉小節葉に分けられ，垂直方向には正中部の虫部と左右の小脳半球に分けられる．さらに小脳半球の正中に近い部位は中間部と呼ばれている（図1）[1,3]．皮質下深部には，虫部に室頂核，中間部に中位核（球状核，栓状核），小脳半球に歯状核の小脳核を有し，前庭神経核は虫部と片葉小節葉に存在する．一方，機能的には虫部から中間部に相当する脊髄小脳，小脳半球に相当する大脳小脳，片葉小節葉に相当する前庭小脳に分類され，発生学的には順に古小脳，新小脳，原小脳に分けられている[1,4,5]．
　虫部および中間部に存在する脊髄小脳（古小脳）は，体幹の協調運動と四肢の粗大運動，フィードバック制御に関与している．小脳半球に存在する大脳小脳（新小脳）は，随意運動による同側四肢の巧緻運動とフィードフォワード制御に関与し，片葉小節葉に存在する前庭小脳（原小脳）は，平衡機能と眼球運動の協調を制御する機能を担っている[2,6]．

B. 小脳性失調症の病態

　小脳性失調を呈する原因疾患には，小脳血管損傷，腫瘍，変性疾患，薬物中毒などが挙げられる（表1）[7]．小脳血管損傷や腫瘍が原因の場合は症状が同側に生じ，変性疾患や薬物中毒の場合は症状が両側に生じる．原因疾患の予後については，小脳血管損傷や腫瘍（腫瘍摘出術が適応の場合）では症状が機能的に回復傾向を示す回復型，変性疾患ではその症状が徐々に進行する進行型，中毒や感染症，脳性麻痺などでは同じ症状が長い期間持続する停止型に分けられている[2]．原因疾患の予後を知ることは，後述の運動療法を展開するうえで重要な情報となる．

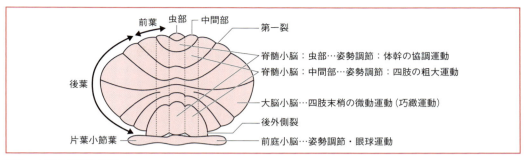

図1 小脳の構造と機能
(文献3)より引用

表1 小脳性失調をきたす代表的な疾患

①脳血管損傷	小脳血管損傷	歯状核部の出血，上・後下・前下小脳動脈の梗塞によって小脳性失調をきたす．病変の進展によって狭義の小脳症状以外の協調運動機能不全を示す場合もある．
	脳幹血管損傷	後下小脳動脈の梗塞によるWallenberg症候群，橋出血，その他赤核，上・中・下小脳脚の病変によって小脳性失調をきたす．ただし，深部感覚異常，錐体路症状などが協調運動機能不全の症状を装飾している．
	視床血管損傷	前腹側核および外側腹側核の病変により小脳性失調を呈する．なお，後外側腹側核の病変では感覚性運動失調を示す．
	大脳血管損傷	前頭葉や頭頂葉に限局した病変で小脳様失調が報告されている．
②腫瘍	小脳腫瘍	成人に多い血管芽腫，転移性腫瘍や，小児・若年者に発症しやすい髄芽腫，星細胞腫，上衣腫，脈絡叢乳頭腫などがある．
	小脳橋角腫瘍	聴神経鞘腫が圧倒的に多いが，髄膜腫や肉芽腫などによる場合もある．
③変性疾患	脊髄小脳変性症	孤発性と遺伝性のタイプに大別される．小脳に限局した小脳皮質萎縮症と，脳幹を含むオリーブ橋小脳萎縮症がある．また，多系統萎縮症では，小脳性失調，パーキンソニズム，自律神経症状がみられる．遺伝性タイプは遺伝子座が次々と明らかになってきている．
④中毒・感染	アルコール中毒	大量飲酒の継続によって小脳虫部の前・上葉の変性をきたす．
	抗痙攣薬中毒	ヒダントイン系抗てんかん薬の長期服用によりPurkinje細胞の機能不全をきたす．
	急性小脳失調症	細菌感染による小脳膿瘍．直接小脳を侵す髄膜脳炎と，種々のウイルス感染（麻疹，水痘，流行性耳下腺炎などの発疹性感染）に続発するものがある．

(文献7)より引用改変

1 小脳血管損傷

　小脳の栄養動脈は，左右の椎骨動脈からは後下小脳動脈，脳底動脈からは前下小脳動脈と上小脳動脈が分岐している．小脳梗塞は後下小脳動脈領域で生じることが多く，小脳出血は上小脳動脈の分枝で生じることが多い．脳幹部の梗塞や出血は，微細な病巣でも著しく小脳性失調を呈することがある．また，後下小脳動脈の病変により生じるWallenberg症候群，橋出血，上小脳脚，中小脳脚，下小脳脚の病変も小脳性失調を呈する[7,8]．

　また，視床の前腹側核および外側腹側核は，小脳皮質から上小脳脚を通って大脳皮質を連絡する経路の中継核であり，これらの核の損傷によって小脳性失調を呈する．しかし，視床の後外側腹側核は体性感覚の中継核であるため，この核の損傷によって感覚性失調が生じる[7]．

これらの小脳血管損傷に起因する小脳性失調症では，亜急性期以降に回転性のめまい，悪心，複視や眼振などの眼球運動機能不全が生じることがある．これらは運動の機会を減少させる一因となることから，あらかじめリスクを理解したうえで患者に説明をしておくことが重要である[7]．

2 小脳腫瘍
　小脳腫瘍には，血管芽腫，髄芽腫，星細胞腫，上衣腫，転移性脳腫瘍などがある[7,8]．これに加えて，聴神経鞘腫や髄膜腫なども小脳性失調を呈することがある．小脳腫瘍は他の脳腫瘍と同様に，悪性度，進行度，機能予後などによりリハビリテーションの方向性が全く異なる．摘出術が行われた場合は，小脳性失調の機能的な回復が見込まれるが，悪性度が高く，進行が速い場合は運動療法の効果が認められないことも多い．

3 変性疾患
　変性疾患の代表的なものに脊髄小脳変性症（spinocerebellar degeneration：SCD）があり，孤発性と遺伝性に大別されている．日本においては孤発性の多系統萎縮症（multiple system atrophy：MSA）と遺伝性のマシャド・ジョセフ病（Machado-Joseph disease：MJD）が多く認められている．前者はオリーブ橋小脳萎縮症（olivopontocerebellar atrophy：OPCA），線条体黒質変性症（striatonigral degeneration：SND），シャイ・ドレーガー症候群（Shy-Drager syndrome：SDS）の総称であり，小脳性失調に加えてパーキンソニズム，自律神経機能不全を呈する．後者は小脳性または脊髄性の運動失調を呈し，パーキンソニズム，自律神経機能不全，錐体路徴候などが併存することがある．いずれも症状は緩徐に進行し，運動療法の効果が認められないことも多い[3,8]．

C. 姿勢制御能力低下の特徴

　小脳性失調症における姿勢制御能力低下の根本的な要素には，協調運動機能不全と平衡機能不全が挙げられる．小脳性失調症は大脳血管損傷と異なり，運動麻痺や感覚異常は生じないことが多いため，運動や動作が全く不可能なことはまれである．つまり，運動の正確さや円滑さが低下するという特徴がある．

1 座 位
　小脳性失調症の患者では，両脚を広く開いて椅子に座り，両手は椅子などを把持していることが多い．筋緊張の低下によって，姿勢の非対称性や過度な筋活動が認められることがある．足底が床に接地しない座位（躯幹座位）では，体幹の動揺が出現し，動揺が著しい場合は座位保持が困難となる．両膝をつけ，腕組みをさせると動揺が顕著に出現する．

2 立 位
　立位では，支持基底面を広く確保しようとwide baseの立位姿勢を示し，両肩は外転位で平衡を保とうとしていることが多い．体幹失調が認められる場合は，閉脚立位では体幹の動揺が顕著に出現し，片脚立位は困難である．小脳性失調症では開眼での静止姿勢においても体幹の動揺が認められ，閉眼による影響は少ない[9]．すなわち，Romberg徴候は陰性であり，これは脊髄性失調症の症状とは異なる．座位および立位では，静的な姿勢保持も動的な重心移動制御も支障をきたすことが多く，外乱刺激に対しては測定異常による過度な筋活動が認められる[7]．

3 歩　行

　歩行時には，wide base かつ歩行リズムの乱れ，前後左右方向の動揺が認められる．歩行リズムの乱れは歩行周期ごとの歩幅が一定でないことや上肢と下肢の協調運動が不全となることに起因し，酩酊歩行を呈する．虫部および中間部の病変では，立脚期中の体幹失調が顕著であるため歩行能力が低下する．一方，小脳半球の病変では，体幹失調よりも遊脚期中の四肢協調運動の機能不全が顕著であり，周期的な反復運動が円滑でないために歩行能力が低下する[6]．歩行における身体の動揺は，前後方向に大きいことが特徴的である[7]．失調症状が軽度の場合は，立位や歩行でこれらの特徴が認められない場合がある．その際は，継ぎ足歩行や閉眼での歩行を実施することにより動揺の有無を確認することができる[9]．歩行の不安定さは体幹失調だけが原因となることは少なく，下肢の協調運動機能不全や筋緊張の低下，眼球運動機能不全も影響を及ぼしている．

II 姿勢制御能力低下のメカニズム

A. 小脳の機能局在と姿勢制御能力低下

　脊髄から虫部の室頂核に入力された線維は，下小脳脚を介して前庭神経核と網様体核に出力され，それぞれ前庭脊髄路と網様体脊髄路を形成する．この経路および室頂核に病変が認められると，体幹の協調運動機能不全が認められ姿勢制御能力の低下をきたす．前庭神経核を有する虫部と片葉小節葉の病変は，平衡機能不全による姿勢制御能力の低下が著しい反面，四肢の協調運動機能不全は軽微である．

　次いで，脊髄から中間部の中位核に入力された線維は，上小脳脚を介して赤核に出力され，赤核脊髄路を形成する．この経路および中位核に病変が認められると，四肢の巧緻運動に機能不全をきたす．室頂核および中位核の病変は，体幹の協調運動機能不全に加えて四肢の巧緻性が低下することから，起座や歩行などが著しく低下する．

　さらに，大脳皮質からの皮質橋路は橋核で橋小脳路となり，中小脳脚を介して小脳半球に入力される．入力を受けて苔状線維が顆粒細胞に出力し，顆粒細胞からの出力は小脳皮質の表面で平行線維となって Purkinje 細胞へ送られる．Purkinje 細胞は歯状核に出力し，その線維は上小脳脚を介して赤核および視床へ出力され，視床皮質路を形成して運動野へ送られる．この経路および歯状核に病変が認められると，あらゆる随意運動の微調整および運動制御に破綻をきたし，フィードバック制御やフィードフォワード制御による運動の組み立てと誤差検知が困難となる．つまり，効率的な動作が獲得できず運動学習能力も低下することとなる[6,10]．なお，大脳皮質から橋核を介して入力される線維のみがこの神経回路を形成するのではなく，小脳皮質に到達する線維はすべて形成されている．

B. 姿勢制御能力

　小脳は前述の通り，種々の投射経路とフィードバックおよびフィードフォワード制御による運動の調節を担っており，これらに破綻をきたすことにより姿勢制御能力の低下を惹起させることとなる．小脳性失調症では，協調運動機能不全の根幹にある協同運動機能不全

(asynergy)と筋緊張の調節不全が姿勢制御能力を低下させる原因と考えられる[7]．つまり，姿勢に応じた協同運動の組み合わせや運動の戦略に機能不全が生じることに加え，その姿勢に応じた適切な筋緊張を担保することが困難となる．筋緊張の低下はγ運動ニューロンの活動性低下により生じ，これにより動作時の固定性低下や反応時間の遅延が認められる[7]．これらを踏まえ，小脳性失調症における協調運動機能不全と姿勢制御能力低下に分けて以下に示す．

1 協調運動機能不全のメカニズム

四肢の協調運動機能不全の主な症状は，①測定異常，②運動分解，③反復拮抗運動不能，④時間測定異常であり，体幹の協調運動機能不全は⑤体幹失調である[11]．

a. 測定異常

測定異常は，対象物に手あるいは足を到達させる際に，運動の到達点が目標点からずれてしまうことを指す．目標点に届かない場合は測定過小，目標点を超えてしまう場合は測定過大と呼ぶ．これは予測的制御による運動遂行と，実際の運動の位置情報における誤差を検知する神経回路の破綻により生じる．測定過大が認められる場合は，目標点を超えたことによる伸張反射を用いて目標点に合わせる制御となる．一方，測定過小が認められる場合では，視覚代償を伴いながら徐々に目標点に合わせるように制御するため，運動の開始から終了までに時間を要する．いずれにおいてもゆっくり行うと異常は認められないが，速度に依存してずれが大きくなる．

b. 運動分解

運動分解は，対象物に手あるいは足を到達させる際に，運動の始点から終点までの最短距離を一直線に向かわず，三角形の2辺をたどるようになることを指す．これは測定異常と同様に，フィードフォワード制御と誤差検知の機能不全により生じる．また，動作に必要な複数の関節を同時かつ円滑に動かすことができず，運動自由度の制御に破綻をきたしている．動作を遂行するうえで運動自由度の制御は効率性向上に寄与するが，自由度が大きいほど運動制御の難易度が高くなる[4]．

c. 反復拮抗運動不能

反復拮抗運動不能は，主動作筋と拮抗筋による反対の運動を円滑かつ素早く変換できないことを指す．これは運動の変換が遅れることや周期的な反復が乱れることであり，予測的な筋収縮と弛緩の機能不全により生じる．測定異常と同様，速度に依存して症状が顕著に現れ，病巣側は変換運動が拙劣であり可動範囲も少ない．

d. 時間測定異常

時間測定異常は，運動の開始や終了が遅れることを指す．両手を握るように教示すると，病巣側肢節の運動開始が遅れ，完全に握りしめるまでの時間も遅くなる．これはフィードフォワード制御の破綻により，フィードバック制御主体の運動が行われるためである[3]．

これらの協調運動機能不全は四肢に認められることが多く，その評価バッテリーも四肢に対して行われることが多い．しかしながら，肢節内（身体部位の一部）の協調運動のみでは身体活動を効率よく行うことは不可能であり[12]，肢節間（身体部位間）の協調運動が姿勢制御には重要である．小脳性失調症では左右肢節間の協調運動は比較的維持されるが，肢節内の協調運動は健常者に比して顕著に低下することが報告されている[13]．よって，姿勢制御能力を考慮

するうえでは，四肢の協調運動による影響も見落とすことはできない．

e. 体幹失調▶▶

体幹失調は，静止時および動作時に体幹の動揺が認められることを指す．小脳性失調症では，重心を支持基底面内にとどめるためにフィードバック制御を用いた調整を行うが，その調整に時間を要するために動揺が生じてしまう．小脳性失調症においては動作時よりも安静時に動揺が認められるが，閉眼による影響は少ないためRomberg徴候は陰性である．小脳失調症における体幹失調は歩行能力との密接な関連があり，姿勢制御能力を低下させる要因である[7,14]．

2 姿勢制御能力低下のメカニズム

小脳性失調症では，四肢の協調運動機能不全に加えて体幹失調により，支持基底面内に圧中心（center of pressure：COP）をとどめる調節が困難となる．姿勢保持時のCOP軌跡や動揺面積の増大は，立ち直りにおける測定異常として非効率的な調節機能の現れと解釈されている[7]．姿勢を制御するための運動戦略として，股関節戦略による制御を図るが，体幹失調の影響により効率的に制御できないことが多い．健常者では，軽微な重心動揺に対して足関節戦略での応答が選択され，小さな身体反応で対応が可能である．しかし小脳性失調症では，四肢の協調運動機能不全と股関節戦略での応答により，大きな身体反応を生じさせてしまう結果となる[7]．

また，姿勢保持時には外力や環境に反応するために，多くの関節自由度を同時に制御する必要がある．関節自由度が多いほど中枢神経系の情報処理量が多くなり，小脳性失調症では姿勢制御がより困難になる[15]．過剰な筋活動はγ運動ニューロンの発火頻度を増大させることに加え，関節を固定することにより関節自由度を減らして制御を容易にしていると考えられる．

III 姿勢制御能力を改善するための運動療法

A. 理論的根拠・エビデンス

姿勢制御の捉え方としては種々の考え方があるが，ここでは反射階層理論とシステム論に分けて説明したい．

1 反射階層理論

20世紀初期に行われた動物実験により，反射中枢の階層性理論が提唱された．姿勢制御には姿勢反射，立ち直り反射，平衡反応が関与し，姿勢反射の多くは発達により統合される．立ち直り反射と平衡反応は姿勢制御に重要な役割を担い，不適切な応答を正常化することが運動療法の目的となる[16]．これらを理論的背景として，Vossらによる固有受容性神経筋促通法（proprioceptive neuromuscular facilitation：PNF）や，Bobath夫妻，Brunnstrom，Vojtaなどの諸家の治療概念のもと神経生理学的アプローチが考案されている．PNFは主に固有受容器の刺激によって神経筋機構の反応を促通する手技であり，数種類の運動パターンを単独にまたは組み合わせて行う．Bobath概念は筋緊張の正常化を図り，姿勢反射の抑制と立ち直り反射および平衡反応の促通を基本としている．いずれにおいても，過剰な姿勢反射を抑制し正常な立ち直り反射や平衡反応を促通するよう展開されている．各々の概念の詳細は成書を参考

されたい．

2 システム論

　システム論は反射階層理論と異なり，さまざまな環境や刺激に対して身体機能の認知と運動戦略の展開により姿勢保持を行う仮説である．姿勢を制御するための運動戦略には，足関節戦略，膝関節戦略，股関節戦略，ステッピング戦略がある[2]．足関節戦略は前述の通り軽微な重心動揺に対して，股関節戦略は急激ないし大きな重心動揺に対して応答する戦略である．膝関節戦略は，膝関節を屈曲させることにより重心を低く保って応答するものである．ステッピング戦略はこれらと異なり，支持基底面外に重心線が外れた際に肢節によって新たに支持基底面を獲得して応答する戦略である．

　システム論は諸家によりその構成要素がやや異なるが，知覚系（視覚や感覚），認知系（反応時間，予測的機構），行動系（筋力，協調性）などが挙げられる．姿勢制御能力の低下に対して運動療法を展開する場合，協調運動機能不全に対するアプローチはこのシステムの一角に過ぎず，小脳性失調症の姿勢制御能力改善には限界がある．そのため，システムとして姿勢制御を考えると，影響を及ぼす多くの要素にアプローチすることができるため，その適応範囲は広い[2]．

　システム論における評価および運動療法では，筋緊張や協調運動による関節の安定性に加えて支持基底面，体重心（center of gravity：COG）およびCOPによる力学的平衡が重要である．これに基づく運動療法は，知覚系，認知系，行動系それぞれに対するアプローチが必要であり，閉眼での立位練習，リーチ動作，協調運動などの練習を展開し姿勢制御能力の改善を図る．

　反射階層理論およびシステム論に基づいた運動療法の効果については，筆者が渉猟しえた限り客観的かつ決定的な治療根拠に欠けているのが現状である．症例報告などで短期的な効果を示す報告は散見されるが，長期的な効果や運動療法の差異による有効性については科学的に示されていない．しかしながら，臨床において機能や姿勢制御の改善が認められることをしばしば経験するため，今後小脳失調症における運動療法の決定的な根拠となるデータ構築が期待されている．

B．基本的な方法・手順

　前述の通り，小脳性失調症に対する運動療法は決定的な根拠が欠けている現状ではあるが，臨床的に即時効果が認められる方法はいくつか挙げられる．

1 Frenkel体操

　これは，脊髄癆による脊髄性失調症に対して考案された方法で，視覚による代償と反復練習によって協調運動を改善させる方法である（図2）[17]．関節自由度を段階的に増やし，周期的な反復運動によって協調運動の改善を図ることは，運動学習の原則に準じて小脳性失調症に対しても適応となるため用いられている．手順としては，はじめは関節自由度が少ないベッド上運動を行い，徐々に関節自由度を増やして座位，立位，最終的に歩行動作まで展開する．

　小脳性失調症においては，課題の難易度以外に注意すべき点がいくつか挙げられる．まず，健常者では速度が遅いほうが課題の難易度は低いが，小脳性失調症の患者ではむしろ難易度が

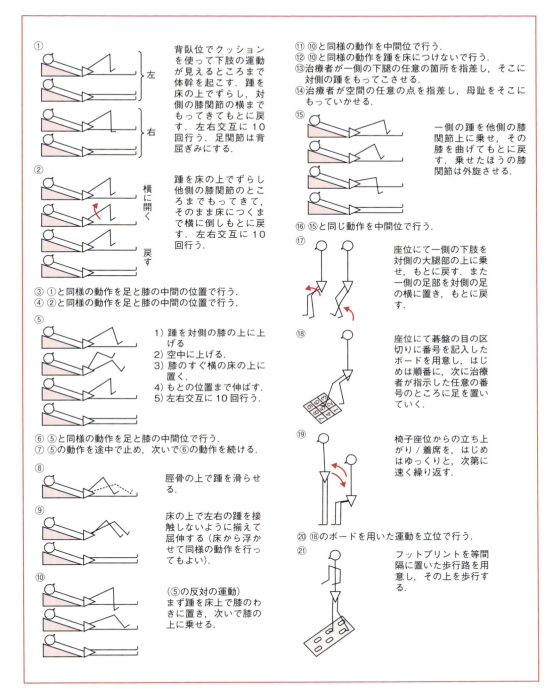

図2 Frenkel体操
(文献17)より引用改変)

高いため速度の設定に注意する．次いで，動作時の関節固定を図り過度な筋活動がみられることや，めまいや転倒への不安から活動性が低下し，耐久性が低下していることを考慮する．さらに，実施初期には運動の精度に固執しすぎず，拙劣さは認められても運動の機会を増やすこ

とが重要である[7]．

❷ 重錘負荷

上肢あるいは下肢の末梢部に重錘バンドを装着する．上肢では500g程度，下肢では1kg程度が用いられ，靴底に重りをつける場合もある．実際に重錘をつけた状態で動作を行い，協調運動の改善が認められる適切な重さを設定する必要がある．重錘負荷によって，筋紡錘からの求心性インパルス増加や，動作時のフィードバック情報の増加が期待される．体幹失調が重篤な場合は，四肢末梢部への重錘負荷が動作をさらに拙劣にさせることがあるので注意を要する．

❸ 弾性緊縛帯

弾性包帯などで筋腹ないし関節を圧迫固定する．これにより関節の固定性増加，圧迫による筋紡錘の求心性インパルス増加，関節自由度の減少が認められ，姿勢制御能力の改善が図られる．運動の難易度を調整するうえでは有効であるが，患者自身で弾性緊縛帯を装着することは困難なため，サポーターなどで代用したほうが実用的である．

❹ PNF

主に固有受容器の刺激によって神経筋機構の反応を促通する手技であり，数種類の運動パターンを単独または組み合わせて行う．小脳性失調症においては，slow reversal や rhythmic stabilization が主に用いられる．主動作筋と拮抗筋の収縮タイミングの是正や同時収縮による関節の安定性を高めることを意図して行われるが，抵抗の負荷量や手技については熟練を要する．詳細は成書を参考にされたい．

❺ 筋力増強運動，持久力向上運動

失調症の定義から勘案すれば筋力低下は認められない．しかしながら，臨床では種々の影響による活動性の低下が筋力および持久力の低下を惹起させている．姿勢制御において筋力は重要な要素であり，廃用の予防に努める必要がある．その方法としては，重りを用いた抵抗運動やPNF，自転車エルゴメーターなどが挙げられる．ここで用いる重りは協調運動を改善させるための重錘負荷とは意義が異なり，負荷量の調整が必要である．

運動方式はブリッジ動作や下肢伸展挙上（straight leg raising：SLR）などの等尺性収縮から始め，求心性収縮の再学習を図る．この求心性収縮運動では，重錘負荷や弾性緊縛帯の使用により運動の制御が容易となる．さらに遠心性収縮では，動作や活動時の収縮様式を再学習する．小脳性失調症では運動中の初速および減速の制御が困難となるため，これらを習得することが重要となる．等尺性収縮や求心性収縮は徒手抵抗が比較的簡単であるが，遠心性収縮は徒手的に行うには経験を要する．患者に力を入れてもらう運動方向を明示し，それに対して対象筋が遠心性収縮となるよう徐々に負荷量を上げることが好ましい．

持久力の向上については，自転車エルゴメーターなどが用いられる．下肢の交互運動による協調性改善を図るとともに，活動性の向上や耐久性の向上を意図して行う．なお，患者の易疲労性を考慮して，過負荷とならないように十分注意する．

❻ 動作練習

寝返り，起き上がり，立ち上がり動作の再学習を行う．必要に応じて重錘負荷や弾性緊縛帯を装着するとよい[14]．小脳性失調症では，協同運動機能不全により肢節の独立した運動が円滑な動作を妨げる因子となる．反射階層理論に基づく方法としては，寝返り動作では異常な姿

勢反射を抑制し，立ち直り反射と頭部の定位を促す．起き上がり動作では，協同運動機能不全によって体幹の屈曲に伴う下肢の挙上がみられるため，体幹の回旋を促通する．立ち上がり動作では，体幹の前傾後に膝の屈曲を誘導して体幹と下肢の協同運動を意識させるとともに，動作中の重心軌跡を再学習させる．いずれも動作を反復して練習させることが重要であり，過度な口頭指示は患者を混乱させるので注意を要する．

7 姿勢保持および姿勢制御練習

座位，立位については，筋緊張の正常化と立ち直り反射および平衡反応の促通を行う．難易度を考慮して，支持基底面が広い姿勢から徐々に狭くする．また，関節自由度を考慮して，弾性緊縛帯を巻く部位を増減させても難易度が変化する．姿勢保持が不安定であれば平行棒などを把持して行うとよいが，体幹の動揺は前後方向に著しいため把持する手の位置を前方にするなど工夫が必要である．

姿勢保持が可能となれば，システム論に基づく方法として姿勢を保持しつつリーチ動作を取り入れ，四肢および体幹の協調運動を促す．姿勢保持も座位が達成されれば膝立ち位，立位，タンデム肢位，片脚立位と難易度を上げるとともに閉眼での制御を促す．股関節戦略を伴わない重心移動や，肢節間と体幹の協調運動（例えば，立位で右側にある物を両手でとり，左側に移す課題など）を促す．なお，動作練習と同様に，重錘負荷を用いること，反復練習を行うことが重要である．

8 歩 行

歩行については，体幹および四肢の動揺を抑制する意図で重錘負荷および弾性緊縛帯を用いるとよい[14]．体幹失調ないし平衡機能不全により動作時の動揺が著しい場合には，平行棒よりも歩行器を使用したほうが動揺を抑制しやすいことがある．これは，歩行器を肘の高さに調節することで，手指と前腕で歩行器を支えることが可能となり安定性が向上するためである．また，歩行器に重錘をつけて抵抗を加えることで操作性が高まる．

動作時のアライメントや運動戦略を考慮し，過度な股関節屈曲を抑制させることは質的な機能改善の意義を有する．しかし，そのために活動量が軽減することや疲労感が増強することのないように配慮が必要である．

IV おわりに

小脳性失調症ではめまい，悪心，眼球運動機能不全，易疲労性など，運動療法を展開するうえで注意すべき点は多い．また，進行性の疾患に対しては安全かつ長期間可能な動作を維持することは極めて重要である．一方で，小脳性失調症では陽性症状と身体機能，活動制限および参加制約との関係は，相関しないことが多い[7]．機能・構造上の課題が重度であっても自立生活を送ることは可能であることが多く，また逆に機能・構造上の課題が軽度であっても修学や就労は困難なことがある．よって，小脳性失調症では他の脳血管疾患と異なった課題点を有することを理解しておく必要がある．

文　献

1) 平沢　興ほか：分担解剖学第2巻, 第11版, 金原出版, 東京, 226-238, 1982

2) 望月　久：小脳疾患．神経障害系理学療法学，医歯薬出版，東京，93-109，2006
3) 南角　学ほか：運動失調の病態．神経障害理学療法学Ⅱ，中山書店，東京，61-70，2012
4) 森岡　周：運動失調とは．中枢神経障害理学療法学テキスト，南光堂，東京，297-308，2010
5) 那　杰ほか：小脳の機能．Clin Neurosci 23：1361-1364，2005
6) 森岡　周：運動失調．神経理学療法学，医学書院，東京，110-123，2013
7) 内山　靖：小脳性運動失調症の運動療法．運動療法学各論，第2版，医学書院，東京，154-169，2006
8) 米田稔彦ほか：運動失調症．図解理学療法技術ガイド―理学療法臨床の場で必ず役立つ実践のすべて，第3版，文光堂，東京，756-762，2007
9) 田崎義昭ほか：ベッドサイドの神経の診かた，改訂17版，南山堂，東京，143-158，2010
10) 半田　肇監訳：神経局在診断―その解剖，生理，臨床―，第3版，文光堂，東京，199-216，1988
11) 桜井正樹：小脳症候とその理解．Brain Med 19：63-71，2007
12) 望月　久：パーキンソン病・運動失調患者の四肢協調性―タッピング課題による検討―．脳科とリハ 4：15-17，2004
13) Matsuo Y, et al：Intralimb and Interlimb Incoordination：Comparative Study between Patients with Parkinsonism and with Cerebellar Ataxia. J Jpn Phys Ther Assoc 8：47-52，2005
14) Homes G：The cerebellum of man. Brain 62：1-30，1939
15) 望月　久：協調性運動障害に対する運動療法．運動療法学，文光堂，東京，276-287，2008
16) 藤沢宏幸：バランス障害に対する運動療法．運動療法学，文光堂，東京，259-275，2008
17) 吉尾雅春：協調運動．運動療法学総論，第3版，医学書院，東京，254-262，2010

2 神経系機能不全
5) 嚥下機能低下

南谷 さつき

I 主な病態と姿勢制御能力低下の特徴

　嚥下機能には，食塊を口腔から胃へと送り込む食物移送機能と，咽頭から食物の気道侵入を防ぐ誤嚥防止のための気道防御機能という2つの重要な生物学的特徴がある[1]．

　摂食・嚥下機能が低下することにより，全身へのさまざまな影響が生じる．まず食物移送機能の低下により低栄養，脱水，体重減少が生じ，これは生命維持に必要不可欠な栄養摂取面において大きな支障となる．さらに気道防御機能の低下により，誤嚥，窒息，誤嚥性肺炎のリスクが高まり，呼吸機能面においても支障が生じる．すなわち，摂食・嚥下機能が低下することにより栄養摂取・呼吸機能面の支障が加わり，その結果，食べる楽しみの喪失や活動量低下によりADL低下を招き，さらにQOL低下へと陥る可能性が高い．

　嚥下機能低下を引き起こす原因は，脳血管損傷による球麻痺や仮性球麻痺，パーキンソン病や筋萎縮性側索硬化症などの神経筋疾患，意識低下，高次脳機能不全，呼吸機能不全および高齢など多岐にわたり，原因によりさまざまな症状や経過をたどる．さらに，関与する器官は口腔・咽頭のみにとどまらず，姿勢保持に関する頸部・体幹機能も大きく関与するため，姿勢設定を含めた頸部・体幹機能へのアプローチや呼吸リハビリテーションなど，理学療法士の担う役割が重要となる．

　多種多様の症状や経過を呈するため，アプローチのためには摂食・嚥下機能の理解が必要であり，嚥下のメカニズムおよび各期における運動要素と主な病態から概説する．

A. 嚥下のメカニズムと各期における主な病態

　摂食・嚥下とは，食物を認知し咀嚼嚥下をすることにより，食物を口腔から胃まで運搬する一連の運動であり，①先行期，②準備期，③口腔期，④咽頭期，⑤食道期の5期から成り立っている（図1）．その一連の運動は30以上もの神経と筋が関与することで成り立ち，随意運動から始まり反射活動，蠕動運動へと移行する特殊な一連の運動である．

　この一連の嚥下運動は延髄に存在するパターン形成器（central pattern generator：CPG）によりプログラムされ，再現性の高い運動とされている．

　摂食・嚥下機能低下を考える際に，嚥下の5期におけるどの過程に機能低下が生じているのかを把握する必要がある（表1）．

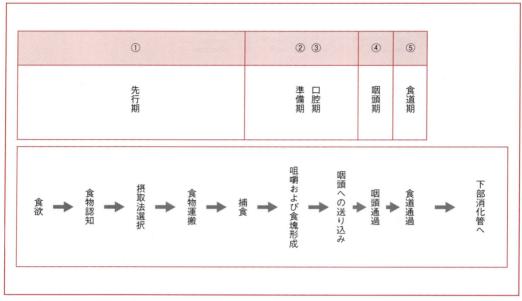

図1 嚥下の5期と摂食・嚥下
（文献2）より引用改変）

表1 嚥下の各期における摂食・嚥下機能低下

先行期	準備期・口腔期	咽頭期	食道期
意識低下	意識低下	誤嚥	食道蠕動運動機能低下
食欲低下	咀嚼機能低下	喉頭挙上・閉鎖不全	食道狭窄
食物認知機能低下	口唇閉鎖不全	声門閉鎖不全	
上肢機能低下（食物運搬機能低下）	舌運動機能低下	鼻咽腔閉鎖不全	
頸・体幹機能低下	頸・体幹機能低下	頸・体幹機能低下	
感覚機能低下	感覚機能低下	感覚機能低下	
協調運動機能低下	義歯不適合	食道入口部開大不全	
高次脳機能低下	高次脳機能低下	嚥下反射惹起不全	
	歯牙欠損	咳嗽反射不全	
	嚥下反射惹起不全		
	顔面筋機能不全		
	舌根機能低下		
	軟口蓋挙上不全		

（文献2）より引用改変）

1 先行期

　摂食・嚥下機能の最初の段階で，食物を認識し，口腔に取り込むまでの行動を指す．この期では認識した食物に対する食具使用の有無や選択，食器を手に持つか，一口量や開口，咀嚼の程度などのプログラミング（意図，計画，実施）を行う．先行期は随意運動である．

　主な病態：認知機能や意識レベル，高次脳機能が低下している場合には判断能力が低下する

ため，食物認知が困難となる，および，食事動作を最後まで遂行することが困難となるなど，摂食の段階で支障が生じやすい．また実際に食物を口まで運ぶ能力には，頸部・体幹機能，上肢機能，姿勢保持機能，関節可動域，深部・表在感覚，協調性が十分に保たれている必要があるため，座位保持機能低下や上肢・体幹失調を伴うと，自力での摂食が困難となる．

2 準備期・口腔期

食物を嚥下するための準備の時期であり，食物を口に取り込み，咀嚼を終えるまでの時期である．口腔期は咀嚼によって形成された食塊を咽頭に移送するまでの時期であるが，臨床上準備期と口腔期を明確に分割して考えることは難しく，物性により重複する部分も多分にある．

準備期は開口から始まるが，開口には舌骨下筋群による舌骨の固定，舌骨上筋群による下顎の引き下げが生じ，さらに大きく開口する場合は咀嚼筋である外側翼突筋が作用する．また閉口には咬筋，内側翼突筋，側頭筋が作用し，口唇閉鎖は口輪筋が作用する．準備期・口腔期も随意運動である．

主な病態：仮性球麻痺，顔面神経麻痺，三叉神経麻痺などでは，口唇閉鎖不全などにより口唇からの取りこぼしが生じやすくなる．また筋萎縮性側索硬化症，パーキンソン病などの神経筋疾患でも，咀嚼筋や舌，口輪筋などの機能低下により，食物の口からの取りこぼし，流涎，口腔内残渣，送り込み不全に伴う口腔内停滞時間延長が生じやすくなる．

3 咽頭期

嚥下反射が惹起する時期である．嚥下反射はいったん惹起したら止めることはできない．その間，軟口蓋挙上による鼻咽腔閉鎖，舌根部後上方への挙上，舌骨の前上方移動による食道入口部開大，喉頭蓋による喉頭閉鎖，声帯による声門閉鎖，そして嚥下性無呼吸など，同時にいくつもの気道防御機能が働いている．

主な病態：仮性球麻痺では 嚥下反射の遅延，咽頭通過時間延長，喉頭閉鎖のタイミングのずれによる誤嚥が生じる．喉頭下降がみられる場合は咽頭腔が広がるため嚥下反射惹起遅延，嚥下時の喉頭挙上距離の増加や喉頭挙上時間の延長がみられ，喉頭挙上が不十分な場合は食道入口部開大の減少，咽頭残留増加につながりやすい．また呼吸機能不全により頻呼吸を呈する場合は，口唇と鼻咽腔閉鎖により嚥下圧を高めること，および嚥下性無呼吸による一時的な無呼吸状態を呈することにより，呼吸と嚥下のタイミングにずれが生じるため誤嚥を生じやすい．咽頭期は反射活動である．

4 食道期

嚥下された食塊が，蠕動運動により食道入口部から胃まで送られる過程である．胃までの食塊移送だけでなく，胃内容物の逆流を防止する機能ももつ．食塊の移送には重力や腹圧が関与し，臥位に比べ座位や立位では重力を利用できるため通過しやすい．

主な病態：蠕動不全による胃食道逆流，食道内逆流を招きやすい．また腹直筋や横隔膜などの収縮により腹腔内圧が高まると，食道通過不良となりやすい．

II 姿勢制御能力低下のメカニズム

A. 嚥下と姿勢の関係

　摂食・嚥下に関与する筋群は頭頸部のみではなく，鎖骨や胸骨，肩甲骨などの体幹に付着しており，嚥下は頭頸部筋の緊張や姿勢，重力による影響を受けやすい．頭頸部の角度変化が嚥下時の筋活動や喉頭挙上，食塊の咽頭通過時間などに影響し，また頭頸部の緊張は体幹や骨盤帯，四肢の影響を受けるため[3]，摂食・嚥下時の姿勢設定は全身の影響を考慮する必要がある．

　摂食・嚥下活動が円滑に行われるためには，その活動を支えるための姿勢保持活動が同時に行われている必要があるため，姿勢保持能力が低下した場合には，結果として摂食・嚥下機能にも影響を及ぼすこととなる．

1 座位姿勢が摂食・嚥下活動に与える影響

　嚥下に関与する筋は姿勢保持筋や呼吸補助筋としても作用するため，嚥下以外にも重要な役割を果たしている（表2）．摂食・嚥下場面において，通常であれば嚥下に関与する筋は嚥下活動に対し主動筋として作用するが，姿勢が不安定な場合は，頸部周囲の筋活動を代償的に高めることにより頸部を固定する．また同様に呼吸状態が不安定な場合は呼吸補助筋として作用する．そのため，嚥下に関与する筋は嚥下のみではなく姿勢保持筋や呼吸補助筋としても作用するため，不良肢位および呼吸状態が不安定な場合は嚥下に十分な筋力や協調性が得られなくなる．特に喉頭挙上に関与する舌骨は関節を構成しておらず，舌骨上筋群および舌骨下筋群により支えられているため，頸部筋の緊張や姿勢，重力の影響を受けやすく嚥下活動へ影響を及ぼしやすい．

　具体的には，骨盤正中位の場合は坐骨結節支持であり圧中心は左右坐骨中央にある．矢状面から見ると，耳孔―肩峰―大転子が一直線上に並び，頭頸部の筋はバランスを保っている（図2A）．この場合，頸部・体幹を含めた筋活動は最小限であるため，閉口しやすく下顎固定が安定するため舌骨固定も容易となり，嚥下時の喉頭挙上も生じやすい．しかし，骨盤後傾位の場合は圧中心が後方へ偏位するため，胸椎後弯により頸部前屈，股関節伸展・外転・外旋，肩甲骨外転，肩関節内旋位となる（図2B, 図3B, C）．

　嚥下活動に関しては，頸部前屈位により喉頭と舌骨，および舌骨と下顎の距離が近くなるため，舌骨上筋群と舌骨下筋群の筋張力が低下し収縮不全状態となる．そのため，開口位を取りやすくなり下顎・舌骨固定が困難となり，舌骨上筋群および舌骨下筋群が働きにくくなるため，喉頭挙上には不利な状態となる．また胸椎後弯により胸郭の前後径が狭くなるため，横隔膜が弛緩した状態となるだけでなく，腹部臓器により上方へ圧迫されるため，喀出能力が低下しやすくなり，誤嚥時には不利な状態となる．

　さらに骨盤後傾位にて前方を注視すると頸部伸展位となる（図2C）．この姿勢は仙骨座りや円背姿勢の状態であり，頸部の伸筋群と屈筋群が頭頸部保持のために等尺性収縮を行うため，口唇閉鎖が困難となるだけでなく舌骨下筋群が伸張されることにより喉頭挙上が制限される．そのため，挺舌や舌尖挙上の動きが制限され，かつ頸椎の分節的な可動性も制限されるために嚥下に過剰な努力を要し誤嚥のリスクが高くなる．

表2 嚥下に関与する主な筋群

作用	筋	作用	筋
口唇閉鎖	口輪筋	軟口蓋挙上	口蓋帆挙筋
	頬筋		口蓋帆張筋
下顎固定	側頭筋	喉頭挙上	披裂喉頭蓋筋
	頬筋	(喉頭閉鎖)	外側輪状披裂筋
	内側翼突筋		茎突舌筋
舌骨固定	顎二腹筋		舌骨舌筋
	顎舌骨筋		甲状舌骨筋
	茎突舌骨筋	食道口開大	輪状咽頭筋弛緩
	オトガイ舌骨筋	咽頭収縮	上咽頭筋収縮
	甲状舌骨筋		中咽頭筋収縮
	肩甲舌骨筋		下咽頭筋収縮
	胸骨舌骨筋	咽頭挙上	茎突咽頭筋
	胸骨甲状筋		耳管咽頭筋
舌挙上	顎二腹筋	食道口閉鎖	輪状咽頭筋
	顎舌骨筋	喉頭下降	肩甲舌骨筋
	茎突舌骨筋	(喉頭開大)	胸骨舌骨筋
	茎突舌筋		胸骨甲状筋
	オトガイ舌筋	食道蠕動	食道筋
	舌骨舌筋		
	縦舌筋		
舌後部挙上	顎二腹筋		
	顎舌骨筋		
	茎状舌骨筋		
	茎状舌筋		
	舌骨舌筋		

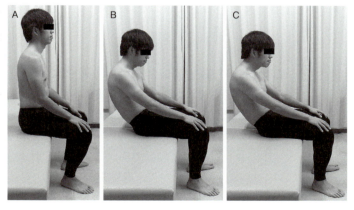

図2 骨盤後傾に伴う頭頸部への影響
A：骨盤正中位，B：骨盤後傾位，C：骨盤後傾位＋頸部伸展．

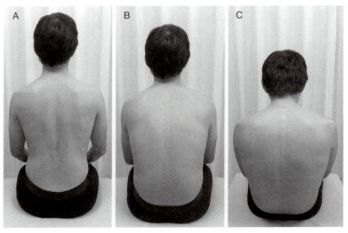

図3 骨盤後傾に伴う胸椎・肩甲骨の位置変化
A：骨盤正中位，B：骨盤後傾位，C：骨盤後傾位＋胸椎後弯．

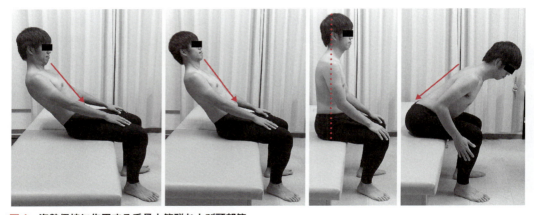

図4 姿勢保持に作用する舌骨上筋群および頸部筋
A：重心の後方偏位＋頸部屈曲，B：重心の後方偏位，C：重心線，D：重心の前方偏位．

　姿勢保持の特徴として，重心が重心線を越えて後方へ偏位すると，頸部前面に位置する舌骨上筋群および舌骨下筋群は頭頸部固定のために持続的等尺性収縮を行う（**図4A，B**）．また頸部だけではなく，運動連鎖として体幹前面に位置する腹直筋や腹斜筋も同様に持続的等尺性収縮を行っており，腹圧も上昇しやすく嚥下には不利な状態となる．逆に重心が前方へ偏位すると，体幹および頭頸部後面の筋が持続的等尺性収縮を行い，体幹および頭頸部を固定する（**図4D**）．
　舌骨上筋群は嚥下時に舌骨を介して喉頭を前上方へ挙上し，食道入口部を開大させ食塊の食道への移動を円滑にしているため，舌骨上筋群が姿勢保持に作用している場合，食道入口部の開大が不足することにより誤嚥のリスクが高くなる．

＜症例1＞
　60歳代男性，脊髄小脳変性症．四肢の運動失調，構音機能不全による発語不明瞭，嚥下機

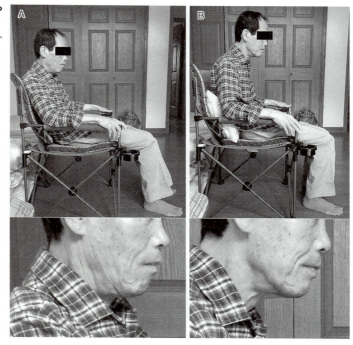

図5 座位姿勢の違いによる口唇や舌骨への影響
A：骨盤後傾位，B：骨盤後傾位を正中位へ修正．

能不全により口腔内唾液貯留，流涎が認められる．

　姿勢評価：自宅で使用している椅子での座位姿勢では，骨盤後傾位となり重心が後方へ偏位している．頸部周囲が弛緩し舌骨が下顎と同等の位置まで下降しており，口唇は離開し軽度開口位状態である（図5A）．この状態で唾液嚥下を実施すると，まず嚥下圧を高めるために口唇閉鎖をし，その後に嚥下しようとするが，嚥下反射惹起までに時間を要しかつ努力様の嚥下となる．随意的な嚥下反射の惹起性をみる反復唾液嚥下テスト（repetitive saliva swallowing test：RSST）の結果，随意的な嚥下運動は1回/30秒であった．

　姿勢修正後（自宅にあるやや固めのクッションを骨盤および腰部に挿入し，骨盤後傾位を正中位へ修正），頸部周囲の筋緊張が高まることにより下顎骨の形状が明瞭となり，舌骨の高さが一横指分挙上し，口唇閉鎖状態となる（図5B）．この状態での唾液嚥下では，舌骨および喉頭が上位にあるため，嚥下反射惹起時間は短縮する．RSSTの結果は2回/30秒であり変化が認められた．

　嚥下活動に適した姿勢を評価する際，下肢・骨盤・体幹・頸部の位置関係に加え，舌骨や喉頭の位置にも着目し，それらの位置変化や下降の有無を確認することも必要である．

2 摂食姿勢

　通常，摂食・嚥下時の姿勢は座位である．自力摂取の場合，箸やスプーンを持ち，食物を口へ近づけるが，それと同時に体幹前傾および股関節を屈曲させ，さらに捕食の際には頭頸部を屈曲させることにより，食物へ自らの身体を近づけることで口唇から食物を取り込んでいる（図6）．食物運搬の際には，肩関節外転，肘関節屈曲，前腕回外角度が増すことで捕食が容易となり，その逆の動作により再び食物に手が伸びる．これらの摂食動作遂行のためには，頸

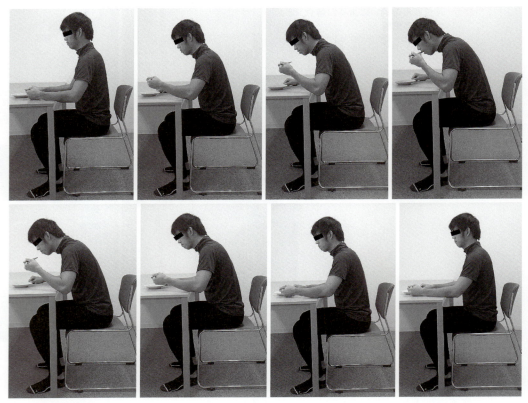

図6 捕食に伴う協調動作

部・体幹・上肢・下肢機能だけではなく、座位保持能力、耐久性が必要であり、また上肢と体幹および目と手の協調動作が必要となる．これらの動作は通常、無意識下にて行われるが、このような分離した全身のわずかな動きが自力摂取には必須であり、それを可能にするためには座位保持機能およびバランスが重要となる．

＜症例2＞

症例1と同症例．コップへのリーチ動作の際、最終的なコップへの把持動作に変化はないが、開始肢位が骨盤後傾位の場合（図7A）と骨盤正中位（図7B）では、脊柱や肩関節の可動性に若干の違いがみられる．

座位姿勢において、坐骨結節前端に体幹質量中心位置がのった状態は易運動姿勢であり、上肢や下肢との協調した動きが得られやすいため[4]、リーチ動作を伴う摂食時にはより動きを引き出しやすい状態を評価する．

III 姿勢制御能力を改善するための運動療法

A. 理論的根拠・エビデンス

摂食・嚥下機能改善を目的としたリハビリテーション法は数多く提唱されているが（表3）、

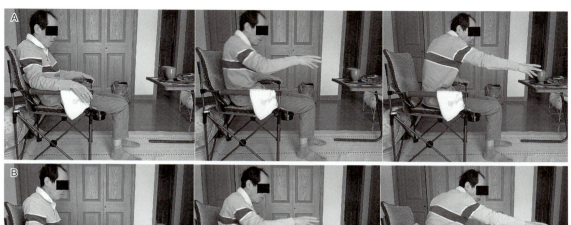

図7 開始肢位の違いによるリーチ動作の変化

表3 摂食・嚥下トレーニング方法

間接的基礎運動	基礎運動および摂食練習	直接的摂食練習
嚥下体操		嚥下の意識化
頸部可動域運動	息こらえ嚥下法（声門閉鎖嚥下法，声門越え嚥下法）	頸部回旋
開口運動（舌骨上筋群強化目的）		交互嚥下
口唇・舌・頬の運動	強い息こらえ嚥下法（喉頭閉鎖嚥下法）	ストローピペット法
口唇閉鎖運動	顎突出嚥下法	食品調整
唾液腺のアイスマッサージ	咳・強制呼出手技またはハフィング	スライス型ゼリー丸のみ法
舌抵抗運動	舌接触補助床を用いた運動	一口量の調整
氷なめ練習	前頸皮膚用手刺激による嚥下反射促通手技	体幹角度調整
前舌保持嚥下運動	電気刺激法	Chin down（頭部屈曲位・頸部屈曲位，chin tuck）
チューブ嚥下運動	非侵襲的脳刺激法	
頭部挙上運動（Shaker exercise）	努力嚥下	健側傾斜姿勢（健側を下にした健屈位または傾斜姿勢）
バルーン法	軟口蓋挙上装置	
ブローイング運動	バイオフィードバック	一側嚥下（健側を下にした傾斜姿勢と頸部回旋姿勢のコンビネーション）
呼吸トレーニング	メンデルゾン手技	
LSVT（Lee Silverman Voice Treatment）	昭大式嚥下法	鼻つまみ嚥下
	K-point刺激	複数回嚥下，反復嚥下
プッシング・プリング運動		
冷圧刺激		
のどのアイスマッサージ		
体幹機能向上運動		
歯肉マッサージ（ガムラッピング）		
バンゲード法（筋刺激法）		
過敏除去（脱感作）		

（文献5）より引用改変）

いずれもエビデンスのある方法は少なく，特に理学療法介入のエビデンスはほとんど蓄積されていない．摂食・嚥下機能に対するリハビリテーション法は現在，運動学習の考え方に基づき直接練習が必須と位置づけられており，頸部・体幹の角度調整を含めた摂食姿勢の工夫もそのなかに含まれている．一方法だけではなく，各種適した方法を段階的に行うことで治療成績向上に寄与している．

姿勢制御能力を改善するための運動療法としては，嚥下活動そのものに対する局所へのアプローチと，嚥下活動を阻害する因子を軽減させ嚥下しやすい状態を整える全身へのアプローチに分けられる．

B. 基本的な方法・手順

1 嚥下機能の改善（局所へのアプローチ）

嚥下機能のなかでも運動要素として捉えることができる機能は，喉頭挙上運動であり，この運動は舌骨上筋群を主動筋として食道入口部開大と連動している．喉頭挙上運動に対する運動療法の一つとして頭部挙上練習（shaker exercise, head raising exercise）があり，嚥下機能に対する理学療法のなかで数少ないエビデンスのある方法である．しかし一方で，原法は負荷が大きすぎるためそのままの適応は困難であり，別法も提案されている．また呼気抵抗負荷トレーニングによる舌骨上筋群へのトレーニング方法も提唱されており，有用性も認められているが一定の見解はない[6,7]．

いずれの方法も，喉頭の前上方運動を改善し輪状咽頭筋を開きやすくすることで食道入口部開大効果が得られる．

a. 頭部挙上練習（Shaker exercise）[8] ▶▶

①仰臥位で両肩を床につけたまま，つま先が見えるまで頭部のみを挙上させる．このとき，舌骨上筋群に力が入っていることを意識させ，腹筋や舌骨下筋群に不要な力が入らないように姿勢や挙上角度を調整する．
②頭部を挙上させたまま1分間保持し，1分間のインターバルを挟んで3回繰り返す．
③同じく頭部のみの上げ下げを30回繰り返す．
　上記①～③を1日3回，6週間以上継続する．

b. 頸部等尺性収縮手技[9] ▶▶

抵抗に逆らって下顎を胸の方向へ強く牽引する方法である．介助者が行っても自主練習として実施しても効果が認められる（図8）．簡易的な自主練習方法として，机の上に肘をついた状態で両手掌で顎を支持し開口させる方法もある（図9）．

c. 徒手的頸部筋力増強練習[10] ▶▶

等張性および等尺性運動を組み合わせたものである．等張性運動では椅子座位でセラピストが患者の額に両手を当て，後方に引く力に拮抗しながら頸部前屈運動を行わせる．等尺性運動では，患者に頸部前屈位をとらせ，セラピストが額を後方に引く力もしくは下顎を上方へ押し上げる力に拮抗して頸部前屈姿勢を5～10秒間保持させる．

d. 嚥下おでこ体操[11] ▶▶

自身でできる方法として考案されたものである．自身の額に手を当てた状態で抵抗を加え，臍をのぞき込むように強く下を向くようにする（図10）．

2　神経系機能不全　　5）嚥下機能低下

図8　頸部等尺性収縮手技

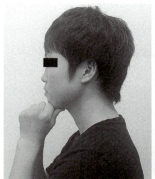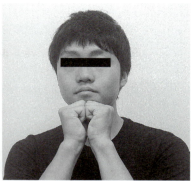

図9　頸部等尺性収縮手技（別法）

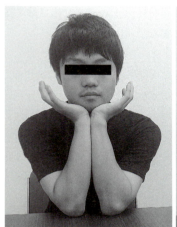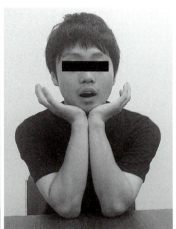

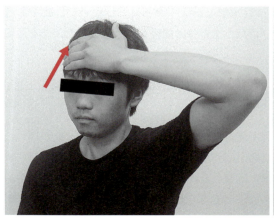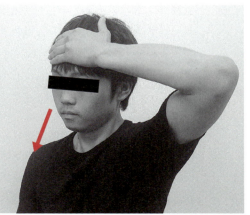

図10　嚥下おでこ体操

①持続練習：ゆっくり5秒数えながら持続して行う．
②反復練習：1〜5までを数えながら，それに合わせて下を向くようにする．

2 嚥下機能を阻害する因子の除去（全身へのアプローチ）

嚥下と呼吸は関係性が強く，呼気相で嚥下反射が惹起し嚥下後は呼気相から再開する．また嚥下反射惹起時は鼻咽腔閉鎖，喉頭・声門閉鎖と同時に嚥下性無呼吸により呼吸を停止し，同時にいくつもの誤嚥防止機構が働いている．呼吸状態を安定させることが嚥下にも好影響を与えるため，呼吸リハビリテーションも重要な一つである．

a. 呼吸トレーニング[5]

1. 咳・強制呼出手技またはハフィング

摂食・嚥下機能低下に伴い呼吸機能，咳嗽機能（気道防御機能）も低下していることがあるため，咽頭貯留物や誤嚥物を排出するために意識的に咳嗽や呼出を行う．ハフィングは呼気時に気道が収縮し，気道分泌物が強い呼気気流により押し出されるため有効である．

吸気後にできる限り強く呼気を最後まで出させる．前傾姿勢をとると重力を利用できるようになり，排出効果が高まる．

2. 呼気負荷トレーニング

呼気に負荷をかけることで呼気機能を向上させる．1つの方法として口すぼめ呼吸を行いながら，持続的な呼気活動を行う．

器具を用いる方法では，主としてThreshold IMT®（Respironics社製）が使用されている．通常，吸気筋トレーニングに使用されるものであるが，通気口を逆にして呼気筋トレーニングとしての使用が可能である．負荷設定や頻度など一定の見解は得られていないが，最大呼気の30％に設定した場合でも効果が認められるとの報告もある[12,13]．

b. 姿勢設定（ポジショニング）

摂食姿勢を検討する場合は，重力の影響を考慮する．座位では喉頭の重みや重力により舌骨上筋群が最も効率よく張力を発揮できる長さとなり，嚥下時には努力を要することなく喉頭が挙上する．しかし臥位では喉頭に対する重力の方向が変化するため，舌骨上筋群の張力が減少し，嚥下反射の筋収縮のみに依存した喉頭挙上となる．誤嚥防止のために角度設定下での臥位を検討することがあるが，座位に比べ喉頭挙上が弱くなることに注意が必要である．そのため，姿勢条件による利点と欠点および留意点を十分に把握したうえで摂食姿勢を設定することが望まれる（表4）．

IV おわりに

摂食・嚥下機能は口腔関連だけの局所運動ではなく，全身活動との関連性が高いため，全身機能の向上がひいては摂食・嚥下機能向上につながる．そのため，通常の理学療法アプローチのなかでいかに嚥下しやすい身体状況に近づけるかの視点をもち，頸部の筋緊張や可動性の確保，体幹機能や呼吸機能，安定した座位保持能力を獲得し全身機能を向上することが摂食・嚥下機能には必要かつ効果的である．

表4 摂食時の座位姿勢における留意点

姿勢条件	利点と欠点	留意点
セミファーラー位30°	気道より食道に食塊が入りやすい 重力により食塊を送り込みやすい 自力摂取が困難である 抗重力筋が働きにくい	下肢(股・膝関節)は屈曲位にする 頸部は軽度屈曲位にする
セミファーラー位60°	誤嚥しにくい 自力摂取が何とか可能である 抗重力筋が働く	頸部のコントロールがある程度必要である 食環境の整備が必要である
セミファーラー位90° または 椅座位	自力摂取が容易にできる 食塊が咽頭に落ちにくい 抗重力筋が働く 食塊が気道に流入しやすい	下肢が頸・体幹機能に影響しやすい G-up座位よりも椅座位のほうが安定する 椅座位の場合，足底は床につける
端座位	本来の摂食姿勢である 抗重力筋が働く 誤嚥した後の対処が容易である 疲労しやすい	足底は全面接地が嚥下に有利である 頸・体幹コントロールが必要である 四肢の正常な運動機能が必要である

(文献14)より引用改変)

文　献

1) Jones B, et al ed：Normal and abnormal swallowing：imaging in diagnosis and therapy, 2nd ed, Springer-Verlag, New York, 2003
2) 太田清人：嚥下障害の理学療法のための検査・測定．理学療法 21：308-312, 2004
3) 田上裕記ほか：姿勢の変化が嚥下機能に及ぼす影響—頸部・体幹・下肢の姿勢設定における嚥下機能の変化—．日摂食嚥下リハ会誌 12：207-213, 2008
4) 石井美和子：体幹の機能障害—体幹の機能障害がもたらす姿勢・運動への影響—．理学療法 23：1394-1400, 2006
5) 日本摂食嚥下リハビリテーション学会医療検討委員会：訓練法のまとめ(2014版)．日摂食嚥下リハ会誌 18：55-89, 2014
6) Pitts T, et al：Impact of expiratory muscle strength training on voluntary cough and swallow function in Parkinson disease. Chest 135：1301-1308, 2009
7) 福岡達之ほか：呼気抵抗負荷トレーニングによる舌骨上筋群の筋力強化に関する検討．日摂食嚥下リハ会誌 15：174-182, 2011
8) Shaker R, et al：Augmentation of deglutitive upper esophageal sphincter opening in the elderly by exercise. Am J Physiol 272：G1518-G1522, 1997
9) 岩田義弘ほか：高齢者に対する頸部等尺性収縮手技(chin push-pull maneuver)による嚥下訓練—自己実施訓練の効果—．耳鼻 56：S195-S201, 2010
10) 杉浦淳子ほか：頭頸部腫瘍術後の喉頭挙上不良を伴う嚥下障害例に対する徒手的頸部筋力増強訓練の効果．日摂食嚥下リハ会誌 12：69-74, 2008
11) 藤島一郎：知っておきたい嚥下訓練—頭部挙上訓練．嚥下医学 1：322-324, 2012
12) Sasaki M：The effect of expiratory muscle training on pulmonary function in normal subjects. J Phys Ther Sci 19：197-203, 2007
13) 秋吉史博ほか：呼気筋強化が呼吸筋力に及ぼす影響．理学療法学 28(2)：47-52, 2001
14) 日本嚥下障害臨床研究会編：嚥下障害の臨床—リハビリテーションの考え方と臨床—，第2版，医歯薬出版，東京，125-126, 2008

2 神経系機能不全
6) 前庭迷路系機能不全

浅井 正嗣

I 主な病態と姿勢制御能力低下の特徴

A. 耳の解剖

　前庭迷路という言葉がわかりにくいので，解剖の確認をしてから本論に入りたい．人の耳は，外耳・中耳・内耳の3部位に分かれる（図1）．内耳は側頭骨（図1 ⑩）内にあり，その複雑な構造のために迷路（labyrinth）とも呼ばれる．迷路は骨迷路（図2A）と膜迷路（図2B）の二重構造になっている．骨迷路は骨で囲まれた内側に外リンパ液（図2C ⑨）が満たされ，その内側には膜で囲まれた膜迷路がある．膜迷路の内部は内リンパ液（図2C ⑩）が満たされている．迷路は，蝸牛，耳石器，半規管の3つに分かれる（図2）．蝸牛は中耳から内耳に伝わった音を，神経信号に変換して蝸牛神経（図1 ①）に伝える受容器である．本稿の主題である前庭迷路とは，耳石器と三半規管を合わせた名称である．ここでは，その支配神経である前庭神経（図1 ①）まで含めて「前庭迷路系」とする．なお，前庭神経と蝸牛神経を合わせて第8脳神経と呼ぶ．

　耳石器は卵形嚢と球形嚢から構成され，各々の内部の受容器（図2B ⑫，⑬）には，有毛の感覚細胞が並んでおり耳石膜に覆われる（図2D）．耳石膜は，炭酸カルシウムの結晶である多数の耳石とその下のコロイド様物質からなる．直線的な加速度刺激が耳石器に加わると，感覚細胞が刺激され前庭神経（図1 ①）に情報が伝達される．卵形嚢は水平方向の加速度，球形嚢は垂直方向の加速度や重力加速度を検出する．

　半規管は外側半規管，前半規管，後半規管の3つから構成される．各半規管の一端には，膨大部と呼ばれる膨らみ（図2A ⑧）があり，内部（図2B ⑪）には有毛の感覚細胞とこれを覆うクプラ（ゼラチン物質）と呼ばれるセンサーがある（図2E ⑰）．頭部が回転運動をすると，慣性でその場にとどまろうとする内リンパ液にクプラが押されて曲がり，感覚細胞が刺激される．この刺激が半規管を含む面の角加速度の情報として前庭神経に伝えられる．3つの半規管は互いに直交しており，あらゆる方向の頭部回転運動の角加速度を検出できる．耳石器と半規管からの頭部の位置・運動信号は前庭神経に伝わり，脳幹の橋・延髄にまたがる前庭神経核および小脳へと伝わる．

　前庭神経核は左右1対あり，それぞれ内側核，外側核，上核，下核の4つで構成される．半規管からの情報は主に内側核と上核へ，耳石器からの情報は主に外側核，内側核，下核に入

2 神経系機能不全　6）前庭迷路系機能不全

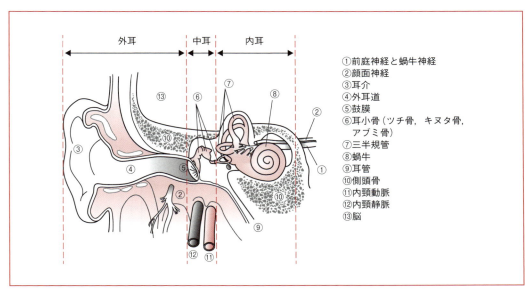

図1　耳の解剖
外耳，中耳，内耳と分かれ，内耳には蝸牛と前庭迷路（耳石器，半規管）が存在する．

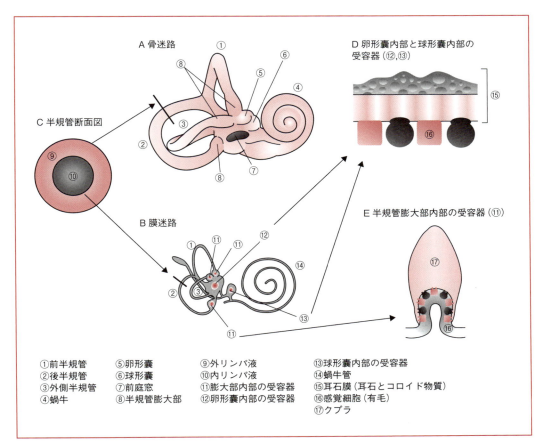

図2　骨迷路と膜迷路の構造

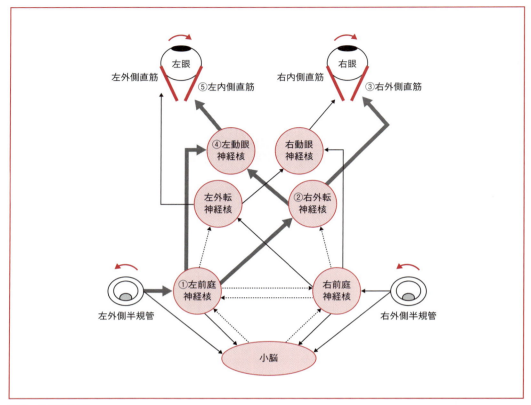

図3 前庭眼反射
実線矢印は興奮性,点線矢印は抑制性の信号が伝わることを示す.左向き頭部回転時の右向き眼球回転(代償性眼運動)が出現するまでを太い実線矢印で示す.頭部が左を向いたときに,左外側半規管の感覚細胞から左前庭神経核(①)へ回転を伝える強い信号が伝わり,さらに右外転神経核(②),右眼外側直筋(③)へと伝わり収縮させる.同時に左前庭神経核(①)と右外転神経核(②)から左動眼神経核(④),左眼内側直筋(⑤)へと伝わり収縮させる.右外側半規管から右前庭神経核に伝わる信号は弱い.

る.前庭神経核と小脳の間,左右の前庭神経核の間には神経連絡がある(図3).さらに前庭神経核からは,脳幹にある外転神経核,動眼神経核,視床,および脊髄などへの出力がある.

B. 前庭迷路系機能不全をきたす代表的な疾患

表1に前庭迷路系機能不全をきたす代表的な疾患をまとめた.表の左から疾患名,機能不全部位,病態,温度刺激検査[1]の反応低下の有無,一側性か両側性か,を示した.疾患名も病因もさまざまであるが,自覚症状として"回転性めまい"または"ふらつき"を感じること,直立や歩行能力の低下が生じることが共通点である.表中の温度刺激検査は,前庭迷路機能の最も重要な検査方法の一つである.前庭迷路,特に外側半規管をターゲットにして,内リンパ液の温度を変えることで対流を起こして刺激する.具体的には,左右の外耳道へ交互に冷水・温水の注入や冷風・温風の送風を行う.刺激により"眼振"が一定時間出現する.眼振は一側に引っ張られる緩徐な動き(眼振緩徐相)ともとの位置に戻る急速な動き(眼振急速相)を反復する眼運動をいう.眼振の緩徐相速度,眼振数,眼振持続時間などを測定して,刺激側の前庭迷路系機能の低下があるかどうか判断する.本検査により一側性と両側性前庭迷路系機能不全の

表1　前庭迷路系機能不全をきたす疾患

	疾患名	機能不全部位	病態	温度刺激検査反応低下	患側 一側性	患側 両側性
1	良性発作性頭位性めまい	前庭迷路	特定の頭位をとるとめまいが出現．耳石器から剥離した耳石が，半規管のクプラに付着したり半規管内に浮遊していることが原因か？	通常は反応低下なし	○	
2	Ménière病	前庭迷路，蝸牛	内リンパ水腫による．めまい，難聴発作を反復する	ありうる	○	△
3	めまいを伴う突発性難聴	前庭迷路，蝸牛	原因不明（ウイルス感染？　血管損傷？）	ありうる	○	△
4	遅発性内リンパ水腫	前庭迷路，蝸牛	高度内耳性難聴が発症して，年単位の長期間経過後にめまいが出現	ありうる	○	
5	外リンパ瘻	前庭迷路，蝸牛	外傷，中耳圧外傷などで外リンパ液が中耳へ漏出する	ありうる	○	
6	中耳炎による内耳損傷	前庭迷路，蝸牛	炎症の内耳への普及	ありうる	○	
7	内耳梅毒	前庭迷路，蝸牛	先天性と後天性がある	ありうる	△	○
8	前庭神経炎	前庭神経	原因不明（炎症？　感染症？）	ありうる	○	
9	Ramsay Hunt症候群	前庭神経，聴神経	帯状疱疹ウイルス感染症	ありうる	○	
10	聴神経腫瘍（術前，術後）	第8脳神経（前庭神経，蝸牛神経），顔面神経	初期には内耳道内に限局するが増大すると小脳脳幹圧迫症状も出る．前庭神経起源が聴神経起源のものより多い	ありうる	○	
11	内耳破壊術後（薬剤によるものも含む）	前庭迷路，蝸牛	難治性めまいに対する手術的治療．薬剤を用いるときは中耳鼓室内に注入	ありうる	○	
12	前庭神経切断術後	前庭神経	難治性めまいに対する手術的治療	ありうる	○	
13	頭部外傷（側頭骨骨折）	前庭迷路，第8脳神経（前庭神経，蝸牛神経），顔面神経	交通事故，スポーツ事故などで生じる	ありうる	○	
14	薬物による内耳損傷	前庭迷路，蝸牛	結核治療で使用されたストレプトマイシン，ゲンタマイシンなどが有名	ありうる	△	○

患側の○は頻度が高く，△は頻度が低いことを示す．

判断ができる．表からもわかるように，日常臨床では患側が一側性のことが多いので，以降は主に一側性前庭迷路系機能不全の病態について述べる．

自覚的には，めまい（回転性めまい，ふらつき感など）を感じる．発症初期には頭部静止状態でも感じる．発症後，数日〜1週間程度すると頭部静止時には感じないが，頭部を動かすとめまいを感じることが多い．他覚的には眼振が出現することが多く，自発眼振と呼ぶ．眼振方向を表現するときは，急速相が向く方向をもって"右向きの眼振"，"左向きの眼振"などという．

頭部運動時の固視機能の低下が出現することもある．歩行などで頭が動くと看板の字や景色がぶれて見にくくなる現象（jumbling現象）で，両側前庭迷路系機能不全の特徴であるが，一側性でもしばしば出現する．

姿勢制御の面では，直立姿勢の保持に影響が出る．急性期でなければ開眼では比較的安定し

て立てるが，閉眼では動揺が大きく不安定となる．これはRomberg現象として知られている．歩行能力も低下し，急性期は不安定歩行が目立つ．1〜2週間程度すれば開眼での安定歩行は可能になるが，閉眼歩行は困難なことが多い．転倒につながる危険性もある．これ以外に，めまいやふらつきで困ることのある日常生活動作を，アンケート調査結果から紹介する．"ズボンやスカートを立ってはくとき"，"歩いていて振り向いたとき"，"夜，凸凹道やあぜ道を歩くとき"，"トイレで立ったり座ったりするとき"，"棚の上にあるものをとるとき"，"夜，階段の上り下りをするとき" などの回答が目立った[2]．また "バスや電車内で立っているとき転びやすくなった"，"自動車の運転が下手になった" という例もあった．以上のような症状は，数か月あるいは数年経っても残っている場合がある．ストレス，睡眠不足，肉体疲労を契機に一時的に増悪することもある．

一側前庭迷路系機能不全の姿勢制御能力を評価する方法として，書字検査，両脚直立検査，Mann検査，片脚直立検査，足踏み検査，重心動揺検査などがある[1]．重心動揺検査[3〜5]は，客観的なデータを残せる点で有用である．

姿勢制御能力低下のメカニズム

一側前庭迷路系機能不全で，めまいを感じること，頭部運動時の固視機能の低下が生じること，立位や歩行時に不安定となることのメカニズムを考えてみる．

A. めまいとは

人が空間内での自分の位置や動きを知るためには，視覚，前庭感覚，体性感覚（深部知覚）が重要な情報源になる．この感覚情報の間に矛盾が生じると，人は間違った空間認識をしてしまう．例えば遊園地のビックリハウスは建物の壁や床が回転するため，自分が回っているかのように感じる．前庭迷路は重力を基準にして普通に座っていることを，手や足から入力される深部知覚は椅子がひっくりかえってないことを伝えているのに，回転しているという視覚情報のために中枢神経が混乱をきたすためである．

前庭感覚の異常でも，同様の中枢神経の混乱を生じうる．頭を動かさずに仰臥位になっている例を考える．頭が動かなくても前庭迷路から，大きさの等しい神経信号が左右の前庭神経核に送られる．前庭神経核どうしは神経連絡があるので互いの活動性の比較を行い，差がなければ頭部の動きなしと解釈される．仮に頭部外傷で一側前庭迷路系機能が失われた人が仰臥位になっているとする．患側の前庭神経核への入力は0％，健側は100％とすると，この左右差は頭部の運動情報として解釈され，視床を経由して大脳皮質まで到達する．しかし視覚や深部知覚からの身体静止情報も同様に視床から大脳皮質に到達している．前庭感覚（動いている）vs 視覚，深部知覚（静止している）という矛盾の図式ができ上がり，解釈に混乱が生じる．この結果，"天井が回っている，流れる" と感じる．これが，めまいなのであろう．

B. 頭部運動時の固視機能低下

次に頭部運動時の固視機能低下のメカニズムを考える．電車の両側に向かい合って設置された長椅子に座って，向かいの窓に貼ってある広告を読んでいるとする．このとき急な揺れで，

頭部が左に 2°回転した場合を想定する．広告を読んでいる眼は，頭部に対して 2°分の右回転をしないと，目標物が網膜中心窩から消えてしまう．このような頭部の動きを眼の動きで補正して対象物を見るための眼の動きを代償性眼運動という．このとき，神経回路で起きることを図 3 に示した．左へ 2°の頭部回転加速度運動は，左外側半規管にとって刺激となり左前庭神経核の興奮性（活動性）を高める．左前庭神経核から出る神経は右外転神経核を興奮性に刺激し，右外転神経を通じて右眼の外側直筋の収縮を起こす．同時に，左前庭神経核と右外転神経核から出る神経は左動眼神経核を興奮性に刺激し，左眼の内側直筋の収縮も生じる．このとき，右外側半規管は右前庭神経核への信号を減少し，その結果，眼球の右回転を補強するように働く．結局，両眼球は頭部回転前の位置にとどまり前方を固視できる．以上のような，前庭迷路からの信号で代償性眼運動が生じることを前庭眼反射（vestibulo-ocular reflex：VOR）という．もしも，左外側半規管機能が低下していれば，左前庭神経核への頭部回転情報が正確に伝わらないため，前庭眼反射回路も正常に機能しない．このため眼球回転角度が 2°にならず，広告の字がぶれてしまって読めないことにつながる．

C. 前庭迷路情報と姿勢の安定性

立位姿勢や歩行が不安定になることについては，前庭脊髄反射（vestibulospinal reflex）が関係する．この反射は頭部の位置や加速度変化に対して，頸部・体幹の筋緊張を制御して，安定した姿勢を維持するのに働く．反射の神経経路には 2 つあり，1 つは内側前庭脊髄路で，前庭迷路（主に三半規管）からの情報が前庭神経核（主に内側核）で中継されて頸部の両側の筋群に働く．このため，急な刺激が加わっても頸部の筋肉の働きにより頭部を固定する反射が出現するが，一側もしくは両側の半規管機能が低下していると頸部の筋肉への信号が伝わらず，急な刺激が加わると頭を固定できない．もう 1 つは外側前庭脊髄路という．前庭迷路（主に耳石器）からの情報が前庭神経核（主に外側核）で中継されて脊髄を下行し，同側の四肢・体幹伸筋群の筋緊張を高め，同側屈筋群の筋緊張を低下させる．例えば，左耳石器機能低下の場合は，左側伸筋群の緊張低下と屈筋群の緊張増加の影響で，直立時に患側へ傾く，足踏み運動で患側へ回転する，直線歩行では患側方向へ曲がっていく，などの現象が生じうる．

III 姿勢制御能力低下を改善するための運動療法

A. 理論的根拠・エビデンス

一側前庭迷路系機能不全による患側前庭神経核と健側前庭神経核の間に生じる神経活動の左右差が，めまいや姿勢制御機能の低下を引き起こす．この状態を改善するために働く中枢神経系の作用を，前庭代償（vestibular compensation）[6]という．一側前庭迷路系機能不全では，通常は時間の経過とともに前庭代償は進んでいく．しかし不十分なままでとどまり，後遺症的な能力低下をきたすことも多い．また急性期であってもできるだけ早期に前庭代償過程を進めることが，病脳期間の短縮につながる．Brandt[7] は，「前庭代償は決して"単純なあるいは単一の"過程ではない．前庭代償は，認知，前庭動眼系，前庭脊髄系の再調節（readjustment）の多数の過程からなり，脳・脊髄の異なる場所において異なる時間経過で生じる．それゆえ前

庭リハビリテーションには，眼，頭，体の運動を含む種々のプログラムを組み入れるべきである」と述べている．前庭代償には対側の前庭神経核をはじめとする脳幹諸核，小脳，脊髄などのさまざまな中枢神経が関係しており，これらへの視覚や体性感覚（深部知覚）からの入力が運動療法に要求されるということであろう．

　前庭迷路系機能不全に対する運動療法は，一般的に「Vestibular Rehabilitation (VR)」と呼ばれるので，以後はVRと略記する．2011年にHillierら[8]が信頼性の高い27論文を中心に検討したCochrane Reviewを発表した．このなかから数編の論文を紹介する．Horakら[9]は21人の前庭機能低下患者を，VR群，一般的なエクササイズ群，投薬群の3群に割り振って，自覚症状，EquiTest，片脚直立時間で評価した．その結果，VR群ではすべて改善したが，他の2群では自覚症状以外に有意な改善はなかったと述べた．Struppら[10]は前庭神経炎患者をVR群19人と生活指導だけの対照群20人に分けて経過の比較を行った．VRの内容は，眼運動練習，頭部や体幹の回転や傾斜運動，マット上での立位練習や歩行・ランニングなどである．評価項目はocular torsion（視神経乳頭の中心部推定点と注視点を結ぶ線が水平線となす角度），自覚的垂直位，フォースプレートにマットを敷き閉眼直立したときの総軌跡長の3つである．結果はocular torsionと自覚的垂直位の回復は両群に差がなかったが，総軌跡長はVR群のみで正常範囲にまで回復した．またVR群は早期の社会復帰が可能であったとのことである．Cohenら[11]は，末梢性前庭機能低下患者53人を0.04 Hzの頭部低速運動群，1.5 Hzの頭部高速運動群，1.5 Hzの頭部高速運動＋電話による週1回の相談の3群に分けて，質問紙法を用いて効果を検討した．結果はいずれの頭部運動も効果があり，めまいの強さ，頻度，QOLのいずれも改善した．また，年齢の影響は受けず，改善に対する意欲が大切であると述べている．Pavlouら[12]は，通常のVRに視刺激やバーチャルリアリティ刺激も加えた場合に，より練習効果が上がることを述べた．

B. 基本的な方法・手順

　基本的な運動療法および当科で行っている運動療法について紹介する．

- Cawthorne[13]とCooksey[14]の方法：前庭迷路系機能不全に理学的治療を行った世界で最初の報告である．頭部運動，眼球運動，身体運動などを行うが，できるだけ発症早期に開始すること，トレーニング内容や難しさは段階的に上げていくこと，グループで行うこと，ゲームの要素を取り入れることなどが重要とされる．これは現在まで続く基本的な概念である．具体的な方法は，CawthorneとCookseyのトレーニングを実践したHeckerの論文[15]を参考にしていただきたい．

- 日本の運動療法：1990年に日本平衡神経科学会（日本めまい平衡医学会の前身）から「平衡訓練の基準[16]」が発表された．平衡訓練の定義，対象疾患，訓練前の状態の把握，平衡訓練計画，平衡訓練方法，訓練条件，訓練効果の評価などが網羅されている．また日常生活動作評価表（慶應義塾大学，岐阜大学），訓練経過表と評価（岐阜大学），平衡訓練方法（北里大学，信州大学）などの例が紹介されている．

- 当科の基本的な方法：平衡訓練の基準[16]にも記載されている北里大学・徳増[17]の方法にさまざまな変更や追加を行い，工夫しながら現在に至っている．行いやすく安全性も高いので紹介する（表2）．

表2 当科の基本的な運動療法

確認事項
□一側前庭迷路系機能不全を対象とする．
□一通り全項目行って，施行可能な項目を決定する．目安は運動でややめまい感は出るが，しばらく休めば続けられる程度がよい．めまいが強く頭部運動で嘔吐の危険がある項目は見合わせる．
□項目が決定したら，それを1シリーズとして朝昼夕の3回行う．時間的に無理であれば朝夕の2回行う．
□自宅で行う場合は2週間後に受診してもらい，症状と施行状況を確認する．項目の入れ替えなどの調整もする．
□2～3か月は継続し，効果が見込めればさらに続行する．
□背景に脳や頸部の血流障害の存在が疑われる場合は，主治医に行うことの可否の確認が必要．
□高齢者，関節疾患や全身疾患がある場合は，無理な項目は行わない．

1. **眼運動**（図4①）
　（ⅰ）2点交互視（左右，上下）
　　①壁に左右2つの視標（距離は50 cm）を書く．視標から50 cm程度離れて，頭を動かさずに，右→左→右と交互に見る．5～10往復行う．
　　②壁に視標を書く代わりに，両腕を伸ばして50 cm程度離し，自分の指先（示指か母指）を立てて視標にしてもよい．
　　③壁に上下2つの視標を書く．距離は50 cm離し，眼の高さを中心にする．視標から50 cm程度離れて，頭を動かさずに，上→下→上と交互に見る．5～10往復行う．
　　④壁に視標を書く代わりに，両腕を伸ばし眼の高さを中心にして50 cm程度離し，自分の指先（示指か母指）を視標にしてもよい．
　　【注意】眼運動開始当初は1往復3～4秒程度から始め，徐々に速度を上げる．最速で1往復1秒程度とする．
　（ⅱ）指先追従（左右，上下）
　　①目の高さで片腕を前方に伸ばして，示指（または母指）を立てる．
　　②頭を動かさずに，右→左→右と腕をスムーズに動かして爪先を見つめる．動かす距離の目安は50 cm程度（角度では正中から左右に30°程度）．5～10往復とする．
　　③左右方向が終わったら，上下方向に動かす．眼の高さを中心とし，動かす距離の目安は50 cm程度（角度では眼の高さを基準に上下に30°程度）．5～10往復とする．
　　【注意】眼運動開始当初は1往復3～4秒程度から始め，徐々に速度を上げる．最速で1往復1秒程度とする．

2. **眼・頭部運動**（図4②）
　（ⅰ）頭部前後屈
　　①正面を向いた状態から，前後に20～30°くらいを目安とする．眼の動きは指定せずに5～10往復行う．
　　②めまい感が強く出て行うのが困難なときは，片腕を伸ばして指先を固視して5～10往復を試みる．
　　③めまい感が強くなり，嘔気が出る場合は速度を落とすか回数を減らす．
　　【注意1】訓練開始当初は1往復3～4秒程度から始め，徐々に速度を上げる．最速で1往復1秒程度とする．
　　【注意2】むち打ちや頸椎疾患がある場合には，角度を減らすなどの配慮が必要．
　　【注意3】過度の動きは頸部大血管の血流に障害をきたす危険性もあるので配慮が必要．
　　【注意4】頸部大血管の疾患や術後は，担当医にこの運動の可否を確認する必要がある．
　（ⅱ）頭部左右回転
　　①回転角度は正面を向いた状態から左右に20～30°くらいを目安とする．眼の動きは指定せずに5～10往復行う．
　　②（ⅰ）の②に同じ．
　　③（ⅰ）の③に同じ．
　　【注意】（ⅰ）の注意1～4に同じ．
　（ⅲ）頭部左右傾斜
　　①正面を向いた状態から，軽く左右に曲げる程度でよい．眼の動きは指定せずに5～10往復行う．
　　②（ⅰ）の②に同じ．
　　③（ⅰ）の③に同じ．
　　【注意】（ⅰ）の注意1～4に同じ．

3. **体位変換**（図5③）
　（ⅰ）左右への寝返り
　　①枕を使用しないで仰臥位になる．開眼で仰臥位→右側臥位→仰臥位→左側臥位→仰臥位を1往復として，5～10往復行う．速度は特に指定しない．
　　②仰臥位や側臥位になると，めまいを感じる可能性がある．症状が出た場合は，そのまま症状が鎮まるまで待ち，次の姿勢に移る．
　　【注意】良性発作性頭位性めまい（BPPV）では，特別な頭位治療が必要になることが多い[18]．左右への寝返りは，病状を悪化させる場合もあるので主治医に確認が必要である．
　（ⅱ）臥位↔座位
　　①ベッドに座った状態または布団の上などで，仰臥位になる→起き上がり座る→仰臥位になる，を1往復として5～10往復する．速度は特に指定しない．
　　②動作後にめまい感が出ることがある．その場合は落ち着くまでしばらく待つ．
　　【注意】めまい感，嘔気などの症状が強い場合は，中止・回数を減らす・速度を落とす，などを適宜行えるように指示を与えておく．
　（ⅲ）座位↔立位
　　①椅子に座る→立ち上がる→椅子に座る，を1往復として，5～10往復する．速度は特に指定しない．
　　②立ち上がったときにめまい感が出ると転倒する危険性もある．この運動を行う場合は，介助する人をつけるように勧める．
　　【注意】めまい感，嘔気などの症状が強い場合は，中止・回数を減らす・速度を落とす，などを適宜行えるように指示を与えておく．

4. 直立（図5④）
　　【全般的注意】転倒を避けるため介助者についてもらうように説明する．どうしても1人で行わなければならないときは，壁や手すりの横で行い，すぐに体を支えられるよう工夫してもらう．高齢者では，関節疾患などで行えないこともある．
　（ⅰ）開脚直立
　　　□床上で両足内側縁を10～15 cm程度離した状態で，開眼で30秒間，閉眼で30秒間行う．
　　　□ふらつかずに簡単に行える場合は省略してもよい．
　（ⅱ）閉脚直立
　　　□両足内側縁を接触した状態で，開眼で30秒間，閉眼で30秒間行う．
　　　□ふらつかずに簡単に行える場合は省略してもよい．
　（ⅲ）継ぎ足直立
　　　□右足踵に左足つま先を接触した状態で，開眼30秒，閉眼30秒行う．
　　　□左足踵に右足つま先を接触した状態で，開眼30秒，閉眼30秒行う．
　（ⅳ）片脚直立
　　　□右足直立，左足直立を交互に15秒ずつ行う．
　　　□必ずしも閉眼条件を行う必要はない．
　　　□高齢者では，安全上行わないほうがよい．
5. 足踏み・歩行（図5⑤）
　　【全般的注意】転倒を避けるため介助者についてもらうこと，できるだけ広いところで行うことを説明する．高齢者では，関節疾患などで行えないこともある．
　（ⅰ）足踏み（50歩）
　　　□開眼と閉眼で行う．
　　　□偏倚現象を観察するため，両腕を前方で肩の高さまで上げて行う場合もある．自宅で行う場合は，必ずしも上げる必要はない．
　（ⅱ）直線歩行（5～10 m）
　　　□開眼と閉眼で行う．
　（ⅲ）継ぎ足歩行（5～10 m）
　　　□開眼で行う．
　（ⅳ）階段昇降（適宜）
　　　□開眼で行う．
　　　□特に降りるときは危険なので注意が必要．

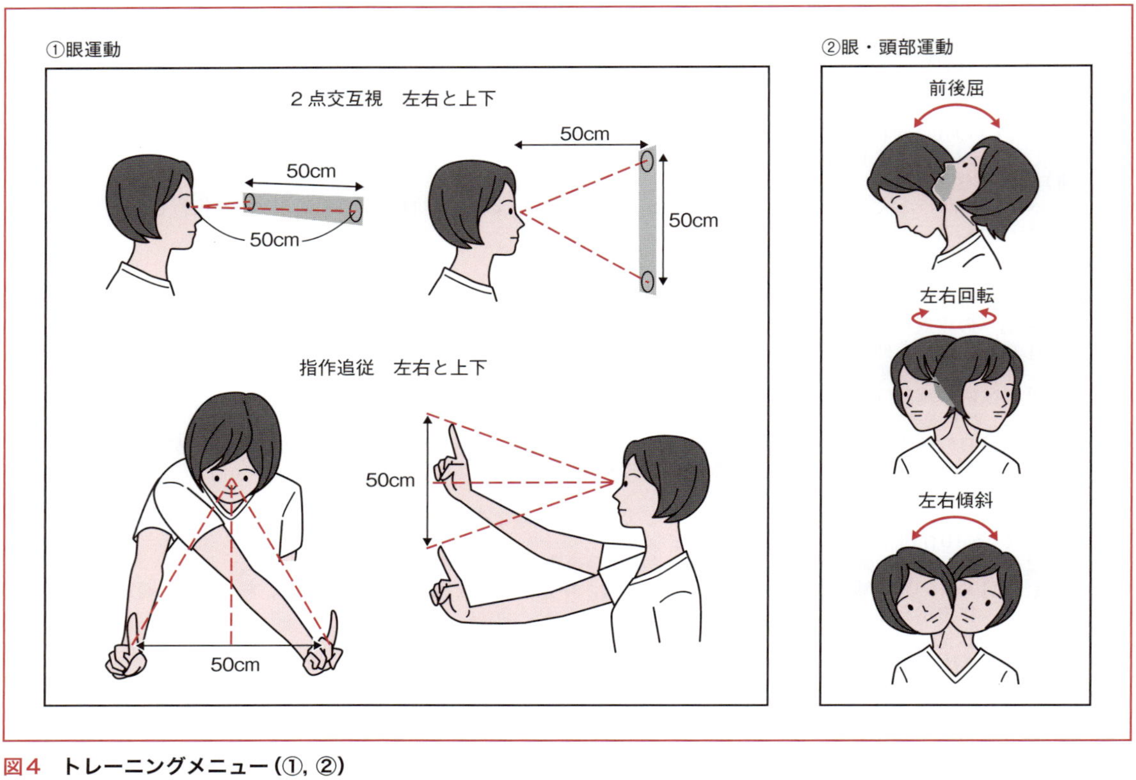

図4　トレーニングメニュー（①，②）

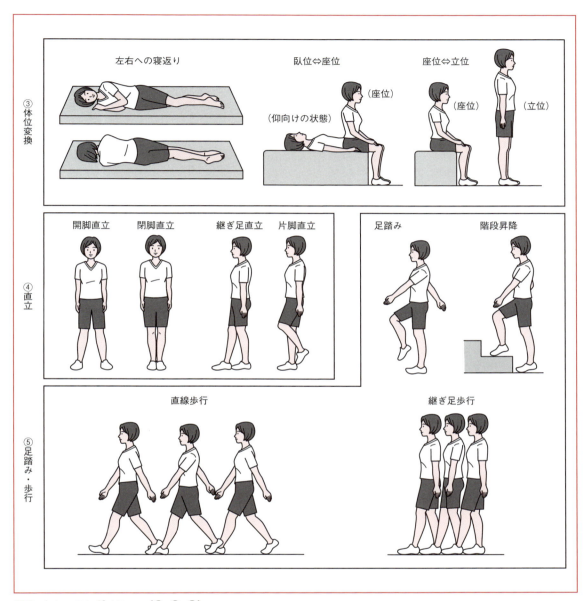

図5　トレーニングメニュー(③, ④, ⑤)

　前庭迷路系機能低下に対する運動療法は，施設によりさまざまな方法が行われている．また，立ち方の指導，体性感覚情報の利用，心理面への配慮や心理療法が有効な場合もある[19]．運動療法とともにさまざまな工夫を行っていくことが，姿勢制御能力向上に役立つのではないかと考える．今後の発展が期待される．

文　献

1) 日本めまい平衡医学会編：「イラスト」めまいの検査，改訂第2版，診断と治療社，東京，2009
2) 浅井正嗣：一側末梢前庭障害の日常生活への影響．めまい診療のコツと落とし穴，中山書店，東京，180-

181, 2005
3) 時田 喬ほか：重心動揺検査法．JOHNS 11：809-816, 1995
4) 山本昌彦：重心動揺．Equilibrium Res 68：162-168, 2009
5) 浅井正嗣ほか：一側前庭機能障害の重心動揺検査―左右方向の特徴の再検討―．耳鼻咽喉科臨床 134（補冊）：18-27, 2012
6) Igarashi M：Vestibular compensation. An overview. Acta Otolaryngol 406 (Suppl)：78-82, 1984
7) Brandt T, 國弘幸伸ほか監訳：めまい患者の管理．めまい，改訂第2版，診断と治療社，東京，45-60, 2003
8) Hillier SL, et al：Vestibular rehabilitation for unilateral peripheral vestibular dysfunction. Cochrane Database Syst Rev 2：CD005397, 2011
9) Horak FB, et al：Effects of vestibular rehabilitation on dizziness and imbalance. Otolaryngol Head Neck Surg 106：175-180, 1992
10) Strupp M, et al：Vestibular exercises improve central vestibulospinal compensation after vestibular neuritis. Neurology 51：838-844, 1998
11) Cohen HS, et al：Increased independence and decreased vertigo after vestibular rehabilitation. Otolaryngol Head Neck Surg 128：60-70, 2003
12) Pavlou M, et al：Simulator based rehabilitation in refractory dizziness. Neurol 251：983-995, 2004
13) Cawthorne T：Vestibular Injuries. Proc R Soc Med 39：270-273, 1946
14) Cooksey FS：Rehabilitation in Vestibular Injuries. Proc R Soc Med 39：273-278, 1946
15) Hecker HC：Treatment of the vertiginous patient using Cawthorne's vestibular exercises. Laryngoscope 84：2065-2072, 1974
16) 時田 喬ほか：「平衡訓練の基準」掲載にあたって/平衡訓練の基準．Equilibrium Res 49：159-169, 1990
17) 徳増厚二：めまい・平衡障害のリハビリテーション．Equilibrium Res 51：443-448, 1992
18) 日本めまい平衡医学会診断基準化委員会：良性発作性頭位めまい症診療ガイドライン（医師用）．Equilibrium Res 68：218-225, 2009
19) 浅井正嗣：前庭機能異常後遺症のカクテル療法．ENTONI (120)：101-106, 2010

2 神経系機能不全
7）精神疾患

山本 大誠

I 主な病態と姿勢制御能力低下の特徴

A. 精神疾患患者の病態と身体症状

　一般的に，理学療法は身体に機能低下のあるものを対象とし，「統合失調症」や「双極性症（Ⅰ型，Ⅱ型）」などの精神疾患は対象ではないと考えられている．しかし，多くの精神疾患患者には，精神疾患に由来するさまざまな身体症状が認められる．

　精神疾患患者の身体症状は多岐にわたるが，それらの病態の背景には神経基盤の機能不全を原因とした空間認知の機能低下による方向・定位の不安定性，自己意識の低下，自己の他者帰属を起因とする身体および運動感覚の低下などが考えられている[1]．身体および運動感覚の低下は，自分が自分であるという自己意識を低下させ，身体の動きの質を著しく低下させる．これらは，身体および動きのアウェアネス（気づき）を低下させることにつながる．アウェアネスは身体および動きによって自己を感じ取る「センシング」過程の結果であり，アウェアネスの低下は自己を表現する身体の動きの質を低下させる原因となる．これらの症状は，身体活動性の低下につながり，姿勢制御の悪化をはじめとする運動機能不全を引き起こす原因となる[2]．また，妄想や不安，恐怖などによって精神的緊張が高くなることで，身体の緊張状態は亢進し，姿勢の悪化，呼吸困難感や換気困難，肩や腰などの慢性疲労および疼痛，異常感覚などが身体症状として現れることがある．精神疾患患者にはこのような身体症状が現れるが，これまで精神疾患患者に対する理学療法を含む身体医学的対応は十分になされていない．

　精神保健領域においては，心身症（身体表現性疾患）も身体症状を呈する疾患の一つである．心身症は，心理的葛藤や不安，重圧，欲求不満，心的外傷など種々の心因的ストレスが原因で引き起こされる身体性の疾患である．心身症の原因となる過度なストレスは，人体の免疫系，内分泌系，自律神経系に影響を及ぼし，過敏性腸症候群，過敏性膀胱，胃潰瘍，神経性胃炎，月経不全，高血圧，慢性疼痛など多くの身体症状を引き起こすことが知られている[3]．

　精神疾患患者は，薬物療法の副作用としてパーキンソニズム，循環・代謝系などの内部疾患，心血管系や神経系の変性，肥満などにも形態および機能の不全がみられる．また，精神疾患患者は多くの心身症状から睡眠を含む生活リズムの悪化をきたしやすく，糖尿病や高血圧，メタボリックシンドロームなど生活習慣病の発症リスクがきわめて高いとされる[4]．特に統合失調症患者は，これらの症状に加えて幻覚や幻聴などの異常感覚や空間認知の問題を抱えてい

るとされ，これらの症状は身体運動を制限する因子となり，姿勢制御をはじめとする円滑な運動機能遂行の低下の要因になっている．

現在では，精神疾患入院者約32万人のうち，1年以上の入院者が20万人を超えており，長期入院とそれに伴う施設症および廃用症候群が社会的課題となっている．精神疾患入院者における閉塞的な生活環境は，健全な身体感覚を著しく制限する原因である．ここでは，精神疾患患者における病態像を理解するうえで重要となる廃用症候群と生活習慣病，ストレス関連疾患，睡眠不全について概説する．

1 廃用症候群と生活習慣病

精神疾患患者の廃用の主な原因は，精神症状悪化を起因とした低活動状態に由来する身体的廃用症候群である．廃用症候群は，筋力低下，筋萎縮，拘縮などの機能不全から日常生活活動まで幅広い範囲で生活機能の低下につながる．特に，重篤なうつ病や統合失調症の昏迷状態，無動状態が長期間続いた場合は廃用症候群を引き起こしやすい．うつ病では，不安，不眠，焦燥感，抑うつ気分，精神運動抑制が強くなることがあり，これらの症状に昏迷状態を伴う場合は長期間の活動抑制状態が続くことがある．

精神疾患入院者においては，閉鎖的な生活環境から生じる運動不足や活動制限が廃用症候群をもたらし，さらには偏食や喫煙，睡眠不全など種々の生活習慣による影響が加わることで，内科疾患への罹患の危険性がきわめて高くなる．この結果，精神疾患患者は脳卒中や心疾患，糖尿病など種々の生活習慣病を合併する可能性が非常に高くなる．また，地域で生活する精神疾患患者においても，生活習慣病に罹患している割合は精神疾患入院者よりも高率であるとの報告もあり，入院患者と同様に廃用症候群および生活習慣改善の取り組みが喫緊の課題となっている[5]．廃用症候群は，身体運動に至るモチベーションを低下させ，身体活動を抑制する大きな要因となる．

生活習慣病は特定の病気を示すのではなく，「食習慣，運動習慣，休養，喫煙，飲酒などの生活習慣がその発症・進行に関与する疾患群」と定義されている[6]．生活習慣は，一時的な行動や行為ではなく，文化，社会，心理，経済，環境など多要因に影響を受け，個人や家族あるいは集団としての行動形式と説明されている．近年，生活習慣病に対する医学的取り組みが行われているが，なかでも運動の身体的効果は多くの研究により明らかにされている[7,8]．身体運動は慢性心疾患，脳卒中，肥満，糖尿病，高血圧，腰痛など多くの生活習慣病の罹患の危険性を低下させることが知られているが，精神疾患患者に対する身体運動の処方はほとんどなされていない．

生活習慣病は，統合失調症および双極性症（Ⅰ型，Ⅱ型）において発生率が高まるという研究報告がなされており，精神疾患患者における生活習慣病の罹患の危険性はきわめて高いとされている[5]．統合失調症患者は同じ年齢群の健常者と比較して，心臓病が5倍，呼吸器疾患が7倍の罹患のリスクがあり，さらに寿命は同年代の対照と比較して10年程度短いと報告されている[9]．それらの主な原因には偏食や運動不足，喫煙，肥満などの生活習慣の悪化が指摘されている．また，抗精神病薬の副作用による肥満は不活動を増長し，糖尿病をはじめ種々の生活習慣病を容易に引き起こすことも指摘されている．精神領域においても廃用症候群および生活習慣病の予防・改善は重要な課題であり，理学療法の積極的介入が期待される．

2 ストレス関連疾患

　ストレスは日常的に使用される言葉であるが，本来ストレスとはヒトが生活環境や種々の刺激に対して適応するために必要な生体の調節および防衛機構と捉えられている．ストレスに対する生体の反応は，ストレスの種類や期間など種々の要因による身体および精神面に対する影響として現れるが，ストレス状態が長期にわたり適切な対処ができない場合，免疫系，内分泌系，神経系のそれぞれに影響が及び，身体症状や精神症状を引き起こすことが知られている．ストレス状況に曝された場合，その状況を適切に対処するために，ストレスに立ち向かうかあるいは回避するかという「闘争逃走反応」が起こる．この反応によりストレスホルモンであるグルココルチコイドの代謝が高まり，身体反応として心拍の上昇，筋血流量の上昇，血管の収縮など生体恒常性が適切に維持される．しかし，長期のストレス状況下では，グルココルチコイドの代謝が優位になるため，その他の成長ホルモンや性腺刺激ホルモン，甲状腺ホルモンなど本来起こる代謝が低下し，その結果，血管の損傷，筋萎縮，胃粘膜の損傷，リンパ球の減少に伴う免疫系の働きなどを低下させる．また，これらの反応によって認知を司る海馬に悪影響を及ぼすことが指摘されている[10]．この結果，主に身体症状では過敏性腸症候群や消化性潰瘍，高血圧，慢性頭痛，易疲労，および精神症状ではパニック，うつ，不安，恐怖，混乱，記憶力低下など多様な症状をきたすことが知られている．また，これらの症状は日常生活活動の制限や人間の三大欲求である食，睡眠，性などにも影響が及ぶ．ストレスを起因とする身体疾患は心身症を発症し，多くの診療科にわたる多様な症状を呈する．精神疾患患者はストレスに適切に対処することが難しく，心身の健康状態を良好に保つことが困難とされる．慢性的な心身症は精神疾患患者に多く認められ，身体運動の制限や生活機能の低下の要因になっている．

3 睡眠不全

　近年，不眠や過眠などの睡眠不全も課題の一つとなっている．震災や事故など強いストレスイベントは，不安や抑うつなどの精神状態の悪化を引き起こし，睡眠の量と質を低下させることが明らかにされている[11]．睡眠は，ほとんどの生物にとって健康を維持するために不可欠な活動である．睡眠不全は，注意力や欲動の低下を引き起こし，日常の身体活動や動きの質に影響を及ぼすことが知られている[12]．睡眠不全は，日中の活動性や生活リズムを低下させる要因となり，生活習慣の変調をきたして心身の不調を招く原因となる．精神疾患患者に多くみられる生活リズムの変調は，自律神経系，免疫系，神経系のバランスを乱し，人体に必要な睡眠および休養を妨げる要因になる．睡眠および休養が満足にとれない場合，心身の疲労が増し，さらにはストレスが対処能力を超えて蓄積された結果，心身ともに病的な状態へ進行することになる．特に睡眠は，免疫力や新陳代謝，記憶や精神的安定性など生体の恒常性維持にかかわる重要な活動である．一般人口を対象とした疫学調査によると，日本人の約20％が不眠の訴えをもち，これは睡眠不全のなかで最も多い症状とされている．不眠不全には，入眠困難，睡眠維持困難，早期覚醒，回復感欠如などがあり，日常生活に悪影響が及ぶ場合に不眠症と診断される．精神疾患患者は，睡眠改善のための薬物処方を受けている場合が多いが，薬物の副作用として眠気や日中の倦怠感が続くことがあり，日常生活へ悪影響を及ぼす場合もある．

II 姿勢制御能力低下のメカニズム

　精神疾患患者のなかでも統合失調症患者は，幻覚や幻聴，妄想，作為体験（させられ感）などの陽性症状，感情の平板化，興味の喪失，引きこもりなどの陰性症状が認められる．これらのうち，陰性症状は，感情の鈍麻，興味の喪失，意欲の低下，コミュニケーションの減少など，心理社会的，文化的背景に基づく生活の彩りを失う傾向が認められる．これらの症状は身体活動量の減少につながりやすく，廃用症候群を引き起こす原因となる場合が多い．一方，陽性症状は認知神経科学の側面から，小脳が関与する感覚フィードバックの予測や運動イメージ生成過程における何らかの機能不全が原因と考えられており，これらの不全状態と運動遂行不全に深い関連性があることが明らかにされてきた．感覚フィードバックの予測が可能なのは，自己の身体のモデルを脳内にもつからであると説明されている．

　身体の内部モデルは，自己の運動指令とその結果として生じる身体の動きから得られる感覚情報との関係を捉えるとされる．統合失調症患者の場合，身体の内部モデルによる予測された感覚フィードバックと実際の感覚フィードバックの誤差が大きくなることで，作為体験が生じる[13]．これら内部モデルおよび感覚フィードバックの予測と実際の感覚フィードバックの照合過程の不一致は，自己身体（運動指令の通り動く対象）と自己運動（予測通りの運動）によって形成される自己主体感（ある行為を自分自身が行っている感覚）の感覚運動の異常を生じる．すなわち，自己モニタリング機能（自分の体がどのように動き，どのように変化したのか）が十分に働かないため，自己の身体の認識低下をきたす．これらの特異な認知過程の結果，随意的な運動が制限され，あらゆる身体活動を不確かなものにしていく．自己主体感は，自己の存在にかかわる重要な感覚であるとともに，円滑な身体運動に不可欠な要素である（図1）．

　現在，精神疾患患者の主な治療は薬物療法とされているが，薬物療法の副作用によっても運動機能の低下をきたすことがある．向精神薬は，抗精神病薬，抗うつ薬，抗不安薬，睡眠薬など多種にわたる．副作用は，錐体外路症状として，ジスキネジア，ジストニア，振戦，アカシジア，アキネジアなどの運動機能の低下をきたす場合がある．また，眠気，ホルモン代謝・分泌異常，低血圧，起立性低血圧，体重増加，血糖値上昇など生理機能にも副作用の影響が現れることがあり，これらも運動機能の低下のみならず，生活機能を低下させる要因になる．

III 姿勢制御能力を改善するための運動療法

A. 理論的根拠・エビデンス

1 廃用症候群および生活習慣病

　生活習慣の悪化は，運動習慣や食習慣に負の影響を与え，肥満を引き金にインスリン抵抗性，糖尿病，高血圧，動脈硬化などの問題をきたし，脳卒中，認知症，心臓疾患など種々の罹患率を増大させる．

　Deanらが行った身体活動と精神疾患患者の健康についての調査報告によると，運動の効果としてセロトニンやエンドルフィンの代謝の改善が述べられている．また，Deanらは生活習慣の悪化が精神疾患患者の精神症状および精神症状の悪化につながることを報告している[14]．

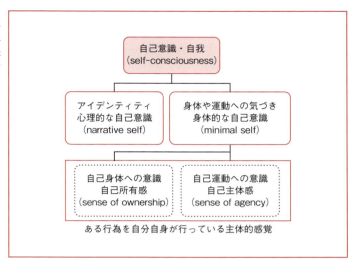

図1 自己意識の構成要素
自己意識・自我は，自己主体感と自己所有感の構成単位に分けられ，「ある行為を自分自身が自分の身体で行っているという主体的感覚（行為主判別）」によって得られると考えられている．

精神疾患患者に対する運動種目としては，ジョギングやウォーキング，有酸素運動が推奨されており，不安や恐怖に対して認知行動療法と同等の効果を示すと報告している[14]．太極拳や有酸素運動など適度で低強度の身体運動は，ストレスや感染に対する抵抗力の増大を裏づける研究成果が集積されつつあり，生活習慣の改善，健康増進，精神疾患の予防，認知症や介護予防などの観点から重要な意義をもつものと考えられる．適切な身体運動は，カロリー消費に基づく内科的処方だけではなく，身体的効果と同様に精神的効果を期待した処方が今後の課題である．

McCreadie[15]は，102人の統合失調症患者について疫学的調査を実施し，70%が喫煙者，女性の86%および男性の70%が肥満，慢性的な運動不足が74%，将来的な慢性心疾患の罹患リスクが10%と生活習慣の実態を報告しており，生活習慣を改善するためには身体面と精神面への継続した治療介入が不可欠であると報告している．

生活習慣を維持あるいは改善するためには，まず自らがどのように生活しているのかを知ることが重要である．

2 ストレス

近年の高度情報化社会は，旧来の情報伝達の枠組みを劇的に変革させ，情報処理の効率化に伴うさまざまな場面で生活を便利にしてきた．一方で，この効率化は時間当たりの生産性を増加させ，余裕がなく精神的に追い立てられるような切迫感を与えている．また，成果主義による長時間の労働による心身のストレス増加は，身体および精神的健康を阻害する要因になっている．慢性的なストレスおよび不安・疲労をはじめとする気分状態の低下は，心身の健やかな活動性を抑制し，生活の質を低下させる．

このような情報化をはじめとして，生活環境が著しく合理化され，無駄が少なく，快適で便利な生活を送ることが可能となってきた．これらは，正確により速く，簡単に，疲れずに行う，すなわちストレッサーをいかに軽減あるいは回避させることが可能であるかという目的がある．しかし，ストレッサーの軽減あるいはその回避は，人間が生きていくために必要なスト

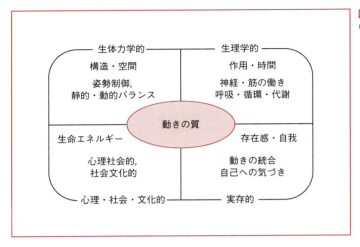

図2 動きの質モデル
(文献17より引用改変)

レッサー対処のための資源獲得の機会を回避することにもつながる．ストレッサー対処のための資源が十分ではない場合，多大なストレスから精神的疲労状態に陥ることが推測される．特に日常生活において，ストレッサーの対処を含む生活習慣のあり方とストレス状態は強い関係性を示す．近年，このような社会環境のなかでストレスを原因とするうつ病が増加している．

B. 基本的な方法・手順

1 精神疾患者に対する理学療法

世界理学療法連盟（WCPT）において，「理学療法は，あらゆる人々を対象に生涯を通して最大限の動きと機能の維持・向上および発達のためのサービスを提供する．このサービスは，老化，けが，疾病，環境要因などによって生じる動きと機能に影響するすべての状況を対象としている．機能的な動きは，健康を意味する主要概念である」と定義されている[16]．理学療法の主要な目的は，身体資源を動員して対象者の動きを最適化し，機能的な動きを引き出すことである．精神科領域においても例外ではなく，理学療法の役割は身体の動きに影響を及ぼす諸要因に対して，身体的介入を通し心身の状態を最適化させることである．

Skjærven[17]は，動きの質を①生体力学的側面，②生理学的側面，③心理・社会・文化的側面，④実存的側面の4つの側面から説明している（図2）．生体力学的側面および生理学的側面は，身体の構造と働きから動きの質との関係性を示している．心理・社会・文化的側面および実存的側面は，個人の洞察と集団における生活から動きの質との関係性を示している．動きの質と各側面は相互的に作用するとされ，いずれの側面に問題が発生しても動きの質に影響を及ぼすことになる．身体の動きは内的な精神活動による表出であり，動きの質を改善することは心身の状態に望ましい影響を及ぼす．

2 理学療法アプローチ

ヨーロッパでは，精神疾患患者に現れる多様な心身の症状に対して，バランス運動，呼吸運動，リラクセーションやタッチングなど身体介入を主とした理学療法が実施されている．主に北欧で実施されている身体気づき療法（basic body awareness therapy：BBAT）は，動きの

質(movement quality)の改善を中心に，人の基本的かつ機能的な動き(functional movement)に焦点を当てた理学療法アプローチである[18]．気づき(awareness)は広い概念であるが，ここでは身体と動きを感じ取る過程から得られる気づきを意味する．BBAT は主にメンタルヘルスの領域で用いられる理学療法アプローチであるが，機能的な動きを引き出す BBAT は多くの運動機能低下に適応できる基礎的な治療方法であるといえる．

精神保健領域では身体や動きへの関心が低い傾向にあるが，動きのぎこちなさ，過剰あるいは過小な活動性(エネルギー)，生き生きした感じ(存在感)の薄さ，痛みや疲労の訴え(あるいは気がつかない)，距離感(パーソナル・スペース)の不適切さなど，対象者にみられる身体と空間，時間に関する不自然さや違和感が認められる．これらは毎日の生活である，寝ている姿勢，座っている姿勢，立ち方や歩き方，コミュニケーションなどさまざまな機能的な動きやかかわりに影響を及ぼす．このような動きを改善するには，身体トレーニング(エクササイズ)ではなく，動きの気づき(movement awareness)を通した機能的動きの再構築が重要であり，この過程は理学療法士にとって重要な視点であると考える．

3 姿勢バランス

姿勢とは，身体的な外的状態(姿)と精神的な内的状態(勢)を表す言葉である．すなわち，姿勢の安定は身体および精神的安定の基本となる重要な要素と捉えることができる．姿勢の安定に理想的な身体の配列は，重心線が支持基底面の中心を通る姿勢配列である．この配列のときに筋の働きおよび緊張は最小限となり，次に企図する運動へ効率よく移行できる．これとは逆に，身体の配列が乱れた姿勢は不安定であり，身体的および精神的緊張が増して姿勢調節に多くのエネルギーを費やし，外的刺激に対して脆弱な状態である．姿勢の安定は，ストレッサーを対処する身体資源としての役割を含み，運動の質を引き出す基本的要素である．

安定した姿勢を得るには，支持基底面を安定させるとともに，立位および座位において身体重心と身体中心，および身体中心軸をアウェアネスするための姿勢調節運動を行う．身体重心は立位において仙骨のやや前方に位置するが，身体中心は運動の起点となる位置であり，臍より頭側で胸骨剣状突起より尾側，いわゆるみぞおちに当たる場所である．運動における身体の中心位置は，左右の肩峰と上前腸骨棘を対局に結ぶ交差点に位置し，歩行時の回旋運動や左右対称の運動において運動方向が変わる点である．身体の中心と身体中心軸のアウェアネスは，身体の動きの質を高め，自己主体感を高めるために重要である．

精神疾患患者の身体症状は，身体への関心の喪失や身体イメージの歪み，内部モデルの機能不全などを基盤にしていると報告されている[19]．また，精神疾患患者は，種々の感覚の入力またはその処理に何らかの不全状態があり，過度な緊張状態，身体および空間認知の低下などが報告されている[20]．このため，対象者は自分が自分の身体の外にいるような現実的ではない感覚，身体的苦痛に気づかないことなどがある．姿勢や身体バランスを通して身体の状態に気づくことは，身体を適切な状態に維持し，運動の質を高めるために必要な情報となる．また，身体への気づきは，身体への接触や振動刺激などにより，深部感覚や中枢処理能力を改善すること，身体の輪郭を明確にすることを通じて自己の存在感を高める効果が期待される．運動療法を実施する際は，対象者自らが安全で落ち着ける場所を探し，十分な場所と時間をかけて運動を実施していく．いずれの運動も，対象者本人が自らの身体と動きを自分で感じ取るアウェアネスが重要となる．

4 呼　吸

　呼吸は，地球上のあらゆる生命にとって不可欠な運動であり，呼吸が自由にできなくなった場合は死に直面することになる．一般的に，呼吸は横隔膜の働きである横隔膜呼吸と胸郭の体積を拡大させて行う胸式呼吸が知られている．横隔膜呼吸は，横隔膜の収縮により吸気を行うゆっくりとした深い呼吸である．一方，胸式呼吸は，主に肋間筋の収縮による吸気を行い，速く浅い呼吸である．横隔膜呼吸は副交感神経を優位にし，胸式呼吸は交感神経を優位にする．ストレッサーに遭遇した場合は交感神経が優位になり，呼吸も浅く，速くなる．これとは逆に腹式呼吸ではリラクセーション効果により副交感神経が優位となり，うつなどで低下されるとされるセロトニンの分泌・代謝を活性化するといわれている[21]．また，横隔膜のゆっくりとした大きな呼吸運動は腹部臓器のマッサージ効果があり，循環および代謝機能に望ましい影響を及ぼすこともメリットである．

　呼吸はガス交換だけではなく，心身の緊張状態を反映する徴候の一つになる．心身が緊張状態にあるときは，自律神経系の働きに関連して交感神経が優位に働き，呼吸は浅く，速くなる．このように心身の状態が呼吸に反映されることから，呼吸は古くからヨガや太極拳など種々の東洋の伝統のなかで重要と位置づけられてきた．現在では，呼吸を重視した東洋の伝統は，健康を増進するための方法として世界的に紹介されている[22]．

　近年では，太極拳を介入手段としていくつかの研究が実施されている．太極拳はゆるやかで流れるような動きとそれに準じた呼吸方法を取り入れている．太極拳に伴う呼吸法を行うことにより，不安の軽減，心拍数と血圧の低下，心理的ストレスの軽減が認められ，呼吸法が自律神経の働きを調整することが期待できる[23]．

　呼吸は，健康を増進する方法として種々の健康法に取り入れられている．腹式呼吸の練習は，仰臥位で十分リラックスした後に，身体の中心に両手を当て，呼吸および自らの身体に注意を傾ける．身体の中心に当てた両手で横隔膜の運動を感じ取ることが重要である．横隔膜の運動を感じ取ることにより，座位や立位においても横隔膜呼吸を実施することが可能となる．

5 リラクセーション

　リラクセーションは弛緩や緩和の意味があり，心身の緊張を和らげるための方法として用いられる．人が疲労や身体的・心理的ストレスを感じたときは，心身の緊張を生じる．日常生活を営む限り，疲労や身体・心理的ストレスは避けることはできず，それらの種類や程度に応じた適切な対処が健康の維持および増進に重要となる．しかし，疲労や身体的・心理的ストレスが適切に対処できずに蓄積された場合，心身の過度な緊張が続き，種々の身体症状や精神症状を引き起こすことがある．身体症状の継続や精神面の抑うつや不安，睡眠不全などは疲労や身体的・心理的ストレスによる過度な緊張を生じやすい．心身の緊張状態は，自律神経の交感神経活動を優位にし，生体の生理機能である心拍数や呼吸数の増加など身体的反応を示す．過度な緊張は，自己の緊張に気づかずに疲労や身体的・心理的ストレスを適切に処理できないことが原因の一つとして挙げられる．長時間の作業継続や繰り返し作業などは緊張状態が継続しやすく，心身の不調をきたし，身体各部の凝りや痛みなど種々の症状が現れる．自律神経のバランスを保ち，心身の健康維持および増進のためには，緊張や不安，苦痛を緩和するリラクセーションに効果が期待されている．緊張状態は，眼・頸・顎・肩・背中・腰に現れやすく，各部位に必要以上の力が入っていることに気づきにくい．まずは，筋の緊張を探すことから始め，

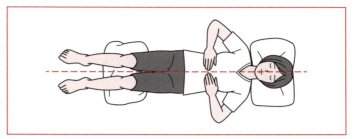

図3 臥位における瞑想および呼吸法
姿勢は，身体中央線をイメージし，楽な姿勢のまま身体中央線に身体を整えていく．両上肢をみぞおちに置き，身体にかかる重力を感じる．両上肢は横隔膜の動きに合わせて上下に動き，呼吸の深さ，早さ，リズムを感じる．また，呼吸とともに筋の緊張状態，身体の位置を自己観察することで自己イメージが高まる．

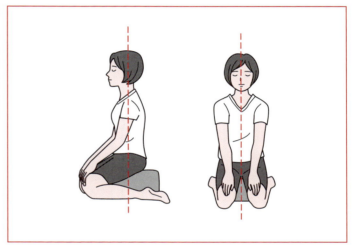

図4 座位における瞑想および呼吸法
姿勢の安定は呼吸を整えるための前提条件である．姿勢は身体の中心軸が身体の重心線と重なるように安定させる．座面には固めのクッションを利用し，姿勢を安定させるのがよい．呼吸および瞑想は，身体アウェアネスに重要な内受容感覚，固有感覚を賦活させ，外受容感覚を研ぎ澄まし，運動アウェアネスを高めることが可能となる．

自己の身体をアウェアネスすることが大切である．整った軸が身体に構築されていれば，緊張をゆるめても身体アライメントは保たれ，姿勢が崩れることはない．

　自分自身で緊張をゆるめるための方法として，漸進的筋弛緩法，呼吸法，瞑想，イメージ療法などの手法が行動学的アプローチとして紹介されている（図3, 4）．これらの方法は，自己にとって適切な方法を練習することにより，緊張の緩和およびコントロールが習得できる．リラクセーションによる緊張の緩和は，自律神経のバランスを適切に調整することによって心身の快調な感覚を助長し，身体および心理的な自由度を高め，心身の休養に重要な役割を果たす．また，身体および心理的に生じる余裕は，適切なパーソナル・スペースを保つことができ，良好な人間関係を構築するための要素として，対人および社会ストレスの緩和に有効な手段となるであろう．

　精神的疲労は，その原因が潜在的で特定が困難であり，対症療法の効果が必ずしも期待できるわけではない．このため，過食あるいは飲酒や喫煙の量が増し，健康状態の悪化を増長させている場合も考えられる．適度な飲酒は，精神的緊張の解放によるストレス解消効果や血流の改善効果，気晴らし効果など種々の作用があるが，喫煙による疲労回復効果に関する医学的根拠は不明とされており，喫煙が習慣化した場合は身体に悪影響を及ぼすことが疫学調査で明ら

かになっている．精神的疲労の回復にはリラクセーションや睡眠など，心身を活性化させエネルギーを補給するための身体運動が有効であると考える．

Ⅳ 今後の展望

　一般的に，精神疾患患者の治療は精神症状が主体であり，身体に対する治療・ケアの関心は低い．この背景には，理学療法が身体に関する何らかの不全状態を対象とする専門家であると考えられていることがある．しかし，精神疾患患者における身体の動きは必ずしも良好とはいえず，何らかの身体機能不全を呈することを臨床で経験する．精神保健とは，健全な心身の状態で有意義な人生を送ることを意味し，人生の課題や障壁を乗り越えるために挑戦を繰り返すことである．WHOによると，精神疾患は今後増加傾向になると推定されており，各国でのメンタルヘルスに対する支援とケアの拡充が急務であると述べている[24]．

　精神保健領域において理学療法士の支援を必要とする主要な対象は，ストレス関連疾患，疲労症候群，心的外傷後ストレス疾患，神経性過食症や神経性拒食症，生活習慣病，うつ病，不安神経症をはじめとする心身症など幅広く，さらに統合失調症や双極性症（Ⅰ型，Ⅱ型）など重症の精神疾患も今後理学療法の対象となっていくであろう．精神疾患患者は，筋肉の緊張，慢性疼痛，協調性運動機能の低下，呼吸困難，易疲労など多くの身体的症状を呈し，このような症状と併せて，身体接触の欠如やボディーイメージの歪みも頻繁に認められる．これらの諸症状は慢性化することがあり，作業能率や生活の質に悪影響をもたらす可能性がある．

　近年の神経科学研究において，低強度の身体運動が海馬の働きを増し，認知機能の改善や抗うつなどのメンタルヘルス改善効果が惹起されることが明らかになってきた．身体運動が心身の健康維持および増進に重要な因子であることは，神経科学や精神医学など種々の研究分野からその根拠が示されている．今後は理学療法が精神疾患患者の治療介入の選択肢の一つになることが期待される．

文　献

1) Frith C : The neural basis of hallucinations and delusions. C R Biol 328 : 169-175, 2005
2) Skjærven LH : Basic Body Awareness Therapy. Exercises, verbal guidance, observation and assessment of Quality of Movement. A first introduction, Bergen University College, Bergen, 9-11, 2002
3) DE Hert M, et al : Physical illness in patients with severe mental disorders. I. Prevalence, impact of medications and disparities in health care. World Psychiatry 10 : 52-77, 2011
4) DE Hert M, et al : Physical illness in patients with severe mental disorders. II. Barriers to care, monitoring and treatment guidelines, plus recommendations at the system and individual level. World Psychiatry 10 : 138-151, 2011
5) Ginieri-Coccossis M, et al : Quality of life in mentally ill, physically ill and healthy individuals : the validation of the Greek version of the World Health Organization Quality of Life（WHOQOL-100）questionnaire. Ann Gen Psychiatry 8 : 23, 2009
6) 公衆衛生審議会：生活習慣に着目した疾病対策の基本的方向性について（意見具申），1996
7) 正田純一ほか：肥満・生活習慣病と肝胆道疾患，運動療法による予防と治療．体力科学 63：158，2014
8) 鈴木隆雄：生活習慣病の予防と運動．理療ジャーナル 47：281-287，2013
9) Laursen TM, et al : Life expectancy and cardiovascular mortality in persons with schizophrenia. Curr Opin Psychiatry 25 : 83-88, 2012
10) Erickson KI, et al : Exercise training increases size of hippocampus and improves memory. Proc Natl Acad Sci U S A 108 : 3017-3022, 2011

11) Pilcher JJ, et al：Sleep quality versus sleep quantity：relationships between sleep and measures of health, well-being and sleepiness in college students. J Psychosom Res 42：583-596, 1997
12) Debarnot U, et al：Sleep-related improvements in motor learning following mental practice. Brain Cogn 69：398-405, 2009
13) Blakemore SJ, et al：Abnormalities in the awareness of action. Trends Cogn Sci 6：237-242, 2002
14) Dean E：Physical therapy in the 21st century (Part I)：toward practice informed by epidemiology and the crisis of lifestyle conditions. Physiother Theory Pract 25：330-353, 2009
15) McCreadie RG：Diet, smoking and cardiovascular risk in people with schizophrenia：descriptive study. Br J Psychiatry 183：534-539, 2003
16) World Confederation for Physical Therapy：What is physical therapy, http://www.wcpt.org/what-is-physical-therapy
17) Skjærven LH, et al：An eye for movement quality：a phenomenological study of movement quality reflecting a group of physiotherapists' understanding of the phenomenon. Physiother Theory Pract 24：13-27, 2008
18) Hedlund L, et al：The physiotherapists' experience of Basic Body Awareness Therapy in patients with schizophrenia and schizophrenia spectrum disorders. J Bodyw Mov Ther 17：169-176, 2013
19) 浅井智久：自己主体感における自己行為の予測と結果の関係―行為主判別に対する学習課題を用いた検討．パーソナリティ研 16：56-65, 2007
20) 細美直彦ほか：統合失調症（精神分裂病）患者における空間認知と生活行動特性との関連．精神医 45：637-644, 2003
21) Jensen LW, et al：Depression and health-promoting lifestyles of persons with mental illnesses. Issues Ment Health Nurs 27：617-634, 2006
22) Vancampfort D, et al：State anxiety, psychological stress and positive well-being responses to yoga and aerobic exercise in people with schizophrenia：a pilot study. Disabil Rehabil 33：684-689, 2011
23) 范　永輝ほか：健康法としての太極拳における身体軸制御方略の研究―弓歩と独立歩における熟練者と初心者の比較．四国大学紀要 A39：27-38, 2013
24) Desjarlais R：World Mental Health. Problems and Priorities in Low-income Countries, Oxford University Press, Oxford, 8-13, 1995

II章　疾患と姿勢制御

3 脳性麻痺等，小児
1) 痙直型四肢麻痺

濱岸　利夫

I 主な病態と姿勢制御能力低下の特徴

A. 病　態

　脳性麻痺（cerebral palsy：CP）のタイプ別発生率は痙直型が最も多く，その大半を占める．さらに運動麻痺の分類別発生率では四肢麻痺（quadriplegia）が最も多く，運動麻痺の分布・程度はさまざまである．四肢の痙縮（spasticity）は加齢に伴い徐々に強くなる傾向にあり，欲求，感情の変化，過剰な努力などは痙縮を強める要因にもなっている．

　しかしながら，すべての筋群に痙縮がみられるわけではなく，筋緊張には不均衡が認められ，四肢に比べて体幹部に硬さを示すことが多い．さらに痙直型四肢麻痺を粗大運動能力分類システム（gross motor function classification system：GMFCS）で評価すると，痙直型四肢麻痺全体の70〜80％が歩行レベルに至らないⅣ〜Ⅴのレベルに含まれる[1]．

　河村は，痙直型四肢麻痺児を筋緊張の程度でみれば，限りなく両麻痺に近いタイプから寝たきりの重度なウィンドスエプト変形（wind swept deformity）を呈するタイプまで幅広く分布すると指摘している[2]．そして，痙直型四肢麻痺児は自発的な動きが少ないために，仰臥位で長時間を過ごすことが多く，児の胸郭は重力によって扁平化していることが多く，側臥位で長時間を過ごしてきた児では前後径が長く横径が短くなっていることがある[1]．

　辻は，正常新生児が姿勢制御を子宮内環境から重力環境へ適応させるための方略，および痙直型四肢麻痺児のこのような環境変化への適応の困難さについて以下のように指摘している[3]．

①生後の正常運動発達獲得のためには，子宮内運動の経験に加えて，重力に適応し運動するための筋収縮の支点を体内につくり出す経験を積む必要がある．

②生後のランダムな四肢の交互運動から滑らかな円運動への移行は，その経験を積む過程の初期にあたり，以後比較的身体深部に位置する姿勢固定のための単関節筋群（抗重力筋群）と，浅層にあり運動を受けもつ多関節筋群（運動推進筋群）の分化が進む．

③痙直型四肢麻痺児は，胎内で経験した生得的な運動形態を重力環境下に置き換えることが難しい．

　さらに，回旋運動やリズミカルな呼吸運動に関与する腹斜筋，腹横筋や肋間筋群，および積み重なる脊椎一つひとつの固定を司る筋束の短い固有背筋群の収縮が十分ではない．代わりに

図1　痙直型四肢麻痺（仰臥位）

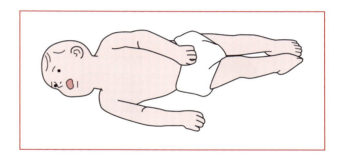

図2　ウィンドスエプト変形例

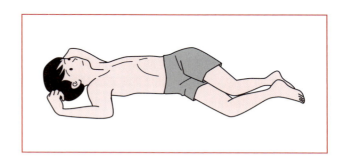

肩甲挙筋，大胸筋，僧帽筋，広背筋，腹直筋，最長筋という本来四肢体幹の運動を保障する長形筋群を用いることにより床上で姿勢固定と運動を同時に行おうと努力する．これらの筋収縮は，重力下において残存機能を効率的に利用しようとする痙直型四肢麻痺児の運動戦略でもあることを理解しておく必要があると指摘している[3]．

具体的には，痙直型四肢麻痺児は，頭部のコントロールが困難な場合があり，仰臥位や腹臥位を問わず，どちらか一側に頸部を回旋させた姿勢でいることが多くなる（図1）．このような頭部の著しい非対称的な位置をとることの影響は，脊柱にまで及び，抗重力による姿勢を保持する機会が少ない場合，脊柱の側弯変形を合併する可能性が高まる．脊柱側弯変形は胸郭や骨盤にねじれを生じさせる．そして，これにより筋緊張も影響を受けることにより股関節も経年的に左右差を示してくる．股関節はウィンドスエプト変形（wind swept deformity）を生じることがある（図2）．

さらに，亀山らの調査によれば調査で，痙直型四肢麻痺児における股関節脱臼の発生率は33％，脊柱側弯症の発生率は49％であったと報告している[4]．痙直型四肢麻痺児は日常生活動作（activity of daily living：ADL）では，移動や食事，排泄，着替え，洗面，入浴などに多くの介助を受けることが多い．二次的な機能低下として，筋萎縮，骨粗鬆症，呼吸器機能の低下，循環機能の低下，消化器機能の低下，腎不全なども早期から発現する．

B. 姿勢制御能力低下の特徴

1 仰臥位

痙直型四肢麻痺児は，頭部の動きを十分に制御できないことがある．そのなかでも，非対称

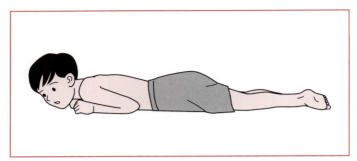
図3　痙直型四肢麻痺（腹臥位）

性緊張性頸反射（asymmetrical tonic neck reflex：ATNR）が残存し，著しくなると，脊柱側弯や骨盤回旋をも引き起こしてくる．上肢は肩関節屈曲・内転，肘関節屈曲などによりリーチ範囲が狭い．また下肢は自発運動が少なく，運動範囲は制限されて，動きは緩慢である．

股関節屈曲・外転・外旋，膝関節屈曲，足関節背屈の屈曲パターンと，股関節伸展・内転・内旋，膝関節伸展，足関節底屈・内反の伸展パターンの定型的な動きをする．さらに姿勢が不安定になることもあり，不快刺激が緊張性の反射（非対称性緊張性頸反射，緊張性迷路反射）に影響を与え，後弓反張が観察されることもある（図1）．

2 腹臥位
頭部の動きは十分ではなく制限がみられる．上肢は全体的に屈曲し体側に引かれており，股関節は屈曲位である．全身的には姿勢筋緊張が亢進し，自発運動が少なく，運動範囲には制限がある．重力に抗して動こうとすれば，体幹を含む下肢の緊張が亢進し，股関節内転と足関節底屈が著明になり，股関節内旋の緊張も高まる（図3）．

3 床上の移動
全身的に屈曲パターンが優位であり，上肢の伸展ができず四点支持が困難な児が多く，ずり這い移動をする．この移動は，上肢の引き込みを代償的に使い，前方へ移動する．このとき，上肢の過剰な努力で連合反応が出現し，下肢の筋緊張が強まり股関節内転・内旋，足関節内反尖足を強めてしまう．四点支持ができる児は，両上肢を屈曲し，両膝を腹部の下に引き込むようにすることで重心を後方に移動させて，バニーホッピングに似たパターンで移動する．

4 座　位
腹臥位から，前腕で支持し，上肢の引き込みで膝を腹部の下へ引き寄せ，全身性屈曲パターンを使って四つ這いになる．この姿勢から頸を過伸展し，上肢で支持して体重を後方に移し，両下肢の間に殿部を落として胡坐になる．

5 立　位
多くの児は立ち上がりまでの発達段階に達するのが難しい．運動機能低下が軽度な場合は，台につかまり，全身性屈曲パターンを使って体を引き上げるようにし，下肢を引きずり上げてなんとか立位になる児もいる．過剰な努力のため全身の筋緊張が増し，股内転・内旋，尖足となり支持基底面が狭くなり，姿勢がより不安定となる[5,6]（図4）．

図4 痙直型四肢麻痺（立位）

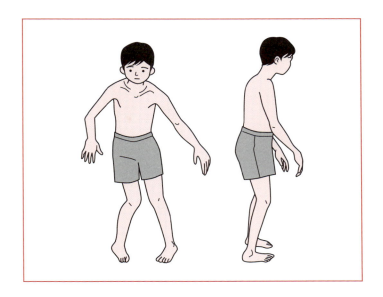

II 姿勢制御能力低下のメカニズム

　藪中によれば，1990年代初めまではCP児を含む中枢神経損傷患者に対する理学療法においては神経生理学的アプローチが主流であり，痙縮を中心とした陽性徴候への対応が重要視され，これまでのCP児を対象とした臨床研究では痙縮に関する研究が多かった[9]．

　一方，陰性徴候の一つである筋力低下に関しては，Damianoらを中心に1990年代後半から筋力低下に対する筋力増強運動の有効性が提唱され，注目されてきた[7,10]．それ以前は，CP児の運動機能低下は「制御不全」であり，筋力は関係ないと考えられてきた．実際には，1990年代前半までは筋力強化によって痙縮が強くなると考えており，CP児には適応されてこなかった．

　しかしながら，1990年代後半より筋力強化により痙縮が強くなったと報告はされておらず，筋力増強によりADLの改善につながったことが明らかにされた．それでも適応がGMFCSレベルⅠ～Ⅱ（Ⅲ）のCP児などの軽度から中等度の患者に限られることやGMFCSレベルⅣ～ⅤのCP児に対する筋力強化については方法や効果について指針は示されていない．

　また，別の陰性徴候である「協調運動機能低下」にも注目が向けられている[9]．そして，大畑はCP児の姿勢制御能力低下を考えるにあたり，姿勢制御での主要な問題は微調整が困難であることも指摘している[7]．

A. 痙縮による姿勢制御低下への影響

　Anne Shumway-Cookによれば，身体アライメントの変化は上位運動ニューロン損傷患者に特有なものであり，CPも該当する[1,7,12,13]．

　痙直型四肢麻痺児は運動発達過程にあり，その過程に痙縮が大きな影響を与える．そして痙縮により，①変形・拘縮，②脱臼（特に股関節），③脊柱側弯，④関節痛などの2次的な機能

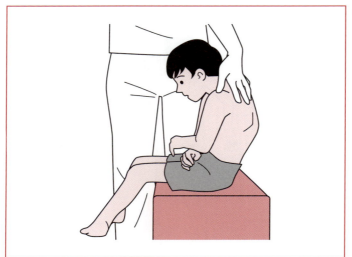

図5 痙直型四肢麻痺：座位姿勢

低下が引き起こされ，アライメントの変化が生じる[1,7,12,13].

　アライメントの異常とは，身体各部位の相対的位置関係，あるいは支持面に対する質量中心の相対的な位置関係の異常である．例えば，ハムストリングスが痙縮によって短縮し，骨盤が後傾することにより脊柱が後弯し，頭部を屈曲（前屈）した長座位姿勢を保持すると，重心線は後方にあるので後方へ転倒しやすくなる（図5）．

B. 筋力低下による姿勢制御能力低下への影響

　従来，CP児がクラウチング姿勢を呈するとき，中枢神経損傷に伴う姿勢制御不全であると考えられてきた．しかしながら，大畑は，クラウチング姿勢を強めることは，異常姿勢を強めることで「安定性」を得ていると指摘しており，低下している安定性に対する「適応反応」と述べている[7].

　このような「異常制御」自体は安定性の低下に対するCP児の「正しい制御」といえるのではないかとも指摘されている[7]．さらに，大畑はCP児のバランス機能低下の主な原因は，主動筋の収縮レベルの低下であると結論づけており，姿勢制御に影響する主動筋の活動性の低下は，筋収縮によって生じる力が弱いこと，すなわち「筋力低下」を意味するとも指摘している[7].

　CP児の筋力低下は高出力の筋力発揮に必要な発火頻度が得られていないことが原因と考えられている[7,14]．現在では「筋力低下」がCP児の運動機能低下の重要な要因の一つであると考えられており，姿勢制御能力低下を引き起こす原因であることも明らかである[7,15,16].

　さらに，大畑は，筋厚が筋力の代替指標になるものと考え，CP児の筋厚を測定し筋厚が運動機能を反映することを明確にした[17].

　今後，痙直型四肢麻痺CP児を含めたCP児の運動機能を高めるためには，どれだけの「筋厚」が必要なのか，さらにトレーニングによってCP児の筋厚を変化させることができるかが，今後の課題である[7]．痙直型四肢麻痺CP児の姿勢制御能力を向上させるための筋力増強運動

の方法および内容を明らかにしていく必要性がある．

III 姿勢制御能力を改善するための運動療法

A. 理論的根拠・エビデンス

　CP児に対するリハビリテーションガイドラインについては，「脳性麻痺リハビリテーションガイドライン（第2版）」が作成されている[18]．

　CP児の運動機能低下に対するリハビリテーション（理学療法あるいは運動療法）に関しては，神経発達学的治療法（neuro developmental treatment：NDT），Vojta法の運動能力への効果，および上田法の痙縮の軽減効果については，その有効性を証明する十分な科学的根拠はないとされている．また集中的理学療法に関しては，海外の報告ではNDT中心の治療を短期間集中的に行うと粗大運動能力尺度（gross motor function measure：GMFM）スコアを有意に改善させたが，その改善度は小さかったと報告されている．ただし，この結果は運動機能を最終的に向上させたのか，単に短期間で運動機能を加速させたに過ぎないのかは今後検討する必要性があるとしている[18]．

　さらにCP児に対する筋力トレーニングに関しては，粗大運動能力分類システム（gross motor function classification system：GMFCS）レベルⅠ～Ⅲの歩行している児においては，下肢の筋力増強効果が認められるとあるが，痙直型四肢麻痺児は，そのほとんどがGMFCSレベルⅣ～Ⅴに該当し，歩行している児は非常に少ないと思われる．筋力トレーニングについての介入報告の多くがGMFCSレベルⅠ～Ⅲの児が対象であり，歩行が不能な児に対する効果は不明であるとしている[18]．

　また乗馬療法は，CP児の姿勢制御や姿勢バランスを改善し，そして体幹・股関節の筋肉の対称性の改善効果があることから勧められるとしている（グレードB）[18]．従来，乗馬療法は1960年代から欧米諸国で治療として行われるようになり，CP児に対して行われる理論的な背景には，馬によってつくられるリズミカルな動きにより，乗馬時の骨盤の動きが健常児の歩行時の骨盤の動きと類似しており，姿勢，平衡反応，筋の同時収縮や関節安定性，体重移動の改善，ダイナミックな姿勢の安定性，姿勢保持能力が改善すると考えられている[18,19]．

　しかしながら，乗馬療法の効果を評価したこれまでの研究は，どれもサンプル数が少なくエビデンスに限界があったが，これまでの研究をもとに行ったメタ分析では，乗馬療法・治療的乗馬は姿勢コントロールやバランスを改善する結果が得られている[18,20]．

　NICUにおける理学療法で実施している「ポジショニング」が運動機能の予後に与える効果に関しては，極低出生体重児や低出生体重児に対する枕やタオルなどを用いたポジショニングは，適切な姿勢保持，児の安静確保にとっては有用である．ただし，長期的な運動機能の予後に関する報告は少なく不明である（グレードB）[18]．

　さらに姿勢制御に関しては，エビデンスレベルⅠbの報告があり[21]，極低出生体重児や低出生体重児に対して，枕，クッション，タオル，砂のうを用いてポジショニングを行い，胎内での屈曲姿勢に近い肢位をとらせると，ポジショニングを行わなかった群に比べて，骨盤の肢位や側臥位での安定性が向上した．さらに股関節や肩関節の角度を適切に保持することがで

き[22]），座位が安定したという報告もある[23]．

　そして，痙直型四肢麻痺児に対する理学療法のなかでほとんどの理学療法士が取り組んでいる「座位保持装置，シーティングシステム」の効果に関しては，エビデンスレベルIaであるという報告があり，座位姿勢コントロール機能に好影響を与えるので，座位保持装置の使用は勧められる（グレードA）としている．ただし，CP児に対する座位保持装置の効果について，麻痺領域，麻痺型，重症度などを考慮したさらなる研究が望まれるとされている．

B. 基本的な方法・手順

　痙直型四肢麻痺児の姿勢制御低下能力に対する理学療法（運動療法）アプローチは，基本的には，身体アライメントの修正およびアライメントの正常からの逸脱進行を予防することである．ここでは小児理学療法アプローチの周辺アプローチともいえる「ポジショニング」と「姿勢保持」に限定して述べる．

1 ポジショニング

　痙直型四肢麻痺児に対する姿勢制御能力を改善するための理学療法における基本的なアプローチとしては「ポジショニング」である．ポジショニングは理学療法の取り組みのなかで従来行われてきた手技の一つである．しかしながら，日本リハビリテーション医学会による脳性麻痺リハビリテーションガイドラインによれば，「ポジショニング」の定義，方法は定まったものがない[18]．

　ポジショニングの目的は，従重力位で四肢が伸展・外転する姿勢をできる限り胎児姿勢に近づけ，感覚運動統合の発達を促し，その後の運動発達の準備を促すことであると規定している[18]．実際にポジショニングを行うことで屈曲優位の運動が起こりやすく，他の身体部位との接触が増えることが報告されている[18,27]．

　高橋らは小児神経疾患のポジショニングの目的を分かりやすく報告しており[28]，それを筆者が表にまとめた（表1）．さらに留意点も詳細にまとめた（表2）．

a. 重度痙直型四肢麻痺の特徴とポジショニング実施の具体例

　重度痙直型四肢麻痺児は，中枢部の不安定性を補うために全身の筋緊張を高めることにより全身的なパターンで動くので分節的な動きが困難となる．このため，姿勢変換時に自ら身体を次の姿勢へ上手に適応させることが難しく，必要以上に恐怖を感じることから，さらに全身の筋緊張を高めてしまうことになる[28]．

　次に筆者が，臨床場面で実施したポジショニング例を紹介する（図2, 6）．治療開始時は，典型的なウインドスエプト変形を呈していた（図6A）．ADL場面では定期的な体位変換が実施されていた．骨盤を水平位に保つことに留意し，タオルや毛布，あるいはクッションなどを利用することで仰臥位姿勢の改善が認められた（図6B）．またADLにおける姿勢のバリエーションを増やすために仰臥位だけではなく側臥位も試みた（図6C, D）．

2 姿勢保持

　多くの痙直型四肢麻痺児が幼少期から学童期，そして成人期まで使用する座位保持装置あるいは車椅子（自走式または介助型）は姿勢制御に大きな影響を与える（図7）．さらに近年ではCP児とかかわる多くの理学療法士は，座位保持装置を使用して姿勢保持を実施している．

　ここで，姿勢保持の目的については，治療側面，練習的側面および利用場面から療育やリハ

表1 ポジショニングの目的

目的	詳細
変形・拘縮の発生予防	痙直型四肢麻痺児は，日常生活の姿勢が不動に近く，定型的であることが多く変形・拘縮を生じることが多い．例えば，重度な運動機能低下があり，すでに拘縮を生じている子どもでも，さまざまなポジショニングを経験することにより，さらなる変形・拘縮を予防することができる．
筋緊張の調整	「肢位」により，あるいは身体各部の位置関係や重力との関係によって筋緊張は変化する．痙直型四肢麻痺児が肢位保持や運動が可能になるようにポジショニングを行う．さまざまなポジショニングを経験することで，筋緊張に変化を与え調整することを学ぶことが可能である．
リラクゼーションにより情緒を安定	痙直型四肢麻痺児は，不動状態が続くことや全身の緊張が強いことなどにより，不快や苦痛を感じることが多いと考えられる．さらに精神的にも不安定な状態になりやすく，適切なポジショニングでリラックスさせ，情緒を安定させることが可能な場合がある．安定したポジショニングにより子どもが安楽に感じ取れることが大切である．
生命維持機能を向上	呼吸や排泄，摂食・嚥下のための適切なポジショニングにより，生命維持機能を向上させることが可能になる．
動きやすい姿勢を保持させることにより運動を学習	ポジショニング実施により体幹や骨盤が安定し，上下肢の運動性を向上させることができる．また運動が発生しにくい身体部位については，ポジショニングにより重力の影響を除く．そして，自発運動をできるだけ可能にし，運動学習を支援する方向に結びつけることができる．
さまざまな姿勢を経験させADL能力を向上	子どもの生活に関して，すべての目的を満たすことができる万能なポジショニングはない．症例ごとに応じたり，その場面ごとに応じたり子どもの能力に合わせたポジショニングを提供する必要がある．そのようなかかわりを経て子どもたちのADL能力は向上する．
ポジショニング全体を通して社会性・自立性を促進	

(文献28)より引用改変）

表2 ポジショニング実施の際の留意点

1) それぞれの子どもの状況を踏まえたポジショニングを考案する必要性がある．
2) 長時間の同一姿勢保持をしないように配慮する．
　　どのような快適な姿勢でも同一姿勢を保持すれば痛みや不快感が生じたり，居心地の悪い姿勢になったりしてしまいやすい．
3) 子どもの心身の変化にいつでも対応する．
　　子どもたちは，常に同じ筋緊張や姿勢および運動のパターンを呈するものではない．
　　子どもの精神状態によっても変化しうるので，子どもの状況に応じた対応が必要になることがある．
4) 生活のどの場面でも快適なポジショニングを考える．
5) 子どもの家庭およびかかわるすべての職種が共通認識をもつ必要性がある．
6) いつでも簡単に実施できるようにする．
7) 介助者の負担を軽減する．
8) 支持面の特徴を把握する．
　　身体に適合した柔らかな広い支持面は体圧を分散し，安定化をもたらす効果がある．
　　一方，硬く身体に適合しない支持面は接触部分を狭め，不安定な状態に陥る危険性がある．
　　硬い支持面は運動を行いやすい反面，長時間同一姿勢を取り続けるには不都合である．
　　上記の理由により，支持面を提供する際には十分な検討が必要である．

(文献28)より引用改変）

ビリテーションのなかで目的が設定されている[29]（表3）．

　岸本は重度痙直型四肢麻痺CP児が姿勢保持具を用いて快適に過ごせるための条件として，①安定した支持面があること，②体圧が適度に分散していること，③子どもの姿勢調節能力に合っていること，④安全性と安心感があること，を挙げている．そして，これらの条件は座位に限らず，日常的にとる多様な姿勢にも共通すると言及している[29]．

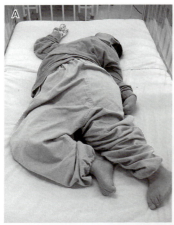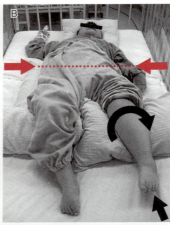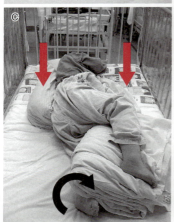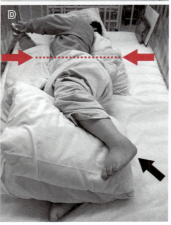

図6　ポジショニング実施例
A：枕やクッションを使用しない場合
B：枕やクッションを使用した場合．赤矢印：骨盤を水平に保つ（右骨盤の下に枕またはクッションを置く），黒矢印：左下肢（左股関節）はできるだけ外側に向くように配慮．※両膝の下には枕あるいはクッションを置く．右踵は床に接地させる
C：左側臥位．赤矢印：側臥位を中間位に保つ（背側と腹側に枕を置く），黒矢印：左側臥位では，左足ができるだけ矢印方向を向くように留意
D：右側臥位．赤矢印：側臥位を中間位に保つ（背側と腹側に枕を置く），黒矢印：右側臥位では，左足ができるだけ下側方向を向かないように膝関節を少し曲げる

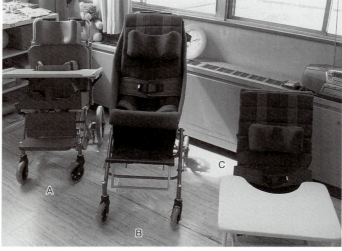

図7　座位保持装置
A：屋内用
B：屋外用
C：屋内用（和式）

表3 姿勢保持の目的

治療的側面	①正常な筋肉の働きを刺激し，骨格バランスを調整する． ②脊柱変形や関節拘縮を予防する． ③異常な姿勢反射および筋緊張を抑え，全身をリラックスさせる． ④傾いた身体を立ち直りやすくする．バランスをとるなどの平衡感覚を促進する． ⑤心肺機能を活性化する．
練習的側面	①臥位から座位，立位へといろいろな姿勢を学習する． ②頭部，体幹のコントロールなどの安定性を増し，姿勢保持能力を高める． ③体幹を安定させ，上肢の操作性を向上し，頭部，頸を安定させ，摂食機能を高める． ④周囲との関係を円滑にし，コミュニケーション能力を向上させるなど．
利用場面	①家庭用，学校用，作業所用，など． ②介助用，自走用，など． ③家庭用，学校用，作業所用，など．

(文献29)より引用改変)

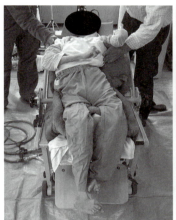
シミュレーターによる採寸時

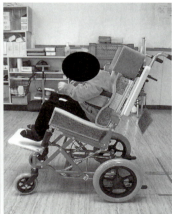
仮合わせ時

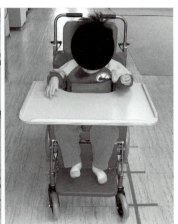
完成時

図8 座位保持装置の採寸→仮合わせ→完成(採寸時のケースは異なる)

　座位保持装置やその他の姿勢保持具自体に変形・拘縮の改善を求めることはできないが，それらを用いることによって変形・拘縮の進行を予防し，快適に過ごすことになりうる．しかしながら，関節可動域制限が認められる場合でも，無理に矯正しようとすると筋の緊張を強めることにもつながり，姿勢だけではなく呼吸機能などにも影響を及ぼすために，目的に応じた肢位を選択し，子どもの反応を確認しながら姿勢を保持できるように調整していくことが重要である[29]．

　座位保持装置は，完成までには採寸→仮合わせ→完成と，理学療法士は少なくとも3回は立ち会うことになる(図8)．その際，座位姿勢時の身体アライメントは，できる限り大きく崩れないように配慮しつつも無理に修正をしないようにしている．露峰は，脳性麻痺児の姿勢保持のチェックポイントを以下のように簡潔にまとめている[29]．①筋緊張の程度や分布を確認し，十分な支持面を与え，筋緊張の変化や呼吸状態，表情を確認しながらリラックスできる肢位を選択する．②可動域制限がある場合，無理に矯正(修正)しようとせず，自然な状態で

安定した姿勢が保持できるよう調整する．

また辻は，小児疾患における姿勢保持および適合評価時の留意点として，以下の4点を指摘している[29]．①生理的要求を満たしていること，②自発運動を保障していること，③目的に応じた姿勢であること，④自己実現の要求を満たしていること．

文　献

1) 上杉雅之監：イラストでわかる小児理学療法，医歯薬出版，東京，91-93，2013
2) 河村光俊：PTマニュアル　小児の理学療法，医歯薬出版，東京，91-93，2002
3) 井上　保ほか編：理学療法 MOOK 15　子どもの理学療法—脳性麻痺の早期アプローチから地域理学療法まで，三輪書店，東京，2008
4) 亀山富太郎ほか編：脳性麻痺ハンドブック—療育にたずさわる人のために，第2版，医歯薬出版，東京，91-96，2015
5) 小神　博ほか：脳性麻痺児の動作分析の実際．理学療法 19：934-938，2002
6) 中村隆一ほか：臨床運動学，第3版，医歯薬出版，東京，464-465，2002
7) 大畑光司：脳性麻痺に関する臨床研究の成果と今後の課題．理学療法 27：852-858，2010
8) Horak FB：Clinical measurement of postural control in adult. Phys Ther 67：1881-1885, 1987
9) 藪中良彦：中枢性疾患の理学療法におけるリラクセーションの活用．理学療法 28：1006-1014，2011
10) Damiano DL, et al：Spasticity versus strength in cerebral palsy：relationships among involuntary resistance, voluntary torque, and motor function. Eur J Neurol 8 (Suppl 5)：40-49, 2001
11) 上杉雅之監：イラストでわかる小児理学療法，医歯薬出版，東京，56，2013
12) 斉藤秀之ほか編：臨床思考を踏まえる理学療法プラクティス　筋緊張に挑む—筋緊張を深く理解し，治療技術をアップする！，文光堂，東京，2015
13) Anne Shumway-Cook ほか：モーターコントロール—研究室から臨床実践へ，原著第4版，医歯薬出版，東京，254-255，2013
14) Rose J, et al：Neuromuscular activation and motor-unit firing characteristics in cerebral palsy. Dev Med Child Neurol 47：329-336, 2005
15) Damiano DL, et al：Effects of quadriceps femoris muscle strengthening on crouch gait in children with spastic diplegia. Phys Ther 75：658-667, 1995
16) Damiano DL, et al：Muscle response to heavy resistance exercise in children with spastic cerebral palsy. Dev Med Child Neurol 37：731-739, 1995
17) 大畑光司：子供の筋骨格系の評価．理学療法 30：1093-1098，2013
18) 日本リハビリテーション医学会監：脳性麻痺リハビリテーションガイドライン，第2版，金原出版，東京，2014
19) Muñoz Lasa S, et al：Animal-assisted interventions in internal and rehabilitation medicine：a review of the recent literature. Panminerva Med 53：129-136, 2011
20) Sterba JA：Does horseback riding therapy or therapist-directed hippotherapy rehabilitate children with cerebral palsy? Dev Med Child Neurol 49：68-73, 2007
21) Downs JA, et al：Effect of intervention on development of hip posture in very preterm babies. Arch Dis Child 66：797-801, 1991
22) Monterosso L, et al：Effect of postural supports on neuromotor function in very preterm infants to term equivalent age. J Paediatr Child Health 39：197-205, 2003
23) 松波智郁ほか：極低出生体重児に対するポジショニングの影響．理療ジャーナル 31：444-447，1997
24) Harris SR, et al：Efficacy and effectiveness of physical therapy in enhancing postural control in children with cerebral palsy. Neural Plast 12：229-243, 2005
25) McDonald RL, et al：Longitudinal study evaluating a seating system using a sacral pad and kneeblock for children with cerebral palsy. Disabil Rehabil 29：1041-1047, 2007
26) Chung J, et al：Effectiveness of adaptive seating on sitting posture and postural control in children with cerebral palsy. Pediatr Phys Ther 20：303-317, 2008
27) Nakano H, et al：The Influence of Positioning on Spontaneous Movements of Preterm Infants. J Phys Ther Sci 22：337-344, 2010
28) 髙橋俊章ほか：小児神経疾患におけるポジショニング．理学療法 29：264-275，2012
29) 日本リハビリテーション工学協会 SIG 姿勢保持編：小児から高齢者までの姿勢保持—工学的視点を臨床に活かす，第2版，医学書院，東京，2012

3 脳性麻痺等，小児
2）痙直型両麻痺

烏山 亜紀

I 主な病態と姿勢制御能力低下の特徴

A. 病態

　脳性麻痺の発生要因は，従来は仮死産，核黄疸，低出生体重児が三大要因であったが，仮死産後の低酸素性虚血性脳症，早産低体重での出生による脳性麻痺の増加がみられるようになってきた[1]．病型として，痙直型（spastic type），アテトーゼ型（athetoid type）または異常運動型（dyskinetic type），失調型（ataxic type），低緊張型（low-tone type）がある[1]．運動麻痺の分類としては，四肢麻痺（quadriplegia），両麻痺（diplegia），片麻痺（hemiplegia）に分類される[1]．痙直型両麻痺とは，脳性麻痺の病型は痙直型であり，麻痺の分布が両麻痺であるものをいう．

　痙直型両麻痺の中枢神経系の病変としては，脳室上衣下出血，脳室内出血，脳室周囲白質軟化症（periventricular leukomalacia：PVL）が挙げられる[1]．特にPVLは主要なものとして挙げられ，早産児に認められる低酸素性虚血性病変である．在胎32週以前の胎生中期における脳血管の解剖学的特徴として，脳室に近い特定の白質部分に無血管領域が認められる．早産児においては新生児仮死などの要因で，神経膠細胞（グリア細胞）の未熟性と脳血流量の低下により脳室周囲の白質の機能が損傷され，典型例においては嚢胞が形成される[2]．

　臨床像としては，好発部位に錐体路が含まれており，特に側脳室側を通過する下肢筋群への下降路の機能が低下するため，両麻痺を起こしやすい（図1）．純粋な運動野からの皮質脊髄路の機能低下では弛緩性麻痺を呈するが，錐体路の一部には皮質網様体路および皮質赤核路が含まれており，痙性麻痺を伴うことが多い[2]．病巣が広範に及んだ場合は，痙直型四肢麻痺も起こりうる．また，視放線が側脳室後角近くを通るため，眼球運動異常をきたし，集中力の持続が困難となり，空間知覚にも影響を与える[2]．

　痙直型の特徴として，上位運動ニューロンの機能損傷による痙性の出現，脊髄レベルでの相反神経作用の機能不全による動筋と拮抗筋の病的な同時収縮（co-contraction），連合反応による痙性の増強が挙げられる．痙性は主に骨盤帯と下肢に認められるが，体幹および上肢にも軽度の痙性が認められる．そのため，上肢機能にも問題をもつことが多い[3]．また，痙性の分布には左右差が必ずある．体幹深部筋の痙性分布の非対称により，肩甲帯と骨盤帯の位置（アライメント）異常が発生しやすくなる．また，病的な同時収縮は近位筋に著しくみられ，遠位

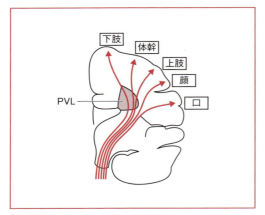

図1 脳室周囲白質軟化と錐体路
(文献3)より引用)

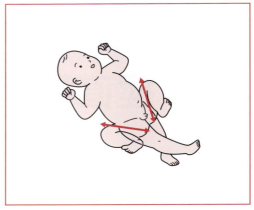

図2 両麻痺児のキッキング
(文献3)より引用)

筋では痙性の強い拮抗筋から過剰な緊張性相反抑制が生じ，これにより動筋に機能不全がみられる．このように，運動の随意性はあるが，一連の筋緊張亢進および伸張反射の亢進により，努力性で攣動的 (jerky) な動きとなりやすい[3]．

B. 姿勢制御能力低下の特徴

　脳性麻痺は，中枢神経系の損傷により異常な筋緊張を伴った定型的な姿勢・運動パターンを示し，時間の経過とともに，神経学的な課題と，正常発達過程のなかで獲得するはずの姿勢，移動運動の基本要素が欠如するため，新たな段階への運動獲得が困難になる発達学的課題をもっている[3]．

　上記より，姿勢・運動における特徴は，①筋緊張の異常（姿勢の変化に対応した過緊張，低緊張，動揺性），②定型的な運動パターン，③分離運動や姿勢保持が困難，④重力に抗した3次元的動きが難しい，⑤非対称姿勢（痙性分布の左右差によるアライメントの異常），⑥連合反応の出現，⑦代償運動（麻痺の軽い部分を過剰に使う）などがある[4]．以下に，肢位別に姿勢能力低下の特徴を述べる．

1 仰臥位

　頭部の正中位保持や手の正中位指向が発達してくる．下肢は自発運動が少なく，目立った異常性がないように見えるが，リーチ動作など上肢の活動が増すと連合反応が出現し，下肢の筋緊張亢進，伸展パターンがみられるようになる[4]．下肢のキッキングでは，伸展パターンと屈曲パターンが交互に起こる定型的な伸展・屈曲運動を繰り返す（図2）．

2 腹臥位

　痙直型四肢麻痺に比べると頭部のコントロールや上肢の支持性は発達しやすいが，腹部の筋緊張が低く，腰椎が前弯し，上部体幹が持ち上げられても股関節への重心移動ができず，股関節は屈曲位をとる[4]．また，上肢支持や腹臥位で手を使って遊ぶことで連合反応が出現し，さらに下肢の伸展パターンが強まるため，下肢の自由な運動性が阻害され，股関節脱臼や尖足などの変形を強めていくことになる．また，上肢の支持性が得られても，脊柱を十分に伸展する

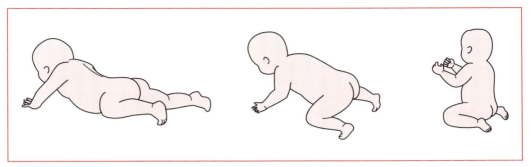

図3 腹臥位から割り座への移行
(文献3)より引用)

ことが困難なため，通常肘立て腹臥位（on elbows）でいることが多い．

3 座 位

　腹臥位から，上肢の支持で体幹を押し上げ四つ這い位になり，重心を後方に移しながら，股関節・膝関節を屈曲し，股関節内旋位をとる両下肢の間に殿部を落とし割り座になる（図3）．安定して座ることができ，両手の使用が可能となるためこの姿勢を好む．一方，長座位におくと，骨盤は後傾し，仙骨部で体重支持する．両側の股関節は内転・内旋位をとり，ハムストリングスの短縮のため両膝関節も屈曲し，足関節は底屈位となる．長座位姿勢を保つためには，後方に転倒しないように体幹の屈曲を強め，上体を前方へ運ばなければならない．割り座は正常児でも経験するため異常とはいえないが，脳性麻痺児の多くがこの座り方しかできないことが問題となる．痙直型両麻痺では，座位をとるまでの運動発達のなかで，骨盤の運動性を伴った腹筋群の収縮や下肢の分離動作，体幹の伸展と回旋要素を獲得していない．そのため，自発性が高まってくるにつれて，下肢の運動機能の不十分さを上肢や体幹で代償することを学習してしまう．割り座では，支持基底面が広く，下部体幹の低緊張による骨盤の不安定さを股関節屈筋・内転筋・内旋筋で代償的に固定し，姿勢を安定させる[4]．そのため，代償により下肢の痙性は徐々に強まり下肢の分離運動をさらに困難にし，このことが変形・拘縮の原因となりうる．

4 立 位

　痙直型両麻痺児の立位姿勢は大きく二分される．その一つが屈曲型と呼ばれる姿勢で，体幹屈筋群の過緊張により脊柱の重力に逆らった伸展が発達していない（図4）[3]．そのため，脊柱は屈曲し骨盤は後傾する．股関節屈曲を脊柱で代償することができないなめ，常に後方へ転倒しやすくなる．歩行では体幹部の可動性がないため，体幹を前後に動かして鳩のように歩く[3]．

　もう一つのタイプに伸展型と呼ばれる姿勢がある（図5）[3]．伸展型では体幹の同時収縮は屈曲型に比べて軽度となる．体幹は股関節屈曲を代償するため，伸展位となり，骨盤は前傾し，膝関節屈曲位となるため，下腿の振り出しが困難となる．代償的脊柱伸展により，腰椎の前弯が強まり，体重増加により，股関節屈曲と内旋・膝関節屈曲が強まってくる[3]．体重は前足部の内側縁にかかり，足部外反変形を生じ，足底アーチは低下してしまう．また両下肢が内転位となるため，支持基底面は狭く，静止立位保持が困難になり，歩行中に停止することも難しく

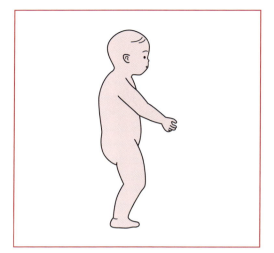

図4 痙直型両麻痺の立位・屈曲型
（文献3）より引用）

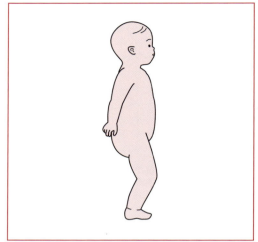

図5 痙直型両麻痺の立位・伸展型
（文献3）より引用）

なる．歩行は前方突進し，体幹を左右に動揺させながら体重移動を行う．

II 姿勢制御能力低下のメカニズム

1 姿勢制御システムの異常

　Shumway-Cookら[5]は，ヒトの姿勢制御システムの異常性について，**表1**のように分類し，説明している．痙直型両麻痺における姿勢制御システム異常も同様に説明できる．すなわち，PVLなどの要因によって機能不全に陥った皮質および皮質下によって不十分に制御された運動機能は，そのシステム異常にとどまらず，筋骨格系や感覚・知覚・認知系の発達をも阻害する．また結果として，課題や環境の変化に対して変容性のない画一的な運動表出を繰り返してしまう[2]．

　図6に痙直型両麻痺児の筋骨格系の課題を示す．筋骨格系の課題は，個々の神経学的損傷によって2次的に引き起こされるが，正常姿勢運動機能の獲得において，主たる制限となりうる[2]．前述の通り，両麻痺児に多くみられる座位での骨盤後傾姿勢，立位における股・膝関節屈曲および尖足位は，中枢部深層筋群の同時活動性の乏しさと，表在層長形筋群の代償的な姿勢固定のための筋収縮が主な原因であるが，この中枢神経機能不全に由来する一連の反応形態は，いずれ筋短縮を伴った筋骨格系の問題へと変化する．また，年齢を重ねるごとにその傾向は顕著となることが容易に推察される．

2 姿勢制御機能に必要な筋活動の特徴

　Forssbergら[6]は，姿勢シナジーの神経制御は2つのレベルに区別できるとしている．まず，第1レベルは方向特異性（direction-specific postural adjustment）が存在することであり，より高次の第2レベルはこの機能を微調整（fine-tuning）する機能を指す．第1レベルの方向特異性とは，外乱する方向と反対側の方向に筋活動が生じる，姿勢制御の基本的な機能であ

表1　姿勢制御システムの異常性

Ⅰ．制御における構成要素の課題
　　1）協調性の課題
　　　　a）順序性の課題
　　　　b）筋収縮のタイミングの課題
　　　　c）筋出力調整能力の低下
　　　　d）運動課題の変化に対する適応能力の低下
　　2）筋骨格系の課題
　　　　a）アライメントの課題
　　　　b）可動域を超えた運動に対する関節にかかる負担
Ⅱ．予測姿勢制御能力の低下
　　1）感覚の組織化の課題
　　　　a）身体図式の消失
　　　　b）多重感覚の消失
　　　　c）感覚の組織化と選択の課題
Ⅳ．認知能力の低下
　　1）複数の課題に対する姿勢の安定性の低下
　　2）認知症に伴う姿勢制御の課題
　　　　a）運動の協調性の課題
　　　　b）感覚の組織化の課題

（文献2）より引用改変）

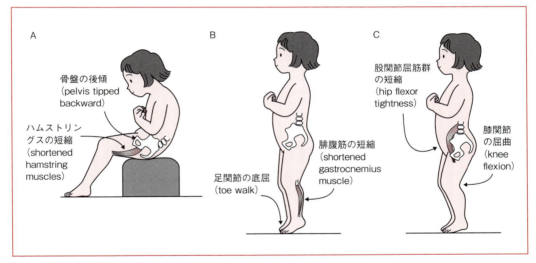

図6　痙直型両麻痺における筋骨格系の課題
A：座位での骨盤後傾
B：尖足位（立位）
C：股・膝関節屈曲姿勢（立位）
（文献2）より引用）

る．姿勢筋の方向特異性という性質は生得的なものであるとされ，生後1か月から背側筋で85％，腹側筋で72％の確率で生じていることが報告されている[7]．しかし，実際の姿勢制御は方向特異性を有するだけでは対応できず，外乱の程度に基づいて微調整する第2レベルが必要となる．このような微調整は，多感覚入力（体性感覚，視覚，前庭感覚）に基づき，筋活動の動員数や動員順序の変化などにより行われる．脳性麻痺では，一般的には方向特異性が認められているとされている[8]．したがって，脳性麻痺の姿勢制御では微調整の困難さも問題と

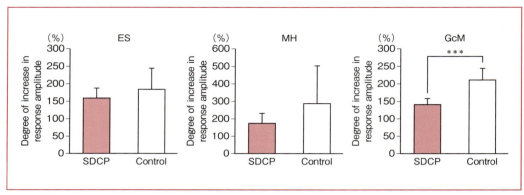

図7 外乱条件のeasy条件（移動速度15 cm/s，移動振幅4 cm）に対するdifficult条件（移動速度25 cm/s，移動振幅8 cm）の筋活動の増加の割合
ES：脊柱起立筋，MH：内側ハムストリングス，GcM：腓腹筋外側頭，SDCP：痙直型両麻痺，Control：健常児．
（文献11）より引用）

なる．姿勢制御の微調整には外乱の経験に基づく学習が必要である．大畑ら[9]はファンクショナルリーチテスト（functional reach test：FRT）による最大重心移動を利用して，姿勢制御の運動学習の様子を脳性麻痺で調査している．その結果，FRTを反復しても重心移動，および姿勢に変化がみられない児や，骨盤を後傾し，クラウチング肢位を強めることで重心動揺を減少させている児が存在していた．

Roncesvallesら[10]は，立位時の外乱刺激に対する応答の変化を下腿筋の筋活動で検討している．健常児では刺激強度を強めると応答を増加させたのに対し，痙直型両麻痺では応答を増加させることができなかった．一方，筋活動の反応の潜時や拮抗筋の収縮では差はみられなかったことから，自動的姿勢応答における姿勢筋活動の調節することが困難であり，特に主動筋の収縮レベルの減少があると報告している．

これに対し，森ら[11]は，同じく立位時の外乱刺激に対する応答の変化を，下腿筋だけでなく，体幹と大腿の筋活動についても検討している．痙直型両麻痺児における下腿筋の反応開始遅延や調節不全は，先行研究と一致しており，姿勢外乱に抗するために下腿筋を早期に動員することや姿勢外乱の変化に応じて下腿筋活動を調節することが困難なことは痙直型両麻痺の立位姿勢の一般的特徴であると述べている．しかし，体幹筋と大腿筋の反応開始潜時については，健常児と比較して有意な差は認められず，健常児と同様に体幹・大腿筋を動員でき，かつ姿勢外乱の変化に伴いその活動量が調節可能であると示唆している（図7）．

これらのことから，痙直型両麻痺の姿勢筋活動の調節不全は麻痺の程度がより重い下腿筋で顕著であるものの，体幹および大腿筋は姿勢外乱に対してある程度有効に作用させられると解釈することができる．

表2 減捻性立ち直り反応による短期運動目標を予測するための指標

減捻性立ち直り反応の刺激	反応時間	期待できる自発運動
体に働く体の立ち直り反応	2秒	仰臥位での自発運動の増加 四肢の自発運動の増加 仰臥位から側臥位への姿勢変換
頭に働く体の立ち直り反応	2秒	頭部の自発運動の増加
体に働く体の立ち直り反応	10秒	寝返り運動の出現
抗重力方向への体に働く体の立ち直り反応	2秒	立位の安定 歩行運動の出現

(文献14)より引用)

III 姿勢制御能力を改善するための運動療法

A. 理論的根拠・エビデンス

　脳性麻痺児に対する運動療法に関しては，適応，時期，方法，頻度など，現在なお共通の認識が得られておらず，エビデンスレベルIの報告も散見されるが治療効果については統一した見解がなく，運動療法の方法に関して推奨できる方法は確立されていないという現状である[12]．また，脳性麻痺リハビリテーションガイドライン委員会からの報告・提言として，リサーチクエスチョンに対する現行の治療法の推奨文を作成し，勧告グレードをつけている[13]．そのなかで，姿勢バランストレーニングはバランス能力の向上，骨密度の増加，筋緊張の減少をもたらすので勧められる（グレードB）としている．可動式プラットフォーム（IIb）や，視覚的バイオフィードバック（Ib）での動的な体重支持トレーニングにより，主動作筋が素早く活動し，また，圧中心の動揺幅が減少する改善がみられたと紹介している．

　このように具体的な運動療法の内容とそのエビデンスは十分には示されていないが，効果的な運動療法の確立に向けてのいくつかの知見を紹介する．

　河村ら[14]は，脳性麻痺の評価は時代の流れにより，統計学的なエビデンスに基づく評価が確立されてきており，今後は従来の治療体系を円熟させ，より丁寧な治療技術への変容が求められると述べている．そのなかで，運動発達における立ち直り反応の重要性から，短期運動目標を予測するためのいくつかの指標を挙げている（**表2**）[14]．この立ち直り反応のなかでも，姿勢アライメントを獲得していくうえで不可欠な減捻性立ち直り反応は重要な姿勢反応として位置づけられており，これらの反応時間を測定しながら運動療法を継続していくことで，より詳細な変化を把握できるとしている．

　Ohataら[15]は，脳性麻痺を対象に，上腕二頭筋，脊柱起立筋，大腿四頭筋，下腿三頭筋の筋厚を測定し，粗大運動能力分類システム（gross motor functional classification system：GMFCS）のレベルごとに比較している．その結果，粗大運動にかかわりの深い脊柱起立筋，大腿四頭筋，下腿三頭筋はGMFCSのレベルごとに異なることが示された．また，Roseら[16]は，健常児と脳性麻痺児を対象に運動単位の発火頻度と筋活動出力との関係について報告している．低～中等度出力領域における発火頻度には差がないが，最大筋力の発揮については大きな差がみられており，脳性麻痺の筋力低下は，高出力の筋力発揮に必要な発火頻度が選択的に得

られていないことが原因であると報告されている．筋力低下は姿勢制御にも大きく影響するため，今後は姿勢制御のみならず，運動機能を高めるために必要な筋力やそのトレーニング方法について検討する必要がある．

また，森ら[11]は，痙直型両麻痺児と健常児の自動的姿勢応答に対する調整能について，麻痺の強い下腿筋での制御活動は有意に低いものの，体幹筋・大腿筋の応答は健常児とは変わらないことを報告している．その結果より，バランス能力改善のための理学療法介入として，2つの戦略を提示している．1つは，筋活動開始遅延や調節不全のみられる下腿筋を姿勢外乱に対して有効に作用させることを可能にするようなアプローチで，もう1つは，姿勢制御における下腿筋の動員および調節不全を代償するために体幹や大腿筋をより強く作用させることを可能にするためのアプローチである．

今後は，前述の知見を参考にしながら，より効果的な方法について，できるだけ客観的評価を用いたデータに基づいて明らかにしていく必要がある．

B. 基本的な方法・手順

1 減捻性立ち直り反応を利用した運動の誘発

人の身体の分節は3つあり，その一部に回旋が加えられた場合には，その他の分節を使ってもとの正しい位置関係（アライメント）に戻そうとする減捻性の立ち直り反応が存在する．特に乳児期では，この減捻性の立ち直り反応の統合段階の途中にあるため，成人よりも容易に引き出すことが可能である[3]．従来より生体に対する感覚入力と運動出力との関係は，胎生期からみられる原始反射，姿勢緊張反射，正常姿勢反応などにより説明されていたが，近年，一連の姿勢にかかわる反射・反応は「生体がある特異な環境下におかれたときに身体の一部もしくは全体に出現する特定の運動」として捉えられるようになった[2]．古典的階層モデルで中脳レベルとされる立ち直り反応も同様に，体性感覚，平衡感覚，視覚，聴覚から集められた情報により，頭部の位置を重力線および身体各部に対して整えるための筋活動と考えられ，重力に対して頭部を調整する能力は主に抗重力伸展活動として，体幹と頭部のアライメントの調整は主に体軸内回旋として評価することができる．

減捻性の立ち直り反応を潜在的にもっていても，自発的な頭部の運動が他の分節の運動を引き出すほど強いものではない．そのため，他動的に分節間の回旋をつくり出すが，一方の分節の反応が出現するまでに時間がかかる．このように反応が出現するまでに時間がかかる現象を「潜時が長い」と表現する．同一の刺激部位で時間をかけて刺激することを時間的加重と呼び，複数の刺激部位を同時に刺激することを「空間的加重」と呼ぶことがある[3]．以下に各反応の方法について説明する．

a. 体に働く頸の立ち直り反応（図8）▶▶

後頭部とオトガイ部を保持し，一方に頸部をゆっくり回旋する．回旋していくとある点で緩やかな抵抗を触診することができる．そのポイントからさらに回旋を続けると，これ以上回旋ができないところに到達する．その最終ポイントで頸部を保持して頭部以外の分節の反応が出現するまで待つ．減捻性の反応が出現し，胸郭，骨盤の回旋が出現し始めたら，それに合わせて頸部の回旋を続けていく．その結果，児は腹臥位にまで姿勢を変換していく．

図8 体に働く頸の立ち直り反応①
(文献3)より引用

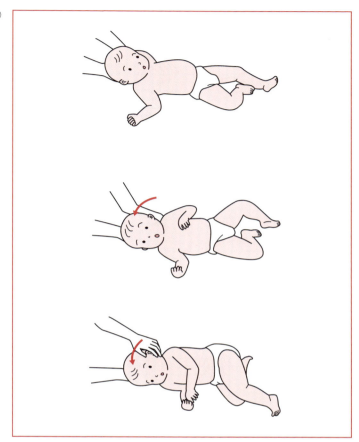

b. 体に働く体の立ち直り反応▶▶

①胸郭部と骨盤部との間の回旋を骨盤部からつくり，胸郭部が回旋を打ち消すように骨盤部と同じ方向に回転を起こす．胸郭部の回転が頭部の回旋を誘導し，迷路性立ち直り反応や視覚性立ち直り反応，頭に働く体の立ち直り反応が動員されて，頭部を床から挙上する(図9)．

②胸郭部と骨盤部との間に回旋をつくるために，体幹を捻じって伏せさせる．胸郭部と骨盤部の回旋をさらに強くするために，顔面側の肩を床方向に軽く押す．児はこの回旋による不快を解消しようとして骨盤回旋し，体幹部の回旋を打ち消してくる(図10)．

③胸郭部と骨盤部の間に回旋をつくるために下肢を保持し，骨盤を後傾させ，斜め方向に体幹を屈曲・回旋する．この回旋を打ち消すように胸郭部の回旋と頭部の回旋はほぼ同時に生じてくる(図11)．

c. 抗重力方向への体に働く体の立ち直り反応▶▶

腹臥位から座位への起き上がりを促す．体幹の回旋運動を伴った起き上がり運動の促通は，バルーン，ローラーやセラピストの膝の上で行うことができる．起き上がるまでの時間が2〜3秒になってくると抗重力姿勢が安定してくる．

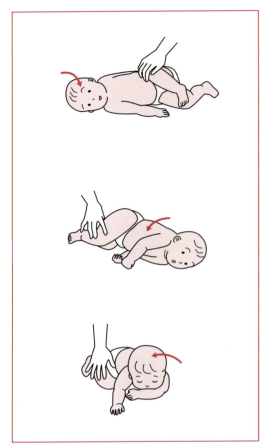

図9 体に働く体の立ち直り反応②-1
（文献3）より引用）

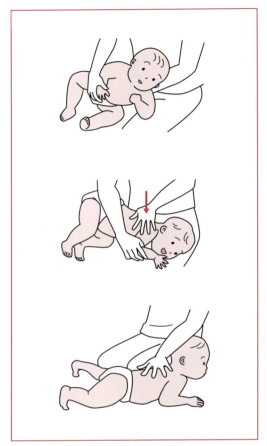

図10 体に働く体の立ち直り反応②-2
（文献3）より引用）

2 股関節の可動性と運動機能の確保

　前述や図6に示すように，両麻痺から波及する筋骨格系の機能不全による典型的な不良姿勢は，機能的な運動遂行の阻害因子の中心をなす．痙性による股関節周囲筋群の一様な短縮が進むと，股関節は内転・内旋を伴った屈曲30〜45°に固定されていく．そのため適正な筋出力が得られず，筋の粘弾性や長さ・出力調整などに必要な情報を収集するための筋紡錘や腱器官は減少し，筋線維は自己収縮機能をもたない腱や靱帯に似た組織へと変性する[2]．

　図12に股関節・骨盤周囲の可動性確保のためのストレッチの一例を示す．体幹の伸展・回旋に加え，股関節外転・伸展方向の可動性を引き出す．ハンドリングの際には自発的・能動的に動くよう誘導することも有効である．

　このように足部のみならず，骨盤・股関節などの可動性・運動性の確保は大前提であり，ローラーやバルーンなどを利用して，座位にて外乱刺激を加えながら，骨盤誘導により股関節の可動性を引き出すことが重要と考える．

3 体軸内回旋運動と下肢の伸展パターンの抑制

　図10，11に示す体に働く体の立ち直り反応の促通により，体軸内回旋運動と，股関節伸

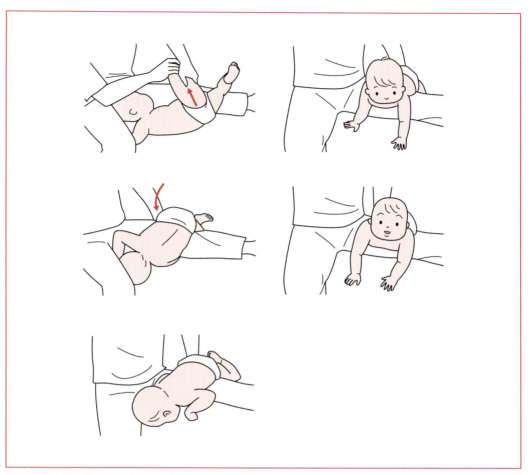

図11 体に働く体の立ち直り反応②-3
（文献3）より引用）

図12 可動性確保のためのストレッチ

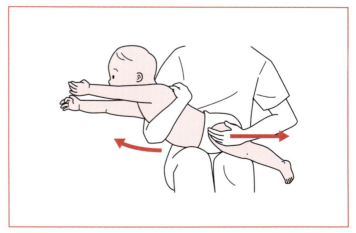

展・外転方向への随意的動きを引き出すことが可能である．また，釣り遊具には，支持基底面の座標を変えられる利点があり，適度な丸みは座位バランスの向上や遊脚期での足部の背屈（下肢の台のせ反応）の促通にも利用できる[2]．ポイントは，下肢の痙性によるパターン化した動きを抑制し，自発的・能動的な反応を引き出すことである．

　これらのアプローチにより，脳性麻痺の姿勢制御で困難とされる，外乱に対する微調整における筋活動系の課題が改善できる可能性がある．

文　献

1) 上杉雅之監：イラストでわかる小児理学療法，医歯薬出版，東京，41-75，2013
2) 辻　清張：痙直型両麻痺児の理学療法評価と治療アプローチ．子どもの理学療法―脳性麻痺の早期アプローチから地域理学療法まで―，三輪書店，東京，48-60，2008
3) 河村光俊：PTマニュアル―小児の理学療法―，医歯薬出版，東京，93-107，143-146，2002
4) 小神　博ほか：脳性麻痺児の動作分析の実際．理学療法 19：934-938，2002
5) Shumway-Cook A, et al：Motor control：translating research into clinical practice, 3rd ed, Lippincott Williams & Wilkins, Philadelphia, 233-256, 2006
6) Forssberg H, et al：Postural adjustments in sitting humans following external perturbations：muscle activity and kinematics. Exp Brain Res 97：515-527, 1994
7) Hedberg A, et al：Development of postural adjustments in sitting position during the first half year of life. Dev Med Child Neurol 47：312-320, 2005
8) Nashner LM, et al：Stance posture control in select groups of children with cerebral palsy：deficits in sensory organization and muscular coordination. Exp Brain Res 49：393-409, 1983
9) 大畑光司ほか：リーチ課題の反復による姿勢制御の変化．理学療法学 30：1-7，2003
10) Roncesvalles MN, et al：Neural factors underlying reduced postural adaptability in children with cerebral palsy. Neuroreport 13：2407-2410, 2002
11) 森　悦子ほか：痙直型両麻痺者における自動的姿勢応答の調節能．臨バイオメカニクス 34：245-252，2013
12) 朝貝芳美：脳性麻痺の訓練治療のあり方―ガイドライン委員会の報告を踏まえて― 脳性まひ訓練のEBMと現状．Jpn J Rehabil Med 45：571-575, 2008
13) 岡川敏郎：脳性麻痺の訓練治療のあり方―ガイドライン委員会の報告を踏まえて― ガイドライン委員会からの報告・提言．Jpn J Rehabil Med 45：575-581, 2008
14) 河村光俊ほか：シリーズ「小児リハビリテーション」連載第1回小児リハビリテーションの現状と課題．理学療法学 39：435-439，2012
15) Ohata K, et al：Relation between muscle thickness, spasticity, and activity limitations in children and adolescents with cerebral palsy. Dev Med Child Neurol 50：152-156, 2008
16) Rose J, et al：Neromuscular activation and motor-unit firing characteristics in cerebral palsy. Dev Med Child Neurol 47：329-336, 2005

3 脳性麻痺等，小児
3) アテトーゼタイプ

曽山 薫

I 主な病態と姿勢制御能力低下の特徴

　近年，画像診断の進歩により，脳性麻痺 (cerebral palsy：CP) における中枢神経系の損傷部位が明らかになりつつあるが，CP は運動の異常の特徴と，その部位で分類されてきた．アテトーゼ型 CP はそのなかの一つで，アテトーゼ (athetosis：わが国ではアテトーゼと表現されることが多い) とは，ギリシャ語で「固定されていない」，「変わりやすい」ことを意味する[1]．日本ではアテトーゼ型 CP と分類されているが，国際的には dyskinetic CP (異常運動型 CP) と呼ばれている[2]．アテトーゼ型 CP は，CP の約 10〜15％を占めるといわれている．

A. アテトーゼ型 CP の原因

　アテトーゼ型 CP の原因として，かつては，血液不適合による核黄疸で大脳基底核が損傷を受けることにあるとされていた．しかし，周産期・新生児医療の進歩により，この問題は解決され，低出生体重児のビリルビン代謝などの問題で生じる核黄疸や低酸素脳症などが，大脳基底核を損傷する新たな原因として考えられている．また，これらの原因により損傷されるのは，大脳基底核にとどまらず，大脳皮質や白質・橋・小脳にも及ぶことが多い．このため，アテトーゼ型 CP においても，運動の異常状態が多様化し，かつては大脳皮質・髄質の損傷は軽度なため痙直型に比べると，知的能力は比較的高いといわれていたが，知的な問題などの合併もあり，さらに重症化と，臨床症状は変化してきている．
　大脳基底核損傷の代表的な疾患はパーキンソン病であるが，アテトーゼ型 CP では損傷される部位が違うことで，病態が異なる．また，大脳基底核は，運動をスムーズに行うための調整の役割を担っているので，運動異常を示す部位は全身的に及び，ほとんどが四肢麻痺といえるが，痙直型のように分類の際には明記されていない．

B. 姿勢制御能力低下の特徴

　北原は[3]，アテトーゼ型 CP の特徴は，意図的な動きを制御できない，随意運動を支える背景の無意識の姿勢制御が調整されないという不随意運動にあると述べている．そして，具体的には，①身体の動きが多く姿勢を一定に保てない，②筋緊張の動揺が起こりやすい，③意図した範囲以上の働筋，拮抗筋に活動が拡散しやすい，④腱反射の亢進はみられても著しくない，⑤原始反射 (非対称性緊張性頸反射など) が残存しやすいという特徴を挙げている．

アテトーゼ型 CP では，不随意運動があることにより，①身体の動きが多く姿勢を一定に保てない．また，意図しない②筋緊張の変動が起こることも，その一因といえる．③意図した範囲以上の働筋，拮抗筋に活動が拡散しやすいということからは，まず，四肢の運動の調整が難しいことがイメージできる．さらに体幹の筋活動においても，過剰な反り返りや脱力，あるいは非対称を呈するなど相反コントロールがうまく行われず，同時収縮も困難となる状況があるといえる．④腱反射の亢進はあっても著しくない．⑤原始反射（非対称性緊張性頸反射など）の残存は，アテトーゼ型 CP の原因である大脳基底核の損傷に基づく神経学的特徴である．特に，⑤原始反射の残存は，発達の遅れや歪みを招くこと，そして，それに伴い姿勢制御のための姿勢反応も獲得されなかったり，未熟で不十分なものとなる．

われわれは，姿勢自体を保つことを目的としているのではなく，意図する活動を実現する背景として，状況に合わせ姿勢制御を行っている．アテトーゼ型 CP では，姿勢反応が成熟しにくいだけでなく，目的とした動作に合った姿勢制御を行えないことが活動の実現を妨げ，それが姿勢制御能力の獲得を遅らせる．そしてさらに運動学習が進まず発達が阻害されるという悪循環に陥ることになる．

C. アテトーゼ型 CP の分類

アテトーゼ型 CP は，不随意運動や姿勢筋緊張・運動時の筋緊張の変動による異常運動の特徴によりさらに「dystonic 型」と「choreo-athetotic 型」に分類される．

「dystonic 型」は「緊張型」とも表現され，姿勢筋緊張・運動時の筋緊張が亢進した状態から低下した状態まで不随意に大きく変動する特徴がある．この変動が，重度の亢進から中等度の亢進と幅があり，一見動きが少なくこわばった運動を示すタイプを，特に「痙性を伴うアテトーゼ型」と表現する場合がある．筋緊張の変動は，随意運動や情緒の変化などにより起こることが多く，一肢全体や体幹がくねるようにこわばって動いたり異常な肢位をとってしまい，目的とした姿勢・運動が制限される．このタイプは，不随意運動ももち合わせているが，筋緊張の亢進と変化によって隠されており，筋緊張が低下した場面では，不随意運動も出現する．

「choreo-athetotic 型」は「非緊張型」あるいは「舞踏様アテトーゼ型」とも表現され，姿勢筋緊張・運動時の筋緊張が正常域から低下の間で変動し，素早く断続的な不随意運動が持続的にみられるタイプである．この不随意運動は，運動を起こそうとしたり姿勢を保持しようとするなどの随意運動に伴い強まる傾向があり，そのために，筋活動が持続できず姿勢や運動を制御できなくなる．

II 姿勢制御能力低下のメカニズム

近年，CP の定義として，2004 年に開催された Workshop in Bethesda において提示された「脳性麻痺の意味するところは，運動と姿勢の発達の異常の 1 つの集まりを説明するものであり，活動の制限を引き起こすが，それは発生・発達しつつある胎児または乳児の脳の中で起こった非進行性の障害に起因すると考えられる．脳性麻痺の運動機能不全には，感覚，認知，コミュニケーション，認識，それと/または行動，さらに/または発作疾患がつけ加わる」[4] が用いられている．この定義から，CP の機能不全の構造を理解するにあたっては，「中枢神経

損傷」の視点と「発達の阻害」の視点をもつ必要があるといえる．これにより，CPの姿勢制御能力が成熟しない原因についても2つのメカニズムがあると考えられる．

1つ目は，反射階層理論[5]で説明される中枢神経系の損傷による姿勢制御の課題であり，2つ目は，システム理論[5]に基づく姿勢制御の発達が阻害されることである．

A. 中枢神経系の損傷による姿勢制御能力の低下について

反射—階層理論は，姿勢や運動の制御の発達が，中枢神経系の成熟に伴い進んでいくという理論である．生後間もなくは，下位の中枢神経系に反射中枢をもつ原始反射の影響を受けた姿勢や運動が目立つが，上位の中枢神経系の成熟に伴い，そこに中枢をもつ姿勢反応が働くようになり，原始反射は統合されるという一連の過程である．

この理論では，新生児・乳児は反射的にしか活動していない，意思のない存在のようにイメージをもってしまう．しかし，実際はそうではない．新生児・乳児が重力下で適応するために，中枢神経系は階層的に成熟するのではなく，相互に関係をつくりながら同時進行的に進んでいる．中枢神経系の髄鞘化の完成は，大脳が最も遅いという事実はあるが，中枢神経系の成熟の階層性を強調するより，全体としてネットワークの構築を進められるよう成熟していっているといえる．このような考えにより，反射階層理論は，姿勢制御の発達理論において，古典的といわれている．

ただ，原始反射も，人間の運動の基礎として，あるいは，成人においても運動に関与しているという考えがある．そして，立ち直り反応，平衡反応（傾斜反応や保護反応）は，姿勢制御の基礎として必要なものである．反射階層理論は古典的理論ではあるが，中枢神経系の働き，成熟は姿勢制御能力を考えるうえで無視することはできない．

姿勢反応の発達について考えると，立ち直り反応・保護反応の一部は，中枢が中脳にあるといわれている．また，平衡反応は主に大脳皮質に中枢があるといわれている．アテトーゼ型CPにおいては，大脳基底核だけでなく広範に損傷があることが考えられ，これら姿勢反応の中枢自体が損傷されていることにより姿勢反応の発達を阻害している場合もある．ただ，発達の遅れや歪みはあるものの，いくつかの姿勢や運動を獲得していける症例では，大脳皮質や髄質，小脳などにも広く損傷があることにより，姿勢反応を適切に発現できないことが考えられる．また，この状態は，原始反射が統合されていないともいえ，それが原因で，姿勢反応が不十分になると考えることもできる．

また，中枢神経系の損傷は，随意運動の制御自体を困難にする．アテトーゼ型CPの主な損傷部位である大脳基底核は，運動前野・補足運動野・一次運動野・連合野・一次体性感覚野からの投射を受け，大脳基底核内で処理された後に視床を経由して大脳皮質に再び返すという経路をもつ．この経路を介し，大脳基底核は，不必要な運動を抑制することにより必要な運動のみを引き起こすことや，運動の開始と終了のタイミングを明確にすることにより，運動をスムーズに遂行するための調整を行っているといわれている．大脳基底核の損傷によりこの経路がうまく働かないことが，不随意運動の出現や筋緊張の変動につながると考えられる．また，大脳基底核から直接，脊髄に投射しないが，脳幹網様体を経由し脊髄に至る経路がある．この経路によって体幹の無意識的な活動をコントロールしている．この経路にも問題を生じ，四肢の運動をスムーズに行うための背景となる姿勢制御を合目的に行えなくなることも考えられ

る．これらは，姿勢反応をスムーズに出現させられないことにもつながっている．
　このように，中枢神経系の損傷により，それらが担っている姿勢反応の獲得や，随意運動の制御という役割が果たされないことで，姿勢制御能力が低下することになる．

B. 姿勢制御の発達が阻害されることによる姿勢制御能力の低下について

　姿勢制御の最近の理論では，筋骨格系・神経系・感覚系というような個体の機能や課題・環境など多数の要素の相互作用によって姿勢制御が発達するとされている．これが，システム理論による姿勢制御の発達の考え方である．システム理論では，姿勢反応も，姿勢制御における影響の一つとして捉えている．
　成人における中枢神経損傷では，損傷部位により姿勢制御機能の低下の特徴を説明できる．しかし，CPにおいては，原因がさまざまで損傷部位も多様であることと，未成熟な脳が成熟する過程も阻害されること，すなわち「発達の阻害」により病態が複雑になっている．
　正常発達の過程で大切なのは，マイルストーンの達成時期ではなく，感覚―運動経験を積み重ねるなかで獲得される質的な要素である．新生児が出生後，抗重力下で活動を進めるなかで，まず注目すべきことは，3か月ごろに獲得する正中位指向である．
　この正中位指向は，姿勢制御の基礎となるさまざまな要素を獲得するための重要なものである．出生直後，乳児は胎児環境の影響で生理的屈曲姿勢にあるが，抗重力活動を試みるうちに，屈筋群が伸張されるとともに運動方向が拡大していく．ただ，この時点では，頭頸部の運動や皮膚刺激により非対称性に誘発される原始反射の影響を受けやすい状況である．この非対称な運動は，生理的屈曲姿勢を崩す役割ももっている．正中位指向は，生理的屈曲姿勢からの脱却と，頭部・体幹・四肢の対称性の経験を促す．正中位指向を獲得するにあたり，まず，頭部のコントロールが発達する．頭部を空中で正中位に保持したり自由に動かし，どこででも止められる能力は，前庭迷路の成熟とともに進む．そして，頭部の安定性と自由な運動は，眼の動きのコントロール能力の獲得にもつながる．単眼視から両眼視が可能になることで，その後のさまざまな運動経験のなかから距離感や立体的にものを捉え，自分の身体・外界・そして自分と外界との関係を理解していくことなる．前庭迷路と視覚は，姿勢制御のために必要な感覚入力である．これらの発達が，姿勢反応の獲得につながっていく．そして，運動コントロールと学習のためのフィードバック機構の確立をもたらす．
　姿勢制御に必要なもう1つの感覚である体性感覚は，他の感覚と同様，重力下での生活が始まった出生直後から刺激されている．そして正中位指向により，眼と手と口が出会うことで，身体図式の形成を促していく．この時点で，下肢はまだ眼で捉えられていないが，正中位指向により，両足部を合わせることは経験している．手が足部に達するまでに，探索機能を獲得した手は，身体の至る部分を確認している．そして，眼・手・足部・口が出会い，乳児は，自分の身体全体を捉えることになる．また，頭部の安定とコントロールを獲得し正中位での活動を経験することは，姿勢・運動において頭部から体幹を連結する軸を確立することにつながる．この姿勢・運動軸は，身体図式における自身の中心軸であり，姿勢・運動が安定する身体の位置関係を理解することで姿勢制御を行ううえでの基準となる．
　また，さまざまな姿勢・運動の経験のなかで，接触支持面からの刺激により，重力の方向や，自分の身体の位置を確認し，体重移動に対する姿勢・運動の適応を理解していく．このよ

うに，前庭迷路・視覚・体性感覚は，相互に関係し刺激し合ったり補い合いながら，姿勢制御を発達させていく．

　アテトーゼ型 CP は，出生後しばらくは，しばしば筋緊張の弛緩を呈する．また，過敏性をもつなどして非対称性の筋緊張亢進をみせる場合もある．いずれにおいても，正中位指向を経験できなくなることで，姿勢制御の獲得の基礎となる，感覚器系の発達，身体図式の形成が進まなくなる．しかし，そのような状況下でも，原始反射を使っての代償的活動により，アテトーゼ型 CP は目的とする活動を達成させようとする．非対称性緊張性頚反射（ATNR），緊張性迷路反射（TLR）を用いての寝返りや，対称性緊張性頚反射（STNR）を用いての座位保持や四つ這いなどが，その例である．しかし，重度な場合は，原始反射から抜け出せず，姿勢が固定的になり変形をきたし，新たな運動を経験できなくなる場合もある．

　正中位指向を例に挙げたが，システム理論でいわれるように，発達過程においてはさまざまな課題に挑戦し達成していくなかで，その課題に合った姿勢制御能力を獲得していく．アテトーゼ型 CP では，出生直後からの発達の歪みがありながら，児なりに姿勢や運動を発達させていき，それに合わせ，姿勢制御能力を獲得していくことができる場合が多い．しかし，この独自の姿勢制御のほとんどは，不随意運動や筋緊張の変動を出現しにくくするように非対称で固定的な姿勢を覚え代償的に行われるため，効率的ではなく，また，決まった状況でしか適応できないものになる．そして，その姿勢制御の方法が変形などの二次的機能不全を引き起こし，結果的に課題遂行や姿勢・運動を困難にしていくという悪循環に陥ってしまう．

　姿勢制御の発達は，多様な要素の相互作用で獲得されるものである．アテトーゼ型 CP においては，この過程が阻害されること，そして，代償的で非効率的な独自の姿勢制御の方法を獲得していくことが姿勢制御能力の低下の主要な原因であるため，治療を考えるうえでのヒント・ポイントになる．

III 姿勢制御能力を改善するための運動療法

A. 理論的根拠・エビデンス

　日本における CP に対する理学療法は，故高木憲次博士による「療育」の思想[6]のもと，医学的治療・社会的治療双方の目的をもって行われてきた．そして，1970 年代に入り，欧米よりさまざまな神経生理学的アプローチが紹介され，実践されてきた．

　近年，医療経済の課題や，治療を受ける方々の効果についての意識の高さを背景に，エビデンスに基づく医療が求められるようになってきている．しかしながら，CP は，中枢神経損傷の部位と程度がそれぞれ異なることにより，運動異常のタイプと部位，重症度，そして年齢と発達過程による変化も加わり臨床像が多様化している．このため，研究を行うために条件を揃えて積み重ねていくことが難しい．さらに，理学療法の主要な手技が「ハンドリング」であるため，理学療法士側の個人差もあり治療内容が定量化しにくい．このような背景により，CP 研究のエビデンスは低く評価される傾向にあり，蓄積されにくい状況にある．

B. 基本的な方法・手順

　アテトーゼ型CP児に対する運動療法は，アテトーゼ型CPの姿勢制御能力低下のメカニズムのなかでも，「姿勢制御の発達が阻害されることによる姿勢制御能力の低下」に視点をおき，経験できていない姿勢・運動を取り入れるなかで姿勢制御に必要な要素の学習を促していくことを考え進める．小児疾患全般にいえることであるが，乳児期・幼児期・学齢期・成人期と生活状況や課題が変化し，対象児の発達や加齢により心身機能・構造も変化する．そのため，ライフステージに合わせた目標設定や治療の見直しを行っていく必要がある．

　アテトーゼ型CP児は，年齢や生活に合わせ治療を変化させていくが，共通して配慮すべきことは，不随意運動を消去するのではなく，アテトーゼ型CP児自身が変化の幅を調整する方法を獲得できるように援助することである．また，不随意運動や筋緊張の変動は，情動の変化と結びつきやすい．喜びなどの感情は大切であるが，治療場面では不必要な不安・緊張を与えたり過剰な努力を要求する状況を避けるよう刺激量を調整する必要がある．不随意運動の変化の幅を調整することにも通じるが，アテトーゼ型CP児自身が精神的にも運動的にもリラックスすることを学習していけるよう促すことも大切である．頭部から体幹をつなぐ姿勢・運動軸をもち，対称的な姿勢でリラックスできることは，安定した運動開始肢位をつくり，効率の良い運動を行うために重要である．そして，もう一点，課題指向的なプログラムを組むことである．姿勢制御・運動制御は，それ自体が目的ではなく，課題を達成するために働く．また，課題ごとに必要な姿勢制御・運動制御があり，さらに同じ課題であっても環境や条件によって姿勢制御・運動制御は異なるため，応用・適応できなければならない．アテトーゼ型CP児が学習を進めるためには，まずは一定の条件で繰り返し経験することで，できるようになることを自己確認し，自信をもつことが大切である．そして，応用的な変化を加えたなかで，また繰り返す．このような学習の積み重ねが，課題ごとの適応力を養っていくことになる．課題指向的に行うことについては，最近では，大脳基底核における黒質―線条体のドーパミン系を中心とした，報酬系や強化学習などの機能的側面も注目されていることもあり，アテトーゼ型CPにおいて脳機能への刺激の観点で欠かせないと考えられている．

1 乳児期の治療

　アテトーゼ型CP児は，出生時から乳児期において，筋緊張異常（弛緩を示す場合や，過敏性による筋緊張亢進），原始反射の残存，不随意運動などにより，重力下での感覚―運動経験が積み重なっていかない．この段階では，姿勢制御能力の基礎となる，感覚（前庭迷路・視覚・体性感覚）の受容と適応を促通すること，そして，身体図式の形成を援助することが必要である．

　その一つとして，正中位指向を経験させ，頭部のコントロールの改善を促しながら，頭部から体幹をつなぐ姿勢・運動軸をつくり，正中線上での対称的な活動経験を促す．

　具体的には，三角マットなどを用い頭部・体幹をやや高くした仰臥位で，頭部から体幹の軸をつくり，3か月児が行う手と手，手と手と口，足部と足部などを正中位，つまり軸の上で合わせる対称的な運動を促す．ボールポスチュアーといわれる，股関節・膝関節を屈曲し腹部に大腿部をつける姿勢をとることで，胎児姿勢に近づき情緒的にも安定すると同時に，全身の伸展パターンが出現しやすい場合は，伸展パターンのコントロールにもつながる．ここで安定で

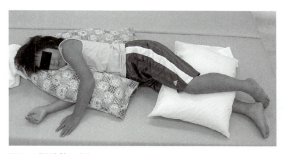
図1 側臥位の例

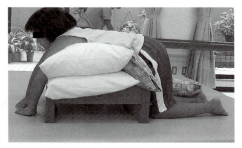
図2 体幹前面を支持した四つ這い位

きれば，その姿勢のなかで頭側，尾側，左右への体重移動を段階づけて行いながら，刺激に対し落ち着いていられるよう，あるいは，不随意運動や筋緊張の変動が起こったとしても，再び落ち着けるように促していく．頭部・体幹の立ち直りなどでもとの姿勢に戻ろうとする運動を起こすことは明らかな姿勢制御反応である．そして，自己鎮静化できることも場面に適応し姿勢制御ができるということであり，身体の動きが多くて姿勢を一定に保てないアテトーゼ型 CP においてはむしろ獲得すべき反応である．頭部のコントロールを促す，さらに，前方に提示した玩具や自身の腹部・膝・足部にリーチを促し，体幹から上肢が分離したり，非対称な運動が加わっても安定できるよう促す．リーチをする前に，目で対象物を追えるか，そしてそれに伴う頭部の反応も確認する．ボールポスチュアーは胎児姿勢に近いことのほかに，体幹前面の筋を刺激することで，体幹の安定性を促し不安感をとることにもつながる．そして，四肢の分離運動や，非対称性の動きを行う際，タオルで胸部・腹部を覆ったり，その上から軽い圧を加えることで，同じような効果を得ることができる．正中位での上肢の活動を経験しやすい姿勢として，側臥位が挙げられる．側臥位を用いる際には，クッションなどで体幹の前面と後面を支え，頭部を体幹長軸の延長上に保持する（図1）．頭部・体幹の抗重力活動が不十分な場合も，この姿勢は自発的運動を促しやすい．また，この側臥位から前後方向へ体重移動を経験することで，寝返りへつなげることができる．寝返りは，最初の移動であり，新しい経験となる．

　頭部・体幹の抗重力活動を促すために，腹臥位・座位での活動を取り入れていく．腹臥位では，セラピストの大腿部やクッション，保持具（木製やウレタン製）を用い，体幹前面を広く支持した四つ這い位を設定する（図2, 3）．この姿勢では，安定した支持面をつくり自分の身体の軸を確認し姿勢を意識できるようにするとともに，全身的な伸展パターンをコントロールすることができる．この姿勢は，筋緊張の高い痙直型 CP でもリラクセーションを得やすいため用いられる．また，体幹の角度を変えることで，座位や膝立ち位に近づけるなど，姿勢のバリエーションを増やすことができる（図4）．

　座位でも，腋窩や体幹前面を支持し前もたれの姿勢を設定し，四つ這い位のときと同様，上肢活動を促す．端座位の場合は，足底を接地することは理想的だが，足底からの感覚入力に対する過敏性の問題などで難しい場合もある．まず，滑り止めマットなどを用い座面を安定させること，また大腿部前面から圧を加え，より座面を意識させることで下腿から足部が緊張しにくくなり，自然に足底の接地が促される場合もある．さらに，骨盤周囲や大腿側面を 10 cm

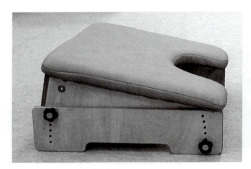
図3　四つ這い位保持具

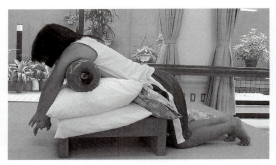
図4　四つ這い位のバリエーション

程度の高さのクッションで囲むと，より支持面が強調され，安定性を得やすくなる．股関節は，外転位のほうが支持基底面が広がるようにも感じるが，両大腿部を揃えるほうが，頭部・体幹からの軸の延長として対称性を保ちやすいようである．床上では，正座で前もたれの姿勢をとらせる．

腹臥位・座位での治療は，機能的に難しいと思われるかもしれないが，姿勢自体を経験し，姿勢ごとで制御に必要な感覚を受容していくことにつながる．

また，この段階では，自分の身体の探索，外界の探索，かかわっている他者とのコミュニケーションを取り入れた遊びを設定する．これらは，今後の発達につながる重要な課題である．

2 幼児期・成人期の治療

乳児期以降，それぞれの機能に合った治療を選択していくことになるが，日常生活活動を獲得し就学・就労など社会へ出ていく段階であることを意識した課題を設定していく．乳児期以降のアテトーゼ型CPは，本人の意思・意欲が明確になり，運動面でも随意性が高まっていくので，要望を把握し課題として取り入れていくことも重要である．

仰臥位・腹臥位・側臥位・座位での治療は幼児期と同様に工夫を行うが，随意性が高まっていることから，基本的な支持面以外に，自ら上肢・下肢を用い支持する方法を検討する．例として，机上活動の際，固定された棒などを把持する方法が挙げられるが，不要な固定，非対称性を強めないように留意する．

乳児期以降，新たに取り入れていく姿勢・運動は，立位・姿勢変換・移動運動である．つかまり立ちが行える場合には，骨盤帯から足底に圧を加え荷重を意識させるよう援助する．また，上肢・体幹を使って自ら支持することも行う．介助しての立位保持が難しい場合は，プローンボードを用いての前もたれの立位，テーブルつきの起立台（図5）での立位を設定する．

頭部の抗重力活動がまだ不十分な場合は，顎コントロールで頭部の運動をサポートする．また，顎コントロールの代わりに自在に曲げられるネックカラー（図6）を用いることで頭部の安定と自発的な運動を促しつつ，セラピストは体幹や上肢へ働きかけを行うことができる．プローンボードなどの使用を提案したが，セラピストの直接的な介入により機能を確認したうえで，補助具（図7）などを有効に用い，自立して活動できるよう工夫することも必要である．補助具などは，活動時だけでなく仰臥位や側臥位などのポジショニングにおいても有効に活用し，対称的姿勢でリラックスすることを学習できるようにする．

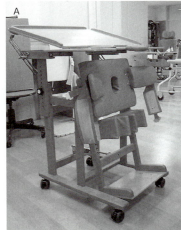
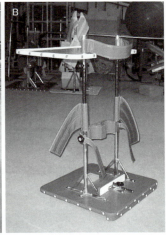

図5 プローンボード（A）と起立台（B）

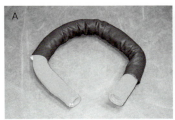
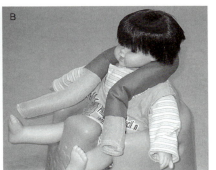

図6 ネックカラー（A）と使用例（B）

　姿勢変換・移動運動には，多くのバリエーションがあるが，まず，頭部から体幹の軸を意識し，開始姿勢を安定させることが大切である．運動の開始が急激であったり，姿勢の崩れを突発的に起こしてしまうことに対して上肢・下肢に荷重し支持を促しながら，変動を調整できるよう繰り返し行う．運動の繰り返しは単調になりやすいので，達成したい課題を明確にするようにする．

　歩行では，歩行器を用いる場合が多くある．座位保持が困難な症例でも，SRC歩行器（図8）を使用し立位・歩行を取り入れていく．歩行器の使用では，実用性について論じらるが，最も抗重力活動を要求される歩行を治療として取り入れることは，姿勢制御のさまざまな要素を獲得する手段となる．また，「移動」できることが活動意欲を高め，目的をもって課題に取り組むことで姿勢制御能力の獲得を促すことにもつながる．

　成人期では，発達の過程で自ら獲得した姿勢の安定方法をもっている場合が多くある．この姿勢は，非対称性が強いため，二次的機能不全（頸椎症や変形・拘縮，疼痛など）を招く場合もある．このように課題はあるものの，独自の姿勢制御を否定することはせず，リラックスでき，より効率的に目的動作を行える姿勢の設定を検討し，学習を促すとともに，二次的機能不全の予防を行っていく．

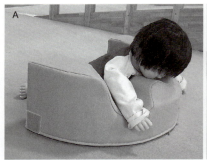 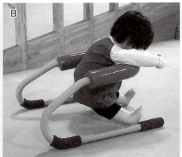 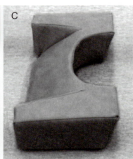

図7 前もたれ姿勢のための補助具

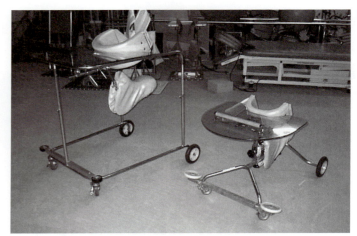

図8 SRC歩行器

文　献

1) 河村光俊：PTマニュアル　小児の理学療法，医歯薬出版，東京，2002
2) 理学療法診療ガイドライン部会編：理学療法診療ガイドライン，第1版，社団法人日本理学療法士協会，2011
3) 北原　佶：脳性麻痺の不随意運動．総合リハ 25：221-228，1997
4) 社団法人日本リハビリテーション医学会監，日本リハビリテーション医学会診療ガイドライン委員会脳性麻痺リハビリテーションガイドライン策定委員会編：脳性麻痺リハビリテーションガイドライン，医学書院，東京，2009
5) 田中　繁ほか監訳：モーターコントロール　研究室の理論から臨床実践へ，原著第4版，医歯薬出版，東京，2013
6) 高松鶴吉：療育と教育の接点を考える．リハ研 55：18-22，1987
7) 上杉雅之ほか監訳：脳性麻痺のクリニカルリーズニングアプローチ，医歯薬出版，東京，2011
8) 上杉雅之監訳：脳性まひ児の家庭療育，原著第4版，医歯薬出版，東京，2014
9) 上杉雅之監：イラストでわかる小児理学療法，医歯薬出版，東京，2013
10) 細田多穂監：小児理学療法学テキスト，改定第2版，南江堂，東京，2014
11) 高田昌彦：大脳基底核―分子基盤から臨床まで　概論．Brain Nerve 61：338-339，2009
12) 藤山文乃：大脳基底核の構造―細胞構築と神経回路．Brain Nerve 61：341-349，2009
13) 宮地重弘：大脳皮質―大脳基底回路の構造―平行ループ回路と収束・発散回路．Brain Nerve 61：351-359，2009
14) 南部　篤：直接路・間接路・ハイパー直接路の機能．Brain Nerve 61：360-372，2009
15) 平井孝明：脳性麻痺児に対する理学療法のコツ―筋緊張緩和のコツ．理療ジャーナル 46：356-358，2012

4 内部疾患
1）慢性閉塞性肺疾患

野添 匡史，関川 清一

I 主な病態と姿勢制御能力低下の特徴

A. 主な病態

　慢性閉塞性肺疾患（chronic obstructive pulmonary disease：COPD）患者の主症状は労作時の呼吸困難である．その原因となる基本的病態は，気流閉塞と動的肺過膨張であるといわれている[1]．これらの病態は主に末梢気道病変と気腫性病変の2つの病変が原因となって生じている（図1）．末梢気道病変は末梢気道における炎症性狭窄が，気腫性病変は末梢気道への肺胞接着の消失，および肺弾性収縮力の低下が気流閉塞の原因になるといわれている．また，COPDでは，呼気時の気道抵抗増加および肺弾性収縮力の減少により安静時でも空気とらえこみ現象（air trapping）が生じるが，特に運動時のair trappingは終末呼気肺気量を増加させて最大吸気量を減少させるため（動的肺過膨張），労作時の呼吸困難や運動耐容能低下の大きな原因になる（図2）．

　さらにCOPDではこれらの基本的病態の進行に伴って，低酸素血症や高二酸化炭素血症といったガス交換機能が低下する．ガス交換機能の低下がさらに進行すると肺毛細血管床の破壊や低酸素性肺血管攣縮に伴って肺高血圧症を呈すこともある．肺高血圧症は結果として肺性心を招き，予後を悪化させるといわれている．

B. COPDの併存疾患

　COPDは長期の喫煙歴がある中・高年者に発症するため，喫煙や加齢に伴う併存症が多くみられる[1]．それだけでなく，COPD自体が肺以外にも全身性の炎症をもたらして併存症を誘発すると考えられており，現在ではCOPDは全身性炎症疾患として捉えられている．

　COPDによる全身性炎症は栄養不全，骨粗鬆症，骨格筋機能低下，心・血管疾患のリスクと関連しており，これらの併存疾患を考慮した包括的な評価と管理がCOPD診療においては重要である（図3）．以下に，主要な併存疾患について概説する．

1 栄養不全

　重度な気流閉塞を呈するCOPD患者では栄養不全が認められることが多い．特に，欧米での報告（重症COPD患者の約25％）と比べて，本邦での報告（重症COPD患者の約40％）ではより多くのCOPD患者において栄養不全が認められる[2,3]．この栄養不全の原因は全身性炎

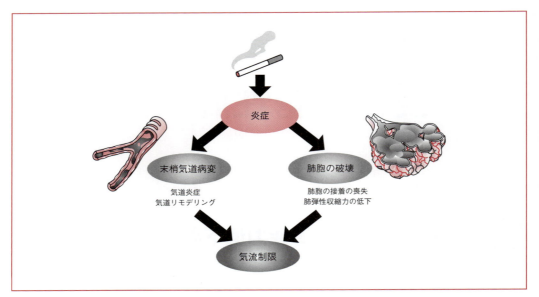

図1 COPDの主な病態
（文献1）から引用改変）

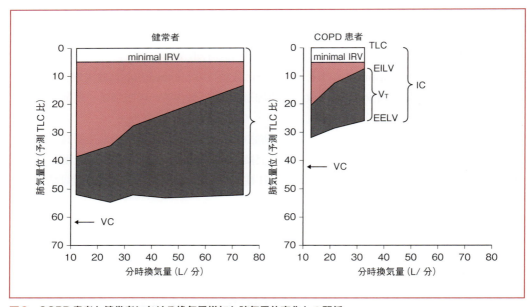

図2 COPD患者と健常者における換気量増加と肺気量位変化との関係
黒塗りの範囲から確認すると，COPD患者では運動中の1回換気量（V_T）が制限されており，これによりIC，IRVともに減少していることがわかる．
IRV：予備吸気量，TLC：全肺気量，IC：最大吸気量，EILV：終末吸気肺気量位，EELV：終末呼気肺気量位．

症に加えて，気流制限や動的肺過膨張に伴って呼吸筋のエネルギー消費量増大，摂食不全，呼吸困難感，精神的要因が関与しているといわれている[4]．

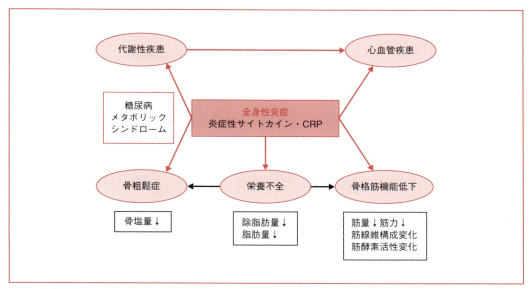

図3　全身性炎症が与える影響

2 骨粗鬆症

　骨粗鬆症は脊椎の圧迫骨折や腰痛を招き，結果的に日常生活活動（activities of daily living：ADL）や生活の質（quality of life：QOL）を著しく低下させる．この骨粗鬆症は，メタアナリシスではCOPD患者の35％に合併するともいわれており[5]，合併頻度の高い疾患でもある．全身性炎症が骨粗鬆症を惹起する可能性があることや，上述の低酸素血症や栄養不全，気腫化の程度と関連があることが報告されている[6]．

3 骨格筋機能低下

　COPDでは骨格筋の減少や質的変化に基づく骨格筋の機能低下が認められる．下肢筋力の低下は運動耐容能を規定する因子といわれている[7]．特に，Ⅰ型筋線維は減少し，Ⅱ型筋線維の増加がみられるといわれており，好気的エネルギー産生が不利な状態となっている．そして，これらの変化は血中インターロイキン-6（IL-6）やC反応性タンパク（CRP）との関連性が認められていることからも，COPDにおける全身性炎症は骨格筋機能障害の原因になりうると考えられている[1]．

4 抑うつ

　COPD患者では高率に不安や抑うつなどの精神症状を合併する．これは，疾患の進行に伴う身体機能不全や呼吸困難に伴う日常生活の制限，社会的な孤立感や疎外感などが関連しているといわれており[8]，近年の報告では急性増悪や死亡率，認知機能の低下との関連も報告されている[9]．

C. COPDにおける姿勢制御能力低下の特徴

1 姿勢制御能力低下の特徴

　COPD患者における姿勢制御能力に関する知見は，2004年にButcherら[10]が報告したの

が始まりである．彼らは酸素療法実施中COPD患者群，酸素療法非実施中COPD患者群，健常者群の3群における姿勢制御能力を多角的に検討し，COPD患者では重心動揺が大きく，総合的な姿勢制御能力が低下しており，この変化は酸素療法実施中COPD患者で最も顕著であったと報告している．そして，このような姿勢制御能力の低下はFEV$_1$ (forced expiratory volume in one second：FEV$_{1.0}$) の低下と関連が強かったと結論づけている．その後，COPD患者における姿勢制御能力に関してはいくつかの報告がなされている．Changら[11]は19人の安定期COPD患者を対象に6分間歩行試験前後での姿勢制御能力を比較検討し，運動後にはセミタンデム肢位での動揺が増加することを報告している．Beauchampら[12]は60歳以上のCOPD患者を転倒歴の有無で姿勢制御能力を比較し，転倒歴のあるものはTimed Up and Go (TUG) Testが有意に長く，Berg balance scale (BBS)，Activity-Specific Balance Confidence (ABC) スケールは有意に低下していたと報告している．一方，彼らの結果では転倒歴のある群の息切れは重度で，酸素療法実施者の比率も高かったが，FEV$_1$では差がなかった．また，Smithら[13]はCOPD患者における重心動揺と腰椎および股関節の運動を同時に検討し，健常者と比べてCOPD患者では側方動揺が大きく股関節の動きが大きくなっていることを報告している．そして，換気需要が増加したような状況における検討では，COPD患者ではこの身体動揺はさらに大きくなるが，健常者では変化がなかったことも報告している．また，COPD患者のBBSは健常者と比べて6.2点低かったが[14]，これは高齢者との比較（4点）[15]や脳卒中患者との比較（6点）[16]で報告されてきた差よりも大きかった．以上より，COPD患者では姿勢制御能力は低下しており，転倒リスクが高いといわれている他の疾患患者と同等もしくはそれ以上の姿勢制御能力低下が存在するといえる．

2 姿勢制御能力低下と転倒

　COPD患者における姿勢制御能力低下は結果的に転倒リスクを増加させるといわれている．特にCOPD患者は骨粗鬆症を高率に合併しているため，転倒した場合の骨折リスクは非常に高くなっている．COPD患者における転倒に関して，Lawlorら[17]はCOPDの既往歴がある場合，それ以外のものと比べて1.5倍転倒リスクが増加すると報告している．また，Hellströmら[18]の報告では，COPD患者の25%で転倒歴があり，29%の患者で転倒恐怖感があることを報告している．特に，転倒歴のあるCOPD患者では転倒恐怖感が強くなりやすく，転倒リスクは4倍に増加するといわれている．また，Roigら[19]が行った101人のCOPD患者（%FEV$_1$=46.4±21.6%）を対象としたコホート研究では，32人（31.7%）が6か月以内に転倒していたことも明らかにされた．また，この転倒は過去の転倒歴や冠動脈疾患の合併と関連があるといわれており，結果的に転倒したCOPD患者の健康関連QOL (health related quality of life：HRQOL) は低下しやすかったと報告している．

II 姿勢制御能力低下のメカニズム

　COPD患者における姿勢制御能力に関する研究は比較的歴史が浅く，いまだそのメカニズムは明らかにされていない．これまで可能性として，低酸素血症，息切れ，骨格筋力・身体活動量の低下が指摘されている[12〜14,16,20]．古くは低酸素血症との関連が報告されていたが[20]，近年は息切れとの関連を報告したものが多い[12,13,16,19]．Beauchampら[12]はMRC (Medical

Research Council）息切れスケールで評価したところ，息切れが強い患者では姿勢制御能力が低下し，転倒しやすいことを報告しており，Chang ら[11]や Smith ら[13]も労作後の息切れ増強時に姿勢制御能力が低下し，身体動揺の増加がみられることを報告している．また，健常者では骨格筋機能や身体活動量が姿勢制御能力と関連が強いことからも[21,22]，COPD 患者における姿勢制御能力とこれらの関係についても報告されている．Beauchamp ら[14]の報告においては，身体活動量や骨格筋力が低下した COPD 患者では，姿勢制御能力も低下しやすいことが報告されている．しかし，これらの報告だけでは COPD 患者における姿勢制御能力低下のメカニズムは十分明らかにされておらず，今後生理学的メカニズムも含めた詳細な検討が必要であるといえる．

III 姿勢制御能力を改善するための運動療法

A. 理論的根拠・エビデンス

1 通常の呼吸理学療法のみの効果

　COPD 患者に対する運動療法を中心とした呼吸理学療法は，呼吸困難感や運動耐容能，HRQOL を改善させるという高いエビデンスが示されている治療手段である[1]．このすでに有効性が確立している呼吸理学療法プログラムを行うことで，COPD 患者の姿勢制御能力改善が図れるか否かを検討した報告がある．Beauchamp ら[23]は 29 人の COPD 患者（69.8±10.3 歳，%FEV$_1$＝46.3±22.3%）を対象に，バランスに焦点を当てたトレーニングを含まない通常の呼吸理学療法プログラム（運動療法，呼吸練習，教育，心理サポート）を 6 週間行い，その前後で BBS，TUG test，ABC scale を評価している．その結果，姿勢制御能力は改善するもののその変化はわずかであるため臨床的に意味のある変化とはいえず，転倒に対する自己効力感も改善しないと結論づけている．よって，姿勢制御能力に焦点を当てずに行う通常の呼吸理学療法プログラムでは，一般的な呼吸機能の改善は期待されるが，バランス機能を改善させる効果は期待しにくいといえる．

2 通常の呼吸理学療法に姿勢制御能力改善プログラムを追加した効果

　Beauchamp ら[24]は前述の呼吸理学療法プログラムだけでは COPD 患者の姿勢制御能力改善には不十分であったことを受けて，通常のプログラムに姿勢制御能力改善プログラムを追加した効果を無作為化比較試験にて検討している．転倒歴がある，もしくは転倒恐怖心のある 39 人の COPD 患者（%FEV$_1$＝37.5±15.6%）を，週 3 回，6 週間の呼吸理学療法プログラムにバランストレーニングを追加する群と通常の呼吸理学療法プログラムのみを行う群の 2 群に分けて，その効果を比較した．その結果，バランストレーニング群のプログラム完遂率は82.5% であり期間中の有害事象も生じず，BBS，BESTest（Balance Evaluation Systems Test），30 秒椅子立ち上がり回数は通常トレーニング群よりも有意に改善していた．

　以上の結果より，現状のエビデンスとしては COPD 患者に対する姿勢制御機能改善のための運動療法は，通常の呼吸理学療法プログラムにバランストレーニングを付加する必要があると結論づけられる．

表1 臨床で用いられるCOPD患者を対象とした評価バッテリー

評価バッテリー		平均スコア	参考値
臨床評価	BBS (Berg Balance Scale)	32.3〜48.7	健常者との差 2.8〜6.2点
	BESTest (Balance Evaluation System Test)	70.7±11.3	健常者との差 21.3点
	CBMS (Community Balance and Mobility Scale)	酸素使用者：53.2±2.9 非使用者：63.0±2.9	健常者 72.0±2.4
	FRT (Functional Reach Test)	—	健常者との差 3.0 cm
	SPPB (Short Physical Performance Battery)	—	健常者との差 1.0点
	SST (Sit-to-Stand Test)	19.3±3.9回	健常者 23.4±3.7
	Tinetti (Tinetti Balance and Gait Evaluation-Balance section)	26.9±1.7	健常者 27.8±0.4
	TUG (Timed up and Go Test)	5.9〜15.7秒	—
転倒恐怖感	ABC scale (Activities-specific Balance Confidence Scale)	57.6〜75.8%	健常者との差 12.3〜15.9%
	FES (Falls Efficacy Scale)	102.8±30.2	—

B. 基本的な方法・手順

　COPD患者における姿勢制御機能改善を目的とした介入は，運動療法，とりわけ全身持久力トレーニングを中心とした通常の呼吸理学療法プログラムにバランストレーニングを付加して行うことが基本となる．これは，COPD患者の姿勢制御能力低下の背景に，通常の呼吸理学療法にて改善効果があるといわれている呼吸困難感や骨格筋力，身体活動量が関与しているためである．そのため，COPD患者の姿勢制御機能改善目的の介入前には，姿勢制御能力の評価とともに通常の呼吸理学療法プログラムで行われる評価項目についても実施する必要があるといえるが，ここではその内容は成書[25]に譲る．

1 COPD患者で用いられる姿勢制御能力評価

　表1にCOPD患者に対して用いられてきた姿勢制御能力評価法の一部を示す．なかでも特に臨床場面で応用可能と考えられる評価法について，その詳細を示す．

a. BBS ▶▶

　姿勢制御能力の総合的な評価指標としてCOPD患者に限らずに広く用いられている．COPD患者の平均値は32.3〜48.7点[12,14,23,24]であり，Beauchampら[14]の報告では健常者と比較して平均6.2点の減点が生じていると報告している．また，そのスコアにおける変化量としてCOPD患者でのMDC (Minimum Detectable Change) は報告されていないが，高齢者におけるMDC (BBS 45〜56点の場合は4点，BBS 35〜45点の場合は5点) と比較して介入方法の有効性などが論じられている．通常の呼吸理学療法プログラムを6週間行った場合のBBS変化量は2.8点であり，38%の患者においてのみMDCを超える改善は得られなかっ

たことが報告されている[23]．また，通常の呼吸理学療法プログラムにバランストレーニングを付加した介入では，非介入群と比べてBBSで5.4点の改善効果の差が生じていた[24]．さらに，COPD患者を転倒歴の有無で比較した場合，転倒者と非転倒者でBBSは3.5点の差が生じていた[12]．以上の結果より，COPD患者におけるBBSの変化量としては少なくとも4点の変化がない限り，変化したとはいえないと考えられる．

b. BESTest ▶▶

姿勢制御能力低下に対して特異的に介入できるよう，姿勢制御能力を6つの制御システムに分けて捉える評価法である．その制御システムは，①生体力学的制限，②安定限界/垂直性，③予測的姿勢制御，④姿勢反応，⑤感覚適応，⑥歩行安定性の6項目である．このなかでCOPD患者において機能低下が認められる項目は，①生体力学的制限，③予測的姿勢制御，⑥歩行安定性の3項目といわれている[14]．また，通常の呼吸理学療法にバランストレーニングを付加することによってこれらの項目の改善が大きく，結果的に通常の呼吸理学療法のみを行う群と比較して総得点で9.6点の差が生じ，この変化は臨床的にも意味があると結論づけられている[24]．

c. TUG ▶▶

BBS同様，多くの疾患や病期で用いられて有効性が示された評価指標である．COPD患者における平均値は5.9〜15.7秒[10,12,26]と報告されているが，Jácomeら[26]が行った160人のCOPD患者を対象とした大規模な研究結果では平均11.0秒であり，重症例で増加しやすいことが報告されている．また，転倒歴の有無で平均3.1秒の差が生じることや[12]，酸素療法施行者で平均1.3〜4.7秒増加すること[10,12]，通常の呼吸理学療法のみでの改善は平均1.5秒であることが報告されている[23]．転倒を予測するカットオフ値は算出されていないが，比較的狭所でも実施可能であり，健常高齢者などとの比較も行いやすいことからも臨床で用いられやすい．

d. ABC scale ▶▶

転倒恐怖感に関する自己効力感を算出する指標である．COPD患者における平均値は57.6〜75.8点といわれており，健常者と比較した報告では平均20.0点の差があったとされている[12,14,23,24]．転倒歴のあるものはそれ以外のものと比べて平均15.9点低く，酸素療法施行者では平均12.3点低くなるといわれている[12]．また，通常の呼吸理学療法のみでの改善は得られないが，バランストレーニングを付加した場合でも同様に改善が得られないことが報告されている[23,24]．

2 具体的な運動療法

前述の通り，COPD患者における介入は通常の呼吸理学療法プログラムに追加して行われるべきである．しかし，ここでは通常の呼吸理学療法プログラム内容については成書に譲り，バランストレーニングに焦点を当てて概説する．

a. 通常の呼吸理学療法プログラムに追加して行うバランストレーニング ▶▶

通常の呼吸理学療法プログラムで行われる項目に追加して，バランストレーニングを行うことで姿勢制御能力の改善が図れる．具体的なバランストレーニング例を表2に示す．各項目，患者の能力に応じて難易度を調整しながら，段階的に実施する．これらの介入を少なくとも週3回，6週間は行うことがCOPD患者の姿勢制御能力改善には必要と考えられる．

表2　バランストレーニングプログラムの一例

立位練習（静的・動的）	移動練習	歩行練習	機能的強化練習
1. 閉脚立位 　閉眼（20秒保持） 　リーチ動作 　キャッチボール 　10から減らしながら立位 　外乱 2. タンデム立位 　30秒保持 　リーチ動作 　キャッチボール 　単語の逆唱 　閉眼（20秒保持） 　外乱 3. 片脚立位 　30秒保持 　振り向き動作 　脚で名前のスペルを描く 　キャッチボール 　脚を外転 　閉眼 4. 不整地立位 　20秒保持 　閉眼にて20秒保持 　閉脚にて20秒保持 　片脚にて20秒保持 　リーチ動作 　キャッチボール 　不安定板上で立位 　不安定板上で数える 　不安定板上でダンス 　バランスボール上で立位 　バランスボール上でキャッチボール 　バランスボール上で二重課題	1. 起立 　手すり把持で5回 　最速で手すり把持して30秒間 　手すり把持せず5回 　手すり把持せず30秒間最速で 　低床座位で 　床からものを拾い上げて起立する 　起立して止まる 　起立して向きを変えて歩行 　かごを持って立ち上がって運ぶ 2. 床に座り立ち上がる 　椅子を持って起立着座 　椅子を持たずに起立着座 　椅子なしで 　最速で 3. 階段 　10段手すり把持して 　10段自由速度で 　10段速く 　10から2ずつ減らしながら昇段 　上肢挙上位で昇段	1. 平行棒内歩行 　指で手すり把持してタンデム歩行 　上肢支持なしでタンデム歩行 　側方歩行 　後方歩行 　スペルを言いながらタンデム歩行 　"w"からはじまる名詞を言いながら後方歩行 　低レベルの障害歩行 　高レベルの障害歩行 2. オープンスペースでの歩行 　キックボール 　速歩 　速度変更歩行 　素早い方向転換 　周りを見ながら歩行 　10から減らしながら歩行 　歌いながら歩行 　障害物上での歩行	1. 下腿 　上肢支持でのつま先上げ10回2セット 　上肢支持なしでつま先上げ3秒保持で10回 　上肢支持での踵上げ10回2セット 　上肢支持なしでの踵上げ10回2セット 　つま先歩き 　踵歩き 2. 大腿 　ハーフスクワット10回×2セット 　上肢支持でのスクワット10回×2セット 　上肢支持なしでのスクワット10回 　上肢支持での昇段10回×2セット 　上肢支持なしでの昇段10回×2セット 　上肢支持での側方昇段10回×2セット 　上肢支持なしでの側方昇段10回×2セット 　セラバンドをつけてのサイドステップ10回×2セット 3. セラボールでの体幹トレーニング 　1分間座位保持 　座位での体重移動 　座位でつま先をタップ 　座位で膝伸展 　座位で上肢挙上 　座位で上下肢を動かす

b. 介入時のリスクマネジメント ▶▶▶

　COPD患者に対するバランストレーニングは，通常の呼吸理学療法プログラムに追加して行われるものであるため，バランストレーニングの実施がその対象者にとって過負荷になる可能性も考えられる．その際のリスクマネジメントとして，以下の項目に注意する必要がある．

1. フィジカルアセスメント

　呼吸パターンの変化や喀痰，咳嗽の量・頻度の変化，呼吸困難感の変化を評価し，安全に運動療法の実施が可能か，また急性増悪などの所見は認められないかを判断する．

2. 運動時低酸素血症

　COPD患者では，安静時には生じていない低酸素血症が動作に伴って生じることがある．この場合は，酸素投与量の増加や休憩をはさみながら実施するなどの工夫が必要である．

3. 呼吸困難のコントロール

　呼吸介助法や呼吸筋ストレッチ体操，口すぼめ呼吸や深呼吸といった呼吸法を実施することで呼吸困難のコントロールが可能な場合がある．そのため，これらの手法をあらかじめ習得さ

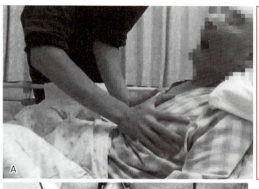
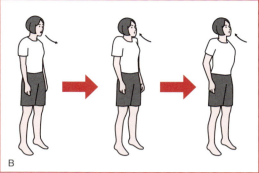
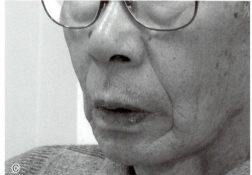

図4 コンディショニングの主な例
A：呼吸介助法．患者の呼気に合わせて胸郭を徒手的に圧迫する．
B：呼吸筋ストレッチ体操．吸気相には吸気筋を，呼気相には呼気筋を伸張する．
C：呼吸練習（口すぼめ呼吸）．

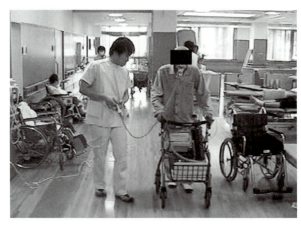

図5　NIPPV併用下での運動例

せておくことで，呼吸困難をコントロールしながらバランストレーニングの実施が可能になると考えられる（図4）．特に，息切れが強い場合は非侵襲的陽圧換気療法（non-invasive positive pressure ventilation：NIPPV）併用下で運動療法を行うことも必要な場合もある（図5）．

4．転倒に対するリスクマネジメント

バランストレーニングは転倒リスクを軽減するために必要であるが，同時にトレーニング実

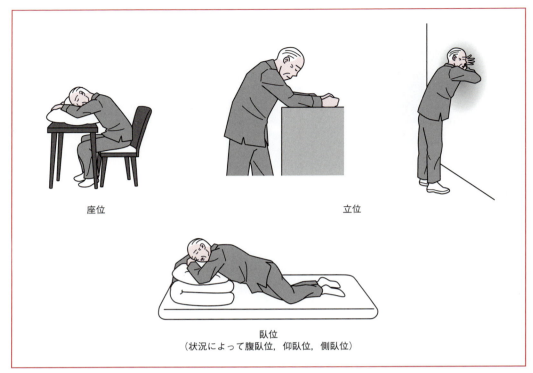

座位　　　立位

臥位
（状況によって腹臥位，仰臥位，側臥位）

図6　パニックコントロールのための安楽肢位

施中の転倒リスクは高まっている．特にCOPD患者では骨粗鬆症の合併率が高いことからも[5]，バランストレーニング実施中はより十分な転倒予防を図ったうえで実施する必要があるといえる．

5. パニックコントロール

　労作や運動に伴う呼吸困難時に，苦しさのあまりパニック状態になることがある．その際は図6のような安楽肢位をとらせ，呼吸法の指導を行い，気分を落ち着かせる必要がある．この際，呼吸介助法を併用することも有効な場合がある．

文　献

1) 日本呼吸器学会COPDガイドライン第4版作成委員会編：COPD（慢性閉塞性肺疾患）診断と治療のためのガイドライン，第4版，メディカルレビュー社，大阪，2013
2) Schols AM, et al：Prevalence and characteristics of nutritional depletion in patients with stable COPD eligible for pulmonary rehabilitation. Am Rev Respir Dis 147：1151-1156, 1993
3) Wilson DO, et al：Body weight in chronic obstructive pulmonary disease. The National Institutes of Health Intermittent Positive-Pressure Breathing Trial. Am Rev Respir Dis 139：1435-1438, 1989
4) Wilson DO, et al：Nutrition and chronic lung disease. Am Rev Respir Dis 132：1347-1365, 1985
5) Graat-Verboom L, et al：Current status of research on osteoporosis in COPD：a systematic review. Eur Respir J 34：209-218, 2009
6) Ohara T, et al：Relationship between pulmonary emphysema and osteoporosis assessed by CT in patients with COPD. Chest 134：1244-1249, 2008
7) Gosselink R, et al：Peripheral muscle weakness contributes to exercise limitation in COPD. Am J Respir Crit Care Med 153：976-980, 1996

8) Iguchi A, et al：Relationship between depression in patients with COPD and the percent of predicted FEV (1), BODE index, and health-related quality of life. Respir Care 58：334-339, 2013
9) Hung WW, et al：Cognitive decline among patients with chronic obstructive pulmonary disease. Am J Respir Crit Care Med 180：134-137, 2009
10) Butcher SJ, et al：Reductions in functional balance, coordination, and mobility measures among patients with stable chronic obstructive pulmonary disease. J Cardiopulm Rehabil 24：274-280, 2004
11) Chang AT, et al：Static balance is affected following an exercise task in chronic obstructive pulmonary disease. J Cardiopulm Rehabil Prev 28：142-145, 2008
12) Beauchamp MK, et al：Impairments in balance discriminate fallers from non-fallers in COPD. Respir Med 103：1885-1891, 2009
13) Smith MD, et al：Balance is impaired in people with chronic obstructive pulmonary disease. Gait Posture 31：456-460, 2010
14) Beauchamp MK, et al：Impairments in systems underlying control of balance in COPD. Chest 141：1496-1503, 2012
15) Donoghue D, et al：How much change is true change? The minimum detectable change of the Berg Balance Scale in elderly people. J Rehabil Med 41：343-346, 2009
16) Stevenson TJ：Detecting change in patients with stroke using the Berg Balance Scale. Aust J Physiother 47：29-38, 2001
17) Lawlor DA, et al：Association between falls in elderly women and chronic diseases and drug use：cross sectional study. BMJ 327：712-717, 2003
18) Hellström K, et al：Fear of falling, fall-related self-efficacy, anxiety and depression in individuals with chronic obstructive pulmonary disease. Clin Rehabil 23：1136-1144, 2009
19) Roig M, et al：Falls in people with chronic obstructive pulmonary disease：an observational cohort study. Respir Med 105：461-469, 2011
20) Grant I, et al：Neuropsychologic findings in hypoxemic chronic obstructive pulmonary disease. Arch Intern Med 142：1470-1476, 1982
21) Orr R：Contribution of muscle weakness to postural instability in the elderly. A systematic review. Eur J Phys Rehabil Med 46：183-220, 2010
22) Prioli AC, et al：Physical activity and postural control in the elderly：coupling between visual information and body sway. Gerontology 51：145-148, 2005
23) Beauchamp MK, et al：Effect of pulmonary rehabilitation on balance in persons with chronic obstructive pulmonary disease. Arch Phys Med Rehabil 91：1460-1465, 2010
24) Beauchamp MK, et al：A randomized controlled trial of balance training during pulmonary rehabilitation for individuals with COPD. Chest 144：1803-1810, 2013
25) 日本呼吸ケア・リハビリテーション学会呼吸リハビリテーション委員会ワーキンググループほか：呼吸リハビリテーションマニュアル—運動療法—，第2版．照林社，東京，2012
26) Jácome C, et al：Functional balance in older adults with chronic obstructive pulmonary disease. J Aging Phys Act 22：357-363, 2014

4 内部疾患
2) 心不全

椿 淳裕

I 主な病態と姿勢制御能力低下の特徴

　心不全は，急性心不全治療ガイドライン（2011年改訂版）[1]および慢性心不全治療ガイドライン（2010年改訂版）[2]において，「心臓に器質的および/あるいは機能的異常が生じて心臓のポンプ機能が低下し，末梢主要臓器の酸素需要量に見合うだけの血液量を拍出できない状態であり，肺，体静脈系または両系にうっ血を来たし日常生活に障害を生じた病態」と定義されている．心不全には，その原因となる疾患が存在する．虚血性心疾患，高血圧，心筋症，弁膜症，先天性心疾患，不整脈，心膜疾患，肺動脈性肺高血圧症などが原因疾患として挙げられ[2]，Tsutsui らの報告[3]によれば，高血圧性疾患が最も多く，虚血性心疾患，弁膜疾患と続く．心ポンプ機能の代償機転が急速に破綻したものを急性心不全，慢性の心筋機能不全によるものを慢性心不全と呼ぶ．慢性心不全において姿勢制御能力低下に対する理学療法介入の頻度が高いと考えられるため，慢性心不全の姿勢制御を中心に，論じることとする．

　心不全患者の姿勢制御能力低下の特徴として，脆弱性が増加した状態を示すフレイルを考える必要がある．つまり，心不全が直接姿勢制御能力低下をもたらすのではなく，フレイルに関連する疾患として心不全があり，フレイルによって心不全患者の姿勢制御能力の低下が生じる．McNallan ら[4]は，心不全患者223名を対象とした調査を行い，フレイルに該当するものが46名（21％），フレイルでないものとフレイルの中間に該当するものが108名（48％）であったことを報告している．また，Chiarantini らの報告[5]では，フレイルに該当するものが心不全患者157名中80名（51％）と多い．心不全とフレイルとを一方向性に説明することは困難であるものの，心不全患者には高齢者が多く併存疾患も多い[6]ことを考慮すると，心不全とフレイルは複雑に関連し合っていることが考えられる．

II 姿勢制御能力低下のメカニズム

　姿勢制御能力の低下には，さまざまな要因が関与するが，心不全との関連が報告されている要因を挙げ，心不全による低下のメカニズムを示す．

1 姿　勢

　心不全がもたらす特徴的な姿勢を指摘する報告は見当たらない．しかしながら，就寝時などで長時間臥位をとる際には，右側臥位でいる時間が有意に長いことが報告[7]されている．右側

臥位は自律神経活動を正常に近い状態にすることができるとされ，心不全患者の自己防衛機構である可能性[8]が指摘されている．しかし，これが姿勢制御能力にどのような影響を及ぼすかについて，明確に指摘したものはこれまでのところ報告されていない．

2 筋力の低下

心臓のポンプ機能の低下により末梢臓器の酸素需要量に見合う血液量を拍出できない場合，呼吸困難が症状として現れる．身体活動を伴う場合には，筋での酸素需要が増えるため，呼吸困難が出現しやすい．O'Connorらの報告[9]によれば，労作時呼吸困難は心不全入院時の症状として77.1％と最も多く，退院時に残存する症状としても42.2％と最多である．また，肺うっ血による肺でのガス交換の機能不全も，呼吸困難を生じさせる．呼吸困難により身体活動は制限され，活動量が低下する．これが筋力や運動耐容能の低下をもたらし，労作に対する不安も加わり，さらに労作時の呼吸困難が増す．これがさらなる筋力や運動耐容能の低下を生じさせる．心不全患者の筋力低下には，呼吸困難による活動性の低下によるもののほか，悪液質によるもの[10,11]，炎症性サイトカインの活性化や代謝性の変化など[12,13]によるものも原因として挙げられている．心不全に起因するミオパチーとして位置づける報告[14]もある．筋線維にも変化が生じ，タイプⅠ線維面積の減少やタイプⅡAおよびタイプⅡB線維厚の減少[15]，タイプⅡA線維からタイプⅡB線維へのシフト[16]なども報告されている．

3 認知機能の低下

非患者群と比較して，心不全患者の認知機能は低いとする報告が多い．Almeidaら[17]は，左室区出率40％未満の心不全群77名，左室区出率60％以上の冠動脈疾患群73名，非患者群81名について，2年間の認知機能，不安・うつ尺度，健康関連QOLを比較し，心不全群では認知機能の低下が速いことを報告している．また，Hjelmら[18]は，高齢心不全患者と非患者群において認知機能を比較し，高齢心不全患者は全般的な認知機能が低いことを報告している．さらに，Stanekら[19]は心不全群では非患者群と比較し，全般的な認知機能に加え，注意，計画や意味づけなどの認知機能が低いことを報告している．

心不全患者の認知機能が低い原因として，脳への血流が低いなどの脳内の血流動態の低下[20]，灰白質量の低下[21]などが指摘されている．また，身体活動量の低下が認知機能の低下をもたらすとの報告[22,23]もある．

Ⅲ 姿勢制御能力を改善するための運動療法

A. 理論的根拠・エビデンス

姿勢制御能力を改善させる方策として，姿勢制御能力低下の要因である筋力の低下，認知機能の低下を改善させることが挙げられる．また，姿勢制御能力そのものをターゲットとした運動療法も有効である．

1 筋力低下に対する運動療法の効果

心不全患者の筋力低下に対し，レジスタンストレーニングが処方される．有酸素運動とともに運動療法を構成するトレーニングで，その効果は筋力増強にとどまらず[24,25]，炎症性サイトカインが減少することも報告されている[26]．Garyら[27]は，有酸素運動とレジスタンスト

レーニングを組み合わせたプログラムによって，身体機能におけるバランスと協調性の項目に改善を認めたと報告している．

2 認知低下に対する運動療法の効果

認知機能に対する運動療法介入の方法として，有酸素運動が挙げられる．中強度の有酸素運動が局所脳血流の改善をもたらし，高齢者の認知機能を改善させることができる[28]．心不全患者においても，有酸素運動が認知機能を改善させることができる[29]．また，身体活動量と認知機能とは相関関係を有するとの報告[30]もある．認知機能が改善することで，姿勢制御能力の改善が期待できる．

3 バランストレーニングの効果

Yamamotoら[31]は虚血性心疾患患者を対象に，通常の運動療法にバランストレーニングを追加して，効果を検証した．その結果，立位バランスの改善が得られたことを報告している．また，Buschら[32]は，高齢の冠動脈バイパス術後の患者を対象として，バランストレーニングとレジスタンストレーニングを追加した運動療法の効果を検証した．その結果，3週間のトレーニングによってtimed up and go testの所要時間の短縮を認めたとしている．対象者が心不全患者ではないものの，バランストレーニングの方法として，片脚立位保持よりも椅子からの立ち上がりを用いるほうが効果的であるとの報告[33]もある．

B. 基本的な方法・手順

1 レジスタンストレーニング

日本循環器学会による「心血管疾患におけるリハビリテーションに関するガイドライン（2012年改訂版）」[34]において，レジスタンストレーニングは最大1回反復重量もしくは自覚的運動強度に基づいて強度を設定し，実施することが推奨されている（表1）．専用の器具を用いたり（図1），自重を利用したり（図2）して行われる．Berentら[35]は，左室区出率の高低によらず，効果があったことを報告している．

2 有酸素運動

日本循環器学会のガイドライン[34]では，最高酸素摂取量やKarvonen係数，自覚的運動強度に基づいて運動強度を設定し，実施することを推奨している（表1）．使用する機器としては，自転車エルゴメータ（図3）やトレッドミル（図4）が選択されることが多い．自宅で継続する場合などは，手軽に実施できる方法として歩行が選択される．

3 心臓リハビリテーション

通常，心不全などの心疾患に対するリハビリテーション介入において，運動療法はレジスタンストレーニングおよび有酸素運動で構成される．いずれか一方のみを行うよりも両方を実施したほうが効果的である．心臓リハビリテーションは姿勢制御においても効果的であることが報告[36,37]されている．

4 バランストレーニング

Yamamotoら[31]は，通常の運動療法に，5分間のバランストレーニングを追加し，その効果を報告している．開眼にてタンデム立位（図5）および片脚立位（図6）を10秒以上保持するよう指導し，これを通常の運動療法に加え，入院中には週5回，退院後は3カ月間実施することで，姿勢制御能力が改善した．

表1 運動療法の実際

運動プログラムはウォームアップ→レジスタンストレーニング・持久性運動→クールダウンの流れで行う
　ウォームアップ：ストレッチングなどの準備体操や低い強度（速度）の歩行など
　目標運動：処方強度に達した有酸素運動，レジスタンストレーニングなど
　クールダウン：低い強度（速度）の歩行やストレッチングなどの整理体操など

＜有酸素運動＞

強度	強度			1回の持続時間（分）	頻度	
	% peak $\dot{V}O_2$	Karvonen係数（k値）	自覚的運動強度（Borg指数）		1日あたり（回）	1週あたり（日）
低強度負荷	20〜40%未満	0.3〜0.4未満	10〜12未満	5〜10	1〜3	3〜5
中強度負荷	40〜60%未満	0.4〜0.6未満	12〜13	15〜30	1〜2	3〜5
高強度負荷	60〜70%	0.6〜0.7	13	20〜60	1〜2	3〜7

＜レジスタンストレーニング＞

強度	強度設定		頻度		
	%最大1回反復重量（1 RM）	自覚的運動強度（Borg指数）	1セットあたり（回）	1日あたり（セット）	1週間あたり（日）
低強度負荷	20〜30%	10〜11	8〜15	1〜3	2〜3
中強度負荷	40〜60%	11〜13	8〜15	1〜3	2〜3
高強度負荷	80%	13〜16	8〜15	1	2〜3

（注）% peak $\dot{V}O_2$および%1 RMの%は，個人の実測値に値するという意味．年齢から予測される基準値に対するものではないことに注意．
心血管疾患におけるリハビリテーションに関するガイドライン（2012年改訂版）
http://www.j-circ.or.jp/guideline/pdf/JCS2012_nohara_h.pdf（2015年8月閲覧）より引用

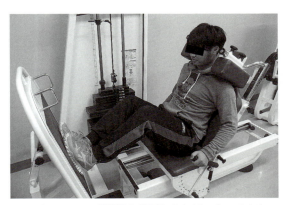

図1　トレーニング機器を利用したレジスタンストレーニング

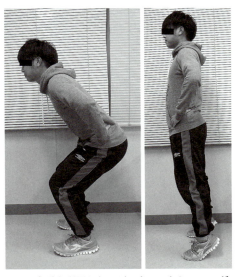

図2　自重を利用したレジスタンストレーニング

　Buschら[32]は，レジスタンストレーニングと特別なバランストレーニングを週5回，3週間実施した．特別なバランストレーニングは，協調性の改善も含み，ボールや不安定な台などの器具を用いるトレーニングや，片脚立位保持や後ろ向き歩行によるトレーニングで構成される．これを4人以下の少人数グループで，1セッション30分で実施した．

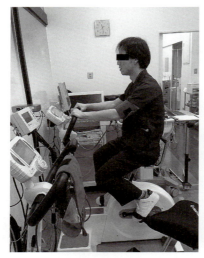
図3 自転車エルゴメータを利用した有酸素運動

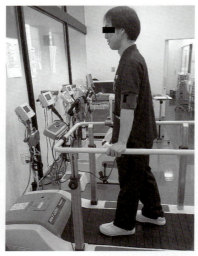
図4 トレッドミルを利用した有酸素運動

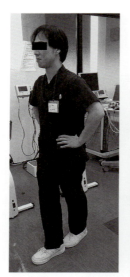
図5 タンデム立位によるバランストレーニング

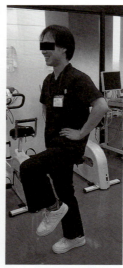
図6 片脚立位によるバランストレーニング

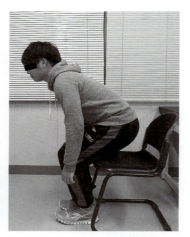
図7 椅子からの立ち上がり動作によるバランストレーニング

　Yamashitaら[33)]は，1分間の片脚立位保持を1日に3回実施した群と，10回の椅子からの立ち上がり動作（図7）を1日に3回実施した群とで比較し，5か月間のトレーニングでは椅子からの立ち上がり動作で動的バランスの改善を認めたとしている．なお両群ともに，背筋や下肢筋の筋力トレーニング，タンデム立位，タンデム歩行，ステッピング運動を実施している．

いずれのトレーニングを実施する場合であっても，モニタリングにより運動の負荷量が適切であることを確認しながら実施することで，安全に理学療法を展開することが可能となる．

文　献

1) 日本循環器学会：急性心不全治療ガイドライン（2011年改訂版）．http://www.j-circ.or.jp/guideline/pdf/JCS2011_izumi_h.pdf
2) 日本循環器学会：慢性心不全治療ガイドライン（2010年改訂版）．http://www.j-circ.or.jp/guideline/pdf/JCS2010_matsuzaki_h.pdf
3) Tsutsui H, et al：Characteristics and outcomes of patients with heart failure in general practices and hospitals. Circ J 71：449-454, 2007
4) McNallan SM, et al：Measuring frailty in heart failure：a community perspective. Am Heart J 166：768-774, 2013
5) Chiarantini D, et al：Lower extremity performance measures predict long-term prognosis in older patients hospitalized for heart failure. J Card Fail 16：390-395, 2010
6) Murad K, et al：Frailty and multiple comorbiditites in the elderly patient with heart failure：implications for management. Heart Fail Rev 17：581-588, 2012
7) Fujita M, et al：Effects of posture on sympathetic nervous modulation in patients with chronic heart failure. Lancet 356：1822-1823, 2000
8) Miyamoto S, et al：Effects of posture on cardiac autonomic nervous activity in patients with congestive heart failure. J Am Coll Cardiol 37：1788-1793, 2001
9) O'Connor CM, et al：Demographics, clinical characteristics, and outcomes of patients hospitalized for decompensated heart failure：observations from the IMPACT-HF registry. J Card Fail 11：200-205, 2005
10) Anker SD, et al：Cardiac cachexia：a syndrome with impaired survival and immune and neuroendocrine activation. Chest 115：836-847, 1999
11) Ebner N, et al：Molecular mechanisms and treatment targets of muscle wasting and cachexia in heart failure：an overview. Curr Opin Support Palliat Care 8：15-24, 2014
12) Zizola C, et al：Metabolic and structural impairment of skeletal muscle in heart failure. Heart Fail Rev 18：623-630, 2013
13) Schulze PC, et al：Chronic heart failure and skeletal muscle catabolism：effects of exercise training. Int J Cardiol 85：141-149, 2002
14) Brum PC, et al：Skeletal myopathy in heart failure：effects of aerobic exercise training. Exp Physiol 99：616-620, 2014
15) Larsen AI, et al：Effect of exercise training on skeletal muscle fibre characteristics in men with chronic heart failure. Correlation between skeletal muscle alterations, cytokines and exercise capacity. Int J Cardiol 83：25-32, 2002
16) Dalla Libera L, et al：Physiological basis for contractile dysfunction in heart failure. Curr Pharm Des 14：2572-2581, 2008
17) Almeida OP, et al：Two-year course of cognitive function and mood in adults with congestive heart failure and coronary artery disease：the Heart-Mind Study. Int Psychogeriatr 24：38-47, 2012
18) Hjelm C, et al：The influence of heart failure on longitudinal changes in cognition among individuals 80 years of age and older. J Clin Nurs 21：994-1003, 2012
19) Stanek KM, et al：Longitudinal cognitive performance in older adults with cardiovascular disease：evidence for improvement in heart failure. J Cardiovasc Nurs 24：192-197, 2009
20) Sabayan B, et al：Cardiac hemodynamics are linked with structural and functional features of brain aging：the age, gene/environment susceptibility(AGES)-Reykjavik Study. J Am Heart Assoc 4：e001294, 2015
21) Alosco ML, et al：Reduced Gray Matter Volume Is Associated With Poorer Instrumental Activities of Daily Living Performance in Heart Failure. J Cardiovasc Nurs 2014 Nov 21 [Epub ahead of print]
22) Alosco ML, et al：Decreased physical activity predicts cognitive dysfunction and reduced cerebral blood flow in heart failure. J Neurol Sci 339：169-175, 2014
23) Alosco ML, et al：Decreases in daily physical activity predict acute decline in attention and executive function in heart failure. J Card Fail 21：339-346, 2015
24) Gielen S, et al：Exercise training in patients with heart disease：review of beneficial effects and clinical recommendations. Prog Cardiovasc Dis 57：347-355, 2015
25) Williams MA, et al：Reasonable expectations：how much aerobic capacity, muscle strength, and

quality of life can improve with exercise training in heart failure. Heart Fail Clin 11：37-57, 2015
26) Alves JP, et al：Resistance training improves hemodynamic function, collagen deposition and inflammatory profiles：experimental model of heart failure. PLoS One 9：e110317, 2014
27) Gary RA, et al：Combined aerobic and resistance exercise program improves task performance in patients with heart failure. Arch Phys Med Rehabil 92：1371-1381, 2011,
28) Hyodo K, et al：Acute moderate exercise enhances compensatory brain activation in older adults. Neurobiol Aging 33：2621-2632, 2012
29) Gary RA, et al：Aerobic exercise as an adjunct therapy for improving cognitive function in heart failure. Cardiol Res Pract 157508, 2014
30) Fulcher KK, et al：Greater physical activity is associated with better cognitive function in heart failure. Health Psychol 33：1337-1343, 2014
31) Yamamoto S, et al：Effect of balance training on walking speed and cardiac events in elderly patients with ischemic heart disease. Int Heart J 55：397-403, 2014
32) Busch JC, et al：Resistance and balance training improves functional capacity in very old participants attending cardiac rehabilitation after coronary bypass surgery. J Am Geriatr Soc 60：2270-2276, 2012
33) Yamashita F, et al：Chair rising exercise is more effective than one-leg standing exercise in improving dynamic body balance：a randomized controlled trial. J Musculoskelet Neuronal Interact 12：74-79, 2012
34) 日本循環器学会：心血管疾患におけるリハビリテーションに関するガイドライン（2012年改訂版）．http://www.j-circ.or.jp/guideline/pdf/JCS2012_nohara_h.pdf（2015年8月閲覧）
35) Berent R, et al：Resistance training dose response in combined endurance-resistance training in patients with cardiovascular disease：a randomized trial. Arch Phys Med Rehabil 92：1527-1533, 2011
36) Molino-Lova R, et al：Effects of a structured physical activity intervention on measures of physical performance in frail elderly patients after cardiac rehabilitation：a pilot study with 1-year follow-up. Intern Emerg Med 8：581-589, 2013
37) Marzolini S, et al：Outcomes in people after stroke attending an adapted cardiac rehabilitation exercise program：does time from stroke make a difference？ J Stroke Cerebrovasc Dis 23：1648-1656, 2014

Ⅲ章
アスリートの姿勢制御

III章 アスリートの姿勢制御

1 柔道

大久保 吏司

I 競技に特有な姿勢とその制御

　柔道の歴史は古く，柔術より起こり，現在行われている柔道は「日本伝講道館柔道」が正式名称であり，1882（明治15）年に嘉納治五郎によって創立されたものである．1952（昭和27）年に国際柔道連盟が正式に発足し，現在では199の国と地域に普及している．2011（平成23）年度の日本体育協会の調べでは，全日本柔道連盟の登録者数は約17万8千人である[1]．また2012（平成24）年4月より学校教育における武道の必修化が全面施行となり，柔道は部活動のみならず授業でも行われている．これら中学校で柔道の授業を受けている生徒や柔道愛好家，現役を退いた有段者などを含めると，概算として150万人ほどと推測されている[2]．

　柔道は相手を倒したり，抑え込んだりして勝敗を決する競技である．そのため，立ち技においては相手と組み合い，押したり引き込んだりして相手の体勢を崩したり，相手を投げるために自分の脚を相手の脚にかけたり，あるいは相手を担いだり，また自らは投げられまいとして体勢を変化させ，動きのなかで絶えずバランスをとっている．姿勢制御の観点からすると，倒れまいとする人間を，倒そうとすべく身体を操作する柔道には，技術を習熟することも当然重要ではあるが，姿勢についての原理原則をよく考慮することも必要であるといえる．同様に寝技についても自らの体勢をさまざまに変化させるが，本稿では特に外傷の多い立ち技についてのみ言及することとする．

A. 柔道の基本姿勢

　1967（昭和42）年に講道館指導審議員より出版された柔道教書において，「柔道を修業するにあたり，最も大切なことは，その（体勢）姿勢である」と述べられており[3]，当初より柔道では「姿勢」が最も重要視されていることが読みとれる．現在において諸外国の柔道スタイルをみると，実にさまざまな姿勢をしている選手が見受けられるが，日本の柔道はしっかり組み，「一本」をとるスタイルである．この「一本」をとる柔道スタイルが世界から美しいといわれるゆえんは，姿勢が美しくしっかりしているからであろう．

　柔道における基本的な立位姿勢には，主には自然体・自護体の2種類がある（図1）．なかでも基本となるのが自然体であり，両踵間を一足分（25〜30cm程度）開いてつま先をやや外側に向け，文字通り自然に立つ姿勢である．またそこから一側下肢を前方に踏み出した右および左自然体を含め，自然体は攻めと防御の変化に対応しやすい姿勢である．自護体は自然体よ

図1 基本姿勢としての自然体と自護体

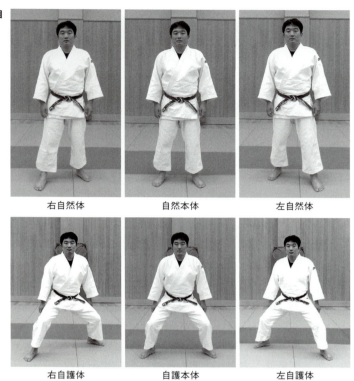

図2 重心位置の高さと安定性との関係

基底面の大きさが同じでも，重心位置が低いほうが倒れずにより傾くことが可能であり，物体は安定する．

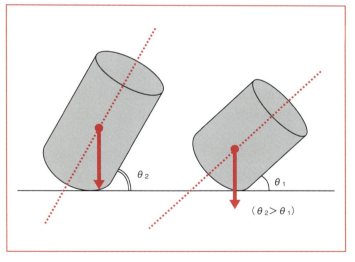

りも足幅を開くとり，膝を曲げ，重心を低くした姿勢である．自護体は自然体よりも基底面を広くとることになるので安定し，主に防御に適した姿勢である．一般に，物体が安定するためには基底面を大きくすること，重心位置を低くすることが挙げられるので，これらの姿勢は理にかなったものであると考えられる（図2）．

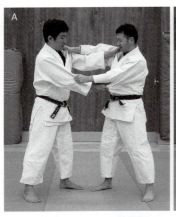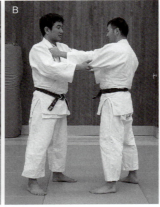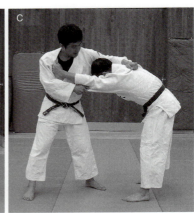

図3　組み手と不良な組手姿勢
A：ケンカ四つ，B：相四つ，C：不良姿勢．

1 組み手の姿勢と制御

　組み手には自分の形として右組み，左組みの2種類があり，相手との組み方として相四つ，ケンカ四つの2種類がある（図3A, B）．相四つとはお互いに右組み，または左組みである状態を指し，ケンカ四つとは自分と相手の組み手の方向が異なるものを指す．組み手の違いによって相手との間合い（距離）や対峙した姿勢の向きが変わるため，技をかける際の体さばきが異なってくる．体さばきとは，相手に技をかけるときや，相手の技を防ぐ際にさまざまな方向に自分の体を移動させる動きをいう（図4）．また組み合ったとき，袖や襟を握る位置によっても自分や相手の姿勢が変化する．相手に奥襟や背中を持たれると，つい頭を下げた姿勢や腰を引いた姿勢になりやすく，外力に対し不安定な姿勢となってしまう（図3C）．また，上肢に過剰な力を入れ，体全体に力の入った姿勢をとると，自らの素早い動きがしにくいだけでなく，相手の動きに対する素早い対応がしにくくなり，姿勢を容易に崩されてしまうことになる．またこれらの姿勢は，試合運びのなかで審判に対する印象が悪くなり，消極的であると「指導」のポイントを受けることにもつながるため注意が必要である．

B. 投げ動作について

　柔道の投げ技は，「崩し」，「作り」，「掛け」の3つの相から構成される．

1 崩　し

　柔道では体が小さく力の弱い人が，体の大きい，または力の強い人を，相手の力を利用して投げ倒す「柔能く剛を制す」ことが可能であり，これが大きな魅力である．それを可能とするために，柔道には「崩し」というものがある．「①組み手の姿勢と制御」で述べたように，相手が自然体の姿勢時には，技をかけても効果はない．崩しによって相手の重心をその基底面の端へと移動させ，相手を不安定な姿勢にさせる．相手を崩すことによって不安定な状態にさせ，自らは安定した姿勢の状態で技をかけることで，力の強い，体の大きい相手であっても投げることが可能となるのである．崩しの方向は，八方崩しといわれる，8方向への崩しがある（図5）．このなかでも前方または後方へ崩した場合，相手の姿勢はつま先または踵部に重心が

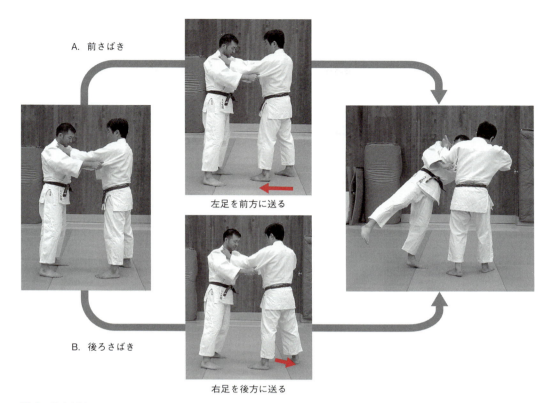

図4 体さばき

移動し，両膝が伸展した状態となるので，技をかけるのに最も適した崩しであるといえる．

崩しの特徴として，姿勢反射を利用している点が挙げられる．崩しによって相手をある方向に誘導すれば，相手は反射的にもとの姿勢に戻ろうとする．この現象を利用し，相手を前に引き出したいのであれば，後方へと崩すことで相手は自ら前方へと重心を移動してくるのである．上体を低くしている選手を起こしたいのであれば，前下方に崩すことで，上体を自ら起こしてくれるのである（図6）．

2 作 り

相手の姿勢を崩し，技に入りやすい形に相手の体勢を導くことを「相手を作る」といい，自分が技をかけやすいように自身の位置，姿勢を整えることを「自分を作る」という．

3 掛 け

相手を崩し，相手と自分を作った状態で，実際に技に入ることを「掛け」という．

以上が投げ技の基本の3要素である．柔道は決して力任せに行っても相手を倒すことはできない．これらの3要素をタイミングよく繰り出すことで初めて相手を倒すことができるのである．このように自分自身と相手選手相互の身体操作の重要性は，柔道のみならずその他の武道やコンタクトスポーツ，サッカーやバスケットボールなど対人プレーを行うスポーツにおいても共通している．例えば，サッカーのドリブルで相手選手を抜く際などには，身体操作に

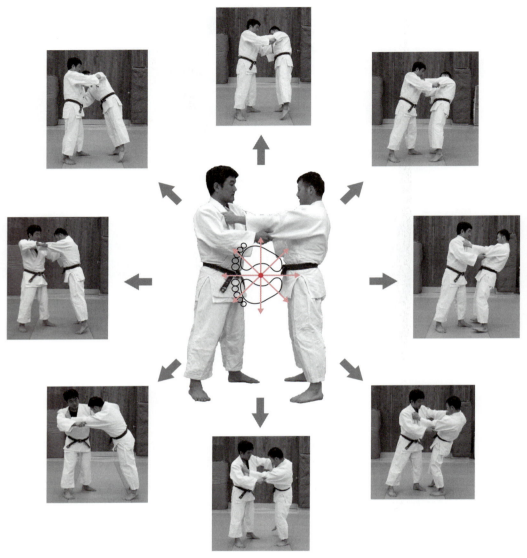

図5 八方崩し

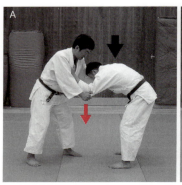
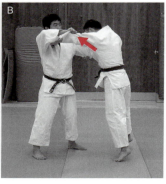

図6 崩しの応用例
下方へ素早く引くことで相手は反射的に上体を上げようとする(A).それと同時に前方へ引き出すと容易に相手を崩すことができる(B).

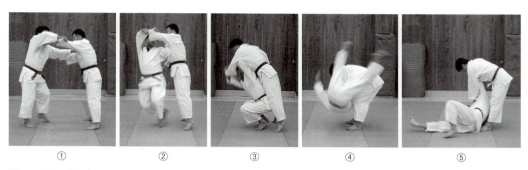

図7 背負い投げ

よる巧みな姿勢制御が働いている．

C．投げ技における姿勢について

　柔道の投げ技で最も代表的なものに背負い投げがある．基本的な背負い投げは，まず相手を前方に引き出し，自ら半回転して自分の背中に相手を担ぎ，自分の腰を支点に相手を前方に回転させて投げる（図7）．相手を前方に崩した状態で，前回し体さばきにより相手の両足の間に自分の両足を位置させ，股関節・膝関節を屈曲し背筋を伸ばしておおよそ相手の帯のあたりに自分の背中がくるよう相手の懐にもぐり込む．そして，引き手を引き，体幹を屈曲し，相手を前方に引き出すと同時に自分の膝を伸ばし相手を回転させるのである．相手を担いだ姿勢では，両足は肩幅に開き，両膝，つま先の向きは左右平行で，膝，股関節を屈曲し，背筋を伸ばした姿勢をとる（図8）．このときに膝が屈曲，外反（knee-in）すると相手を背負った際に膝が外反方向に力を受けることとなり，靱帯損傷や半月板損傷など膝の外傷につながる危険性が生じる．また深く入りすぎると体幹が側屈した姿勢となり，相手の体重負荷を支えきれず腰背部痛につながると考えられる（図9）．

　背負い投げでは，相手を剛体と仮定すると，自分の腰が支点となり，引き手による相手の前方への崩しおよび膝のバネを用いて前方への回転モーメントをつくり出すことで物理的に相手を投げることが可能である．実際の人体は剛体ではないが，相手を十分「崩す」，または「作る」ことで瞬間的に相手を剛体に近い状態にさせることが可能である．またこれが投げ技の原理の重要な要素である．

　柔道は組み合い，離れ，押し，引き，巧みに安定した状態から不安定な状態へと誘導し，お互いに投げようと，また投げられまいとして姿勢を変化させるスポーツであることをまず理解することが必要である．そしてこのような動きのなかに姿勢制御が機能しているという視点をもつことが重要である[3]．

II 損傷の特徴と発生のメカニズム

　柔道という競技の特性上，損傷の発生する主な状況として，技をかける・かけられる際に生

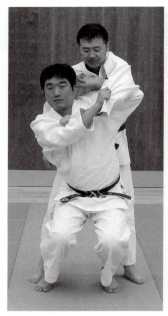 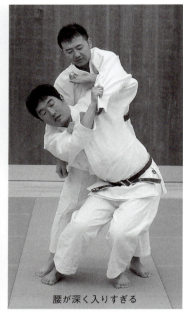 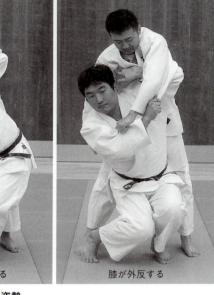

図8　背負い投げ時の下肢のアライメント　　図9　背負い投げ時の不良姿勢

じる外力による外傷，技をかけられた後，体を打ちつけられた際の衝撃による外傷，寝技による絞め技による外傷などが考えられる．

1 頭部外傷

　柔道での外傷で最も重大な問題として考えられているものに頭部外傷が挙げられる．内田は柔道による死亡事故について詳細にまとめている[4]．そのなかで中学・高校とも各々死亡の原因の80.0％，62.8％が柔道固有の動作に起因するものとし，さらにそのうちのほとんどが頭部外傷であったと報告している．また投げ技・受け身の衝撃による急性硬膜下血腫などが死に至った原因であると述べられている．具体的には大外刈りで投げられた際，後頭部を畳に打ちつけられる受傷機序や，背負い投げによる報告がされている．このように柔道の頭部外傷は死に至る危険性を多分に含んでいる．

　また柔道においてはいわゆる「セカンド・インパクト・シンドローム」や「加速損傷」と呼ばれる外傷機序についても注意が必要である．セカンド・インパクト・シンドロームとは，最初の頭部外傷を受けた後，受傷による症状が完全になくならないうち，あるいはなくなった直後に，2度目の外傷を受け，重篤な状態を呈することである[5]．これに対して全日本柔道連盟は，柔道の手引きにおいて，頭部外傷後，全く正常な場合であっても1日〜数日は練習を休止し，安静観察を行うことや，練習開始後も頭痛などの症状の有無を確認し，徐々に練習復帰を許可すると記述している[6]．また加速損傷とは，激しいスポーツ競技の最中などに頭蓋骨内の脳に回転加速が生じ，架橋静脈が断裂し脳内に出血が起こり，意識の低下などを呈することである[7]．よって，脳に衝撃を直接受けなくても，投げられた際に身体に生じた加速度により間接的に脳に衝撃が加わり，死に至ることも生じうることを指導者は把握しておく必要がある．

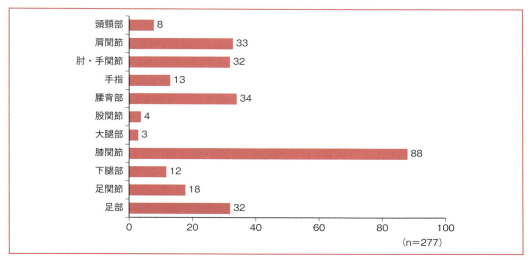

図10　柔道による外傷の部位別内訳

　また筆者らが某スポーツクリニックに来院した2010～2014（平成22～26）年の5年間の外来患者のうちの柔道における外傷を精査したところ，柔道での外傷患者数は266人であり，その平均年齢は18.2±9.0（歳）であった．部位別でみると，膝関節の疾患が最も多く，次いで腰背部，肩関節，肘・手関節とつづいた（図10）．疾患の種類としては，膝内側側副靱帯（medial collateral ligament：MCL）損傷，膝蓋下脂肪体炎，半月板損傷，前十字靱帯（anterior cruciate ligament：ACL）損傷などが多かった．また腰背部の疾患としては，筋緊張性腰痛症が最も多く，次いで腰椎分離症であった（表1）．以下，理学療法の診療記録より受傷機転を述べながら外傷発生のメカニズムを考える．

2 膝関節の損傷

　膝関節ではMCL損傷，ACL損傷，半月板損傷などが多かったが，その受傷機転は，「踏ん張った際に膝が捻れた」，「乱取り中に膝が内側に入った」，「投げられた際に捻った」というものが最も多かった．また筆者らが某大学病院リハビリテーション部における2010～2014年の5年間のACL断裂患者について調査したところ，498症例中36症例が柔道による受傷であった．またそのうち8例が外側半月板損傷，1例が内側半月板損傷を併発していた．これらの受傷機転についてまとめたところ，主に「技に入られて，倒れまいと踏ん張ったところ，膝が外反した」（図11A），「相手が膝の外側から乗ってきて受傷した」など，片脚に荷重している状態で外反方向への負荷がかかって受傷していたことがわかった．これらのことから，柔道における膝関節の靱帯損傷の多くは，直接膝に生じた外力によるものではなく，技に入った際の下肢アライメントの不良が原因と考えられる．

　また，松永らは，柔道の投げ技の一つである体落としにおいて，本来は差し出した下肢の膝を屈曲して入り，その膝を伸展しながら相手の下肢を跳ね上げる動作を行うべきところ，踵をほぼ接地し，その膝を伸展した状態で技に入ったため，相手の体重が膝の外反方向にかかり膝の靱帯損傷を生じた症例を報告している[8]．これらのことから，不適切なフォームで技をかけ

表1 柔道選手の膝・腰背部・肩・肘の主な疾患

	膝関節	腰背部	肩関節	肘・手関節
第1位	MCL損傷	筋緊張性腰痛症	関節唇損傷	肘関節脱臼
第2位	膝蓋下脂肪体炎	腰椎分離症・すべり症	腱板炎・腱板断裂	MCL損傷
第3位	外側半月板損傷	椎間板性腰痛症	肩関節脱臼・亜脱臼	過伸展機能不全
第4位	ACL損傷	腰部捻挫	上腕骨骨端線配列変位	骨端線損傷
第5位	内側半月板損傷	その他	その他	TFCC損傷

（某スポーツクリニックによる調査結果）

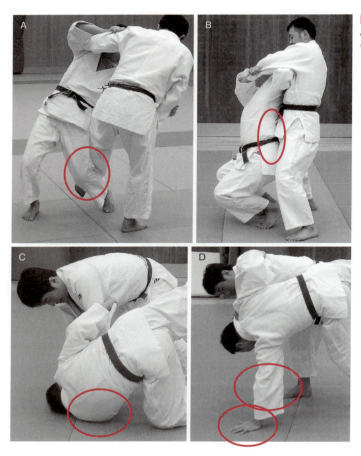

図11 柔道における受傷機転例
A：膝の受傷例，B：腰部の受傷例，C：肩の受傷例，D：肘の受傷例．

ることは，外力に対して抗することが困難となり，下肢アライメントの不良をきたしやすいばかりか，自身の体勢が安定せず，姿勢制御の低下につながり，膝の外傷を招く危険性が高くなると考えられる．

3 腰部の損傷

　腰部傷害の受傷機転としては，11人中10人が練習中に症状を訴え，そのうち4人が背負い投げに入ったときと訴えていた．詳細な機序は不明であるが，背負い投げは相手を前方に投げる技であるので，背負ったときに相手と自分の背中との間合いが離れていたり，相手を十分

前方に崩せていなかったりすると，相手が安定した体勢でこらえてしまうことになる．これにより腰椎での強い圧縮ストレスや伸展回転モーメントが生じることで腰背部の損傷をきたすと考えられる（図11B）．

4 上肢の損傷

肩関節疾患の受傷機転としては，投げられた際に肩から畳に落ちた，という訴えが多かった．これは投げられた際に，投げられまいとして畳に接地するまで受け身をとらず，肩から畳に落ちて受傷する例（図11C）や，技をかけた選手の体勢が崩れ，両者が同時に倒れ込み，肩から畳に衝突して受傷する例などが多い．肘・手関節疾患の受傷機転は，投げられた際に受身をとらず，手を畳に突いてしまい受傷したという例（図11D）が多かった．疾患としては肘関節脱臼や内側側副靱帯損傷，三角線維軟骨複合体（triangular fibrocartilage complex：TFCC）損傷が認められた（表1）．

以上のことから，受傷機序をまとめると，いずれも不安定な体勢で技をかけたことや受け身を取らなかったことが原因の多くに挙げられる．これらの外傷・損傷を少しでも防ぐためには，練習においては正しくきれいに技に入る打ち込み動作の習熟や，自分が投げられたときには無理にこらえるのではなく，きちんと受け身をとることを心がけることが重要であると考えられる．

III 競技復帰に向けた姿勢制御能力を改善するための運動療法

A. 理論的根拠・エビデンス

1 柔軟性の改善

柔道をはじめ他の武道においても柔軟性の獲得の重要性はいうまでもない．柔軟性の低下により，柔道に必要とされる正しい動作姿勢がとることができず，外傷につながると考えられる．柔道選手は柔軟性が一般の者より高いイメージがあるが，佐々木らは中学柔道選手に対する筋タイトネスの調査を行い，一般中学生よりも柔道選手のほうが筋タイトネスを有する割合が高いことを報告している．さらに柔軟性の低下により大腿四頭筋筋力やアジリティが低下すると述べている[9]．また，関節の過少可動性による動作への代償として隣接関節の過剰可動性を引き起こすことがあり，関節の過剰可動性が周囲組織へのストレスとなり疼痛発生につながる．外傷予防の観点やパフォーマンス向上の目的から，タイトネスに対する軟部組織の柔軟性を改善する必要がある．

2 体幹筋の改善

体幹筋の働きは体幹の姿勢の安定性を担う動的要素として重要である[10]．柔道の投げ技はいずれも軸足を中心とした身体の回転動作を行うものであるから，そのためには身体の回転軸が安定するよう正しい姿勢を意識した動作・技の習熟を心がけることが重要である．石井は，柔道選手6人の背負い投げ動作を3次元動作解析機器にて解析したところ，一流選手は身体重心回りの慣性モーメントをできる限り小さくなるよう素早い体幹の運動をしていたと述べており，パフォーマンスを高くするために体幹の姿勢や動作に留意している[11]．近年ではス

ポーツ分野において体幹トレーニングやスタビライゼーショントレーニング，コアトレーニングといった用語がすっかり定着していると思われるが，これらの概念を正しく理解しないまま選手に指導している指導者も少なくない．体幹筋のエクササイズには，大きく分けてグローバルマッスルの強化や，ローカルマッスルの強化がある．グローバルマッスルは体の表層に位置する筋であり，ローカルマッスルは腹横筋や多裂筋といった深層に位置する筋である．柔道選手は一般人と比べて筋は発達しているが，臨床にてローカルマッスルがうまく使えない，腰痛を有した柔道選手をよくみる．ローカルマッスルは脊柱の椎体間の分節的な安定性に関与しており，重要な働きをしている[12]．

❸ 動作練習と指導

　柔道では，上述したように身体を剛体化させて静的安定性を図るのではなく，動的姿勢制御能力の向上が重要である．したがって，動的姿勢制御能力の改善のために柔道の動作に即した安定性と可動性を組み合わせた動きの習得が有効であると考える．スポーツにおける技術向上の基本は動作の反復練習であることは自明である．反復練習による運動学習過程は，運動プログラム理論[13,14]やダイナミックシステムズ理論[15]などによって説明がなされてきた．またファンクショナルトレーニングという概念でも，パフォーマンスを向上させるために，競技特性を踏まえたトレーニングの重要性を述べている[16]．理学療法士として重要なことは，姿勢や動作を機能解剖学的に正しく分析することであり，それをもとに正しい動作を指導することである．これによって選手のパフォーマンス改善につながるのである．

B. 基本的な方法・手順

　上に述べてきたことを踏まえ，外傷予防の観点やパフォーマンス向上の目的から，まずストレッチなどを行い，筋のタイトネスに対し，柔軟性を改善する必要がある．

　体幹筋の具体的なトレーニングでは，どの筋をターゲットとして行うのかを意識する必要がある．体幹トレーニングに関してはさまざまな運動が成書によって示されているが，代表的なものとしてスポーツ現場でよく行われるフロントブリッジは，腹直筋や外腹斜筋などグローバルマッスルが大きく働くことがわかっている[17]．体幹のローカルマッスルのエクササイズとしては，脊柱の弯曲を変化させないようにお腹を引き込むドローイン・エクササイズが有効である（図12）．最初は背臥位で行い，ドローインが十分獲得されれば，ドローインを行った状態で上肢や下肢を動かす課題へと進み，難易度を上げていく．さらに，座位や立位でも同様に難易度を上げていく．

　柔道でよく行われる動作トレーニングの一つに，タイヤチューブなどを柱に結びつけ，そのチューブを使った打ち込み動作練習がある．現在はより材質の優れた種々のトレーニングチューブがあるが，この一連の打ち込み練習において重要な点は，動きのなかでしっかりと姿勢を制御できているかを意識することである．背負い投げであれば，体幹をしっかり安定させた状態に保ち，崩しを意識して，まずは上肢でチューブをしっかりと手前に引き出し，軸の安定した体幹の回転動作を行いながら体さばきを行い，背負った姿勢では下肢のアライメントにも注意しながら動作を繰り返す（図13）．また抵抗負荷の伴う動作練習での注意点として，筋力トレーニングと混同しないことが重要である．スポーツ動作を模倣した筋力トレーニングを行う選手もいるが，一般に強度の高い負荷をかけて行うことは関節に無理な負荷をかけること

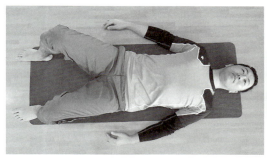
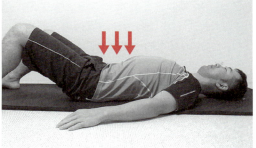

図12　ドローイン・エクササイズ

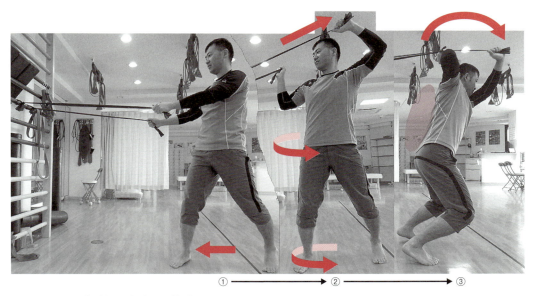

図13　チューブを使った打ち込み練習
引き手は目線の高さに引き（②），体を回転させると同時に股・膝を曲げ，両下肢はつま先と膝が同じ向きで左右平行になるように注意する（③）．また，動作を妨げない強度のチューブを用いて行う．

となり，正しいフォーム獲得には逆効果となるばかりか傷害を引き起こす恐れがある．あくまで正しい姿勢や動きを身につけることを目的として行うことが重要である．

IV 損傷を予防するための姿勢制御能力の獲得

A．理論的根拠・エビデンス

柔道はコンタクトスポーツであり，予期せぬ強い外力を受けた場合，外傷を防ぐことは困難であると考えられる．しかしながら日頃の練習において，正しい受け身や体さばき，掛け技の姿勢を練習することが外傷・損傷の予防につながる[18]．また実力に応じた段階的な指導を指導者が正しく行うことが重要である．内田は柔道における頭部外傷による死亡事故について学

年別にまとめたところ，中学生，高校生ともに1年生での事故が最も多いことを示している[4]．すなわち技術習得の未熟な初心者に死亡事故が多いことから，特に初心者に対しては柔道の基本的な受け身，打ち込み練習をしっかりと時間をかけて行う必要がある．

また，その他の怪我を予防するためにも，普段の練習のなかで正確で安定した動きを心がけ，打ち込みや，取りと受けをあらかじめ決めて行う「約束乱取り」と呼ばれる練習を反復することが効果的であると考える．

B. 基本的な方法・手順

損傷予防のためのエクササイズも「Ⅲ 競技復帰に向けた姿勢制御能力を改善するための運動療法」で述べたものと同様の方法が重要であると考えられる．この際にも理学療法士として当然なことであるが，動作を正しく分析することによって，損傷につながる動きをしていないかどうかを見極め，動作指導を行うことが重要である．そのために，まずは柔道の基本的な動きを理解し，柔道による外傷・損傷の予防へとつなげるための一助となることを願う．

文　献

1) 公益財団法人日本体育協会．http://www.japan-sports.or.jp/test/tabid/567/Default.aspx
2) 山口　香監：柔道―伝統的武道の心と技を学ぼう！，ベースボールマガジン社，東京，10-28, 2009
3) 伊藤四男：柔道教書，精文館書店，東京，27-28, 1967
4) 内田　良：柔道事故．河出書房新社，東京，31-43, 2013
5) Kelly JP, et al：Concussion in Sports. Guidelines for the prevention of catastrophic outcome. JAMA 266：2867-2869, 1991
6) 財団法人全日本柔道連盟：怪我や事故が起きたときの対応．柔道の安全指導，第3版，財団法人全日本柔道連盟，東京，33-48, 2011
7) 生塩之敬ほか編：頭部外傷．ニュースタンダード脳神経外科学，第3版，三輪書店，東京，307-308, 2013
8) 松永大吾ほか：柔道技「体落とし」のフォームが不適切で，膝の靱帯損傷をきたしたと考えられる柔道選手の3例．臨スポーツ医 31：793-798, 2014
9) 佐々木英嗣ほか：中学柔道選手の筋タイトネスの特徴．日臨スポーツ医会誌 21：632-638, 2013
10) Panjabi MM：The stabilizing system of the spine. Part I. Function, dysfunction, adaptation, and enhancement. J Spinal Disord 5：383-389, 1992
11) 石井孝法：一流柔道競技者の背負投における体さばき．Strength & conditioning journal 20：18-20, 2013
12) Marras WS, et al：Muscle activities during asymmetric trunk angular accelerations. J Orthop Res 8：824-832, 1990
13) Schmidt RA：A schema theory of discrete motor skill learning. Psychol Rev 82：225-260, 1975
14) Adams JA：A closed-loop theory of motor learning. J Mot Behav 3：111-149, 1971
15) Holt KG, et al：Constraints on disordered locomotion A dynamical systems perspective on spastic cerebral palsy. Hum Mov Sci 15：177-202, 1996
16) 中村千秋編：ファンクショナルトレーニング―機能向上と障害予防のためのパフォーマンストレーニング，文光堂，東京，2010
17) Okubo Y, et al：Electromyographic analysis of transversus abdominis and lumbar multifidus using wire electrodes during lumbar stabilization exercises. J Orthop Sports Phys Ther 40：743-750, 2010
18) 重森　裕ほか：学生柔道における重症頭頸部外傷の特徴と予防対策の検討．神経外傷 35：106-111, 2012

III章　アスリートの姿勢制御

2 バレーボール

古川 裕之

I 競技に特有な姿勢とその制御

　バレーボールは1895年にアメリカで発祥したスポーツで，わが国においては1910年ごろから行われるようになった．現在国内では，国際バレーボール連盟のルールに基づく6人制バレーボールと，日本バレーボール協会のルールに基づく9人制バレーボールが行われており，両者間ではルールが異なるためプレーの内容も若干異なってくる（**表1**）[1]．

A. バレーボールの基本技術

　バレーボールではアンダーハンドパス，オーバーハンドパス，アタック，ブロック，サーブの5つの基本技術がある．

　アンダーハンドパスは主にレシーブ動作で用いられ，6人制では守備範囲が広いために，サイドステップで移動してアンダーハンドパスを行うことが多く[1]，9人制ではブロックを1プレーと数えるため，ブロック後のレシーブがアタックへのトスを兼ねており，より正確なレシーブ技術が必要となる．

　オーバーハンドパスはアタッカーへのトスで多用される動作で，ボールを攻撃に有効な位置に正確に上げられるメリットがある．

　アタックはサーブを除く攻撃全体の総称で，ジャンプしてボールを相手コートに打ち込むスパイクと，相手コートの空きスペースを狙ってボールを落とすフェイントがある．また，6人制ではアタックラインの後方から踏み切るバックアタックがある．スパイク動作は助走，踏み切り，スイング（打球），着地の4つの局面からなる（**図1**）．助走は一般的に3歩で行い，助走の歩幅は徐々に広くなる．1歩目は助走の開始となるステップで，重心を下げながら前方へ移動する．2歩目は助走の推進力を増加させるステップで，両上肢を後方へ引きながら前方へ大きく踏み込む．この際に踵から接地することでスムーズに下腿が前傾し，前方への重心移動がスムーズに行われる．3歩目は水平方向の推進力を制動しながら鉛直方向に切り替えるステップで，踏み切り時に両股関節，膝関節伸展，足関節底屈を同時に行うことで高いジャンプが可能となる[1]．通常の助走では上下方向の床反力は3歩目が最も大きくなり，水平方向の推進力を制動する後方への床反力は2歩目と3歩目がほぼ同等となり，両脚はほぼ均等に推進力を制動している[2]．スイング（打球）では，ボールインパクトが前額面上ではボール3個分，矢状面上では頭上からボール1個分前となることが望ましいとされる[3]．着地は両脚で行うこ

表1 6人制と9人制のルールの違い

	6人制	9人制
コートの大きさ	男女とも18m×9m	男子：21m×10.5m 女子：18m×9m
ネットの高さ	男子：2.43m 女子：2.24m	男子：2.38m 女子：2.15m
チーム編成	コート内6人，ベンチ6人以内	コート内9人，ベンチ3人以内
勝敗	5セットマッチ，3セット先取，1セット25ポイント	3セットマッチ，2セット先取，1セット21ポイント
選手交代	1セットに6回，リベロは無制限	1セットに3回
ローテーション	あり，サイドアウト制	なし
ブロック	ネットを越えて相手コートのボールに触れてよい	ネットを越えて相手コートのボールに触れてはいけない
サーブ	1本制 ネットに当たっても相手コートに入ればよい	2本制 ネットに触れればアウト．1度やり直しができる
プレー数	ブロックは1プレーに数えず，その後3回のプレーが可能	ブロックは1プレーと数え，その後2回しかプレーできない．ネットに当てるプレーがあればもう1回多くプレーできる
後衛のプレー	ブロックとアタックラインの前での攻撃ができない	特に制限はない．アタックも打ってよい

(文献1)より引用一部改変)

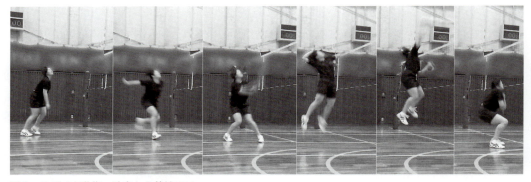

図1 スパイク動作：助走から着地まで

とが基本であり，足関節，膝関節，股関節屈曲運動により衝撃を吸収するように着地するが，空中で体制を崩したり，移動しながらスパイクするブロード攻撃の際などは片脚着地となる場合も多い．

　ブロックは相手のアタックコースを限定したり，ブロックにボールを当てて軌道を変化させ，次のプレーをしやすくする目的がある[1]．ブロックは6人制と9人制では大きく技術が異なり，6人制ではネットを越えて相手コートでボールを触ることができるため，ブロックに当ててボールを相手コートに落とす攻撃的な側面も持ち合わせている．これに対して9人制のブロックではネットを越えてボールを触ることが許されていないため，攻撃的な側面は少な

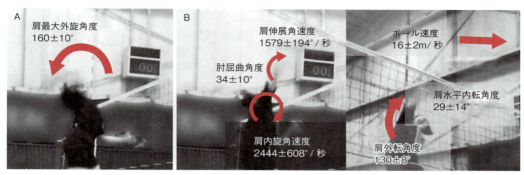

図2 スパイク時のバイオメカニクス
A：最大外旋時，B：ボールインパクト時．

く，ブロックに当ててボールのスピードを落とし軌道を高く変化させ，2打目のレシーブ（トス）を行いやすくすることを目的としている[1]．

B. スパイク動作のバイオメカニクス

バレーボールのバイオメカニクス研究において，Reeserら[4]は大学エリート女子選手14名について3次元動作解析を行い，スパイク動作時の分析を行った．その結果，肩関節，肘関節にかかる角速度やトルクは女子野球選手の投球動作や女子テニス選手のサーブに比べて小さいが，ボールインパクト時の肩関節の外転角度と水平内転角度が大きいため肩峰下インピンジメントや関節唇損傷のリスクが高まると推察されている（図2）．

II 損傷の特徴と発生のメカニズム

バレーボールはジャンプ動作を繰り返す競技であり，1ゲーム当たり約100回のジャンプが行われるとされている[5]．また，エリートバレーボール選手は1週間で16〜20時間練習を行っており，1シーズン当たり4万回かそれ以上のスパイク動作を行うといわれている[4]．そのため，スパイク動作に関連した損傷の発生頻度が高くなる．当院におけるバレーボールによる損傷の調査においても，膝関節の損傷発生頻度が最も高く，次いで足関節，腰部，肩関節と続いた[6]．さらに膝関節，肩関節ではスポーツ外傷の発生率が高く，足関節では捻挫などのスポーツ外傷の発生率が高いと報告されている[3]ことなどからも，バレーボールによる損傷の特徴はスパイク動作の繰り返しに起因する使用過多（overuse）により損傷がもたらされるものと考えられる．

スパイクに関連した損傷の多くはスパイクフォームの乱れによるものであり，いわゆる「かぶった」状態でのスパイク動作となる場合が多い[7]．かぶった状態とはスパイクのボールインパクトが頭部よりも後方となってしまう場合を指し，その原因としてスパイクの踏み切り位置がネットに近いこと，トスがネットから離れすぎることでより後方重心でのジャンプが要求されること，真上に跳ぶように指導者から指導を受けている場合などが挙げられる．長見ら[2]は，スパイク助走時に非軸足（3歩目）への荷重が制限された場合には，非軸足へスムーズな

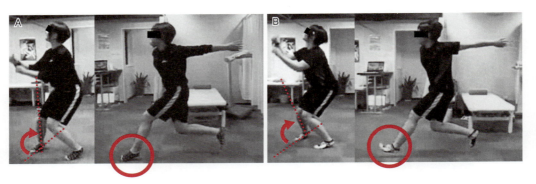

図3 ジャンパー膝選手の助走時2歩目の接地方法と踏み切り時の重心移動の違い
A：治療前．2歩目の接地が足尖からの接地となり，右脚への荷重が少ない踏み切り．
B：治療後．2歩目の接地が踵接地となり，踏み切り時の右脚への荷重量が増加．

荷重を行った場合に比べて軸足（2歩目）の床反力が大きくなると報告している．さらに，前方への重心移動が減少することによる急激な減速に抗するために，体幹部に後方への大きな加速度が生じるため，身体重心が後方に移動すると報告している[2]．以下，スパイク動作に関連した損傷で代表的なものについて述べる．

1 ジャンパー膝（膝蓋腱炎）

ジャンパー膝は，膝関節伸展機構の使用過多（overuse）による損傷で，ジャンプ動作を繰り返すバレーボールやバスケットボール選手などに好発し，その病態は膝関節周囲筋の柔軟性低下や筋力のアンバランスなどの内的要因に，スポーツ活動などによる膝伸展機構への過負荷が外的要因となって発症すると考えられている[8]．ジャンパー膝の病態は，急性期の場合では遠心性負荷の繰り返しによるコラーゲン線維の微小断裂であると考えられている．一方，慢性の腱炎となった場合の病態は，炎症細胞の浸潤を伴わない線維芽細胞の増殖，血管新生の増加，コラーゲン線維の不整などの変性変化を主体とした腱付着部症（tendinopathy）であると考えられている[8,9]．

スパイク動作を行う際に，前方への重心移動が不十分な症例では身体重心の後方移動による膝伸展モーメントの増大により膝蓋腱に対して大きな遠心性負荷が加わることとなる[10]．その原因として，不適切なスパイク技術（図3），足関節背屈，股関節屈曲，胸椎伸展の可動域制限，相対的なハムストリングスの筋力低下などが挙げられる[10]．可動域制限のスクリーニングとしてオーバーヘッドスクワットが簡便で有用である（図4）．

2 肩峰下インピンジメント症候群

バレーボール選手の肩関節痛は，膝関節痛，足関節痛に続いて3番目に多い症状で，バレーボールによる損傷の8〜20％を占めるといわれている[11]．スパイクにおけるボールインパクト時の外転角度と水平内転角度が投球動作やテニスサーブに比べて大きいため，肩峰下インピンジメント症候群のリスクは高くなる[4]．肩峰下インピンジメント症候群とは，さまざまな原因により棘上筋腱が烏口肩峰アーチの下を通過する際に損傷を受けて痛みが出現するものを指し，その原因として肩甲帯の不良姿勢，腱板機能低下，肩関節後下方の伸張性低下による上腕骨頭の動的上方変位などが考えられる[1]．また，Reeserら[12]はバレーボールに関連した肩関

図4 オーバーヘッドスクワット
A：良好例．
B：股関節屈曲制限の例．
C：胸椎伸展制限の例．

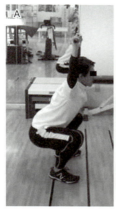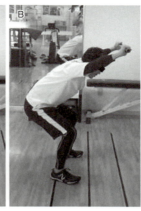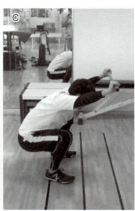

表2 バレーボールに関連した肩関節痛と機能不全のリスクファクター

factor	type of risk
年齢	内的要因/改善不可能
肩甲帯前方変位	内的要因/改善不可能
体幹安定性低下	内的要因/改善可能
性別	内的要因/改善不可能
肩関節周囲筋筋力インバランス	内的要因/改善可能
インピンジメント	内的要因/改善可能
ポジション	外的要因/改善可能
肩関節屈曲制限	内的要因/改善可能
サービスの方法	外的要因/改善可能
SICK* scapula score** ≧3	内的要因/改善可能

*SICK：Scapular malposition, Inferior medial border prominence, Coracoid pain and malposition, and dysKinesis of scapular movement
**SICK scapula score[13]：最高点（正常）0点，最低点20点．肩甲骨のアライメント異常（下方，外転，上方回旋）に9点分の配点がなされており，その他主観的疼痛5点，圧痛所見，理学所見に6点配点されている．一般的には投球による損傷を有する選手は10～14点で，インターバルスローを開始するころには4～6点まで改善してきており，もとのレベルで競技復帰するころには0～2点を示す．

（文献12, 13）より引用一部改変）

節痛のリスクファクターを示しており，選手のリスクファクターを測定し顕在化することで損傷の予防と治療に役立てることの重要性を述べている（表2）．そのなかでも特に肩甲帯の機能低下と動的体幹不安定性が肩関節機能不全の最も大きなリスクになると述べている．

3 筋筋膜性腰痛症

腰部はバレーボールの慢性損傷において，膝関節，肩関節に次いで損傷発生の多い部位であり，スパイクやジャンプサーブでの脊柱の伸展，回旋，側屈を繰り返すことにより疼痛が発生するといわれている[14]．また，スパイクの助走時に前方への重心移動がスムーズに行われないと水平方向の慣性力を下肢だけで制御しきれないため体幹部でも制動しなければならず，踏み切り時に体幹の後方への加速度が生じる[2]．このため，さらに腰部の筋へのストレスが増大することが考えられる．腰痛症の多くは筋筋膜性腰痛症であり，腰痛症全体の約8割を占め

るとの報告もある[15]．効果的に体幹の動的安定性（dynamic stability）を向上させることは，筋筋膜性腰痛症だけでなく，急性の腰痛症の予防にもなり，上肢・下肢の運動に際して四肢が効率よく作用するための土台となることから，パフォーマンスの改善にも効果的である[14]．

III 競技復帰に向けた姿勢制御能力を改善するための運動療法

A. 理論的根拠・エビデンス

「II 損傷の特徴と発生のメカニズム」でも述べたが，バレーボールは1試合約100回のジャンプを繰り返し[5]，1試合当たりの試合時間は50〜120分を要する[3]．また，レシーブやスパイクなどでは状況に応じた瞬時の状況判断と身体操作が要求される[3]ため，体力の分類（図5）[16]のうち機能に含まれるすべての要素が必要なスポーツである．そのため，競技復帰に向けてはそのすべての要素について理学療法を行う必要性を考慮しておかなければならない．

1 ジャンパー膝

慢性的なジャンパー膝では膝蓋腱付着部の変性変化が生じているため，腱付着部の脆弱性がみられる．そのため，スパイク時の高度な遠心性負荷に耐えれるように漸増的な遠心性筋力トレーニングが行われる[11]．また，相対的にハムストリングスの筋力が弱い選手ではスクワット動作時に膝伸展モーメントが増大する[10]ことから，大腿四頭筋だけでなく，ハムストリングスの筋力強化も重要である．さらに，体幹機能の低下が膝前方痛（anterior knee pain）を引き起こすといわれており[11]，体幹の動的安定性（dynamic stability）の向上がスパイク動作の姿勢制御に重要な役割を果たしている．その他に，スパイクの助走でのスムーズな重心移動を獲得するために，足関節背屈，股関節屈曲，胸椎伸展の可動性獲得が必要となる[10]．

2 肩峰下インピンジメント症候群

インピンジメント症候群のリスクファクターに上がった項目の改善を図る必要がある（表2）．肩関節後方，広背筋，肩甲骨周囲筋の柔軟性を獲得し，繰り返すスパイク動作にも耐えることができるように，腱板のトレーニングでは遠心性筋力の向上と筋持久力の改善を目指す．スパイク時に肩関節で発揮される力は体幹から生み出されていると考えられているため，肩甲帯と体幹の動的安定性（dynamic stability）は特に重要な要素となる[11]．

3 筋筋膜性腰痛症

筋筋膜性腰痛症の多くは疲労性のものであるため[15]，休養をとることが重要となるが，それに加えて体幹の動的安定性（dynamic stability）の向上が求められる[14]．その他にもジャンパー膝などを併発している場合などではジャンプ高が低下しているのを体幹側屈にて代償する場合もあるため[1]，合わせてトレーニングを行い，腰部への負担を減らす必要がある．

B. 基本的な方法・手順

疾患ごとに損傷部位は異なるが，競技復帰を考える際に必要となるトレーニング部位は共通するところも多い．ここでは，体力の分類（図5）に沿って競技復帰に必要なトレーニングを紹介する．

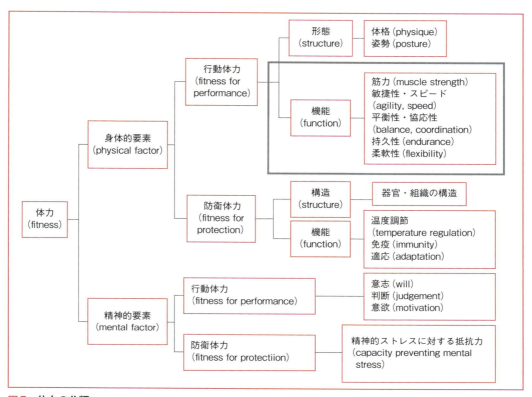

図5 体力の分類
(文献16)より引用改変)

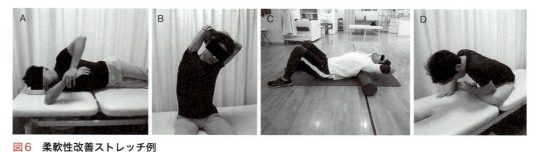

図6 柔軟性改善ストレッチ例
A:肩関節後方ストレッチ,B:広背筋ストレッチ,C:胸椎伸展ストレッチ,D:大殿筋ストレッチ.

1 柔軟性

柔軟性改善のためにストレッチを行う(図6).肩峰下インピンジメント症候群の原因となりやすい肩関節後方や広背筋のストレッチや助走での身体重心の後方化を改善するために,胸椎伸展,股関節屈曲のストレッチを行う.ストレッチはゆっくりと痛みの我慢できる範囲で30～45秒間を30秒の休憩を挟み3回行うことが推奨されている[17].

2 筋 力

筋力トレーニングは腱板機能,肩甲帯の安定性,スパイクの踏み切りで必要な殿部,大腿四

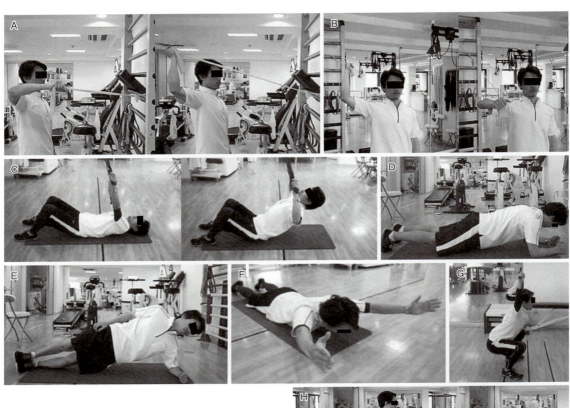

図7 筋力トレーニング例
A：2ndポジション外旋エクササイズ
B：2ndポジション内旋エクササイズ
C：レッドコードプルアップ[18]
D：前鋸筋トレーニング
E：サイドブリッジ
F：僧帽筋下部線維トレーニング
G：オーバーヘッドスクワット
H：バックランジ

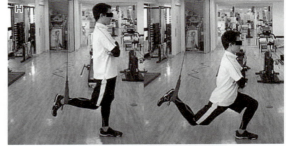

頭筋，ハムストリングスのトレーニングなどを行う（図7）．バレーボールにおける腱板や下肢の収縮様式を考慮して遠心性収縮を心がける．遠心性収縮はコラーゲンを合成する腱細胞内のメカノレセプターを刺激し，コラーゲンの配列を促し，腱の強度を向上させる．また，遠心性収縮中は，腱付着部の血行が減少し，これが血管新生を促すことにより血行が改善し，組織治癒に貢献するといわれていることから，遠心性収縮による筋力増強運動が最も効果的であるといわれている[17]．トレーニングは「低負荷・高頻度」が原則で1セット10回を1分間の休憩を挟んで3セット繰り返せる負荷から開始することが推奨されている[7]．3セットを痛みなく行えるようになったら負荷を上げていく．

3 平衡性・協応性

平衡性・協応性トレーニングでは多関節を協調させながらさまざまな方向に，加速と減速と

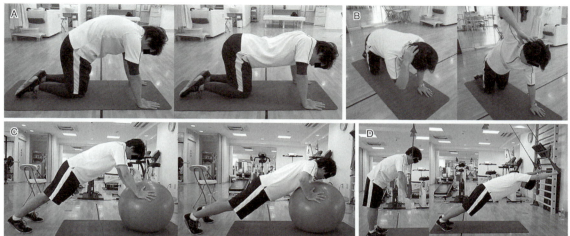

図8 平衡性・協応性トレーニング例
A：cat & dog エクササイズ
B：2ndポジション内旋エクササイズ
C：体幹回旋，肩甲骨内転エクササイズ
D：レッドコード肩関節屈曲[18]
E：ウィンギングエクササイズ[20]

保持などさまざまな速度で運動することで反射的なコントロールと姿勢反応をトレーニングすることができる[19]（図8）．

4 敏捷性・スピード

敏捷性・スピードトレーニングでは反動を用いたプライオメトリクストレーニングを行う（図9）．プライオメトリクストレーニングは反動をつけて運動を行うことで，伸張―短縮サイクル（stretch-shortening cycle：SSC）を用い，筋の爆発的な力発揮を効果的に向上させるといわれている[22]．

IV 損傷を予防するための姿勢制御能力の獲得

A. 理論的根拠・エビデンス

前項で述べた体力の分類（図5）に沿ってトレーニングを行うことで再発の予防につながると考えられるが，バレーボールの試合中，練習中には自分の意図しない動きが要求されることが度々ある．それらに的確に反応しプレーを行うためには，状況を的確に把握するための情報収集処理能力，運動出力を正確に調整する能力，素早く運動を出力する能力，出力の正確さや素早さを持続する能力（スキル）が求められる[23]．スキルは練習によって脳内神経回路の可塑的再構築を行うことによって向上し，運動パターンを改変することができるといわれており，

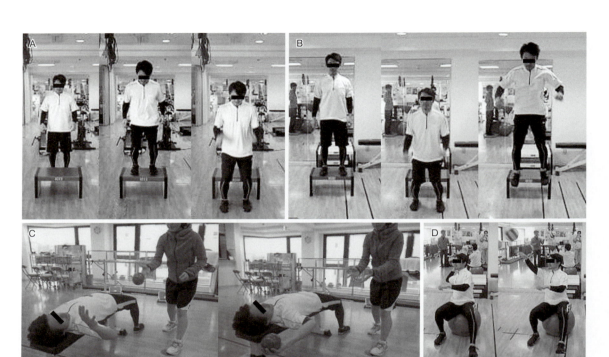
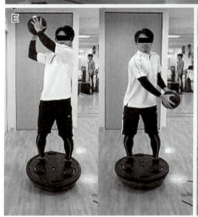
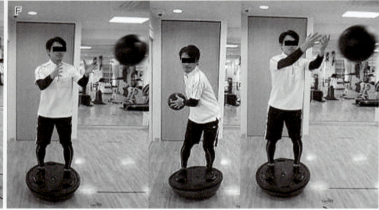

図9 敏捷性・スピードトレーニング例
A：ボックスジャンプ
B：ドロップジャンプ
C：プライオメトリックインターナルローテーションスロー[21]
D：バランスボール座位キャッチボール
E：BOSU®上ウッドチョッパーエクササイズ
F：BOSU®上メディシンボールスロー

損傷予防に役立つと考えられている．
　損傷を予防する戦略として「予測」があり，空間的予測，時間的予測，強度の予測の3種類がある．空間的予測とは運動の起こる方向などをあらかじめ予測し身体をすぐに動き出せるような準備状態におくことで，予測が的中すれば無駄のない動きが可能となる．時間的予測，強度の予測も同様に運動のタイミングと筋出力をあらかじめ予測しておく戦略である．しかし一方で，予測が外れた場合にはできるだけ素早く動作を修正しなければならず，このときには予測により実行されていた指令をいったんキャンセルして新たな指令を再度出さなければならない．

この運動指令の変更も慣れていない場合には余計に時間が必要となるため[23]，さまざまな状況をトレーニングの段階で経験しておくことが競技復帰後の損傷予防につながると考えられる．

B. 基本的な方法・手順

競技復帰初期の段階では予測の再構築のために基本的な動作（正しいスパイク動作など）を繰り返し練習することが必要となるが，ある程度予測のスキルが獲得できてきたら，その予測と違う動きを要求するようなコマンドを理学療法士側から提示しなければならない．具体的にはスパイク練習の際にはじめは両手などで正確にボールインパクトの位置にトスを上げるが，練習後半ではトスの距離，高さを変えるなど，いわゆる打ちにくいトスを上げてそれに対して反応させる練習を行い，運動指令の変更もいくつかのバリエーションを獲得させておくことが望ましいと考えられる．

文　献

1) 板倉尚子ほか：バレーボール．スポーツ理学療法学—競技動作と治療アプローチ，メジカルビュー社，東京，104-119，2014
2) 長見　豊ほか：スパイクジャンプの踏切時における荷重移動が制動動作に及ぼす影響について．日臨バイオメカ会誌 25：413-417，2004
3) 板倉尚子：競技特性に応じたコンディショニング—バレーボール．臨スポーツ医 28：412-417，2011
4) Reeser JC, et al：Upper limb biomechanics during the volleyball serve and spike. Sports Health 2：368-374, 2010
5) 佐藤謙次ほか：バレーボール選手の体力特性．理学療法 22：286-292，2005
6) 古川裕之ほか：スポーツの違いによる傷害発生部位の特徴—スポーツクリニックによる外来調査—．神戸学院総合リハ研 4：31-39，2009
7) 岡崎壮之：中高生のバレーボールにおける上肢障害．J Clin Rehabil 15：458-461，2006
8) 宗廣鉄平ほか：膝蓋腱炎—発症メカニズムとその予防・再発予防．臨スポーツ医 25：246-251，2008
9) Sharma P, et al：Biology of tendon injury：healing, modeling and remodeling. J Musculoskelet Neuronal Interact 6：181-190, 2006
10) 西野衆文ほか：バレーボール．J Clin Rehabil 21：380-387，2012
11) Reeser JC, et al：Strategies for the prevention of volleyball related injuries. Br J Sports Med 40：594-600, 2006
12) Reeser JC, et al：Risk factors for volleyball-related shoulder pain and dysfunction. PM R 2：27-36, 2010
13) Burkhart SS, et al：The disabled throwing shoulder：spectrum of pathology part III：the SICK scapula, scapular dyskinesis, the kinetic chain, and rehabilitation. Arthroscopy 19：641-661, 2003
14) Smith CE, et al：Dynamic trunk stabilization：a conceptual back injury prevention program for volleyball athletes. J Orthop Sports Phys Ther 38：703-720, 2008
15) 岡崎壮之：バレーボールとスポーツ障害・外傷．治療 88：1698-1702，2006
16) 猪飼道夫：運動生理学入門，第12版，杏林書院，東京，144，1969
17) Waseem M, et al：Lateral epicondylitis：a review of the literature. J Back Musculoskelet Rehabil 25：131-142, 2012
18) 宮下　智：動きの質を高めるスリー・ステップ・コンディショニング—最高のパフォーマンスを引き出すために，三輪書店，東京，96-144，2014
19) Akuthota V, et al：Core stability exercise principles. Curr Sports Med Rep 7：39-44, 2008
20) 川野哲英：ファンクショナルエクササイズ—安全で効果的な運動・動作づくりの入門書，ブックハウス・エイチディ，2004
21) Wilk KE：Restoration of functional motor patterns and functional testing in the throwing athlete. Proprioception and neuromuscular control in joint stability, Human Kinetics, Champaign, 415-438, 2000
22) Sáez-Sáez de Villarreal E, et al：Does plyometric training improve strength performance? A meta-analysis. J Sci Med Sport 13：513-522, 2010
23) 大築立志：スポーツにおける巧みさと脳の働き．臨スポーツ医 25：12-18，2008

3 野球（投球動作）

鈴木 智，澤野 靖之，高村 隆

I 競技に特有な姿勢とその制御

A. 投球動作

　投球動作とは，下肢から生じる運動エネルギーを基盤として体幹から上肢へと各関節が相互に連動し最終的にボールへ伝達される全身運動である．すなわち下肢によって生み出された運動エネルギーが連鎖的な身体運動により体幹，上肢へと次々に伝達され末端部位の速度を増加させていくことで指先からボールが離れていくという一連の動作である．投球動作において特に大きな役割を有する上肢の運動は，下肢の各関節や体幹運動の影響を強く反映し，運動パフォーマンスのみならず機能損傷の発生に大きく関与することになる．

　これまで投球動作は諸家の分析方法や着眼点により異なる分類が報告されている．本稿では比較的よく用いられている投球動作5相分類について紹介する（図1）[1]．投球相や専門的用語を理解することは理学療法・リハビリテーションにとって重要であり，スポーツ現場と治療に携わる者の共通言語として必要不可欠となる[2]．

B. 投球動作中の関節運動

1 ワインドアップ期（wind-up phase）

　投球動作の始動からステップ脚（右投げの際は左脚）の膝が最大挙上するまでを指し，この相は投球動作の準備期として捉えられている．すなわち，支持脚（右投げの際は右脚）で体重を支えながら体幹・下肢の回旋エネルギーを蓄える．

　この相では右下肢での片脚立位能力および体幹の保持能力が必要となる．また，左下肢は股関節の屈曲・内旋が必要となる．

2 早期コッキング期（early cocking phase）

　最大挙上したステップ脚を投球方向に踏み出し接地するまでを指し，その際の足部接地はフットプラント（foot plant）と呼ばれている．この時期はワインドアップで蓄えた運動エネルギーを投球方向に身体重心を並進移動しながら体幹・上肢を投球方向とは逆方向に動かす．

　この上肢運動はテイクバックと表現され，肩関節は相対的に内旋位から外転・外旋位を取り始め，肘関節が屈曲位に移行していく．この相では，①左肩甲胸郭関節の上方回旋・固定，左肩関節の外転・内旋，左肘関節屈曲，左前腕回内による左上肢のリード，②右肩甲胸郭関節の

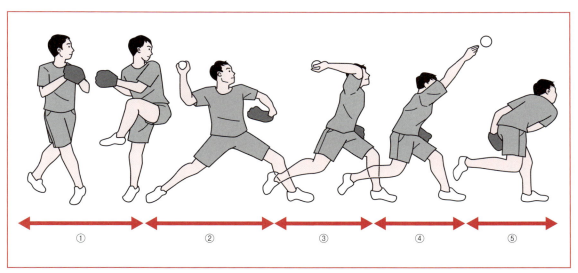

図1 投球の位相（5相分類）
①ワインドアップ期：投球の始動からステップ脚（右投げでは左脚）を最大挙上するまで．
②早期コッキング期：最大挙上したステップ脚を投球方向に踏み出し，接地するまで．
③後期コッキング期：ステップ脚が接地してから，投球側の肩関節が最大外旋位を呈するまで．
④加速期：投球側の肩関節が最大外旋した位置から投球方向に加速し，ボールをリリースするまで．
⑤フォロースルー期：ボールをリリースして以降，減速動作を行い，投球動作が終了するまで．
（文献1）より改変引用）

上方回旋・固定，右肩関節の外転による右上肢の挙上，③胸郭・骨盤の分離平行運動，右下肢の蹴り出し，左股関節の屈曲・内旋による左側への体重移動が必要となる．また，フットプラントの直前の上肢位置はトップポジション（top position）と呼ばれ，投球動作におけるチェックポイントとして臨床的に重要と捉えられている．

3 後期コッキング期（late cocking phase）

ステップ脚が接地したフットプラントから，投球側の肩関節が最大外旋位を呈するまでを指す．早期コッキング期から後期コッキング期にかけて肩関節は外旋運動を呈し，外旋角度が最大に至ったときを肩最大外旋位として加速期に移行するターニングポイントなる．過去の報告によると，投球動作中の肩最大外旋位は145〜175°とされている[3〜5]．しかしこの最大外旋位は，肩甲上腕関節の外旋運動に加え，肘関節外反，肩甲骨後傾，胸椎伸展運動によって構成されている[6]．胸椎の開大運動が制限されていると肩甲骨は十分には後傾できず，代償的に肩甲上腕関節の外旋運動に依存することになる．この時期は，肩関節最大外旋に伴い上腕骨頭が前方に偏位しようとするため，肩関節前方軟部組織，すなわち大胸筋・肩甲下筋・三角筋前部線維に加え上・前方関節唇や関節包複合体に極めて大きな張力が加わりやすい．この相では肩甲骨周囲筋のなかでも前鋸筋の遠心性筋活動が大きいと報告されている[7]．そのため胸郭・胸椎運動の制限や投球側の肩甲骨の挙上・上方回旋の低下や後傾不足により肩峰下インピンジメント症候群，腱板損傷や肩峰下滑液包炎を起こしやすいので注意が必要となる．

4 加速期（acceleration phase）

投球側の肩関節が最大外旋した位置から投球方向に加速し，ボールが指先から離れるボール

リリース (ball-release) までを指す．コッキング期での並進運動に，下肢・骨盤帯・体幹を利用した投球方向への回旋運動が加わることで蓄えられた運動エネルギーが，連鎖的に上肢の鞭打ち様運動によってボールにエネルギーが伝達される時期である．

後期コッキング期から加速期では肩関節外転位で限界可動域の外旋をとり，それに伴い肘関節外反ストレスが加わることで肘関節内側の牽引力が発生する．過度な内側の牽引力では内側側副靱帯や内上顆下端の解剖学的破綻を生じる可能性が高くなる．さらに外反ストレスにより肘関節外側は圧迫力および剪断力が増大し，上腕骨小頭の離断性骨軟骨炎を生じる可能性がある．また，肘頭内後側が肘頭窩に押しつけられることによって同部位の軟骨摩耗・骨棘形成が生じる．肩関節に関しては，前方関節内インピンジメント症候群やSLAP (superior labrum anterior and posterior) 損傷を生じやすい．また，前方関節包の弛緩，腱板疎部の開大が生じ潜在的な前方不安定性が発生すると考えられている．

5 フォロースルー期 (follow-through phase)

ボールリリース後に上肢の減速動作を行い投球動作が終了するまでを指す．ボールリリースまで加速してきた上肢を急激に減速する必要があり，投球側上肢の余剰な運動エネルギーを分散させ，機能損傷のリスクを最小限にさせるということが挙げられる．このとき肩関節には体重と同等の牽引力が加わり[8]，その負荷は小円筋や棘下筋，三角筋後部線維で吸収される[9]．近年，減速期における肩甲骨の外転・上方回旋方向への過剰な移動を抑制するために菱形筋群や僧帽筋中部・下部組織においても高い筋活動が必要になると報告されている[7]．

すなわちボールリリース直後からフォロースルーにかけて肩甲骨周囲筋・肩後方筋群には大きな遠心性ストレスが加わる．一方，体幹・下肢ではステップ脚に重心を移動しながら同側股関節を支点として体幹・骨盤の前傾・前方回旋させることで，荷重位での十分な股関節屈曲・内旋により減速させていく．そのため上肢帯の連動性や下肢・体幹の柔軟性が乏しい症例では，フォロースルーでの上肢における負担を十分に吸収することが困難となり，肘関節や肩関節後方に非常に大きな機械的負荷を発生させてしまう．

ボールリリースからフォロースルー時の肩関節へのストレスが繰り返されることにより，後方筋群の疲労に伴う伸張性低下・腱炎・腱付着部断裂・後方関節包の肥厚・癒着・瘢痕化を生じる．また，SLAP損傷，Bennett損傷が引き起こされやすい投球相でもある．肘関節では肘伸展による肘後方衝突に伴う後方インピンジメントを認める場合が多い．

C. 投球動作における各部位の筋活動

1 肩甲帯・上肢筋群の筋活動

Jobeらは一般健常男性の投球動作を5つの相 (phase) に分けて分析し，コッキング相でははじめに三角筋，次に後部回旋腱板筋（棘上筋，棘下筋，小円筋）が活動し始め，最後に肩甲下筋が活動するという筋活動のある一定の順序性を報告[10]し，この順序性についてはプロ・大学野球投手など競技レベルの高い選手を対象とした調査でも同様の結果であったと述べている[9]．一方で競技レベルの高いプロ野球選手では，アマチュア野球選手と比較して加速期における後方回旋腱板筋の活動が低下し，同時に肩甲下筋が高い活動を示し，投球側上肢の効率的な加速を可能にしている[11]．

また，橘内らはワイヤ電極と表面電極を併用してと大学野球選手の肩甲骨周囲筋を分析した

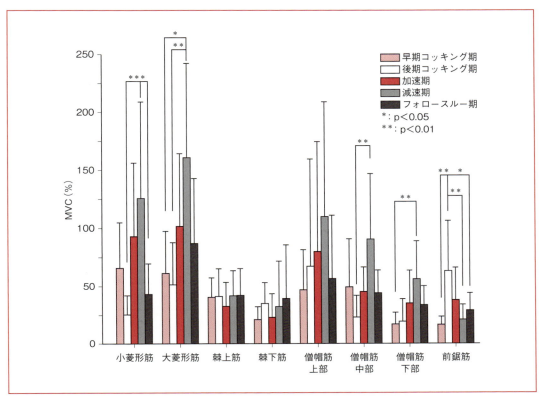

図2 投球動作中の各相における肩甲骨周囲筋群の筋活動変化
(文献7)より引用)

ところ，大小菱形筋や僧帽筋においてボールリリース後の上肢を減速する最も大きな筋活動が得られ，前鋸筋では後期コッキング期に最も大きな筋活動が得られたと述べている（図2）[7]．

2 下肢筋群

投球動作では，加速期から減速期において大きな下肢筋活動を確認することができる[12,13]．加速期においては軸脚（右投げの場合右脚）の内転筋とハムストリングスにより体幹を安定させながら並進運動を遂行し，減速期ではステップ脚（右投げの場合左脚）の大腿直筋とハムストリングスにより体幹や上肢の運動を短時間のうちに減速させ，過度な動きを防止していると考えられる[14,15]．投球動作全体ではステップ脚側の大腿直筋，軸脚・ステップ脚両側の大内転筋において，いずれも150〜200% MVCの筋活動が認められ（図3, 4），投球動作におけるこれら下肢筋群の役割は非常に大きいと考えられる[13]．

II 損傷の特徴と発生のメカニズム

A．投球動作による肩関節および肘関節の傷害

投球動作は非常に高度で複雑な動きであり，肩・肘関節は力学的な中継・伝達の役割を担う

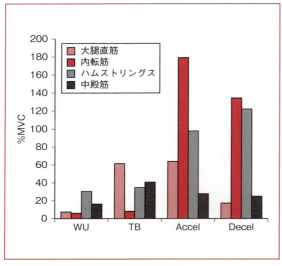

図3 投球動作における軸脚の筋活動

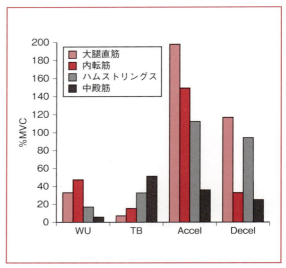

図4 投球動作におけるステップ脚の筋活動

ものであり，大きなメカニカルストレスが生じやすい関節である．

　肩関節は，可動性と機能的安定性の精巧なバランスが要求され，そのバランスの破綻が関節機能不全を引き起こす．また，投球動作は全身運動であるため，筋疲労やオーバーユースにより，肩甲上腕関節における上腕骨頭の関節窩への求心位が保持できずに，関節内外への過剰なストレスから徐々に肩関節痛をきたす要因となってくる[16]．これらの身体的背景のもと投球動作を継続的に繰り返すことで，後期コッキング期では過剰な水平外転や外転位外旋によるインターナルインピンジメント（図5），前期コッキング期や加速期では過度な肩関節内旋による肩峰下インピンジメント（図6）により疼痛をきたすと考えられている．

　肘関節は，投球動作において肘関節単独での運動というより肩甲帯や肩関節さらには末梢の手関節と連動した肘関節伸展運動により一連の投球動作が完成される．よって，投球動作における肘関節傷害では，肘関節以外の連鎖的な身体機能の影響が大きく，臨床では後期コッキング期から加速期における肩関節最大外旋時の過度な肘外反ストレス（図7）やボールリリースにおける肘後方衝突に伴う後方インピンジメント（図8），さらにボールリリースからフォロースルー期にかけて回内屈筋腱の牽引ストレスによる疼痛をきたすと考えられている．

B. 投球傷害の発生メカニズム[17]

1 野球肩：投球動作による肩関節傷害

　投球動作に伴う肩痛をきたすスポーツ傷害の1つであり，SLAP損傷に代表される関節唇損傷[18]やインターナルインピンジメント[19]による腱板損傷などの解剖学的破綻を伴う場合もある．また，明らかな解剖学的破綻を認めない場合でも，腱板[20]や肩甲胸郭の機能不全[21,22]，そして体幹や股関節など肩関節以外の機能不全などが複合的に関与している．野球肩では，加速期からボールリリースにおいて肩甲骨窩に対して上腕骨頭の適合性が悪い状態（求心位の乱れ）と考えられる．具体的には加速期において，股関節や体幹の回旋不全，胸郭の柔軟性低下

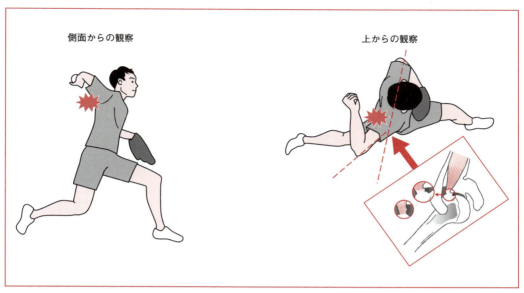

図5 投球時におけるインターナルインピンジメント

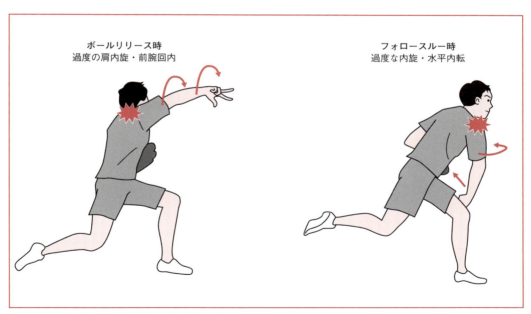

図6 投球時における肩峰下インピンジメント

や肩甲骨上方回旋や内転の制限により，肩甲骨関節窩面に対して上腕骨の水平過外転や外転不足が生じ，ボールリリース時に肩甲上腕関節の過剰な内旋を強いられる．その結果，減速期において上腕二頭筋や棘下筋・小円筋に過剰なストレスを生み出すことになる．すなわち，加速期におけるインターナルインピンジメントと減速期における上腕二頭筋や棘下筋・小円筋への

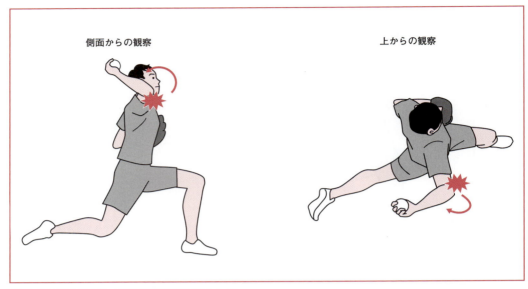

図7 投球時加速期における肘関節外反ストレス

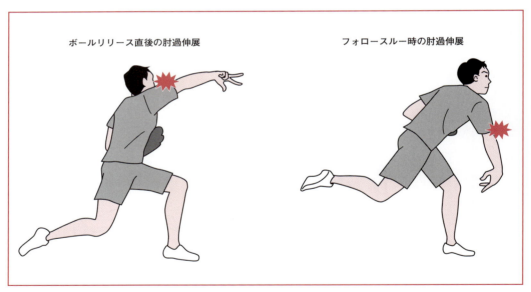

図8 投球時の肘関節伸展による後方ストレス

遠心性収縮という二相の過剰ストレスの反復が野球肩を惹起すると考えている．

2 リトルリーグショルダー（little leaguer's shoulder）

　小・中学生に生じる上腕骨近位骨端線閉鎖前の投球動作による肩関節傷害では，投球側上腕骨近位端の骨端線離開を伴う．身体機能異常としては骨端線閉鎖後の肩関節傷害と類似しており，肩甲帯周囲筋のタイトネスを中心とした肩甲胸郭機能異常と股関節機能異常を有してい

る．特にこの年代の野球選手では体幹・下肢の柔軟性が極端に低下し[23,25]，投球動作における連鎖的な運動を阻害している場合が多い．そのため，患部である肩・肩甲帯に並行して体幹・下肢の柔軟性を高めていくことをポイントとしている．また，小・中学生などの若年者では柔軟性低下などの身体機能異常により，上肢に依存した投球など[24,25]誤った運動フォームが原因となっている場合も多く，身体機能改善と併用して運動フォームの改善が重要なポイントであると考えている．

3 野球肘

a. little leaguer's elbow ▶▶

上腕骨内上顆は投球動作により損傷を受けやすい部位であり little leaguer's elbow と呼ばれ，その病像は上腕骨内上顆の分離，分節，骨端線離開に分類できる．投球動作において加速期に肘内側部への過度な外反ストレスを反復することで，円回内筋や内側側副靱帯からの牽引ストレスにより成長期における脆弱な骨端線に剝離などのオーバーユースに起因した損傷を引き起こす．little leaguer's elbow では投球とともに疼痛が出現するが，安静および理学療法により疼痛が軽減・消失する場合がほとんどである．

b. 離断性骨軟骨炎 ▶▶

骨端線閉鎖前の肘関節傷害において，上腕骨小頭の離断性骨軟骨炎の頻度が高く，まれに腕尺関節後内側部に発生するものもある．離断性骨軟骨炎の場合は病変の範囲や重症度によっては手術療法が選択される場合もあるが，X線画像上の透亮期や分離期でも病変が限局している場合には一定期間の安静と理学療法もよく奏効する．一方，病変が上腕骨小頭の外側壁を含み広範で治癒傾向のない場合は，保存療法を行いつつも，橈骨頭の肥大化が危惧される場合には骨軟骨柱の移植を行う．

4 骨端線閉鎖後の野球肘

投球動作に伴う肘関節痛が主症状であり，投球動作において後期コッキング期から加速期に肘関節へ外反ストレスが加わることで生じる肘内側部痛やフォロースルー期での肘後方部痛を訴える．また，骨端線閉鎖後の肘関節傷害において内側側副靱帯損傷に伴う外反不安定性は特に問題となる．さらに，内側支持機構の弛緩があるため，肘頭後内側部の骨棘過形成をきたし，フォロースルー期での肘関節後内側部痛すなわち肘関節後方インピンジメントを認める場合も少なくない．これらの場合も肩関節傷害同様に，肩甲帯周囲筋のタイトネスを中心とした肩甲胸郭機能異常と股関節機能異常を伴うことが多いが，なかには体幹・下肢の支持機能の低下が著しい場合，肘下がりなどの不良な投球フォームが起因となっている場合も存在する．

5 変形性肘関節症

上腕骨小頭の離断性骨軟骨炎の後遺症ともいえる病態であり，中等度以上の関節可動域制限や屈曲・伸展最終可動域での疼痛を伴う場合が多い．両者ともに，鉤状突起や鉤状窩および肘頭や肘頭窩での骨棘形成が著明で，遊離体を伴っている場合も多い．投球傷害肘同様に保存療法では患部ならびに患部外のコンディショニングを実施していくが，遊離体による肘関節の引っかかりや肘関節最終可動域での疼痛が改善しない場合には，鏡視下クリーニング手術を行う場合も少なくない．

III 競技復帰に向けた姿勢制御能力を改善するための運動療法

A. 理論的根拠・エビデンス

　投球動作では短時間で大きな力を発揮しようとするため下半身から運動が開始され，体幹，そして上肢と身体下部から上肢に向けて徐々に関節運動を加速していくことで，そのエネルギーをボールに伝えている．すなわち投球動作の根幹をなすのは下半身や体幹の姿勢制御能力ということになる．

　投球動作に関連する機能損傷をきたす要因は，その位相の動作に必要な運動機能の低下とその動作に連続する前の位相の投球動作に課題があると考えられている[26]．投球動作では特に並進運動・回旋運動が極めて重要な役割を果たしており，並進運動の前の位相，すなわちワインドアップ期や，回旋運動が開始される前の位相である早期コッキング期において下半身・体幹の柔軟性や機能的安定性は円滑で効率的な投球動作に欠かすことができない．

1 ワインドアップ期での骨盤前傾保持

　ワインドアップでは安定した片脚支持能力が求められる．片脚立位での前後バランスの乱れは，後の早期コッキング期におけるステップや体重移動に悪影響をきたし，最終的に投球パフォーマンスの低下を招く大きな要因となる．特にワインドアップ期で体幹後傾位や骨盤後傾位をとることにより支持脚での推進力が低下する．この推進力の低下が効率的な前方への併進運動を妨げる．体幹筋群のなかでも腹横筋や多裂筋などの深層筋群に加えて内外腹斜筋や脊柱起立筋などを適切にコントロールしながら持続的に活動させることでワインドアップ期での安定した片脚支持を制御することが可能となる．

2 早期コッキング期における軸脚の股関節屈曲保持

　早期コッキング期では軸脚の股関節のコントロール，特に股関節・膝関節を軽度屈曲位保持したままステップ脚を接地すること（フットプラント）が重要となる．不良な肢位でフットプラントをむかえることで体幹の後傾とバッター方向への早期回旋，投球側の肘下がり，および肩関節の水平過伸展を誘発する[27]．荷重位で股関節・膝関節が軽度屈曲位で併進運動をコントロールしていくには，前述した骨盤前傾位も重要な役割を果たしている．ワインドアップ期で必要な骨盤帯周囲筋に加え大殿筋や大腿四頭筋，ハムストリングスを活動させながら股関節・膝関節の軽度屈曲を保持したまま内転筋の遠心性筋活動に円滑な並進運動が可能となる．

3 後期コッキング期〜加速期での体幹・下肢の回旋運動

　後期コッキング期では肩関節は外旋運動し最大外旋位まで到達する．しかし，この外旋運動は能動的な外旋運動ではなく体幹・骨盤回旋や肩関節水平屈曲運動により上腕および前腕近位端が投球方向に移動しボールを持った手部が後方に残った結果として生じている[26]．このときの肩関節外旋運動は体幹・下肢運動に大きく影響されることになる．

　また，加速期にかけてステップ脚を接地した後，ステップ脚を回転軸として骨盤が回旋する．つまりステップ脚股関節が内転・内旋運動を生じながら，同時に体幹は骨盤回旋運動に連動して回旋運動を引き起こす（右投げでは左回旋運動）．この時期にステップ脚には接地することによる反力ならびに移動した体重を支持することで非常に大きな負荷が加わることにな

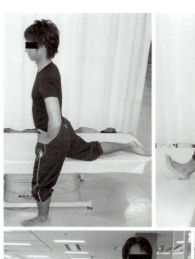
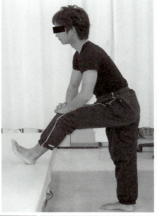
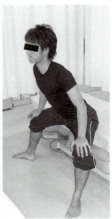
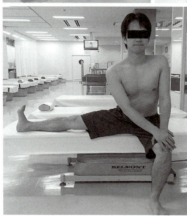
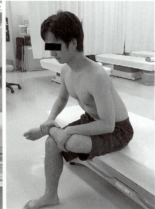

図9　股関節周囲筋群の持続的なストレッチ
筋・腱が伸張されるポイントで身体を静止させ，反動を使わずに関節の可動域を段階的に増していく．筋肉が伸ばされた状態を保持し（15〜30秒間），それを数回か繰り返し行う．

る．この時期では体幹・骨盤回旋可動性や股関節内転・内旋可動性に加えて，ステップ脚の安定性，すなわち股関節内転・外転筋，さらには大腿直筋・ハムストリングスなどの動的安定性が必要となる．

B. 基本的な方法・手順

①投球動作で必要となる骨盤前傾保持に影響する身体機能の向上
　・股関節周囲筋群の持続的なストレッチ（図9）
　・脊柱に付着する深層筋群を中心に筋活動を促していく（図10）
　・骨盤アライメントをコントロールしながらワインドアップ動作を反復していくことで運動学習効果を高めていく（図11）
②股関節・膝関節の軽度屈曲位を保持するための身体機能の向上
　・両足での安定したスクワット動作の獲得（図12）
　・片脚立位における筋力・バランスの向上（図13）
　・軸脚下肢が軽度屈曲位での並進運動をイメージした動作を反復していく（図14）

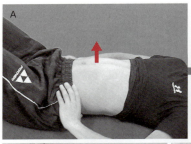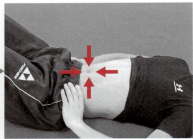
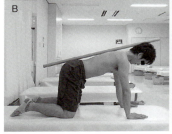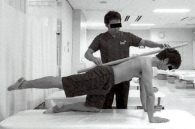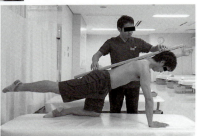

図10 体幹(深層筋群を中心に)筋活動を促通
A:「Draw-in」による深層筋群の促通. B:体幹中間位を意識した四つ這い運動.
体幹中間位を意識するため後頭隆起—第7胸椎棘突起-仙骨後面に指示棒を接触させる.
体幹中間位の姿勢で「Draw-in」を意識しながら,下肢挙上・上肢挙上など徐々に複雑な運動課題を与えていく.

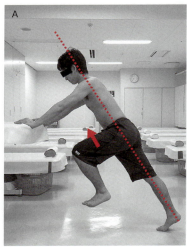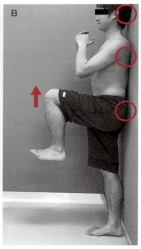

図11 ワインドアップ動作の運動学習
A:体幹中間位を意識した股関節屈曲運動. 体幹中間位で「Draw-in」を意識しながらゆっくりとステップ脚の股関節を屈曲していく. 股関節屈曲に伴い骨盤後傾や頭部位置異常に注意しながら運動を10〜15回程度繰り返す.
B:体幹中間位を意識した片脚立位エクササイズ. 体幹中間位を意識するため後頭隆起-第7胸椎棘突起—仙骨後面を壁に接触したまま片脚立位を行う.「Draw-in」を意識しながらゆっくりとステップ脚の股関節の屈曲を繰り返す.

　③後期コッキング期〜加速期における円滑な回旋運動の獲得
　　・股関節内転・内旋ならびに脊柱・骨盤回旋に必要な筋群の持続的なストレッチ(図15)
　　・荷重位において支持脚を回転軸とした骨盤・体幹回旋運動(図16)
　　・実際の投球動作に類似したステップ動作の獲得(図17)
　④これまでの①〜③について,より動的なコントロールが必要となる投球動作でも再現できているかをシャドウピッチングで確認していく.

3 野球（投球動作）　271

図12　安定したスクワット動作の獲得
A：一般的なスクワット動作．スクワット動作では下肢・体幹の左右対称性や骨盤前傾に伴う股関節屈曲，胸椎伸展や膝と足部の位置関係などに注意しながら動作の獲得を進めていく．
B：オーバーヘッドスクワット．スクワット動作が安定して実施可能となれば，バーやシャフトなどを利用するオーバーヘッドスクワットを実施していく．
より大きな股関節・膝関節の屈曲が必要であり，肩関節・肩甲帯・体幹の安定性や左右非対称を確認しながらトレーニングを行う．

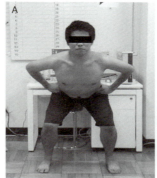
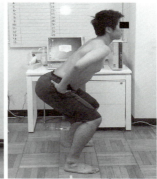
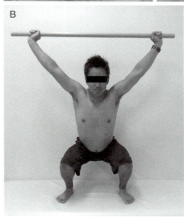
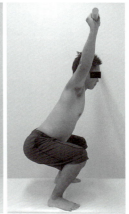

図13　片脚立位における筋力・バランスの向上
A：軸脚股関節軽度屈曲位でのエクササイズ．
B：不安定な環境での片脚バランスエクササイズ（BOSU®使用）．

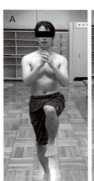
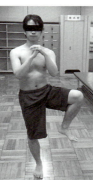
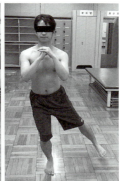
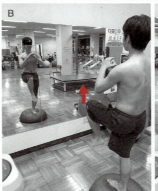
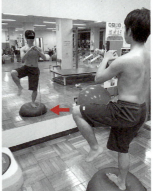

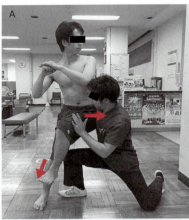
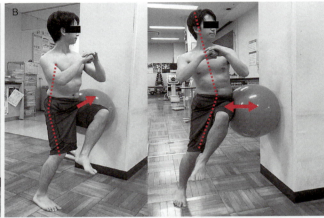
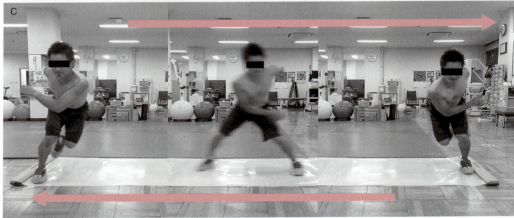

図14 軸脚屈曲位で並進運動をコントロールする
A：セラピストによる並進運動への抵抗運動．
B：股関節軽度屈曲位での並進運動（ボールを使用）．
C：スライディングボードを使用した並進運動の強化．軸脚の母趾球荷重から側方への蹴り出しをイメージしながらゆっくりとスライドさせていく．左右とも反復して行うことで下肢内外転筋群の遠心性トレーニングにも有効と考える．

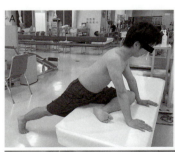
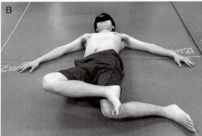
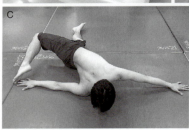
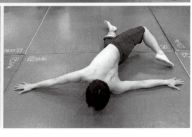

図15 脊柱・骨盤回旋に必要な筋群の持続的なストレッチ
A：荷重位での殿筋群ストレッチ．
B：股関節内旋ストレッチ．
C：スコーピオン（体幹伸展を伴う回旋運動）．

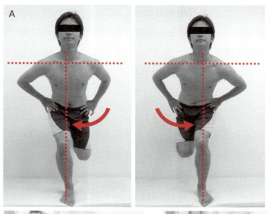

図16　ステップ脚を回転軸とした骨盤・体幹回旋運動
A：片脚スクワット動作からの骨盤回旋運動．
B：ステップ台を利用した骨盤・体幹回旋運動．
C：ステップ脚を回転軸としたリーチ動作．

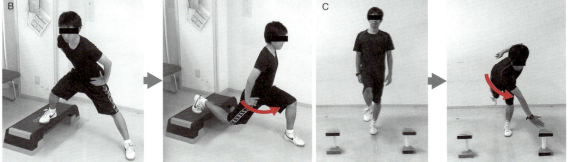

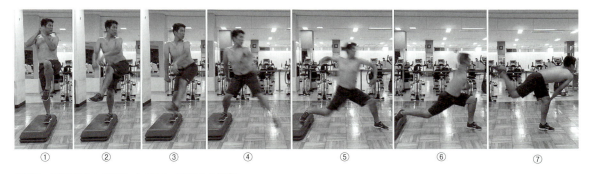

図17　投球動作に類似したステップ動作の獲得
投球動作で必要な力強いステップ脚の踏み込みを獲得するために，低めのステップ台を利用してシャドウピッチングを行う．特に⑤～⑦におけるステップ脚のプライオメトリクスを意識して実践する．

IV 損傷を予防するための姿勢制御能力の獲得

A．理論的根拠・エビデンス

「Ⅱ．損傷の特徴と発生のメカニズム」で述べたように，投球傷害は肩関節・肘関節の傷害

である．投球傷害の予防を考えるうえで，傷害の発生要因を①肩甲帯・上肢における患部の機能低下，②体幹・下肢における患部外の機能低下，③不適切な投球動作の大きく３つに分類して考えると理解しやすい．ここまでは投球動作の姿勢制御能力ということで②，③を中心に述べたが，投球傷害予防では特に①肩甲帯・上肢における患部の機能低下が重要となる．

B．基本的な方法・手順

投球傷害予防のための基本的な方法について以下に解説するが，必ず「Ⅲ．競技復帰に向けた姿勢制御能力を改善するための運動療法」と併行して実践していくことが効果的と考えている．

1 肩甲帯・肩関節の可動域制限

投球動作を繰り返すことで，肩関節後方組織である三角筋後部線維や棘下筋，小円筋，上腕三頭筋に伸張性低下を認めるが，持続的な静的ストレッチ，自動運動を併用したダイナミックストレッチ，直接的に筋腹を圧迫するダイレクトストレッチ，超音波療法などを組み合わせながらアプローチしていく．

2 腱板機能低下

腱板機能低下は投球傷害を有する多くの選手に認められる機能低下であり，予防的な対処が極めて重要となる．腱板エクササイズは低負荷高頻度を原則とし，ゆっくりとした運動速度から開始し，可動範囲における十分な求心位保持を確認したうえで，自動運動から軽い抵抗運動へ，ゆっくりした運動速度からリズミカルな運動速度へと移行させていく．

3 肩甲骨周囲筋の筋力低下

肩甲骨周囲筋の筋力低下は肩甲骨可動性や安定性を低下させ，肩甲上腕関節の水平伸展や水平屈曲などの過剰な運動を誘発し，結果的に肩甲上腕関節の機能損傷が惹起される．実際には前鋸筋や僧帽筋中部・下部線維などについて自重程度の負荷を利用したエクササイズから開始していく．

4 肘関節の可動域制限

肘関節伸展制限や前腕回外制限を呈する症例では，前腕回内屈筋群の過剰な緊張に由来するものが多く，急性期にはアイスマッサージや前腕筋群や肘関節屈筋群の持続的ストレッチが重要なポイントとなる．

5 肘関節の筋力低下

野球肘を有する症例では肘関節伸展筋力の低下が認められる症例が多く，特に肘関節伸展位付近での筋力低下は代償運動などで見逃されやすいので注意が必要となる．肘伸展エクササイズでは肩関節外旋運動に注意しながら，腹臥位での等尺性エクササイズから開始し，チューブなどを利用した挙上位での肘関節伸展運動に移行していく．

文　献

1) 髙村　隆ほか：投球障害に対する医療施設でのリハビリテーションとリコンディショニングの実際．投球障害のリハビリテーションとリコンディショニング―リスクマネジメントに基づいたアプローチ―，文光堂，東京，156-186，2010
2) 髙村　隆ほか：野球．スポーツ理学療法学―競技動作と治療アプローチ，メジカルビュー社，東京，160-181，2014
3) Dillman CJ, et al：Biomechanics of pitching with emphasis upon shoulder kinematics. J Orthop Sports Phys Ther 18：402-408, 1993

4) 宮下浩二ほか：投球動作の肩最大外旋角度に対する肩甲上腕関節と肩甲胸郭関節および胸椎の貢献度．体力科學 58：379-386, 2009
5) Aguinaldo AL, et al：Correlation of throwing mechanics with elbow valgus load in adult baseball pitchers. Am J Sports Med 37：2043-2048, 2009
6) Miyashita K, et al：Glenohumeral, scapular, and thoracic angles at maximum shoulder external rotation in throwing. Am J Sports Med 38：363-368, 2010
7) 橘内基純ほか：投球動作における肩甲骨周囲筋群の筋活動特性．スポーツ科学研究 8：166-175, 2011
8) Werner SL, et al：Relationship between throwing mechanics and shoulder distraction in professional baseball pitchers. Am J Sports Med 29：354-358, 2001
9) Digiovine NM, et al：An electromyographic analysis of the upper extremity in pitching. J Shoulder Elbow Surg 1：15-25, 1992
10) Jobe FW, et al：An EMG analysis of the shoulder in throwing and pitching. A preliminary report. Am J Sports Med 11：3-5, 1983
11) Gowan ID, et al：A comparative electromyographic analysis of the shoulder during pitching. Professional versus amateur pitchers. Am J Sports Med 15：586-590, 1987
12) Campbell BM, et al：Lower extremity muscle activation during baseball pitching. J Strength Cond Res 24：964-971, 2010
13) 古旗了伍ほか：投球動作時における下肢筋の筋活動—筋電図解析—．臨バイオメカニクス 32：509-514, 2011
14) 松岡俊哉ほか：投球動作の分析—高校野球選手の投球分析—．臨スポーツ医 8：1410-1414, 1991
15) 松岡俊哉ほか：投球動作における cocking phase から acceleration phase への以降期について．臨スポーツ医 11：601-606, 1994
16) 鈴木 智ほか：投球障害肩・肘に対する機能改善アプローチ．臨スポーツ医 30：847-857, 2013
17) 菅谷啓之ほか：医学的診断・治療に有用なコンディショニング関連情報—上肢—．臨スポーツ医 28（臨時増刊）：21-27, 2011
18) Snyder SJ, et al：SLAP lesion of the shoulder. Arthroscopy 6：274-279, 1990
19) Walch G, et al：Impingement of the deep surface of the supraspinatus tendon on the posterosuperior glenoid rim：an arthroscopic study. J Shoulder Elbow Surg 1：238-245, 1992
20) Tyler TF, et al：Quantification of posterior capsule tightness and motion loss in patients with shoulder impingement. Am J Sports Med 28：668-673, 2000
21) 筒井廣明ほか：腱板機能不全の分析．肩関節 18：88-94, 1994
22) Burkhart SS, et al：The disabled throwing shoulder：spectrum of pathology Part III：The SICK scapula, scapular dyskinesis, the kinetic chane, and rehabilitation. Arthroscopy 19：641-661, 2003
23) 岩堀裕介ほか：リトルリーガーズショルダー．整形外科 58：881-892, 2007
24) 飯田博巳ほか：肩関節のリハビリテーション—投球障害肩—．MB Med Reha（96）：1-11, 2008
25) 橋口 宏ほか：スポーツによる上腕骨近位骨端線離開の治療成績．肩関節 27：395-398, 2003
26) 宮下浩二：投球障害に対する競技現場でのリハビリテーションとリコンディショニングの実際．投球障害のリハビリテーションとリコンディショニング—リスクマネジメントに基づいたアプローチ—，文光堂，東京，187-202, 2010
27) 岩堀裕介：成長期における上肢スポーツ障害の特徴と治療．投球障害のリハビリテーションとリコンディショニング—リスクマネジメントに基づいたアプローチ—，文光堂，東京，91-117, 2010

Ⅲ章 アスリートの姿勢制御

4 サッカー

伊藤 浩充

Ⅰ 競技に特有な姿勢とその制御

A. サッカーで行われる動作と必要な運動能力

　サッカーでは，105×68 m のフィールドのなかをダッシュしたり，キックしたり，ドリブルしたり，ジャンプしたり，スライディングタックルしたりなど，さまざまな動作が見られる．1ゲーム当たり45分間のプレーを15分間の休息を入れて2回行い，選手個人の総移動距離は，10 km 前後である．このうち，歩いている距離は25％，ジョギングが37％，ランニングが20％，スプリントが11％，後方移動が6％程度とされている[1,2]．スプリントは，10～40 m の短距離がほとんどであり，その総距離は1ゲーム中800～1,000 m 程度である．また，1ゲーム中には850～1,000回の方向転換やスピードの変化が繰り返される．このように考えると，10 km を運動し続けることのできる全身持久力だけでなく，敏捷性と爆発的なスピード力とそれを長く維持できるスピード持久力が必要となる．また，サッカーではコンタクトプレーが常に起こる．この場合，いわゆる"あたり"に強い身体が必要であり，常に安定したバランス能力を発揮できることが必要である．また，"あたり"に対して，それを予測し敏捷に反応して，接触プレーをできるだけ回避する能力が長けている必要がある．そのためには，視覚などの感覚情報から状況認知，そして適切に判断することを激しい運動のなかでも発揮できる能力が必要である．

B. キック動作

　サッカーで行われる動作のうち，最も特有な動作の一つがキック動作である．キック動作は，4～6歳の間で急速に成長し，9歳までに完成したキック動作を体得できるようになる[3]．
　キック動作の相分け分類はいくつかある．ここでは，Lohnes らの報告に基づいて，接近相（approach），ボールへの打撃相（ball strike），フォロースルー（follow-through）の3相に分けて，各相における身体重心，関節角度，および筋活動を解説する[4]（図1）．

1 接近相（approach）

　キック動作の最初であるボールに対する立ち位置によって，ボール速度やパスの精度に影響が及ぶ．つまり，ボールの置かれた位置に対してどのような位置，あるいは角度から助走するかによってボールに与える速度が影響される[5～8]．

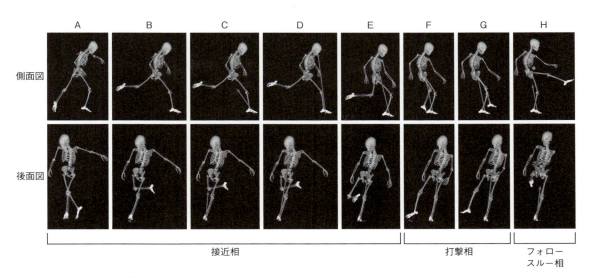

図1 キック動作の相分類

　一般に，ボールに対して直進して近づき（直進アプローチ）キックをするよりも，斜め方向から助走してボールに接近（斜めアプローチ）してキックするほうが蹴り脚の振り速度が速くなりボールの速度も速くなる[5~8]．この接近角度は45~60°が最適である[9]．
　そして，ボール位置に対して斜めの角度から助走してボールを蹴るほうが，蹴り脚の足部の剛性を高めやすいことがボール速度に影響していると考えられている[8,10]．
　もちろん，速いボールを蹴るだけがサッカーキックのパフォーマンスの良し悪しを決めるわけではなく，目的によって助走角度は異なることはいうまでもない．
　助走によってボールに接近したときは，軸脚の足部の位置が重要となり，ボールの側方5~10 cmの位置が最適とされている[10]．しかし，前後方向での位置については，後方に位置したほうが遠くへと飛ばすことを目標とする場合に適している．
　キック時に軸脚への地面反力垂直成分が大きくなると，飛距離は伸びない．逆にいえば，飛距離を伸ばすには，地反力の垂直成分を抑えるように軸足位置を定める必要がある．一方，いかに素早くボールを蹴り，速度の速いボールとすることが重要であるが，キック時の軸脚にかかる地面反力の垂直成分，水平成分，前後成分はスキルの高い者ほど大きくなる[11]．
　斜めアプローチでは，キック時の軸脚にかかる地面反力は，垂直成分，水平成分，前後成分の順にピーク値が出現する[12,13]（**図2**）．水平成分が前後成分より先行するのは，斜めからアプローチすることの影響と接地した軸足に対して，上体が軸足側に傾斜し，身体重心が軸足側に偏倚するからである．この偏倚は，右下肢によるキック（左下肢が軸足）の場合，左上肢が水平伸展・外転挙上位に対して対側の右上肢は軽度外転位と左右非対称的な姿勢をとることによる影響もある．
　軸脚位置が定まるときには，蹴り脚の股関節は伸展位から屈曲方向へ，膝関節は屈曲位から伸展方向へとスイング動作を開始している．このとき，股関節では腸腰筋と大腿直筋，膝関節では大腿四頭筋が遠心性収縮活動し，弾性エネルギーを蹴り脚のスイング速度へと変換してい

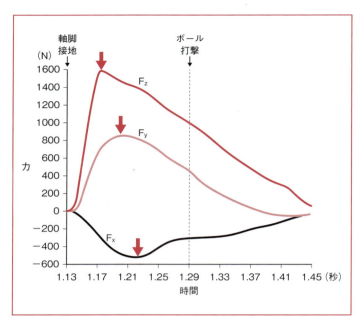

図2 キック動作における地面反力
Fz：垂直分力，Fy：側方分力，Fx：前方分力．
（文献13）より引用改変）

く[14]（図3）．接近相での軸脚と蹴り脚のエネルギーのうち，ボールに伝達されるのは15%だけで，大半は姿勢制御のために費やされている[15]．

2 ボールへの打撃相（ball strike）

蹴り脚がボールに当たっている時間は，6〜16ミリ秒である[8, 16〜19]．足部がボールに当たる直前に完全伸展していた膝関節は，この相では軽度屈曲する．股関節は屈曲40°付近にあり，足関節は足部の剛性を高めるように強く底屈している[13, 19]．

3 フォロースルー（follow-through）

足関節・足部は底屈位を維持したまま，蹴り脚全体が前方へスイングされていく．股関節屈筋群は，膝関節伸展筋の遠心性収縮に連動して求心性収縮しながら持続的な活動をする[14]．その後，股関節伸展筋の求心性収縮により動作完了となる．

II 損傷の特徴と発生のメカニズム

A．サッカーにおけるキック動作による傷害

サッカーは，下肢のスポーツ傷害の発生頻度が高く，キック動作にかかわる蹴り脚だけでなく軸脚や腰部にも傷害が発生する[20〜22]．

蹴り脚・軸脚ともに足関節・足部の捻挫の外傷数が多く，頻度も高く，その他，蹴り脚の大腿直筋や股関節内転筋の肉離れが多い．その他，慢性外傷として腰痛，膝痛，股関節痛を含めた鼠径部痛などがある．

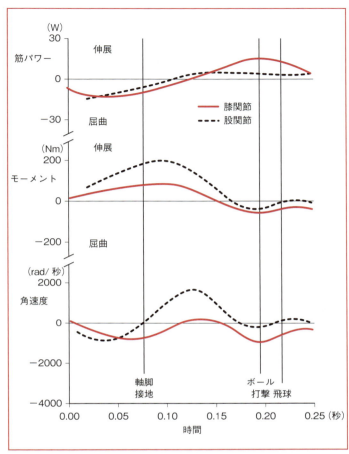

図3 キック動作中の股関節および膝関節の角速度，モーメント，筋パワー
（文献14）より引用改変）

B. サッカーによる傷害の発生メカニズム

サッカーによる外傷危険因子として，外傷の既往[23]，年齢[24,25]，経験年数[25]，関節弛緩性や不安定性[25,26]，下肢筋力[26〜28]，関節可動域の減少[24]と不適切なリハビリテーション[24,29〜31]などが報告されている．

1 足関節の捻挫

足関節の捻挫の多くは，足関節の内反強制あるいは底屈強制で受傷する．

内反捻挫は，サイドステップや方向転換，ジャンプ着地時に起きやすい．キック動作では比較的頻度は低いが，キック動作の接近相で軸脚足部に外側荷重した場合に発生する．このとき下腿内旋（toe-in）肢位を取りやすい者ほど内反捻挫しやすいことが指摘されており，この発症に下腿の内外旋可動域や股関節の内外旋可動域の影響が指摘されている[32]．

また，軸脚足部の回内による内側荷重をするようなキックで足関節の外反捻挫を起こすことがある．これは，人工芝でのキックの踏込時や方向転換時に起こしやすい．これも下腿の内外旋可動域や股関節の内外旋可動域の影響が指摘されている[32]．外反捻挫は，その他，相手のキックに対するブロックで下肢をリーチさせたとき，ボールを介した相手のキック力によって

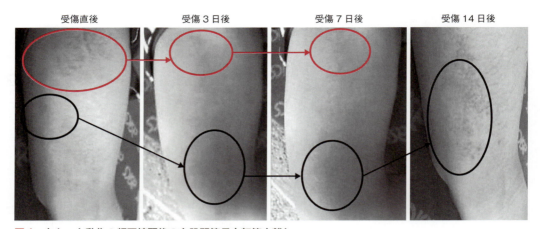

図4 右キック動作の頻回練習後の右股関節長内転筋肉離れ
受傷後の内出血斑の経日的変移．赤色が損傷部位の内出血斑，黒色は内出血が遠位部へ移動した出血斑．

外反強制によって受傷することもある．

底屈捻挫は，ほとんどがミスキックと思われるスキルの問題である．つまり，蹴り脚足部先端をキック時に地面に引っかけたり，浮き球へのダイレクトキック時に蹴り脚足部先端に当たったりして引き起こすことがある．

2 大腿直筋や股関節内転筋の肉離れ

いわゆる"筋肉痛"は，運動量過多によって引き起こされることが多い．サッカーではキックの反復練習で引き起こされることがある．

大腿直筋は，キック動作の接近相において，蹴り脚の後方スイング時の股関節伸展・膝関節屈曲時に遠心性収縮し，続く前方スイングで求心性収縮に転じる．すなわち，伸張―短縮活動（Stretch-shortening action）が引き起こされる．この際，肉離れが生じるのは大腿直筋が固い場合だけでなく，腰部の伸展可動域の不十分さも影響している[33]．

股関節内転筋もキック動作の接近相において，蹴り脚のスイング動作時に遠心性収縮から求心性収縮への転換が生じる．股関節内転筋は，股関節軽度屈曲位で純粋な内転作用を発揮するが，中等度以上の屈曲域では筋は伸張されているため股関節伸展作用があり，股関節伸展位でも筋は伸張されて股関節屈曲作用を有する．キック動作の反復練習は，股関節内転筋にとってはスイング動作に伴って伸張―短縮活動が頻回に引き起こされ，筋損傷，特に近位部の筋腱移行部に発生する（図4）．

3 腰 痛

キック動作では，腰椎の屈伸運動を伴うので腰部にかかる負荷の頻度も高い．接近相での蹴り脚のバックスイングは腰椎の伸展・後方回旋運動を伴い，その後の打撃相・フォロースルー相での前方へのスイングは腰椎の屈曲運動が伴う．

股関節や胸椎の可動性が乏しいと腰椎への代償的負荷が大きくなり，椎間関節症による腰痛が出現しやすくなる．バックスイングにおいて，股関節の可動性不足は大腿直筋，大腿筋膜張筋，腸腰筋，縫工筋，股関節内転筋群の短縮や過緊張による股関節伸展制限が原因である（図5）．胸椎の可動性不足は大胸筋・小胸筋・前鋸筋の短縮や過緊張による胸椎回旋・側屈・

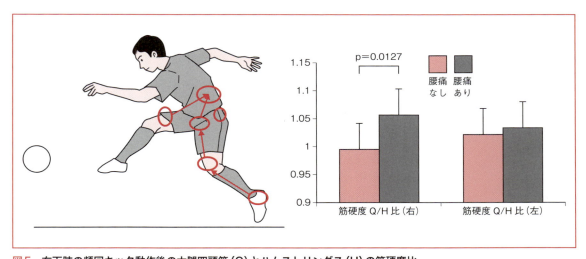

図5 右下肢の頻回キック動作後の大腿四頭筋（Q）とハムストリングス（H）の筋硬度比
腹臥位での大腿直筋伸張時の腰痛のない者と腰痛がある者との比較において，腰痛ありのほうが右下肢の筋硬度比が有意に高いことがわかる．

伸展制限が原因である[33]．一方，バックスイングから前方へのスイングへの切り替えし時には脊柱起立筋などの腰背部の筋は求心性収縮活動から遠心性収縮活動へと転換するので，これらの筋の筋筋膜性腰痛が生じる．また，股関節伸展筋である大殿筋や股関節外旋筋群，ハムストリングスや股関節内転筋群の短縮や過緊張が，股関節屈曲を制限することにより，股関節の屈曲時に骨盤の過度の後傾を伴った腰椎の過度の前屈が起こり，これが腰痛を引き起こすもととなる．

4 鼠径部痛

サッカーでのキック動作には，インサイドキック・インステップキック・インフロントキック・アウトサイドキックなどさまざまな方法がある．これらは股関節によってコントロールされることが多いことから股関節周囲の筋に負荷がかかり，それに伴って股関節周囲の疼痛も引き起こしやすい．インサイドキックでは，股関節外転・外旋位をとることから股関節内転筋への負荷が大きくなる．インステップキックでは前述のように股関節屈筋群や股関節内転筋群への負荷が大きくなる．インフロントキックも同様である[33]．

III 競技復帰に向けた姿勢制御能力を改善するための運動療法

外傷や機能損傷，時には疾病からの回復と復帰は，メディカルリハビリテーションからアスレチックリハビリテーションの流れで段階的に進められていくが，この流れのなかでコンディショニングは常に配慮されなければならない．いかなる段階であっても，常に良好な健康状態を保ち，練習や試合に復帰するときには高いパフォーマンスが達成でき，それを維持できるようにすることが最大の目標となる．そして，そのためには選手自身が自らのコンディションを管理できるようになることが重要であり，メディカルチェックやフィジカルチェックによって

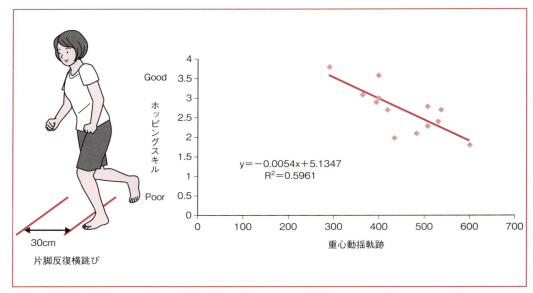

図6　片脚立位保持時中の重心動揺軌跡と片脚反復横跳びのスキル（ホッピングスキル）との相関関係
片脚保持能力と片脚跳躍能力とはある程度相関性がある．

選手の身体とコンディションを把握できるようにする必要がある．

A. 理論的根拠・エビデンス

1 片脚立位保持能力と協調性の改善

　キック動作には，軸脚での片脚立位保持能力が必要である．一般に閉眼片脚立位保持は90秒以上できることが望ましい．このためには，足関節・膝関節・股関節の周囲筋力と固有感覚機能が優れている必要がある．そして，骨盤より上位の分節では安定した姿勢保持が求められる．サッカーでは，キック動作の打撃相では視線がボールに向けられているが，その瞬間以外は，たとえボールを扱いながらでも頭頸部や両上肢・体幹の動きは自由にコントロールできることが重要である．例えば，片脚反復横跳びのように体幹を安定させた状態で敏捷で滑らかな動作（ホッピングスキル）ができる前提として，閉眼片脚立位保持能力が良好である必要がある（図6）．したがって，片脚立位保持能力を軸脚・蹴り脚を問わず両側とも安定させるトレーニングと，片脚立位のまま四肢・体幹が自由でしかも協調性のある運動を行う能力を獲得させるトレーニングが必要である．

2 脊柱・股関節の可動域と柔軟性の改善

　キック動作におけるスイング動作には股関節の可動性が大きく影響する．そして，骨盤・腰椎・胸椎への連動に伴う各関節にかかる負荷の分散を効率的にする必要がある．股関節と脊柱の可動性を良好にするためにもそれぞれの可動域練習とストレッチングが必要である．
　股関節では屈曲と伸展，内転と外転，内旋と外旋の可動域の左右差を最小限にするように筋の柔軟性を改善させていく．脊柱では腹筋群，脊柱起立筋群の柔軟性を改善し，胸椎部・肩甲帯・頸部柔軟性も改善させ，姿勢制御能力改善のための協調性トレーニングのための身体的準

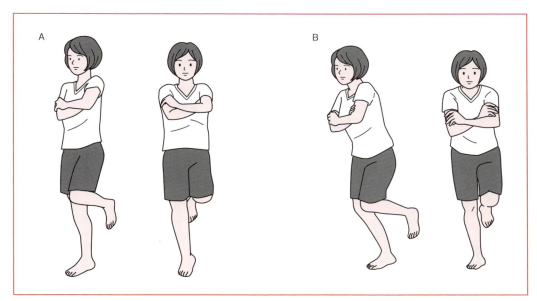

図7 片脚立位保持能力の評価と練習
A：膝伸展位，B：膝屈曲位．

備（conditioning）をする．

3 下肢・体幹の筋力改善

　キック動作には，下肢，および体幹の滑らかなスイング動作が必要である．柔軟性・協調性・巧緻性とともにスイングという運動負荷に対する抵抗性，すなわち筋力・瞬発力も十分獲得しておく必要がある．スイング運動は股関節を中心軸とした遠心運動であるので，固定部である胸郭・腰部・骨盤の固定筋力，膝関節伸展・足関節底屈の固定筋力，膝関節屈伸・股関節屈伸の動的筋力を改善するためのトレーニングが必要である．体幹については，ローカルマッスル（主に脊柱に付着する深層筋群）とグローバルマッスル（主に腹部周囲から背部までを覆う表層筋群）[34,35]を機能的に働かせて，キック動作中の下肢の運動中でも安定した体幹を維持できるようにすることが重要である．

　最終的には，動作の巧緻性や協調性を損ねないように各筋群の筋力バランスに配慮が必要である．

B. 基本的な方法・手順

①閉眼片脚立位保持の観察（図7）．
・キック動作の軸脚で片脚立位保持を評価する．
・時間的要素だけでなく，足部・足関節での過剰な微細運動がないかどうか，股関節・骨盤・上体の安定性が損なわれていないかどうかを観察する．
・膝関節軽度屈曲位と伸展位とを比較することによって，足部・足関節・膝関節・股関節・体幹の各部位での筋による姿勢制御の良否を判定し，それぞれに対して促通・抑制すべき筋肉を同定していく．

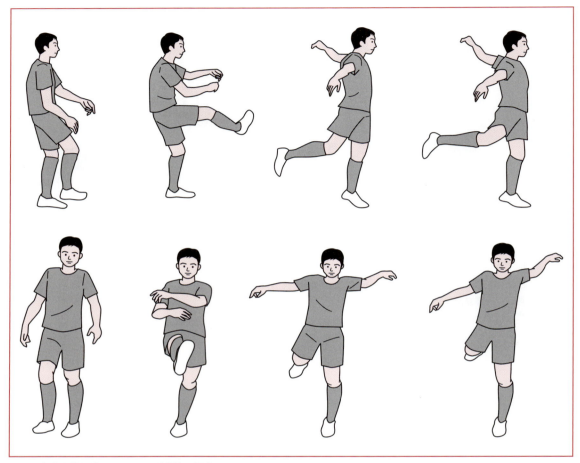

図8 片脚立位保持でのスイング動作の観察
全体的なダイナミックアライメントの特徴の把握，体幹の安定性，両上肢と下肢の協調的運動，股関節運動の特徴，支持脚の支持性・安定性を確認する．

②片脚立位保持でのスイング動作の観察（図8）．
- キック動作の軸脚で片脚立位保持したまま，蹴り脚でのスイング動作を上肢の協調的な動作とともに観察する．
- 軸脚が安定しているかどうか，蹴り脚の股関節を中心とした運動に伴って骨盤・脊柱の運動連鎖は良好かどうかを判定する．
- 上体の不良姿勢，股関節の運動方向の偏り，骨盤・脊柱の運動連鎖で好ましくない運動に対して原因となる筋の促通や抑制，ストレッチングや筋力トレーニングをする．

③脊柱・股関節の可動域練習とそれぞれの関節周囲筋のストレッチングをする．
- ①，②の評価に基づいて，必要な筋肉のストレッチングをしていく．
- キック動作の蹴り脚のバックスイングにおいて，股関節の伸展時に過度の腰椎前弯と骨盤前傾を伴わないように腸腰筋・大腿筋膜腸筋・大腿直筋・縫工筋・股関節内転筋群と外転筋群のストレッチングをする．

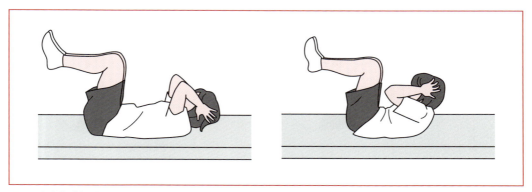

図9　上腹部腹筋群の緊張を高めるための腹筋練習

・キック動作の蹴り脚の前方へのスイングにおいて，股関節の屈曲時に過度の骨盤後傾を伴わないように大殿筋・ハムストリングス・外旋六筋・股関節内転筋群と外転筋群のストレッチングをする．
・キック動作中，骨盤・体幹の回旋運動の左右非対称性が生じるので，それに伴う姿勢の偏りを是正するように股関節の内外旋・脊柱の内外旋と側屈のモビライゼーションと関節可動域運動をする．
・上記の筋のストレッチングと関節可動域練習の後に，再度片脚立位バランス練習をし，姿勢保持が不安定な場合には必要な筋の活動を促したり，不必要な筋活動を抑制したりして安定性を向上させていく．

④体幹のローカルマッスルとグローバルマッスルの活動を促す．

・ローカルマッスルである腹横筋の収縮を促す．椅子に座り，腹部が大腿につくまで体幹を前屈する．下腹部が大腿から離れるまで，腹部を引き締める（臍を脊柱に押しつけるようなイメージである）．力を入れたまま10秒間保持し，習熟できるまでこれを繰り返す．
・ローカルマッスルである多裂筋の収縮を促す．座位で腹式呼吸の練習をする．呼気のときに腹部を凹ませるように意識して練習していく．腰椎の棘突起の両側を母指と示指で押さえる．腹部を引き締める（臍を脊柱に押しつけるようなイメージである）．脊柱を真っすぐにしたまま，体幹を約15°前傾する．母指と示指を押し返すように多裂筋を収縮させる．力を入れたまま10秒間保持し，習熟できるまでこれを繰り返す．
・グローバルマッスルとして腹筋群の収縮を促す．仰臥位で体幹前屈をする際に，まず上部体幹と下部体幹との境界で屈曲するように上腹部の腹筋群の収縮を促す（図9）．次に骨盤の前傾を伴って体幹と骨盤との境界で屈曲するように下腹部の腹筋群の収縮を促す（図10）．
・ローカルマッスルとグローバルマッスルの協調的活動を促す（図11～15）．

⑤安定した体幹を維持させながら片脚立位バランス能力を再評価する．

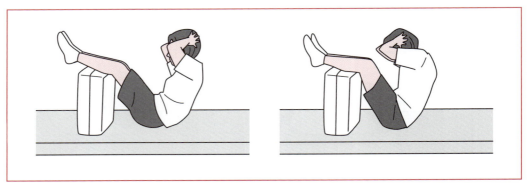

図10 下腹部腹筋群の緊張を高めるための腹筋練習

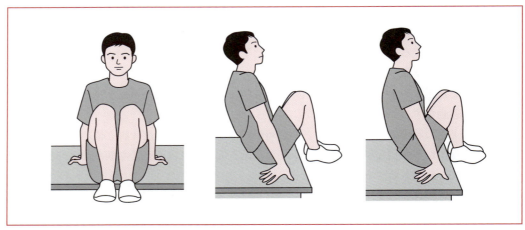

図11 骨盤前傾位を保持したままの腸腰筋練習

IV 損傷を予防するための姿勢制御能力の獲得

A. 理論的根拠・エビデンス

1 足関節の捻挫

　スポーツによる足関節捻挫のリスクファクターとして個人特有の身体要因が数多く報告されている．それらは，固有感覚や筋感覚[36]，足関節背屈可動域[37]，足関節の捻挫の既往や不安定性，足部の形状や回内運動，足部・足関節周囲筋の神経筋反応と筋力，および足部・足関節周囲筋の主動筋と拮抗筋との筋力比率や左右下肢筋力の対称性[38]などである．それゆえ足部・足関節周囲が着目されている．

　足関節の捻挫を予防するためには，下腿・足部周囲筋群の神経筋反応の促通や筋力増強，固有感覚やバランス能力の向上，テーピングや補装具の使用が勧められている．しかし，これら

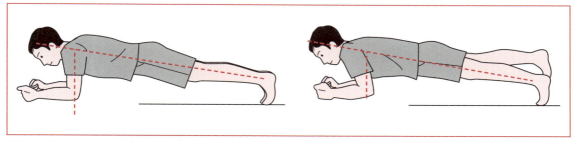

図12 プローンブリッジ（local muscleとglobal muscleの協調的活動を促す）
①肘と前腕・両足つま先の4点で身体を支持する．
②頭・股関節・膝・足を一直線にする．
③肘が肩の下に位置するようにする．
　※腰が反ったり，背中を丸めないようにする．
　※腹横筋を意識してお腹をしっかりと凹ませる．
　※20～30秒×3セット．
上記①～③が安定してできるようになったら次の④を追加する．
④左右交互に足を上げる（上で2秒静止する）．
　※上げた足がぐらついたり，骨盤が傾かないようにする．
　※40～60秒×3セット．

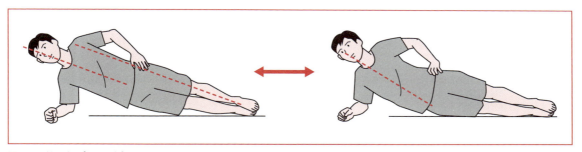

図13 サイドブリッジ（local muscleとglobal muscleの協調的活動を促す）
①肘と前腕・足の外側の2点支持で身体を支える．
②骨盤を下げた位置から，上の肩と上の骨盤と足が真っすぐになる高さまで骨盤を上げる．
③両脚は揃えたまま，骨盤を上下に動かす．
　※頭と上半身は真っすぐにする．
　※肩・骨盤が前後に傾かないように注意する．
　※20～30秒×3セット（左右）．

の効果は足関節の機能やバランス能力が向上する点では効果的とされているが，足関節の捻挫の受傷予防という点では効果が認められていないのが現状である[37, 39, 40]．姿勢制御能力の改善は，足関節周囲だけでなく，膝関節・股関節・体幹も含めて安定性と協調性の改善とそれに必要な筋・関節の柔軟性と筋力の獲得，それらの左右非対称性の縮小化への改善を伴う必要がある．

2 大腿直筋や股関節内転筋の肉離れ

　大腿直筋や股関節内転筋の肉離れを予防するためには，まず，筋の柔軟性を獲得することが重要である．ストレッチングでは静的ストレッチングを行う．さらに，ストレッチングだけでは予防はできないので，キック動作に必要な筋力も兼ね備えていることと体幹筋群と下肢筋群

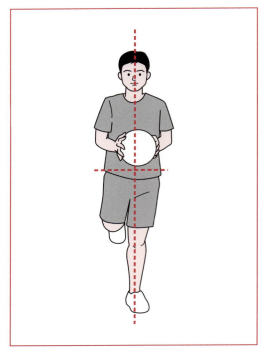

図14 片脚立位バランス（local muscleとglobal muscleの協調的活動を促す）
①片脚で立ち，両手でボールを保持する．
②軸脚の股・膝は軽く曲げておく．
※頭と足を結んだ線が床に対して垂直になるように．
※膝が内に入らないようにする．
※骨盤を水平に保つ．
※30秒×2セット（左右）．

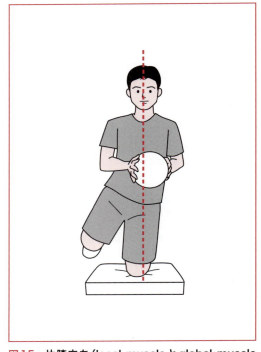

図15 片膝立ち（local muscleとglobal muscleの協調的活動を促す）
①片膝で立ち，両手でボールを保持する．
②上半身・股関節・膝関節を真っすぐ伸ばす．
※頭と膝を結んだ線が床に対して垂直になるように．
※腰が下がったり，軸足に乗り過ぎない．
※30秒×2セット（左右）．

との量的バランスも良好にする必要がある．特に体幹筋群が強すぎて，下肢筋群が弱いとたとえ筋の柔軟性が良好でも筋が蹴り脚のスイングによる遠心力に耐えられないからである．また，股関節内転筋群は，キック動作以外にサイドステップの多用で遠心性収縮能力を必要とされるので，このような負荷にも耐えるべき筋力，特に遠心性収縮筋力を高めておくことが重要である．

3 腰痛

キック動作に伴う腰痛は，同じ下肢でのキック動作の反復が誘因となる．それに耐えうる下肢・体幹の筋力と柔軟性，姿勢保持能力が必要である．特に二関節筋である大腿直筋・大腿筋膜腸筋，縫工筋と股関節内転筋群の筋力と柔軟性は重要である．

4 鼠径部痛

これに関しては，股関節内転筋群の筋力と柔軟性の獲得，および両脚閉脚位での不安定板上でのバランス保持能力の獲得が効果的とされているが，いまだ十分な成果が得られていないのが現状である．サッカーではさまざまなキック動作を行うなかで，おそらくキック動作に伴う回旋運動の制御能力が重要ではないかと考えている．つまり，股関節の内外旋，体幹の回旋，下腿の回旋の可動域の内外・左右の偏りやそれらの運動を制御する筋力のアンバランスが影響

していると思われる．したがって，これらの可動域練習と筋のストレッチングとそれらを制御している筋力トレーニングをバランスよく行う必要がある．また，股関節の内外旋可動域に関しては個人差も大きく，左右差も生じやすく，筋性の制限でないこともあるので，股関節回旋可動域が小さい場合にはキック動作や方向転換動作時の回旋運動は複数の関節の協調的な活動で実践していく必要がある．一方，過可動性の場合は筋力による制御と関節位置に対する身体重心位置の制御（姿勢制御）に対する筋力トレーニングとの協調的トレーニングが必要である．

B. 基本的な方法・手順

　Ⅲで述べた内容を実施するなかで，各損傷と機能不全の発生要因をまず解決し，それらがキック動作に影響していないか観察を通して分析して対処していく．主に以下の手順で実施していく．

- 局所の筋のストレッチング．
- バランストレーニングと協調性トレーニング．
- 体幹・股関節周囲の筋力トレーニング．
- トレーニング後のキック動作の確認と修正のための再トレーニング．

文　献

1) Bangsbo J：The physiology of soccer—with special reference to intense intermittent exercise. Acta Physiol Scand Suppl 619：1-155, 1994
2) Donald TK：Physiology of Soccer. Exercise and Sport Science, Lippincott Williams & Wilkins, Philadelphia, 875-884, 2000
3) Ellicott BC, et al：Development of the punt kick：a cinematographical analysis. J Hum Mov Stud 6：142-150, 1980
4) Lohnes JH, et al：Soccer. Sports injuries：mechanisms, prevention, treatment, 2nd ed, Williams & Wilkins, Baltimore, 603-624, 1994
5) Asai T, et al：Biomechanical analysis of instep kick in soccer (Abstract). Proceedings of Japanese Physical Education, 139, 1980
6) Isokawa M, et al：A biomechanical analysis of the instep kick motion in soccer. Science and football, E & FN Spon, New York, 449-455, 1988
7) Kaufman DA, et al：Kinematical analysis of conventional-style and soccer style place kicking in football (Abstract). Med Sci Sports Exerc 7：77-78, 1975
8) Plagenhoff S：Patterns of human motion：a cinematographic analysis. Eaglewood Cliffs, Prentice-Hall, New Jersey, 1971
9) Olson JR, et al：Anatomic and biomechanical analysis of the soccer style free kick. Nat Strength Cond Assoc J 7：50-53, 1985
10) Hay JG：The biomechanics of sports techniques, 4th ed, Beujamin Cummings, San Francisco, 1993
11) Dos Anjos LA, et al：Ground reaction forces during soccer kicks performed by skilled and unskilled subjects (Abstract). Rev Bras Cienias Esporto 8：129-133, 1986
12) Rodano R, et al：Three-dimensional analysis of instep kick in professional soccer players. Science and football Ⅱ. E & FN Spon, New York, 357-361, 1993
13) Barfield WR：Effects of selected kinematic and kinetic variables on instep kicking with dominant and nondominant limbs. J Hum Mov Stud 29：251-272, 1995
14) Robertson DGE, et al：Work and power of the leg muscles in soccer kicking. Biomechanics IX-B, Human Kinetics, Champaign, 533-538, 1985
15) Gainor BJ, et al：The kick：biomechanics and collision injury. Am J Sports Med 6：185-193, 1978
16) Roberts EM, et al：Mechanical analysis of kicking. Biomechanics Ⅰ. University Park Press, Baltimore, 315-319, 1968
17) Lindbeck L：Impulse and moment impulse in the leg joints by impact from kicking. J Biomech Eng 105：108-111, 1983

18) Asami T, et al：Analysis of powerful ball kicking. Biomechanics Ⅷ-B, Human Kinetics, Champaign, 695-700, 1983
19) Tsaousidis N, et al：Two types of ball-effector interaction and their relative contribution to soccer kicking. Hum Mov Sci 15：861-876, 1996
20) Agel J, et al：Descriptive epidemiology of collegiate men's soccer injuries：National Collegiate Athletic Association Injury Surveillance System, 1988-1989 through 2002-2003. J Athl Train 42：270-277, 2007
21) Yard EE, et al：The epidemiology of United States high school soccer injuries, 2005-2007. Am J Sports Med 36：1930-1937, 2008
22) 関　純ほか：外傷傷害の発生頻度—トップレベル（J）．選手と指導者のためのサッカー医学，金原出版，東京，109-119，2005
23) Hoff GL, et al：Outdoor and indoor soccer：injuries among youth players. Am J Sports Med 14：231-233, 1986
24) Arnason A, et al：Risk factors for injuries in football. Am J Sports Med 32：5S-16S, 2004
25) Ostenberg A, et al：Injury risk factors in female European football. A prospective study of 123 players during one season. Scand J Med Sci Sports 10：279-285, 2000
26) Söderman K, et al：Risk factors for leg injuries in female soccer players：a prospective investigation during one out-door season. Knee Surg Sports Traumatol Arthrosc 9：313-321, 2000
27) Askling C, et al：Hamstring injury occurrence in elite soccer players after preseason strength training with eccentric overload. Scand J Med Sci Sports 13：244-250, 2003
28) Knapik JJ, et al：Preseason strength and flexibility imbalances associated with athletic injuries in female collegiate athletes. Am J Sports Med 19：76-81, 1991
29) Hägglund M, et al：Previous injury as a risk factor for injury in elite football：a prospective study over two consecutive seasons. Br J Sports Med 40：767-772, 2006
30) Surve I, et al：A fivefold reduction in the incidence of recurrent ankle sprains in soccer players using the Sport-Stirrup orthosis. Am J Sports Med 22：601-606, 1994
31) Tropp H, et al：Prevention of ankle sprains. Am J Sports Med 13：259-262, 1985
32) 瀧口耕平ほか：高校男子サッカーにおける足関節捻挫の受傷状況と受傷動作の特徴．J Athlet Rehabil 11：21-25, 2014
33) 松田直樹ほか：サッカー．スポーツ理学療法学—競技動作と治療アプローチ，メジカルビュー社，東京，140-158，2014
34) Janda V：Muscles as a pathogenic factor in back pain. In：Proceedings of I.F.O.M.T. conference, New Zealand, 1980
35) Janda V, et al：Muscles and motor control in low back pain：assessment and management. Physical therapy of the low back. Churchill Livingstone, New York, 253-278, 1987
36) Witchalls J, et al：Ankle instability effects on joint position sense when stepping across the active movement extent discrimination apparatus. J Athl Train 47：627-634, 2012
37) Kerkhoffs GM, et al：Diagnosis, treatment and prevention of ankle sprains：an evidence-based clinical guideline. Br J Sports Med 46：854-860, 2012
38) Fousekis K, et al：Intrinsic risk factors of noncontact ankle sprains in soccer：a prospective study on 100 professional players. Am J Sports Med 40：1842-1850, 2012
39) Raymond J, et al：The effect of ankle taping or bracing on proprioception in functional ankle instability：a systematic review and meta-analysis. J Sci Med Sport 15：386-392, 2012
40) Ambegaonkar JP, et al：Ankle stabilizers affect agility but not vertical jump or dynamic balance performance. Foot Ankle Spec 4：354-360, 2011

5 走競技

伊藤 浩充

I 競技に特有な姿勢とその制御

A. 走動作

　走競技には，短距離走，中距離走，長距離走（マラソンも含む），およびハードル走などがあり[1]（図1），ある一定の移動距離に要する時間を競う．すなわち，身体重心の前方移動の速度を競うことになる．

　走における脚動作は周期的に繰り返される．左右の下肢は交互に地面につき，地面についた瞬間から上半身の下で下方向および後方向に下肢は運動する．そして，地面を離れると上半身の後ろにある足部を前方へ移動させる．このような周期的な運動は，大きく立脚相と遊脚相に分けられ，歩行動作のような両脚支持相がない（図2）．そして，立脚相は支持相と推進相に分けられ，遊脚相は回復相ともいう．支持相，推進相，回復相は以下のように定義されている．

- 支持相：足部が接地してから，上半身の身体重心が着地した足部の上を通過した時点まで．
- 推進相：支持局面の終わりから，接地した足部が地面から離れる時点まで．
- 回復相：足部が地面から離れた時点から，足部が次の着地へと前方に運ばれて足部が地面に接地するまでの時点．

B. 走行中の身体重心軌跡

　走では，身体重心の前方移動を進めつつ，いかに身体重心の上下変動，左右変動を少なくし，滑らかな身体重心軌跡を描くように前進することができるかが重要となる[2]．一般的に走速度が増加すると身体重心の上下動は小さくなる[2〜4]（図3）．

　走のなかで最もゆっくり走るジョギングを例に身体重心の軌跡を示すと図4のようになる．ジョギングの床反力垂直成分をみると立脚相で1峰性を示し，身体重心の上下動は，立脚相の初期（支持相）と終期（推進相）で最高点となる2峰性を呈している．支持相である立脚相の前半は足部接地開始から身体重心が最下点に達するまでの相，推進相である立脚相の後半は身体重心が最高点に達するまでの相であり，その次の回復相（遊脚相）に移ると身体重心が再び最下点に達するまでの相（回復相前半），そして最後の最高点までに達する相（回復相後半）に分けることができる．

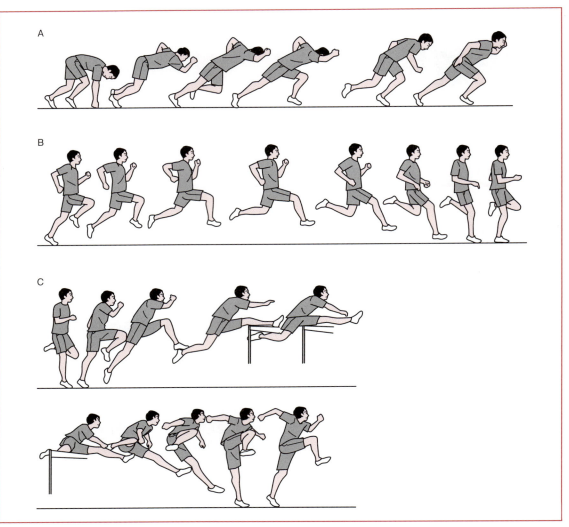

図1　走競技：短距離走（A），中・長距離走（B），ハードル走（C）
（文献1）より引用改変）

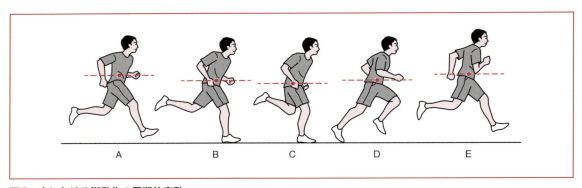

図2　走における脚動作の周期的変動
B，C，Dの右下肢は立脚相，A〜Eの左下肢は回復相．
（文献1）より引用改変）

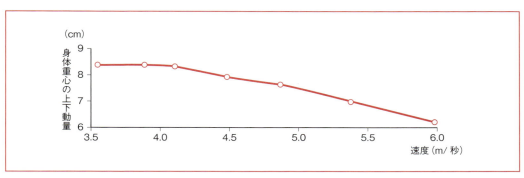

図3 走速度と身体重心の上下動量との関係
(文献2) より引用改変)

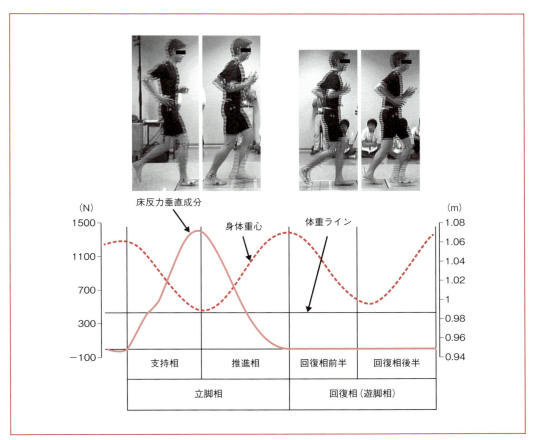

図4 ジョギング中の床反力垂直成分と身体重心

C. 走行中の関節運動と関節モーメントおよび関節パワー

　ジョギング中の股関節，膝関節，足関節の運動を矢状面で分析すると図5のような関節運動がみられる．

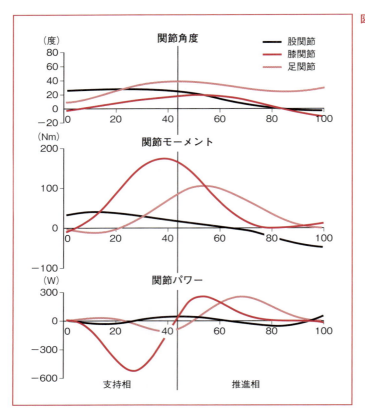

図5 立脚相における各関節の角度とモーメントとパワーの変化

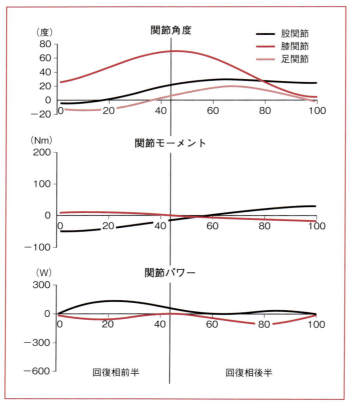

図6 回復相(遊脚相)における各関節の角度とモーメントとパワーの変化

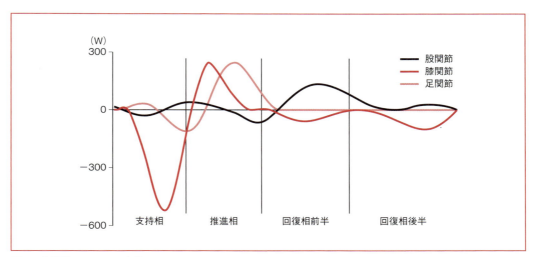

図7　各関節のパワーの変動

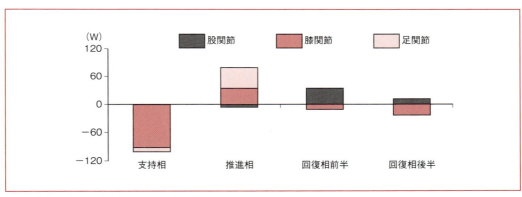

図8　各相における各関節パワーの積分値

1 立脚相（図5）

　支持相では，股関節・膝関節・足関節の順に下肢は屈曲運動を呈し，そのときに発生する関節モーメントも股関節・膝関節・足関節の順に伸展モーメントの上昇がみられる．そして，関節パワーも同様の順に負のパワー（衝撃を吸収する緩衝作用）が発揮され，特に膝関節伸展筋群の遠心性収縮による作用が大きく貢献していることになる．

　推進相では，各関節は伸展運動へと転換し，股関節・膝関節・足関節の順に伸展モーメントが減少している．関節パワーをみると，同様の順にこの相の前半で正のパワーが増大し，後半になるとそのパワーは減少している．ここでは，膝関節伸展筋群と足関節底屈筋群の求心性収縮による作用が大きく貢献していることになる．

2 回復相（遊脚相）（図6）

　回復相前半では，下肢は屈曲運動をしているが各関節モーメントはわずかであり，股関節の屈曲モーメントが主に貢献している．また，関節パワーも股関節における正のパワー（推進

力）が主となっている．ここでは，股関節屈筋群の求心性収縮による作用が主に貢献していることになる．

回復相後半では，各関節は伸展運動へと転換しているが，関節モーメントの変化は小さく，また，関節パワーをみると，この相の後半に膝関節の負のパワーがわずかにみられている．ここでは，膝関節屈筋群の遠心性収縮による作用が主に貢献していることになる．

■3 立脚相と回復相（遊脚相）における関節間でのパワーの伝達（図7, 8）

ジョギング中の支持相から回復相へと各関節のパワーの流れをみると，支持相と推進相では，股関節・膝関節・足関節の順にパワーのピーク値の伝達がなされているように捉えることができ，支持相では負のパワーが，推進相では正のパワーの伝達が3つの関節の間で順次発生している（図7）．すなわち，支持相は制動のパワー，推進相では推進のためのパワーが各関節において産出されている（図7, 8）．

一方，回復相では，股関節と膝関節が正負の全く相反するパワーを生じている（図7, 8）．股関節での正のパワーは股関節屈曲運動における屈筋群の求心性収縮によるものであり，膝関節のパワーの絶対値より大きい．回復相後半になると膝関節の負のパワーの絶対値が股関節の正のパワーより大きく生じている．すなわち，回復相前半は股関節で推進のパワーが，回復相後半では膝関節で制動のパワーが優位になっている（図7, 8）．

D. 走行中の下肢筋群の活動

走行中の下肢の筋活動を図9に示す．

前脛骨筋は回復相の続きから足部接地へと持続的に活動を示し，支持相では腓腹筋との同時収縮がみられる．そのまま支持相から回復相に移行するとともに前脛骨筋の活動は増加するが腓腹筋の活動は少なくなる．大腿二頭筋と大殿筋の活動は足部接地までの回復相後半に大きく，股関節の屈曲と膝関節の伸展運動時に活動をしている．

足部接地から始まる支持相で主たる活動を示しているのは，大殿筋，大腿直筋，外側広筋，腓腹筋である．推進相に備えて腓腹筋は支持相から活動を高め，足関節底屈運動を引き起こして足部離地まで活動し続ける．大腿二頭筋も推進相で活動を高めている．

回復相で活動している大腿直筋は，股関節の屈曲と膝関節の伸展を引き起こす．

走速度の増加に伴って，これらの筋活動は高まるが，運動時間が短縮するため活動時間も短くなる[5,6]．

E. 走行中の姿勢と姿勢制御

走行中，上半身は体幹を前傾させ，回旋させながら前進している．走速度が6 m/秒以上の場合，体幹の前傾角度は4〜7°となるが，足部接地直後はいったん12〜13°まで大きく傾斜した後，足部離地までに前傾角度は減少していく[7]（図10）．回旋については，左下肢が回復相になると骨盤は右方向に回旋し，右下肢が回復相に移行すると左方向に回旋する．左右の上肢は，この骨盤の回旋運動と反対の運動を肩甲帯（上部体幹）に伴って交互運動をする．この上肢の運動は下肢の交互運動に伴う骨盤の回旋運動に対するバランスをとるための運動である．

一般に姿勢の安定化には，支持基底と重心との関係によって定められる．重心が支持基底の

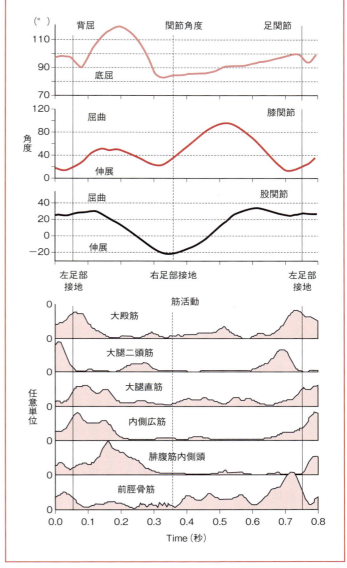

図9 走行中の矢状面における下肢の関節角度と筋活動量の変化
（文献2）より引用改変）

真上に近いところにあり，かつ，低い位置ほど姿勢は安定する．一方，支持基底が狭く，重心が高いほど姿勢は不安定になる．走の場合，支持相で狭い足部の支持基底上の空間に身体重心が一瞬通過するが，推進相でそのまま支持基底上の空間から身体重心を前方へ外すことによって加速度を生じて加速していく．つまり，身体を不安定な状態にして速く移動することになる．速く移動できても新たな支持基底上の空間に身体重心を移動させることができなければ，身体は非常に不安定なままとなり場合によっては転倒することにもなりかねない．身体重心の移動とともに支持基底も素早く移動させる必要がある．

このように身体重心を滑らかに，速く移動させるためには，体幹を安定させるように姿勢制御し，その上半身の重心を両下肢の支持基底の移動とともに前方へ運ぶことが求められる．

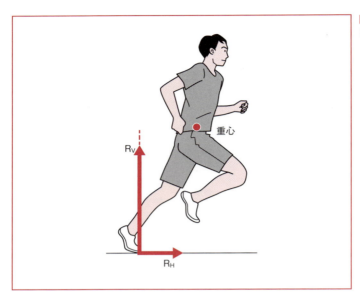

図10　走行中の体幹前傾と地反力
(文献1)より引用改変)

1 短距離走

　短距離走では，スタートからゴールするまでの間に姿勢が変化する．特に前半での姿勢変化が特徴的である（図11）．そして，いかに速く走るかが重要である．

　支持相では，足部が接地している間，上半身の身体重心は重力によって下降方向に移動する．それを制動するように下肢の抗重力伸展筋を活動させ，接地した下肢の屈曲運動によって上半身の身体重心の下降移動を最小限に抑える．そして，接地していた足部が後方へ流れるように移動するとともに上半身の身体重心は前方へ移動し，支持基底の空間から前方へ外れて不安定な局面になる．

　推進相では，下肢の伸展運動によって地面反力を利用して上半身の身体重心は上方・前方へと運び出されていく．このときの下肢の伸展筋力が走速度と相関するとされている[8,9]．また，この下肢の伸展筋力は，下肢の伸展角度を増せば次の回復相におけるストライドの長さを伸ばすことができるが，これを強調させすぎると速度の上昇は得られない．速度の上昇のためには，むしろ下肢の伸展筋力をできるだけ短い時間で発揮させて，素早く次の回復相に移行するほうが効率的な速度上昇につながることになる．

　回復相では，後方にある足部は地面から離れて上半身の身体重心よりも前方へと移動していく．足部が地面を離れる瞬間には股関節はわずかな伸展運動をした後屈曲運動に転じる．この屈曲運動の回転速度を増加させるためには，膝関節は足部が地面を離れる瞬間に素早く深く屈曲する必要がある．そして，大腿部が水平位置近くになるまで股関節が屈曲すると下腿を前方へ振り出すように膝関節を伸展し，新たな支持基底に向かって足部は接地の準備に入ることになる．

　速度を高めるには，支持相で上半身の身体重心位置を接地している足部の支持基底よりもわずかに前面に位置させること，推進相では上半身の身体重心の上下動をできるだけ低減させる

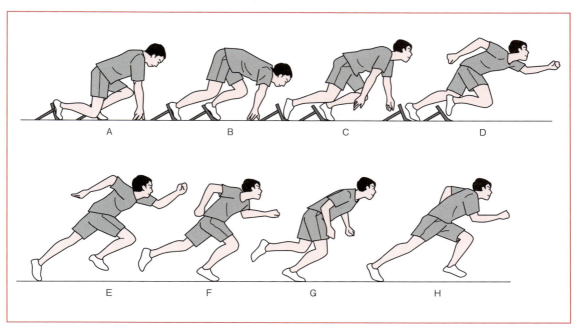

図11　短距離走のスタートからの姿勢変化

こと，回復相では下肢を振り出す際に上半身と大腿部とのなす角が小さくなるように大腿部を前上方に引き上げることが推奨されている[10〜12]．すなわち，上半身のコアである体幹をいかに前傾位にして下肢の伸展屈曲運動を素早く繰り返すかが走速度を上昇させる鍵となる．

　この体幹の前傾は，二足歩行をしているヒトにとっては，直立姿勢を崩していることになる．上半身を一剛体として安定させたままで前傾させた体幹を重力に抗するように姿勢制御する必要がある．また，曲線走（カーブ走）になると，遠心力に対応するために足部を外側に蹴り出す力を発揮する必要がある．その際，体幹を内側に傾けて安定させた状態でバランスを保持する必要がある．体幹の側方傾斜は，走行速度が大きいほど大きくなる．体幹の側方傾斜に対する姿勢制御能力も重要となる．

2 中距離走・長距離走

　短距離走に比べ走行速度が遅いため，身体重心の上下変動量も小さくなり，力学的エネルギーの消費も低減する．その反面，走行の距離と時間が長くなるので，身体にかかる反復負荷量が加重してくる．

　体幹の前傾は，加速時には一時的に増加するが，速度が安定化すると比較的垂直位付近で安定させて走行する．

II 損傷の特徴と発生のメカニズム

A. 走動作による機能損傷

走動作による機能損傷は，下肢に発生するのが大きな特徴である．代表的な症状名，損傷名，疾患名として，膝痛，シンスプリント（過労性脛骨骨膜炎，脛骨ストレス症候群），アキレス腱炎，足底腱膜炎，脛骨疲労骨折，中足骨疲労骨折，腸脛靱帯炎，膝蓋腱炎，ハムストリングス肉離れ，股関節内転筋肉離れ，足関節外側靱帯損傷が報告されている[13〜16]．これらの機能損傷は，下肢に限局して発症する．下肢は地面からの反力を体幹に伝達する役目があるため，身体重心の制御が効率よくできないと下肢への局所的な負荷が加重して上記のような機能損傷を併発させてしまうことになる．

B. ランニングによる機能損傷の発生メカニズム

1 膝痛

膝痛は最も頻度の高いランニングによる機能損傷であり[14,17]，膝蓋軟骨軟化症や膝蓋骨の関節面の疼痛が多い．この機能損傷は，後足部の回内運動に伴う脛骨の内旋を介して膝蓋骨が相対的に外側へと牽引されることによって生じると考えられている[13]．しかし，足部の回内や膝関節のQ角，脛骨の捻転の程度と膝関節痛とは関連しないとの報告[18]もあり，一定した見解には至っていない．

2 シンスプリント

シンスプリントの疼痛は，脛骨の前方や内側に発生する．この機能損傷の発生も，足部の過回内や回内運動速度が影響していると考えられている[19〜21]．

3 アキレス腱炎と足底腱膜炎

アキレス腱炎も足底腱膜炎も足部の過回内運動によって引き起こされやすい[22]．また，距骨下関節や前足部の内反位とアキレス腱炎とは関連しているという報告もある[22]．足底腱膜炎は，扁平足にも凹足にも発症しやすく，それらはアキレス腱の硬さや足関節底屈角度の大きさと関連しているという報告もある[21,23]．

4 疲労骨折

疲労骨折は，骨が地面からの反力，筋の収縮力，および骨・関節の特異的な肢位の影響の下に頻回な負荷を受けることによって発症する．ハイアーチな足部は疲労骨折と関連し，大腿骨や脛骨の疲労骨折が発症しやすい[24,25]．また，扁平足の場合は，中足骨の疲労骨折と関連しているという報告もある[25]．

5 ハムストリングス肉離れ

ハムストリングス肉離れは，短距離走（スプリント走）のように速い速度で発生しやすい[26]．ハムストリングス肉離れは，回復相の後半で発生すると考えられている．これは，回復相の後半における股関節屈曲・膝関節伸展運動の同時運動中のハムストリングス遠心性収縮から，その直後において即座に股関節伸展運動・膝関節屈曲運動に転じる求心性収縮へと変わるために発生すると考えられている[26]．その他の考えうるさまざまな因子について検討はされているが明らかな発生因子は特定されていない．

III 競技復帰に向けた姿勢制御能力を改善するための運動療法

A. 理論的根拠・エビデンス

　走動作では上半身の身体重心の上下・左右の変動量をいかに少なくして，速く前進することが重要となる．そのためには，まず体幹を前傾位で安定させる必要がある．曲線走の場合には側方傾斜位でも安定できることが必要である．そして，体幹を安定させて下肢の伸展力と左右の協調した交互運動による効率的な走運動を再獲得することがパフォーマンスの向上につながる．

1 体幹の安定した前傾保持

　骨盤と胸郭との間での前後方向の安定性には，腹部の筋と脊柱起立筋の筋活動による前後方向においてバランスのとれた作用が重要である．

　腹直筋，腹横筋，内腹斜筋，および外腹斜筋は腹部の前面から腹圧を高め，体幹を屈曲させるだけでなく，脊柱を前方から支持し，左右への体幹の回旋・側屈運動を制御し，骨盤の前後傾斜・側方傾斜の制御にも働く[27〜29]．体幹の Local muscle（主に脊柱に付着する深層筋群）と Global muscle（主に腹部周囲から背部までを覆う表層筋群）[30,31] を機能的に働かせて，走行中でも安定した体幹を維持できるようにすることが重要である．

2 骨盤に連動する股関節の可動域と下肢の筋活動の改善

　体幹を安定させて前方へ推進するのが下肢の交互運動である．そのためには骨盤傾斜を制御する股関節周囲の筋肉群の協同した収縮と作用が重要となる．

　走行中の回復相における股関節屈曲時に骨盤の過剰な後傾や側方傾斜を伴わないように短縮した筋の伸張性を高め，前後・内外の筋緊張のバランスを調整し，骨盤の過剰な動きを伴わない股関節の可動域を改善する必要がある．そして，体幹の効果的な接地力（推進力）の伝達ができるように足部の動的アライメントを改善する．

B. 基本的な方法・手順

①股関節周囲の筋のうち骨盤傾斜の偏りに影響する筋のストレッチをする．
- 走行中の股関節の屈曲時に骨盤の過度な後傾を伴わないように大殿筋・深層外旋六筋・大内転筋・長内転筋のストレッチと股関節屈曲のモビライゼーション（mobilization）および関節可動域運動．
- 走行中の股関節の伸展時に過度の骨盤前傾を伴わないように腸腰筋，大腿筋膜腸筋，大腿直筋，および縫工筋のストレッチと股関節伸展の mobilization と関節可動域運動．
- 走行中の股関節の過度な内転や内旋を伴わないよう股関節内転筋群のストレッチと股関節外転の mobilization と関節可動域運動．
- 走行中の股関節の過度な外旋を伴わないように大殿筋・外旋六筋のストレッチと股関節内旋の mobilization および関節可動域運動．
- 上記の筋のストレッチと関節可動域練習後には動的アライメントをコントロールできるように各筋の活動を促し，不十分な動きに対しては筋力トレーニングを実施し，即時効

果を判定するためにランニングフォームやパフォーマンスを確認する．
②体幹の Local muscle と Global muscle の活動を促す．
- Local muscle である腹横筋の収縮を促す．椅子に座り，腹部が大腿につくまで体幹を前屈する．下腹部が大腿から離れるまで，腹部を引き締める（臍を脊柱に押しつけるようなイメージでする）．力を入れたまま 10 秒間保持し，習熟できるまでこれを繰り返す．
- Local muscle である多裂筋の収縮を促す．座位で腹式呼吸の練習をする．呼気のときに腹部を凹ませるように意識して練習していく．腰椎の棘突起の両側を母指と示指で押さえる．腹部を引き締める（臍を脊柱に押しつけるようなイメージでする）．脊柱を真っすぐにしたまま，約 15°前傾する．母指と示指を押し返すように多裂筋を収縮させる．力を入れたまま 10 秒間保持し，習熟できるまでこれを繰り返す．
- Global muscle として腹筋群の収縮を促す．仰臥位で体幹前屈をする際に，まず上部体幹と下部体幹との境界で屈曲するように上腹部の腹筋群の収縮を促す（図 12）．次に骨盤の前傾を伴って体幹と骨盤との境界で屈曲するように下腹部の腹筋群の収縮を促す（図 13）．
- Local muscle と Global muscle の協調的活動を促す（図 14〜18）．

③安定した体幹を維持させながら走行の周期に合わせた股関節の屈伸運動と立脚相での足部アライメントをコントロールした下肢の伸展運動をする（図 19）．

Ⅳ 損傷を予防するための姿勢制御能力の獲得

A．理論的根拠・エビデンス

　下肢におけるほとんどのランニング機能損傷は，支持相における下肢の衝撃干渉機能の不十分さ，および推進相における推進力の不十分さが起因している．上半身の身体重心位置と安定性は下肢への自重負荷になるので，「Ⅲ 競技復帰に向けた姿勢制御能力を改善するための運動療法」で記した体幹機能の向上とともにそれぞれの機能損傷に対する発生要因の解決をし，走行動作を改善させることが必要である．

1 膝 痛
- 多くの場合，大腿四頭筋の柔軟性不足と筋力不足を改善させる．
- そのなかでも遠心性収縮力を高めることと，内側広筋の収縮能を高めることが重要である．

2 シンスプリント
- 多くの場合，足部が回内位をとった場合に発症しやすい．足関節背屈制限や足趾中足趾節関節（metatarsophalangeal joint：MP 関節）背屈制限があると足部の回内運動を伴いやすくなるので，回内運動の制動機能を改善させる．
- アーチサポートをして，片脚バランス能力を高めるとともに，ダイナミックアライメントにおける足部の過剰な回内運動，後足部の過剰な外反運動を改善させる．

3 アキレス腱炎と足底腱膜炎
- アキレス腱に過剰な負荷がかかるのは，下腿三頭筋の筋力が不十分なだけでなく下腿後面にある足部の回外筋や足趾屈筋群の筋力不足，アーチ機能の低下が混在しているから

5 走競技 303

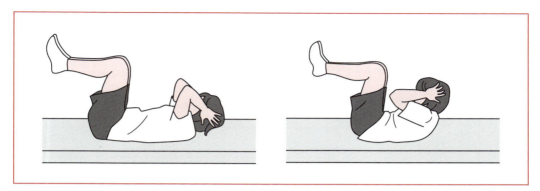

図12　上腹部腹筋群の緊張を高めるための腹筋強化運動

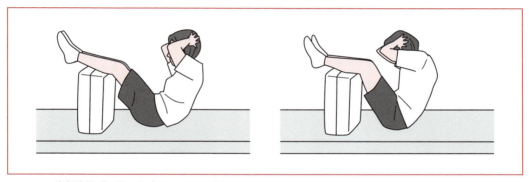

図13　下腹部腹筋群の緊張を高めるための腹筋強化運動

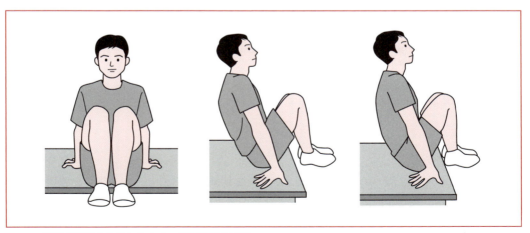

図14　骨盤前傾位を保持したままの腸腰筋強化運動

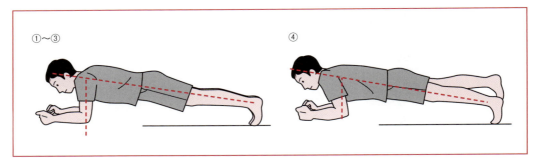

図15　プローンブリッジ：Local muscleとGlobal muscleの協調的活動を促す
①肘と前腕・両つま先の4点で身体を支持する．
②頭・股関節・膝・足を一直線にする．
③肘が肩の下に位置するようにする．
　＊腰が反ったり，背中を丸めないようにする．
　＊腹横筋を意識してお腹をしっかりと凹ませる．
　＊20〜30秒×3セット．
上記①〜③が安定してできるようになったら次の④を追加する．
④左右交互に足を上げる（上で2秒静止する）．
　＊上げた足がぐらついたり，骨盤が傾かないようにする．
　＊40〜60秒×3セット．

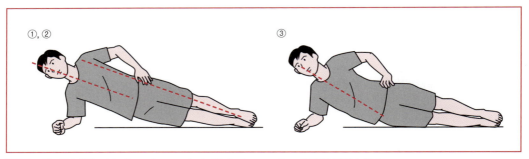

図16　サイドブリッジ：Local muscleとGlobal muscleの協調的活動を促す
①肘と前腕・足の外側の2点支持で身体を支える．
②骨盤を下げた位置から，上の肩と上の骨盤と足が真っすぐになる高さまで骨盤を上げる．
③両脚は揃えたまま，骨盤を上下に動かす．
　＊頭と上半身は真っすぐに．
　＊肩・骨盤が前後に傾かないように注意する．
　＊20〜30秒×3セット（左右）．

である．
- アキレス腱への過度な伸張ストレスを低減させること，および腱の強度を下腿三頭筋の遠心性収縮による筋力トレーニングとともに向上させることが必要である．

4 疲労骨折
足部・足関節の可動性（mobility）やアーチの機能が骨への負荷に影響する．
- 足関節の背屈制限や足趾MP関節の背屈制限があると足部の回内運動を伴い，脛骨の疲労骨折の発症リスクが高まるので，回内運動の制動機能を改善させる．
- 脚長差がある場合は，足底板や靴底で脚長を調整する．この脚長差によって生じた筋力

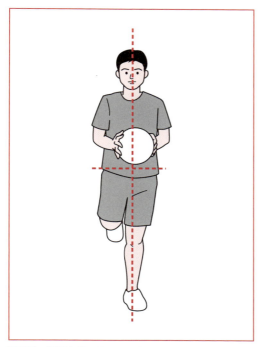 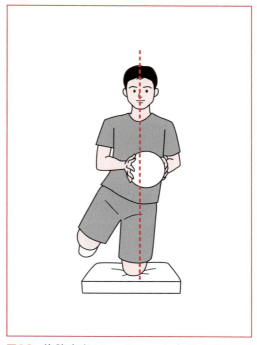

図17 片脚立位バランス：Local muscleとGlobal muscleの協調的活動を促す
①片脚で立ち，両手でボールを保持する．
②軸足の股・膝は軽くまげておく．
  *頭と足を結んだ線が床に対して垂直になるようにする．
  *膝が内に入らないようにする．
  *骨盤を水平に保つ．
  *30秒×2セット（左右）．

図18 片膝立ち：Local muscleとGlobal muscleの協調的活動を促す
①片膝で立ち，両手でボールを保持する．
②上半身・股関節・膝関節を真っすぐ伸ばす．
  *頭と膝を結んだ線が床に対して垂直になるようにする．
  *腰が下がったり，軸足に乗りすぎない．
  *30秒×2セット（左右）．

や柔軟性の左右差も調整する必要がある．

5 ハムストリングス肉離れ

選手のランニングフォームの改善が重要な意味をもつことが多く，以下の点に注目し，これらを改善させるようにアプローチしていく．

・走行中の体幹の前傾位．
・回復期前半の股関節・膝関節の連動した屈曲運動．
・足部接地時のタイミングと，そのときの足部の向きや位置．

B．基本的な方法・手順

Ⅲで述べた内容を実施するなかで，それぞれの機能損傷の発生要因をまず解決し，それらが走動作に影響していないか観察を通して分析して対処していく．主に以下の手順で実施していく．

・局所の筋のストレッチング．
・単関節運動における筋力トレーニング．
・走動作をシミュレートした下肢の複合関節運動における筋力トレーニング．

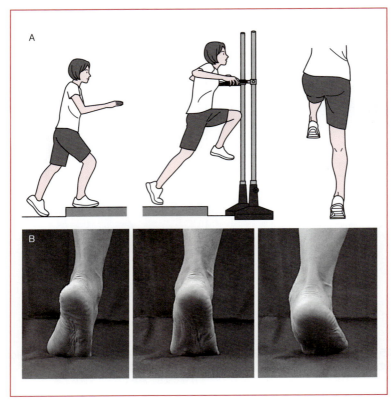

図19 推進力改善のための運動
①右下肢の脚伸展動作の連動（A）．
・床反力は身体重心に向けることを意識させる．
・左下肢の股関節屈曲は骨盤の前傾を保ち，体幹は一剛体のように安定化させる．
②右足部の動的アライメントコントロール（B）．
・足部の踏切は足部の過度な回内・回外にならず，中間位で安定して地面を押す力を発揮させる．

・トレーニング後の走動作の確認と修正のための再トレーニング．

文　献

1) Hay JG：Chapter 15. The biomechanics of sports techniques, 4th ed, Benjamin Cummings, San Francisco, 1993
2) Williams KR：The dynamics or running. Biomechanics in Sports：Performance Enhancement and Injury Prevention, Wiley-Blackwell, Hoboken, 161-183, 2000
3) Dillman CJ：Kinematic analysis of running. Exerc Sport Sci Rev 3：193-218, 1975
4) Mero A, et al：Biomechanics or sprint running. A review. Sports Med 13：376-392, 1992
5) Nilsson J, et al：Changes in leg movements and muscle activity with speed of locomotion and mode of progression in humans. Acta Physiol Scand 123：457-475, 1985
6) Mero A, et al：Force-, EMG-, and elasticity-velocity relationships at submaximal, maximal and supramaximal running speeds in sprinters. Eur J Appl Physiol Occup Physiol 55：553-561, 1986
7) Elliott BC, et al：A biomechanical evaluation of the role of fatigue in middle-distance running. Can J Appl Sports Sci 5：203-207, 1980
8) Kunz H, et al：Biomechanical analysis of sprinting：decatheletes versus champions. Br J Sports Med 15：177-181, 1981
9) Mann R, et al：Kinematic analysis of Olympic sprint performances：men's 200 meters. Int J Sports Biomech 1：151-162, 1985
10) Fenn WO：Work against gravity and work due to velocity changes in running. Am J Physiol 93：433-462, 1930
11) Deshon DE, et al：A cinematographical analysis sprint running. Res Q 451-455, 1964
12) Sinning WE, et al：Lower-limb actions while running at different velocities. Med Sci Sports 2：28-34, 1970
13) James SL, et al：Injuries to runners. Am J Sports Med 6：40-50, 1978

14) Clement DB, et al : A survey of overuse running injuries. Phys Sports Med 9 : 47-58, 1981
15) Ballas MT, et al : Common overuse running injuries : diagnosis and management. Am Fam Physician 55 : 2473-2484, 1997
16) Bennell KL, et al : Musculoskeletal injuries in track and field : incidence, distribution and risk factors. Aust J Sci Med Sport 28 : 69-75, 1996
17) Maughan RJ, et al : Incidence of training-related injuries among marathon runners. Br J Sports Med 17 : 162-165, 1983
18) Landry ME, et al : Analysis of 100 knees in high school runners. J Am Podiatr Med Assoc 75 : 382-384, 1985
19) Gehlsen GM, et al : Selected measures of angular displacement, strength, and flexibility in subjects with and without shin splints. Res Q Exerc Sport 51 : 478-485, 1980
20) Viitasalo JT, et al : Some biomechanical aspects of the foot and ankle in athletes with and without shin splints. Am J Sports Med 11 : 125-130, 1983
21) Messier SP, et al : Etiologic factors associated with selected running injuries. Med Sci Sports Exerc 20 : 501-505, 1988
22) Clement DB, et al : Achilles tendinitis and peritendinitis : etiology and treatment. Am J Sports Med 12 : 179-184, 1984
23) Warren BL : Plantar fasciitis in runners. Treatment and prevention. Sports Med 10 : 338-345, 1990
24) Giladi M, et al : The low arch, a protective factor in stress fractures : a prospective study of 295 military recruits. Orthop Rev 14 : 709-712, 1985
25) Simkin A, et al : Combined effect of foot arch structure and an orthotic device on stress fractures. Foot Ankle 10 : 25-29, 1989
26) Agre JC : Hamstring injuries. Proposed aetiological factors, prevention, and treatment. Sports Med 2 : 21-33, 1985
27) Hodges PW : Is there a role for transversus abdominis in lumbo-pelvic stability? Man Ther 4 : 74-86, 1999
28) Kendall FP, et al : Muscles : testing and function, 4th ed, Williams and Wilkins, Baltimore, 1993
29) Snijders CJ, et al : EMG recordings of abdominal and back muscles in various standing postures : validation of a biomechanical model on sacroiliac joint stability. J Electromyogr Kinesiol 8 : 205-214, 1998
30) Janda V : Muscles as a pathogenic factor in back pain. In : Proceedings. I.F.O.M.T. Conference, New Zealand, 1980
31) Jull GA, et al : Muscles and motor control in low back pain : assessment and management. Physical therapy of the low back, 2nd ed, Churchill Livingstone, London, 253-278, 1987

Ⅳ章
生涯期の姿勢制御

IV章 生涯期の姿勢制御

1 乳児の姿勢

河村 光俊

「朝には4本足，昼には2本足，夕方には3本足の生き物は何か」というギリシア神話に出てくるスフィンクスの有名ななぞなぞがある．人間が生まれてから老いていくまでの重力に影響された姿勢の変化を指しているこの話は有名である．

重力に抗して姿勢を保ち，運動するためには骨格の成熟と筋肉の成熟が不可欠であるが，生後直後にはそれらは備わっていない．生後1年間に骨，筋の成熟が進む．

筋の筋線維数は生後4か月までに最高に達し，それ以降は線維数は増加しない．そして筋力は筋細胞の肥大と筋の反復使用により強まってくる．

I 胎児の姿勢変化

胎内で胎児の四肢は屈筋緊張を増加させてくる．物理的に胎児の成長と子宮環境の制限により体を屈曲させざるを得ない．早産児では四肢はゆるやかに伸び，屈筋緊張の高まりを示さない．

胎児は出生までに多くの自発運動を行っている（図1）．この自発運動は出生後に重力の影響を受けると一時的に抑圧されたようにみえる．しかし，新生児の自発運動の繰り返しは重力に打ち勝てるようになってくる．そして発達指標として周知の機能を示してくるようになる．

四肢の筋緊張は下肢から高まりをみせる．そして在胎週の終わりに近づくにつれて上肢の筋緊張が高まってくる．早産で出生した場合，四肢の筋緊張の変化が成熟度を示す指標となる（図2）．

II 新生児

A．仰臥位姿勢の特徴

正常では四肢の屈曲優位姿勢をとる．手指を固く握りしめている状態が少なくなっているが，持続的に強く把握している状態ではない．

屈筋緊張が高いためにアームリコイル，レッグリコイル現象（図3, 4）が現れる．この跳ね返るようにもとの姿勢に戻る現象は屈筋緊張の正常な高まりを示している．

重力に逆らう姿勢の発達は生後1年で基本的な部分は達成するが，その後の運動の成熟は

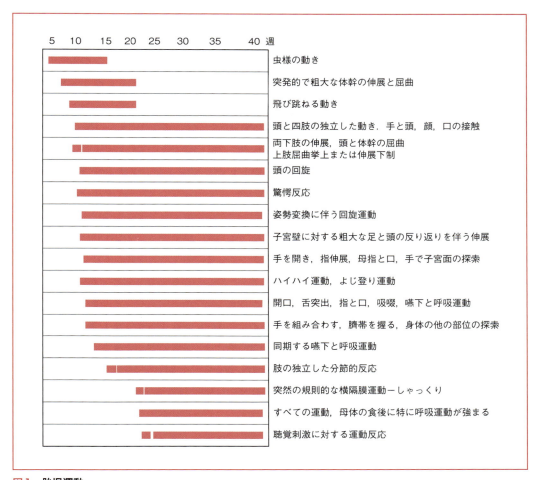

図1 胎児運動
(文献1)より引用)

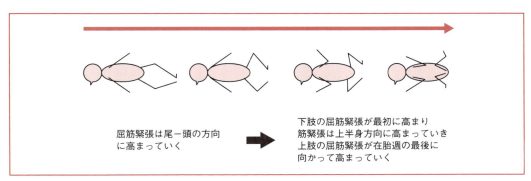

図2 成熟に伴う低出生体重児の姿勢の変化

平衡機能の成熟に大きく影響を受ける．
　仰臥位で頸をすぼめ，上肢を屈曲・内転した状態は手と口が接近し接触する機会が生じる．

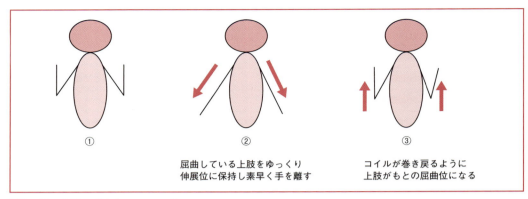

図3 アームリコイル (arm recoil)

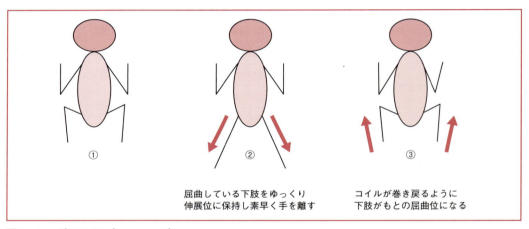

図4 レッグリコイル (reg recoil)

　口腔に存在する原始反射の一つに探索反射があり，口を手にさらに接近させてゆく．指しゃぶりは手指の分割運動のために必要であり，身体像の成熟に必要な活動といわれている．口は非常に敏感な部位で，三叉神経領域が一番早く反応する．

　新生児の肩の下制は上肢の運動の増加と頸の運動の増加によって起きる．肩の下制は頸の運動の自由度を増し，乳幼児の自分を取り巻く環境探索を増やすことにつながる．

B. 仰臥位でみられる原始反射活動

1 非対称性緊張性頸反射（asymmetrical tonic neck reflex：ATNR）

　四肢の屈筋緊張が増加した姿勢からの脱出を助けるのがATNRであり，顔面側の上下肢を伸展，後頭側の上下肢を屈曲する．仰臥位姿勢における筋緊張分布の非対称性は姿勢の不安定さをまねき，仰臥位姿勢において運動が起きやすくする．

　仰臥位における頸の運動が姿勢緊張の非対称的分布を強め，仰臥位姿勢における重心移動を引き起こす．重心移動はあらゆる運動開始の原点であり，ATNRは乳幼児の全身運動を引き

起こす重要な反射活動といえる．

2 モロー（Moro）反射

　モロー反射の存在する期間は短く，頸のすわる生後3か月までにはほとんどみられなくなる．モロー反射は頸のコントロールの獲得と相反する．モロー反射によって上肢の伸展・外転が起きるが，四肢屈曲位からの伸展運動で，四肢の外転・伸展運動の始まりとされている．

　また，生理的な現象としてのモロー反射が出生後の第一呼吸の引き金となり，モロー反射によって胸郭が広がる．

3 交叉性伸展反射

　下肢の交互運動を引き起こす反射活動であり，新生児の自発的な蹴りを引き出している．下肢の交互運動はハイハイ，四つ這い，歩行へとつながってゆく．新生児の起立歩行現象として初期起立・初期歩行が知られているが，これらは将来獲得する歩行とは関連性はないとされている．

4 ガラント反射

　脊柱の横の皮膚刺激が脊柱の側屈を起こす現象であるが，その後の運動発達にどのような影響を与えているかどうかは推測の域を出ない．この反射は生後6か月ごろまでに弱まり消えてゆく．この反射が残存していると座位などの体幹の抗重力姿勢を保つことができなくなるため，座位や立位を獲得する以前に消えていく必要がある．

C. 仰臥位の重心

　仰臥位は新生児にとって不安定な姿勢であり，衣服を脱がして仰臥位にすると一側へ転がってしまう．頭も正中位で静止することもできず，どちらか一方へ回転する．

　骨盤は後傾し，両下肢を屈曲し下肢を腹部へ接近させていることが多く，重心は頭部方向へ移動する．この骨盤の後傾は生後5か月ごろに活発になり，下肢と手を接近させる活動が足を発見させる機会となる．

D. 仰臥位でのブリッジ

　仰臥位でブリッジ活動を示すことがあり，異常な反り返りと勘違いされることがある．生後5〜6か月に伸展活動が活発になる時期がある．この時期に座位にすると後方に反り返るように転倒することがある．

　このブリッジ活動は全身の伸展活動が活発になる時期に出現するが，両手を持って座位に引き起こした場合に頭を屈曲することが可能ならば正常な伸展活動と判断できる．

　異常な反り返りの場合には全身の非対称性を強めるように反り返ることが多い．アテトーゼ型脳性麻痺の減少に伴って反り返りを示す乳幼児は激減している．

E. 新生児の腹臥位

　新生児を腹臥位にすると頭はどちらか一側に向く．正中位で頭を挙上することはまだできず，一側に頭を回旋したまま挙上する．頭を正中位で挙上できない時期の肩の位置は後頭側の肩が下がる．

　正中位で頭を挙上できるのは生後3か月ごろであり，両肘と頭頂とを結ぶ線が二等辺三角

形を形成する．上肢による体幹の安定した支持は自由な頭の動きを可能とする．

　新生児の腹臥位では鼠径部は床に接触せず，骨盤は持ち上がっている．この鼠径部が床に接触して骨盤が安定すると腹臥位姿勢も安定してくる．

　鼠径部が床に接触するためには脊柱の抗重力伸展の獲得が必要である．鼠径部が床に接するようになると骨盤が安定し，固定点として働き，より抗重力活動を活発にすることができるようなる．

F. 肘立て腹臥位（on elbows）姿勢の特徴

　両肩関節を軽度外転し，両肩の高さは等しく肩の支持性が高まってくると肘付き腹臥位をとることができるようになる．そして頭部の挙上も正中位で可能となり，挙上時間も長くなる．両眼視機能も対称的抗重力姿勢をとることで可能となってくる．両眼視機能を獲得することで立体視機能が高まり，物への距離感も成熟してゆく．

G. 寝返り（rolling over）の獲得から前方への移動

　寝返りは生まれて初めて行う姿勢変換であるが，仰臥位姿勢から腹臥位姿勢への変換は本来的に移動姿勢である腹臥位になるためである．腹臥位姿勢になれたとしてもすぐにはハイハイを獲得することはない．

　ハイハイでの前進が可能になるまでに乳幼児は多くの試行錯誤を経験する．脊柱の伸展と回旋の獲得が骨盤の回旋と同時に出現する両生類反応を引き出してくる．

　また，前方へのリーチで手を伸ばすことが移動の原点であり，リーチ機能をしない乳幼児は移動を開始できない．盲児が物に向かって手を出すことが難しく手が物に触れると引っ込めることがある．視能訓練士は乳幼児の早期からの手のリーチ機能を促すことが移動能力の獲得につながることを知っている．このため，盲児に対して手のリーチ機能を促すトレーニングが実施される．

　腹臥位からいきなり前方へ移動は開始しない．多くが両腕を立て，両腕に力を込めるため，身体を後ろに押し下げる結果となる．そのため，目指す目的物から身体は離れてゆく．

　脊柱の伸展と回旋能力がさらに高まると片手での伸展支持運動が出現し，下肢では膝を立てる動作が現れてくる．この活動は乳幼児の腹臥位姿勢が四つ這い姿勢へ変化していく過程で出現する．

H. 生理的多動と呼ばれる時期

　座位姿勢が可能となる時期は座位を中継点としてハイハイ，四つ這いをして自分を取り巻く環境の探索に忙しい時期である．新しく発見した物は必ず口に運んで物の素材をなめたりして確かめる．

　覚醒している時間は室内を移動し，疲れたらどこでも寝てしまう．この生理的多動は手の操作機能の成熟に伴い減少してゆく．手の操作機能は座位姿勢で発揮され集中して物を操作するようになる．この時期では操作の対象は必ずしも玩具である必要はなく，家庭にある日用品なども対象となる．

I. 四つ這い位の獲得と四つ這い移動の獲得

腹臥位で腹部を床から離し，上肢と下肢で体幹を支える姿勢になるには，両上肢での支持による姿勢 (on hands 姿勢) から膝を固定点にして骨盤を床から持ち上げることで姿勢変換する．最初は四つ這い位姿勢で身体を前後にゆする動作 (rocking movement) が出現する．これは四つ這い移動ができない段階で起きる現象で，乳幼児が楽しんで身体を揺すっているわけではないといわれている．

多くの乳幼児は四つ這いを経験し高這い位となるが，高這いを経験しない乳幼児もいる．そのことが後の運動発達にどのように影響するかは不明である．四つ這いの経験の少ない乳幼児が学齢期に上肢の骨折をきたす頻度が高いようであるが，近年は詳しい調査がなされていないので不明である．

J. 膝立ち (kneeling)

膝へ体重を移動する動作を膝立ち (kneeling) と総称する．膝立ち (kneeling) は下肢へ体重を移動する動作の一つであり，立位へ向かう発達の過程に出現する．物につかまることが膝立ち位へと姿勢を変換するが，体幹の伸展と回旋が必要で体幹の準備ができていないと膝立ち位へ姿勢変換はできない．

K. つかまり立ち (pull to stand)

日本語ではつかまり立ちと表現されているが初期のつかまり立ちでは両腕を屈曲させ，体幹をつかまっている物に接近させて立位へ姿勢変換してゆく．そのため，両膝で体重を受ける膝立ち位を途中でとらないことがある．

初期のつかまり立ちではしっかりとした片膝立ちをとらず，むしろ両脚を用いて立ち上がることが多い．膝立ち位から分離した片膝立ちとなるのは歩行を開始してからとなる．当然のことであるが，つかまらずに片膝立ちができるのは歩行を開始してからとなる．

L. 独り立ち

初めての独り立ちは偶然に起きる．そのときは最初は一人で立っていることに気づくことはなく，気づいたときには驚きの表情を見せる．手は立位を支えるように働くが興味のある物が目の前に現れると支えに用いていた手を離してしまう．この状況で独り立ちが出現するが，乳幼児はすぐに気づき離した手を再度支えにするか，腹部を机に押し付けて支持の役割とする．

立位で両手を支持から離す能力を潜在的に発達させてきた段階では，偶然にでも尻餅をついて立位を崩すことはない．

M. 独り歩き

独り歩きの前につかまり歩きの段階があるが，そのつかまり歩きの期間が非常に長く，発達が遅れる乳幼児がいる．介助者が歩行を助けるために後方から助けることが多い．そうすると子どもの重心は後方に向かって傾くため，介助している手を離すと必ず後方に倒れてしまう．このような場合，前方から手を介助すると子どもの重心は前方へ移動し，前に向かって歩くこ

とにつながっていく．

　独り歩きの姿勢の変化はよく知られている．最初は体幹の回旋運動は少なく，上肢を上に持ち上げたハイガード（high guard）と呼ばれる姿勢でヨチヨチ歩き，バランス機能の向上に伴い上肢の位置が下へ下がっていきミドルガード（middle guard），ローガード（low guard）と変化する．ローガード（low guard）になってはじめて体幹の回旋運動とともに上肢の交互振運動が出現する．

　また，ハイガード（high guard）からローガード（low guard）に変化することで下肢の外転角度も減少し，立脚幅が狭くなる．それに伴い歩行速度も早くなっていく．

文　　献

1) Ianniruberutu A, et al：Ultrasonographic study of fetal morements. Semin perinatol 5：175-181, 1981
2) 河村光俊：PTマニュアル―小児の理学療法，奈良　勲監，医歯薬出版，東京，2002

2 幼児の姿勢

烏山 亜紀

　幼児期とは離乳がほぼ終了する1歳前後から就学前までの5～6歳ごろの時期を指す．また，人格の基盤を形成する大切な時期でもあり，この時期の心身の成長には目を見張るものがある．

　出生後すぐにみられていた脳幹や脊髄で統合されている反射による運動行動から，中枢神経の成熟に伴って，運動ニューロンが皮質の制御を次第に直接受けるようになっていく．脳幹網様体から脊髄への抑制性制御が加わり，脊髄反射は変容する．網様体は，皮質網様体路の形成につれて，皮質の制御を受けるようになる．錐体路（皮質脊髄路）や錐体外路系の成熟によっていろいろな随意運動も可能となる．

　運動発達では，まず歩行による移動が可能となる時期であり，乳児期早期よりみられていた原始反射は統合され，姿勢を保持する抗重力機構，バランスを保つために必要な立ち直り反応を基礎とした大脳皮質レベルの平衡反応を獲得していく[1]．

I 幼児期の運動発達における姿勢の変化

A. 生後11～18か月

　この時期には立位・歩行バランスが向上し，歩行が効率的になる．つかまり立ちでは，身体を前後・左右に動かし，膝や足底での可動性のある体重負荷を経験する．一側の脚に体重をのせ，自由になったほうの脚を広げ，広げた脚へ体重を戻すことによって伝い歩きが可能になってくる．失敗を繰り返しながらも，正中線を越えた重心移動を何度も経験することで，倒れる前に脚を突っ張らせたり，脚を交差させたりして転倒を防ぐ下肢のバランス反応（シーソー反応やホッピング反応）が誘発されるようになる．このような下肢での平衡反応の出現が，歩行に必要な股関節の外転・伸展を準備し，1歳前後で独歩が可能となる[2]．初期の歩行パターンは，左右の脚を大きく開き（wide base），歩隔の広い，不安定で，両上肢を挙上した姿勢（high guard）である（図1）．歩行の初期では支持基底面も広くとる必要があるので，その歩隔は広くなり，左右への体重移動も最小限にとどめられることになる．そのため，股関節を大きく外転・外旋させ，遊脚側の股関節と膝関節を過剰に屈曲させて脚を振り出さなければならず，着地も足底全体での接地となってしまう[2]．片脚での支持性を補強するため，それとともに支持脚の膝関節が軽度屈曲している（図2）．歩行を重ねることで上肢によるバランスを保

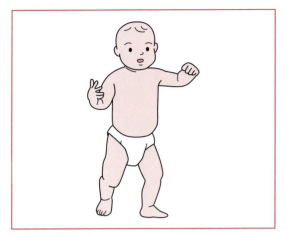

図1 初期の歩行
(文献2)より引用)

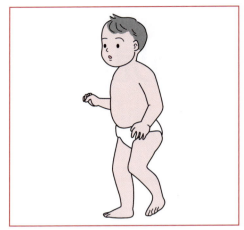

図2 支持脚の膝軽度屈曲
(文献2)より引用)

つための代償もなくなり，股関節の外転・外旋と過剰屈曲も改善され，歩行はスムーズになる．15か月ごろには両手の位置は腰部の高さまで下がる (medium guard)．18か月になれば，上肢は体幹に添うようになる (no guard)．その後，歩行中には上肢の左右交互振りが現れる[1]．また，少しの段差は立ったまままたぐことができるようになる，手を引くと階段を昇ることも可能である．立位姿勢も安定し，立位から床に落ちたものを拾うことができたり，しゃがみ姿勢のまま遊ぶことも可能となる．この時期では，座位は単なる立位への通過姿勢となっていることが多く，意図的に遊ぶとき以外は座っていることは少なくなる[2]．

B. 1歳後半～2歳前半

これ以降の姿勢・運動は主に歩行，走行，跳躍，階段昇降を中心に変化していき，各動作において柔軟性，平衡性，瞬発性，敏捷性，協調性，動作の速度のいずれも向上がみられる[2]．

歩行では足尖を進行方向に向けて踏み出せるようになり，踵接地ができるようになる．その結果，歩幅が狭くなり，方向転換が容易になると同時に歩行スピードを上げることが可能になる．歩行の安定性を得て，水の中，砂の上，暗いところ，幅の狭い場所，段差や傾斜面など，物理的・心理的に少し抵抗感のあるところでも歩くことができるようになる．

走行も可能となり，ものにぶつかって転ぶようなことはほとんどなくなる．歩行バランスの向上の背景には，動きながら空間を知覚する能力が向上することが挙げられる．段差も自分で降りられるものかどうか，視覚情報だけで判断できるようになる．縁側や玄関などの段差では後ろ向きになって，脚から降りることを覚える．階段はまだ足を一歩ずつ揃える昇り方であるが，手すりにつかまらずに昇ることができるようになる[2]．

歩行が安定してくると，跳び上がりや跳び降りを盛んにするようになる．両脚跳びについては，1歳半ではまだつま先が床についたままであるが，2歳を過ぎるとつま先が離れて両脚ジャンプが可能となる．ジャンプの初期段階でも両脚を揃えて跳ぶことが難しく，片脚ジャンプになっていることが多い．この上方へのジャンプとともに，20 cm位の高さであれば下方

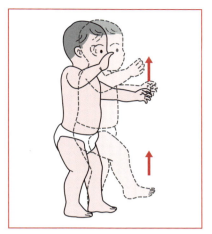

図3 片脚立位での上肢挙上
（文献3）より引用）

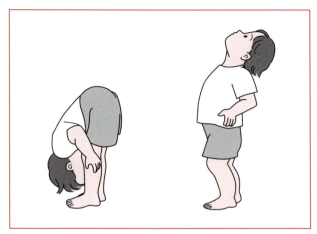

図4 股の間からのぞく・上体を後方へ反らす
（文献2）より引用）

へ跳び降りることができるようになる[2]．跳び降りでは，衝撃を緩和するために膝の屈伸が使われるようになる．

C. 2歳後半

　この時期には走行のコントロールと跳躍ができるようになる．歩行では，支持脚の膝をロックせずに軽度屈曲したまま体重を支えることができるようになるので，足の踏み出しが滑らかになる．足を踏み出すときに骨盤の回旋が利用されるようになるが，これに伴って，腕が脚の動きに同調するようになる．このように3歳前後になると直立姿勢を保ち，踵接地し，上肢を交互に振り出し，進む方向に膝関節や足関節の向きを一致させて歩くことができるようになる．歩行速度も増加していく[2]．

　立位では広い支持基底面は必要なくなり，踵を揃えて立ったり，つま先立ちができるようなる．片脚立位はほんの短い時間（3秒程度）可能で，その際に両上肢を側方や上方に挙上し，体幹を支持側に大きく傾けて重心が支持脚にかかるようにする（図3）．静止しているボールを蹴ったり，飛び石を渡ったりすることができるようになる．立位ではこうした下肢の支持性とバランス保持能力の向上によって，体幹を前屈して股の間からのぞいたり，上体を後ろに反らせたりできるようになる[2]（図4）．

　走りながら素早く方向転換できるようになるので，走っていても，ものを倒したりぶつかったりしなくなる．階段では，降りはまだ一歩ずつ揃えるが，昇りでは足を交互に運べるようになる．

D. 3歳前半

　この時期には片脚バランスが向上し，歩容が成熟する．開眼片脚立ちでは上肢の挙上や体幹の支持側への傾きなどの代償動作は次第に少なくなる．跳び降りでは40 cmの高さから跳び降りられるようになる．着地の際の衝撃を緩和させるために膝の屈曲を使えるようになるの

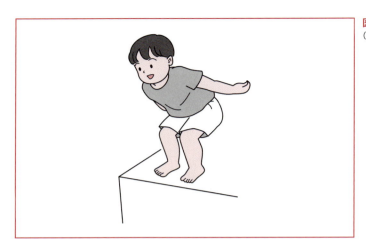

図5 跳ぶ前に体幹を前屈する
（文献2）より引用）

で，さまざまな着地面にさまざまな高さから跳び降りることを楽しむ．このような膝の使い方は，歩行の際の重心の上下移動を抑える役割を果たすので，疲れにくくなり，長い距離を歩くことができるようになる．柔軟な膝の動きはストライドを大きく伸ばすので，ゆったりとした歩き方になる．階段では，昇りも降りも両足を交互に踏み出すことができるようになる[2]．

E．3歳後半～4歳後半

この時期は環境や人に合わせて動きを調整できるようになる時期である．歩行時の上肢の振りがさらに大きくなり，それにより歩行時の骨盤回旋とそれに続く下肢の振り出しをよりスムーズにするので，1時間以上歩くことも可能である．一挙に80 cmの高さから跳び降りることができるようになる．これは，膝の衝撃緩和に加えて，足根骨の成熟により脚への体重負荷が適宜分散されるということも関係するように思われる．空中での全伸展を助けるために，跳ぶ前に体幹を屈曲し，動作にためをつくれるようになるが，このことは子どもに空中での姿勢の軌跡がある程度イメージされていることを物語っている（図5）．

足関節の柔軟性とともに，片脚バランスも向上するので（10秒以上可能），つま先歩き，踵歩き，タンデム歩行，平均台のような幅の狭いところでの歩行というように歩行技術が多様化し，さまざまな環境に合わせた歩き方が可能になる[2]．

歩行が成熟してくると，ケンケンやスキップがリズミカルにできるようになるだけでなく，歩きながら何かをするというように，2つの動作を結合することができるようになる．走りながらボールを蹴る，助走をつけて幅跳びをする，ものを持ちながら移動する（運ぶ）ことができるようなる．

F．5～6歳

この時期は同時動作を洗練させる時期である．体形も変化し，骨盤周辺，腹部の脂肪層が薄くなることで体幹の屈曲筋群がよく使われるようになる[2]．それに伴い，仰臥位からの起き上がりでは体幹の回旋を利用せずにそのまま対称的に座位・立位へ起き上がるようになる[2]（図6）．

図6 対称的起き上がり
（文献2）より引用）

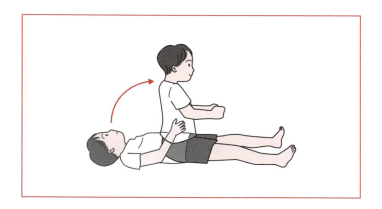

　幼児期後半では，脚長が伸びとともにストライドも伸び，一定距離内の歩数が少なくなりゆっくりとした歩き方になる．前段階からの全身の協調運動がさらに洗練され，基本的な技能としての完成をみる時期である．

II 幼児期の立位姿勢制御の発達

A. 幼児期における身体の形態学的変化

　幼児期は成長途中であり，成人のプロポーションとは異なり，頭部が大きく，身長は低いことから，下肢に対して相対的に頭部が大きくなるため，重心の位置も成人よりも相対的に高い第12胸椎付近になる[4]（表1，図7）．
　この低い身長と重心位置の違いにより，子どもは成人よりも早い速度で動揺している．バランスが失われたときには，身体がより速い速度で動くため，静的バランスの課題はむしろ難しいといえる[4]．

B. 立位姿勢制御の発達

1 感覚適応

　神経生理学的観点からは主に，前庭系，体性感覚系，視覚系のそれぞれの感覚情報を処理する神経系の各サブシステムが立位制御の際に共同して働いている．脳幹などにおいてこれらサブシステムの情報が統合されて骨格筋の適切な筋活動パターンが生み出され立位姿勢が保持されると考えられている[5]．したがって，立位姿勢を獲得するためにはこれらのサブシステムの構造および機能の発達が不可欠である．
　姿勢制御の発達において，視覚系が他の感覚系よりも重要な役割を担っており，空間での身体位置を伝える視覚入力は，他の感覚系より早い時期に筋活動に結びつくマッピングを行う．幼児期の姿勢制御は視覚入力を固定的に用いるので，場合によっては他の感覚入力（前庭・体性感覚）を隠すことがある[4]．
　姿勢制御における感覚間統合の発達に関する実験には，可動式視覚背景と連動した可動式プ

表1　年齢別の重心の高さ

男性

年齢（歳）	人数	絶対値（cm）（足底から重心の位置まで）	背臥位身長に対する重心高の％（足底から）
3〜4	1	52.4	56.7
6〜7	23	64.3	56.8
7〜8	42	65.7	56.4
8〜9	38	69.3	56.3
9〜10	40	72.1	55.8
10〜11	31	74.8	55.9
11〜12	39	75.8	56.1
12〜13	39	77.8	55.6
13〜14	40	80.3	56.2
22〜55	125	92.0	56.0

女性

年齢（歳）	人数	絶対値（cm）（足底から重心の位置まで）	背臥位身長に対する重心高の％（足底から）
5〜6		59.4	
6〜7	30	63.0	57.0
7〜8	40	64.7	56.5
8〜9	43	68.1	56.2
9〜10	38	69.4	56.3
10〜11	41	71.9	55.9
11〜12	49	74.3	55.7
12〜13	43	77.1	55.6
13〜14	40	79.9	55.4
16〜22	140	84.5	55.3

（文献1）より引用）

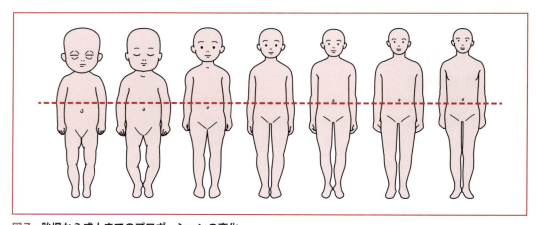

図7　胎児から成人までのプロポーションの変化
身長を等しくし，重心を横線で示している．
（文献1）より引用）

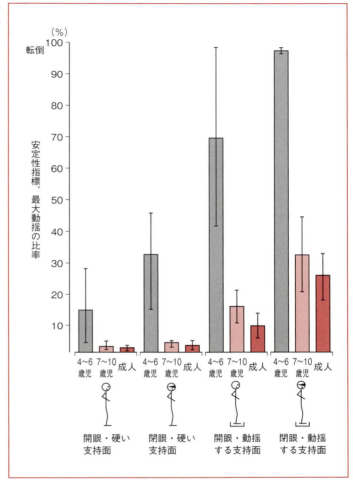

図8 4つの感覚条件における4〜6歳児，7〜10歳児，成人の身体動揺の比較
（文献4）より引用）

ラットフォーム重視動揺計が用いられている．Shumway-Cookらによる研究[6]では，1〜10歳の小児と成人を対象として，この手法を改変し，感覚情報を変化させたときの重心動揺を検討している．視覚・前庭・体性感覚の3つすべての入力が存在する場合，4〜6歳児は7歳以上の子どもや成人に比べてより大きな動揺を呈した．目を閉じた条件では，その安定性はさらに減少するが，転倒することはなかった．

さらにプラットフォームの支持面を回転して体性感覚情報の正確さを減ずる条件では，4〜6歳児の安定性はさらに低下し，半数がバランスを失ってしまう結果となった．4〜6歳児が姿勢制御に主として前庭からの情報のみでバランスを維持しなければならないとき，1人を除いてすべての被験者が転倒した．対照的に，7〜10歳児は誰もバランスを失わなかった（図8）．

この結果より，7歳未満では前庭からの情報のみでは，十分にバランスを保つことができなかったことを示している．加えて，7歳未満の児では，これら3つの情報入力のうち1つでも不正確であると，姿勢を適切に制御する能力が十分に働かないこと，また姿勢制御は7歳以降にほぼ成人と同じレベルになってくることも示している．

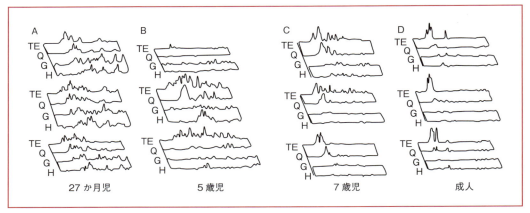

図9 立位中の前方への外乱刺激に対する下肢と体幹筋の応答
TE：前脛骨筋, Q：大腿四頭筋, G：腓腹筋, H：ハムストリングス
（文献6）より引用）

2 代償的姿勢制御

　身体外部からの予期せぬ機械的刺激に対して生じる自動的姿勢反応は姿勢を保持し，転倒を防ぐ役割を果たす．適切な修正反応を生じさせるためには，外乱の方向に応じた方向特異的姿勢調節（direct-specific postural adjustments）が必要である．乳児を対象とした外乱実験の報告によると，この反応の出現の程度には大きなばらつきがあり，未熟な応答ではあるが出生以前に獲得されることが示されている[7]．

　その生成機構としては中枢運動パターン発生器（central pattern generator：CPG）モデルが提唱されている．このモデルでは姿勢調節の生成を2つの段階から説明している．第1段階は基礎となる単純でステレオタイプな筋活動の時空間パターンを生成する段階である．第2段階では視覚系，体性感覚系，前庭系が伝える感覚情報から，筋活動の精密な出現順序や大きさを制御する．第1段階よりもより適切な応答をつくるプロセスであり，発達過程で向上していくと捉えられている[7]．

　代償的姿勢制御の発達は年齢に比例した単調な増加や減少をたどらないことが知られている．Shumway-Cookら[6]は，1～10歳の小児に対して可動性の床を用いて，立位時に前後方向の外乱を与え，下肢―体幹の筋活動を調査している（図9）．1歳児では成人と比べ遅れて多様な筋活動が出現し，大きな動揺が観察された．しかし，4～6歳児の姿勢応答は1～3歳児よりも潜時が長く振幅も大きくばらついていた．これは発達の過程で一時的な退行を経験することを示している．姿勢応答だけでなく，自発運動や大脳皮質の機能的な結合においてもこのような一時的退行現象は観察されており，発達における「U字型現象」と呼ばれている．これまでの研究ではU字型現象は，新たな神経ネットワークの構築，運動スキルの獲得前後に観察されており，発達における移行期の存在を示唆する．4～6歳には異なる感覚器官からの情報を統合して新たに姿勢調節を作成する能力が獲得される可能性が示唆される．この一時的退行を経て，7～10歳には姿勢調節の筋活動はより成人様の応答に近づいていく[7]．

3 予測的姿勢調節

　予測的姿勢調節（anticipatory postural adjustment）は，随意運動に先行してバランスや身

体の向きを調節する姿勢制御であり，成人では上肢挙上やレバー引き動作などを使って研究されている．これまでに立位や歩行の獲得と予測的姿勢調節の確立が深くかかわっていることが明らかになっている[7]．Witheringtonら[8]は，10～17か月のつかまり立ち可能な乳幼児に，立位で引き出しを引く動作を行わせその筋活動を観察している．この実験から，引き出しを引く際の上腕二頭筋の活動に先行して，腓腹筋の予測的姿勢活動が起こることを確認している．またそのタイミングと比率が10～17か月にかけて飛躍的に改善すると報告している．10～11か月では予測的活動はみられるものの，その活動には一貫性がなかった．その後自立歩行を開始する13か月ころには一貫した予測的活動をみせ始めるが，引き出しを引く際に加わる抵抗が異なる場合，それに対処できる能力は15か月時まで出現しないと報告されている．

このようにリーチ動作でみられる予測的姿勢活動の出現頻度は独立立位や歩行の獲得時期と相関しており，立位保持や歩行のような複雑な姿勢制御を必要とする動作を獲得する過程で，予測的姿勢制御を行う能力が確立されていくと考えられる．しかし，確立したばかりの予測的活動は，随意運動や外乱刺激に先行して姿勢調節を行う能力は備わっているが，成人と比較すると課題に対して，適切な方向の筋活動を再現する能力は低いという特徴がある[7]．立位時の足圧中心（center of pressure：COP）の変動を調べると予測的COP変動は10歳ころに成人と同程度の大きさとタイミングで観察される．また，筋活動では7歳ころに方向特異的な筋活動により，予測的活動を作成できるようになる[9]．

C. 立位姿勢制御におけるCOPの発達的変化

姿勢動揺の評価は，床反力計からCOPを求め，その移動距離や面積，移動速度などを算出して行う．基礎的検討として，幼児期に健常児を対象とした研究も行われている．

姿勢動揺の年齢変化は独立立位を獲得して間もない時期，3～10歳，10歳以降の3つの時期に特徴がある．

独立立位や歩行を獲得して間もない時期の立位姿勢は，2つの特徴がみられる．一つは，二足歩行を獲得してから約1年間の歩行経験でCOP動揺の大きさは変化しない．一方で歩行経験の蓄積とともにCOP動揺の速度は減少し，低周波成分が強くなることが示されている．立位を獲得したばかりの幼児は姿勢動揺を小刻みでバリスティックな修正によって制御しているが，歩行・その他運動による経験が増えることで，ゆっくりとした姿勢調節が行えるようになることを示している．この変化の理由として，Chenら[9]は重心動揺の速度が減少することで，身体位置の推定や姿勢調節に感覚系のフィードバックが利用しやすくなるためと考察している．

続く3～10歳までの期間には姿勢動揺は年齢とともに前後方向も左右方向もほぼ一貫して減少し，個人間の姿勢動揺のばらつきも減少することが確認されている（図10）[7]．

しかし，発達段階にある幼児においては，立位姿勢の静止状態を測定することは困難なことが多く，特に3，4歳では静止状態を続けられないことも多い．立位姿勢の重心動揺は年齢とともに減少傾向を示すのは5歳児からという報告もある[10]．また，新宅[11]は，3～5歳児を対象として，30秒間の重心動揺を測定し身長・体重・カウプ指数当たりの重心動揺距離を比較している．それぞれ年齢間で男女とも有意差が認められたが，4歳児と5歳児において有意差は認められなかった（表2）．また，重心動揺距離と身長・体重・カウプ指数との関連につい

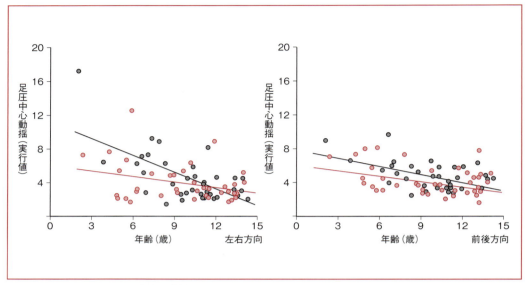

図10 立位姿勢における足圧中心動揺の年齢変化
● : 男子, ● : 女子, 黒線と赤線は男子と女子の近似曲線.
(文献7) より引用)

表2 重心動揺, 身長・体重, カウプ指数当たりの重心動揺距離の推移

年齢 (years)	重心動揺距離 (cm)	重心動揺距離/身長 (cm/cm)	重心動揺距離/体重 (cm/kg)	重心動揺距離/カウプ指数 (cm/kg/m²)
男児				
3歳 (n=16)	113.44±49.38	1.12±0.49	7.09±3.23	7.21±3.33
4歳 (n=16)	72.51±26.84*	0.64±0.10***	3.83±0.81***	4.47±1.24***
5歳 (n=16)	61.07±17.28	0.53±0.16†	3.00±1.19†	3.85±1.29
女児				
3歳 (n=18)	102.85±62.49	1.01±0.58	6.38±3.42	6.54±3.86
4歳 (n=18)	68.46±24.70*	0.62±0.23*	3.91±1.63**	4.48±1.80*
5歳 (n=18)	64.66±25.32	0.58±0.23	3.42±1.72	4.35±1.99

重心動揺距離は, 開眼での静止立位30秒間の値である.
平均値と標準偏差
3歳と4歳の有意差, ***$P<0.001$, **$P<0.01$, *$P<0.05$.
3歳と5歳の有意差, †$P<0.05$.

(文献11) より引用)

ても検討し, カウプ指数との間には, 5歳男児 ($r=-0.54$, $p<0.05$), 5歳女児 ($r=-0.57$, $p<0.05$) において有意な相関関係が認められたと報告している.

さらに, この時期は動揺の減少に性差が認められるという報告もある. 岩見らの研究[12]では, 重心動揺量に差はないが, 重心動揺距離, 重心の移動によって囲まれる包絡面積 (Env. Area) と重心動揺面積 (Rec. Area) は小さくなる傾向が認められたと報告している. その他にも, 幼児期は男児よりも女児のほうがバランス能力に優れていることが指摘されている. その理由として幼児期の体格的特性の差とする報告もあるが, 崎田らの研究[13]では, 重心動揺は

同様の結果であったが，男女間の体格的特性に違いはなかったため，幼児期において女児が男児よりも前庭系機能が優れていると考察している．さらに，閉眼時の重心動揺面積と包絡面積に性別・年齢による交互作用がみられたことからも，幼児期の男児は女児よりも視覚系に依存することが示唆されている．

このように幼児期は，体格変化，神経系の発達変化や，感覚情報の統合と運動への反映が進展していく時期であるため，非線形の発達を示すことが考えられる．

10歳以降は，立位姿勢制御の質的な変化が中心になる時期である．Riachら[14]の回帰直線に基づくと，COP動揺の大きさが成人の範囲に収まるのは前後・左右方向ともに10歳ころと推定されている．10歳以降は姿勢の安定性の指標に大きな変化はみられないが，立位の制御機構は変化を続けており，その評価のためには立位課題を用いて比較する必要があることが示されている．

文　献

1) 中村隆一ほか：基礎運動学，第6版補訂，医歯薬出版，東京，348-349, 448-455, 2003
2) 奈良　勲ほか監：標準理学療法学・作業療法学専門基礎分野―人間発達学，医学書院，東京，23-46, 2010
3) 河村光俊：PTマニュアル―小児の理学療法，医歯薬出版，東京，40-41, 2002
4) 田中　繁ほか監訳：モーターコントロール―運動制御の理論から臨床実践へ，原著第3版，医歯薬出版，東京，183-208, 2009
5) 北城圭一：乳幼児の立位姿勢制御．バイオメカニズム会誌 26：11-15, 2002
6) Shumway-Cook A, et al：The growth of stability：postural control from a development perspective. J Mot Behav 17：131-147, 1985
7) 山本暁生ほか：姿勢制御と発育・発達．バイオメカニクス研 18：23-30, 2014
8) Witherington DC, et al：The development of anticipatory postural adjustments in infancy. Infancy 3：495-517, 2002
9) Chen LC, et al：The development of infant upright posture：sway less or sway differently? Exp Brain Res 186：293-303, 2008
10) 原田碩三：幼児の土踏まずと運動能力．保健の科学 24：654-659, 1982
11) 新宅幸憲：幼児期の立位姿勢における静的平衡性について―重心動揺・運動発達・足底面の関連性．彦根論叢 391：18-49, 2012
12) 岩見文博ほか：幼児における重心動揺量に関する基礎的検討．杏林医会誌 40：16-23, 2009
13) 崎田正博ほか：児童の性差と年齢における静的立位足圧中心動揺変数の発達的変化．ヘルスプロモーション理療研 1：39-50, 2012
14) Riach CL, et al：Maturation of postural sway in young children. Dev Med Child Neurol 29：650-658, 1987

3 成人の姿勢
1) 成人の座位・立位姿勢の意義と制御

永井 将太

I 成人の座位・立位姿勢の意義と姿勢制御

A. 成人の座位・立位姿勢がもつ意義

　ヒトは直立姿勢を獲得し、上肢を姿勢の安定や移動に使う必要がなくなったことでここまでの進化を遂げてきたといえる．座位や立位での手を用いた活動は、道具を作り、使用し、ヒトをヒトたらしめる技術や文化を生み出してきた．一方、四足で得られていた姿勢の安定から、不安定な直立姿勢への変更は、高度な姿勢制御を要求することとなる．とりわけ、脳を発達させたため頭部が重く、相対的に重心の高いヒトの姿勢制御は特に高度である．また、その姿勢での活動も多岐にわたり、静的に保持するのみでなく、重い物を持ち上げたり、不安定な床面に立ったりと、課題も条件も多様である．姿勢制御はこのような多種多様な条件や課題に瞬時に対応し、それも無意識に対応することで、ヒトが目的とする活動や行為を支えている．

　一方、姿勢制御は日常生活のみに必要なものではない．近年、日本人のトップアスリートが世界レベルで活躍するようになってきた．野球、サッカー、テニス、ゴルフ、スキー、スケートなどその競技数は年々多くなっている印象である．その背景にある要因の一つは、トレーニング技術の進歩であるといわれている．なかでも多くの選手が「体幹」という言葉を口にしている．「体幹の軸をしっかりさせる」、「当たられても崩れない体幹をつくる」など、競技あるいは選手によって表現は異なるが、"体幹"の重要性は競技を問わずスポーツ選手の共通の認識となっている．ここでの"体幹"にはいくつかの意味があると推測できるが、その大部分は、スポーツのようなダイナミックな動作でも安定してパフォーマンスを発揮する基盤となる姿勢制御を指していることが多いであろう．

　このようにヒトが日常生活を行ううえでも、スポーツをはじめさまざまな運動を行ううえでも、姿勢制御は必要不可欠な要素である．ヒトの姿勢制御は高度であるがゆえに、筋骨格系、感覚系などさまざまなシステムを動員して実現する複雑系である．本稿では、立位、座位の姿勢制御に関する身体的な要素を確認し、実際の制御の手段を解説していく．

B. 姿勢制御とは

　姿勢制御を構成する2つの重要な概念は定位 (postural orientation) と平衡 (postural equilibrium) である[1,2]．定位とは、身体各セグメント間あるいは身体と環境の間に適正な状

図1 姿勢制御にかかわる各要素を概念化したモデル
(文献4)より引用)

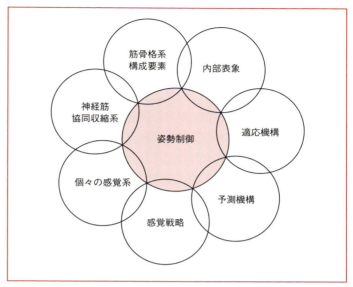

態を維持する能力である．平衡は，空間における身体の位置（特に重心）を安定性限界の枠内，およそ支持基底の内部にとどめる能力である[3]．平衡は安定（stability）と表現されることもある．

　ヒトが動作・活動を実施するには適切なアライメントを保持し，環境との相互関係から定位を実施する必要がある．通常，理学療法の場面では，その定位は，平衡が保たれたうえで実施されている．ただし，スポーツの場面では，跳躍や回転など平衡を犠牲にしながらも，定位を確保する能力も求められる．

C. 姿勢制御にかかわる要素

　定位と平衡を得るためには，身体のいくつかの要素からなる高度に統合された姿勢制御システムが必要である．Shumway-Cookら[4]は姿勢制御にかかわる多くの要素を概念的に示したモデルを提唱し，このモデルは多くの姿勢制御研究で引用されている（図1）．このように姿勢制御は単一の器官で行われるものではなく，いくつかの器官が相互に関与，補完しながら調節されている．ここでは理学療法で重要ないくつかの器官に視点を絞ってその概要を説明する．

1 筋骨格系
　筋力，柔軟性，筋緊張・伸張反射，姿勢アライメントなどが関与する．

a. 筋 力▶▶
　筋力と姿勢制御のかかわりはよく知られている．とりわけ，筋力低下の著しい高齢者での研究は盛んになってきている．老化に伴う筋萎縮はサルコペニア（sarcopenia）と呼ばれ注目されるようになってきた．サルコペニアでは，筋横断面積の縮小はタイプⅡ線維に顕著にみられる．また，高齢者ほど末梢神経の運動伝達速度や運動単位数が減少することも知られている[5]．それによって起こる筋パワーの低下率は，最大筋力の低下率よりも高い．敏捷性が不可

欠な姿勢制御場面では，とりわけ筋パワーは重要であり，それは筋パワーと歩行や階段昇降との関連性を検討した研究からもわかる[6]．

b. 柔軟性▶▶

柔軟性と姿勢制御の関連性を検証した報告はほとんどみられない．Sherringtonら[7]のシステマティックレビューによれば，ストレッチングによる転倒予防効果はほとんどないといわれている．この結果を単純に逆説的に捉えることには注意が必要だが，このことからも柔軟性と姿勢制御の関係性は低いと考えられる．

ただし，例えば体操競技などを想像すれば，より支持基底面が狭い運動課題のなかで，平衡を保ち，定位を確保するには，柔軟性の獲得は必須条件になることは想像に難くない．あくまでも，今回，想定する立位・座位レベルの課題における，柔軟性の影響の少なさである点は留意したい．

c. 筋緊張・伸張反射▶▶

適切な姿勢制御を行うためには，適切に筋緊張や伸張反射が制御されている必要がある．大脳基底核の病変に起因するパーキンソン病や，筋緊張亢進や伸張反射亢進を主症状とする脳卒中などではこの点の異常が主要な症状となり姿勢制御が不良の原因となる．筋緊張の亢進というと疾患に付随するものを想像しやすいが，拮抗筋の共収縮（co-activation）の変調も近年では指摘されている．

共収縮とは主働筋が収縮したときの拮抗筋の収縮をいうが，健常者でも一定程度の共収縮がみられることはよく知られている．膝伸展の最大収縮をした際に主働筋である大腿四頭筋と拮抗筋であるハムストリングスの収縮を筋電図で分析した研究の結果では，若年者に比べ高齢者で主働筋の活動減少がみられるだけでなく，拮抗筋の共収縮の増加もみられることが報告されている[8]．一概に姿勢制御機構にそのまま当てはめることはできないが，敏捷性を求められる姿勢制御場面では，このような共収縮の増加が円滑な平衡や定位を阻害している可能性がある．

また，近年では伸張反射の程度もこれまでの仮説以上に高度にコントロールされていることが指摘されている．歩行や走行など繰り返し行われる自動化された運動において，その時々に応じ，伸張反射の程度がコントロールされる性質を位相依存性という．例えば，Ia群感覚線維を電気刺激によって誘発することによって得られるH反射を用いた研究では，歩行各相ごとにヒラメ筋のH反射の程度に位相依存性が報告されている．つまりヒラメ筋や前脛骨筋の位相依存性は従来考えられていたよりもさらに高次元で行われている可能性が示唆されている[9,10]．また，歩行やランニング，静的な立位でのヒラメ筋のH反射は課題依存性があることも報告されている[11]．

このように筋緊張や伸張反射は同一課題でもその相ごとに求められる機能に応じ，強弱をつけて精緻的にコントロールされている．それゆえ，疾患や加齢に伴い，このコントロールが崩れれば，機能不全として表面化し，姿勢制御にネガティブな影響を与えやすい．

d. 姿勢アライメント▶▶

ヒトは直立二足での活動をできるだけ効率的で安定的に，かつエネルギー消費の少ないかたちで進化させてきた．その構造的特徴は頭部・頸部の連結や脊柱の形状，下肢や足部の機能など多岐にわたる．ここでは，立位・座位にとりわけ関係が深く，臨床的にも評価の視点として

図2 骨盤の後傾に伴う脊柱の円背
腹筋や脊柱起立筋の弱化は，骨盤の後傾を招き，上半身では腰椎の前弯を減少させ，脊柱全体の円背を誘発する．

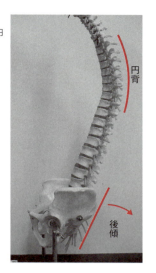

重要な骨盤周囲について述べる．

直立二足での立位を実現するには骨盤を垂直にすることが重要である．上前腸骨棘と恥骨結合を結ぶ線が垂直であること，上前腸骨棘と下後腸骨棘を結ぶ線が水平であることが理想的とされている[12]．

高齢者では，脊柱起立筋や腹直筋の弱化に伴い，骨盤が後傾となることが多い．骨盤の後傾は上半身では腰椎の前弯を減少させ，脊柱全体の円背と頭頸部の後屈を誘発し，下半身では膝の屈曲を誘発する．このような姿勢アライメントの変化は非効率的で，エネルギー消費を多くし，安定性も低下させる（図2）．

2 感覚系

姿勢制御は自動化されており，ほぼ無意識に実行される制御機構である．身体各セグメント間の変位や環境との位置関係を検知し，必要なコントロールを瞬時に行っている．本人が自覚することができないくらい早い段階で制御されているため，感覚情報をもとに瞬時に制御されているともいえる．それゆえ，姿勢制御と感覚系の関連性は古くから議論されている．

ヒトの感覚には視覚，聴覚，味覚，嗅覚，平衡感覚，そしてそのいずれにも分類されない集合的な感覚である体性感覚がある．このなかで，姿勢制御に深くかかわる感覚には体性感覚，平衡感覚，視覚が挙げられる．

a. 体性感覚 ▶▶▶

体性感覚には皮膚感覚，固有感覚，関節感覚が挙げられる．特に姿勢制御に影響がある感覚器としては，①皮膚感覚であるPacini小体（振動に鋭敏），Ruffini終末（皮膚の伸張に鋭敏），Meissner小体（軽微な接触と振動に鋭敏），Merkel盤（局在圧に鋭敏）など，②固有感覚である筋紡錘（筋長に対し鋭敏）とGolgi腱器官（筋張力に鋭敏），③関節受容器（関節動作およびストレスに鋭敏）が挙げられる[13]．

b. 平衡感覚 ▶▶▶

定位と平衡を実現するために，頭の位置と運動の性質を感知させる感覚として平衡感覚は重

要な役割を担う．平衡感覚に関係する器官は内耳にあり，前庭器官または，前庭迷路と呼ばれている．前庭器官には異なった構造をもつ2種類の構造がある．重力と頭の傾きを検知する耳石器と頭の回転に感受性をもつ半規管である．

耳石器には球形嚢と卵形嚢があり，この2つの嚢は頭の角度の変化と頭の直線的な加速度を検知する．

半規管は3つの半円状の構造である．耳石器同様に加速度を検知するが頭の回転運動，すなわち角加速度を主に検知する．

c. 視　覚▶▶

姿勢制御における視覚情報の役割には大別して2つあると考えられる．

1つは視覚情報の変化による反応的な姿勢制御である．周囲の物体に対する頭部の位置や身体の鉛直を検知していると考えられる．オプティカルフローによる姿勢制御への影響や閉眼による重心の動揺などがこれに当たる．

もう1つは，定位や平衡を維持するために，視覚情報を用いて予測的に危険やバリアを回避する制御である．歩行中に進行方向を変えたり，バリアをまたぐために事前に歩幅を調整したりすることがこれに当たる．

II 成人の立位姿勢制御

成人の立位姿勢制御を考えるにあたり，種々の条件や課題を考慮する必要がある．それは立位が「ただその場に立ち続ける」だけの姿勢ではなくさまざまな活動や動作の基本姿勢であるためである．ここでは立位姿勢制御について，静的姿勢保持，外乱負荷応答，予測的姿勢制御に焦点を当てて解説していく．

A. 静的姿勢保持

身体の質量中心（重心）は，個々のセグメントの加重平均を算出することで推定される身体全体の質量の中心にある点（center of mass：COM）である．COMは姿勢制御でコントロールされる最重要な変数であるとされるが，物理的に存在しない点であり，姿勢制御研究の主要変数としての利用には議論があった．しかし，近年では，COMと圧力中心（center of pressure：COP）と関係を詳細に知ることにより，姿勢制御を知ることに有効と考えられている[14]．

姿勢制御研究では，身体の力学系として身体の重心の位置のみに着目し，重心に体質量を集中させた倒立振り子モデル（逆振り子モデル）として仮定し，研究されることが多い（図3）．本来，ヒトの身体は多自由度，かつ冗長的な構造をしているが，倒立振り子モデルでは，関節自由度を最大限単純化し，身体も剛体リンクモデルして表現するというマクロ的な姿勢制御の視点である．

静止立位をモデル化した逆倒立モデルにおいては，COMから支持基底面への垂線が引かれる重心線（center of gravity：COG）は，膝関節軸の前を通り，足関節軸のやや前方にある．そのため，静止立位保持時には足関節には常に背屈モーメントが働いている．これに対して立位では，身体の背面にある筋群が，身体の前方への転倒を常時制御している．なかでも下腿三

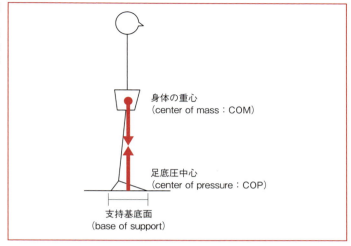

図3 姿勢制御研究で用いられる倒立振り子モデル
複雑で，多元的な動きをするヒトの姿勢制御を考える際に用いられるモデル．最大限動きを単純化することで，ヒトの姿勢制御をマクロ的に捉えることができる．

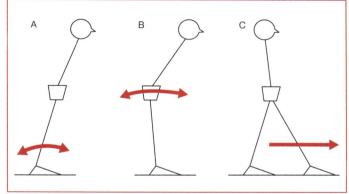

図4 立位姿勢制御に使われる3つのストラテジー
A：アンクルストラテジー，B：ヒップストラテジー，C：ステッピングストラテジー．

頭筋は重要な役割を担い，その機構はアンクルメカニズム（ankle mechanism）と呼ばれている[15]．また，矢状面でCOMの動揺を一定範囲内におさめるためには，足関節のスティフネスの重要性が示唆されている[16]．それだけでは制御が間に合わない腓腹筋の潜時差を埋めるためのフィードフォワード制御や視覚フィードバックが動揺を減少させることも報告されている[16]．一方，前額面上では，足関節の内外反と股関節の内外転が姿勢制御に機能しており，矢状面と比較するとCOMの動揺は少ないことが知られている[16]．

B. 外乱負荷応答

立位での外乱刺激に対する矢状面での対応には，3つのストラテジーが知られている．アンクルストラテジー（ankle strategy），ヒップストラテジー（hip strategy），およびステッピングストラテジー（stepping strategy）の3つである（図4）．

アンクルストラテジーとヒップストラテジーはCOMを支持基底面内に保つためのストラテジーである．床面を突然動かした際にアンクルストラテジーの主要筋である腓腹筋と前脛骨

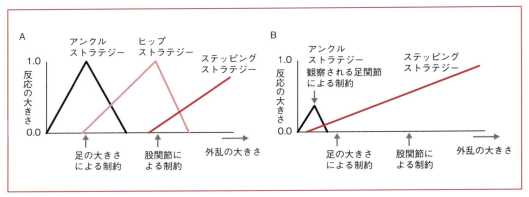

図5 立位への外乱に対する3つのストラテジーの役割
A：できるだけステッピングストラテジーを使用しないように指示された場合の3つのストラテジーの推移である．アンクル-ヒップ-ステッピングの順で推移するのがわかる．
B：何も指示されていない場合である．アンクルの後すぐにステッピングが使われることがわかる．
(文献13) より引用)

筋，ヒップストラテジーの目安となるハムストリングスと大腿四頭筋の筋活動を観察した研究によれば，外乱刺激に対しまずはアンクルストラテジーによる反応がみられることが報告されている[17]．また，比較的軽微な動揺，あるいはゆっくりとした外乱刺激に関してはアンクルストラテジーが働き，大きな動揺，あるいは速い外乱刺激に関してはヒップストラテジーが働くとされている[17]．

政二は，アンクルストラテジー，ヒップストラテジー，ステッピングストラテジーの関連性を模式的に図示している（図5）[13]．この図ではできるだけステッピングストラテジーを使用しないように指示された場合（図5A）と，何も指示されていない場合（図5B）が明示されている．図5Aの場合，外乱が小さなときは主としてアンクルストラテジーが採用され，徐々に外乱が大きくなれば，アンクルストラテジーによる反応はさらに大きくなる．支持基底面は足の大きさに依存しており，さらに外乱が大きくなるとヒップストラテジーが採用される．さらに外乱が大きくなれば支持基底面を広げるステッピングストラテジーが採用される．各ストラテジー間の境界線では，ミックスされたストラテジーとなる．

また，この反応はできるだけステッピングストラテジーを使用しないように指示された場合にみられる反応であり，何の指示もされていない図5Bの場合ではヒップストラテジーの反応は抑えられ，アンクルストラテジーに続いてステッピングストラテジーが出現する．

C. 予測的姿勢制御

1 予測的姿勢制御とは

ヒトが運動を起こそうとした場合，その運動に際して起こる姿勢の乱れに対し，あらかじめ対応し，目的とする運動をスムーズに実施しようとする姿勢制御が働くことがよく知られている．例えば，座位で「テーブルの上の物をとろう」とする運動が実施される際に，その運動を支えるために体幹筋や下肢筋が先行的に，かつ無意識的に活動する．これは，予測的姿勢制御（anticipatory postural adjustment：APA）と呼ばれている．主たる運動に先行して行われる

ことから先行随伴性姿勢調節とも呼ばれる．このような APA は生得的な反射機構ではなく，経験に基づき学習されていくものである．

前述した外乱負荷応答のように，外乱によって生じた姿勢の崩れを上下肢・体幹などを用いて調整する場合の姿勢調節は，フィードバック制御の機構である．つまり，意図しない外乱刺激に対し，筋内の筋紡錘や平衡感覚がその変化を検出し，その情報をもとに姿勢調節が行われる．しかし，意図した素早い運動を行った場合には，フィードバック制御で姿勢を修正していたのでは，目的とする動作が安定的に行えない可能性が高い．APA はこのような状況に対応するためのフィードフォワード制御ともいえる．

2 予測的姿勢制御に関する研究

APA に関する最初の研究論文を発表したのは Belen'kiĭ らである．安静立位状態から片側肩関節を素早く屈曲させる．その際，主働筋である三角筋前部の放電開始よりも先行して，同側の大腿二頭筋と対側の脊柱起立筋に筋収縮が確認できた[18]．主目的とする肩関節屈曲に先行して起こる大腿二頭筋と脊柱起立筋の活動は，肩関節の屈曲によって起こる COM の動揺を最小限にするために先行して行われる姿勢調節として解釈された．

APA に関する研究は，多数の研究者により行われている．近年では，運動速度が速いほど APA による筋活動が増すことも知られている．立位から 5 種の速度で右上肢を挙上させた結果，運動速度が速い場合にのみ，主目的である上肢挙上に働く三角筋前部の放電開始に先行してハムストリングスに放電が認められた．このときのハムストリングスの放電量と上肢挙上の加速度との間には，有意な正の相関が認められたとの報告がある[19]．このことから，APA として働くハムストリングスが主目的動作の加速度の増大に関与していることがうかがえる．

また，Ito らは，立位姿勢からつま先立ち動作を行わせた際の APA のパラメーターと床反力計で測定される垂直方向への力（上方推力）との関係について検討した．結果，APA のパラメーターは，上方推力と関係があり，しかも，姿勢の不安定さを補償するだけでなく，主運動の運動成果にも関与していることを示唆した[20]．

このように近年では APA が姿勢を調節するための補償的な役割だけでなく，主運動のパフォーマンス（運動速度）を高めることにも関与していることが示唆されており，さらに盛んに研究が進められている．

III 成人の座位姿勢制御

座位の姿勢制御に関しては立位のような報告はほとんどない．倒立振り子モデルに代表されるように，立位のような制御モデルが見当たらないことや，脊椎の構造を考えると剛体リンクで説明することが困難なこと，また，体幹表面に比較的薄い筋肉が重なり合い，かつ主要な筋肉は深層に位置する構造のため筋電図的な分析が難しいことなどが挙げられる．今後のさらなる研究が待たれる．

文 献

1) Horak FB : Postural orientation and equilibrium : what do we need to know about neural control of balance to prevent falls? Age Ageing 35 (Suppl 2) : ii7-ii11, 2006

2) Horak FB：Clinical measurement of postural control in adults. Phys Ther 67：1881-1885, 1987
3) 中村隆一ほか：基礎運動学，第6版，医歯薬出版，東京，347-377，2012
4) Shumway-Cook Aほか，田中　繁ほか監訳：モーターコントロール—研究室から臨床実践へ，原著第4版，医歯薬出版，東京，163-198，2013
5) 上住聡芳ほか：老化や疾患における骨格筋の萎縮と治療への応用．基礎老化研 34：5-11，2010
6) Bassey EJ, et al：Leg extensor power and functional performance in very old men and women. Clin Sci 82：321-327, 1992
7) Sherrington C, et al：Effective exercise for the prevention of falls：a systematic review and meta-analysis. J Am Geriatr Soc 56：2234-2243, 2008
8) Macaluso A, et al：Contractile muscle volume and agonist-antagonist coactivation account for differences in torque between young and older women. Muscle Nerve 25：858-863, 2002
9) Sinkjaer T, et al：Soleus stretch reflex modulation during gait in humans. J Neurophysiol 76：1112-1120, 1996
10) Christensen LO, et al：Transcranial magnetic stimulation and stretch reflexes in the tibialis anterior muscle during human walking. J Physiol 531：545-557, 2001
11) Capaday C, et al：Amplitude modulation of the soleus H-reflex in the human during walking and standing. J Neurosci 6：1308-1313, 1986
12) 羽﨑　完：高齢者の姿勢アライメント障害に対する運動介入．運動療法学各論—高齢者の機能障害に対する運動療法，文光堂，東京，123-140，2010
13) 政二　慶：立位姿勢の制御機構．姿勢の脳・神経科学—その基礎から臨床まで，市村出版，東京，51-69，2011
14) Corriveau H, et al：Postural control in the elderly：an analysis of test-retest and interrater reliability of the COP-COM variable. Arch Phys Med Rehabil 82：80-85, 2001
15) Loram ID, et al：Human balancing of an inverted pendulum：is sway size controlled by ankle impedance? J Physiol 532：879-891, 2001
16) 長谷公隆：立位姿勢の制御．リハ医 43：542-553，2006
17) Woollacott MH：Age-related changes in posture and movement. J Gerontol 48：56-60, 1993
18) Belen'kiĭ VE, et al：Control elements of voluntary movements. Biofizika 12：135-141, 1967
19) Lee WA, et al：Effects of arm acceleration and behavioral conditions on the organization of postural adjustments during arm flexion. Exp Brain Res 66：257-270, 1987
20) Ito T, et al：Anticipatory control related to the upward propulsive force during the rising on tiptoe from an upright standing position. Eur J Appl Physiol 92：186-195, 2004

3 成人の姿勢
2）座位保持制御と活動

柴田 克之

I 座位と坐位の違い

　座位とはもともと職位や年齢に応じて座る場所，つまり上座，下座の位置を指す座席の順序を意味することばである．「ざ」は広辞苑では「座・坐」と併記されているが，当用漢字の決まりで坐が座に指定されて，一般的には「座」が広く用いられている．学生のころ，授業で「坐」は人が地面や床にそのまま坐るときに用いる語であり，一方垂れのついた「座」は，人が椅子，車椅子，ベッドなどの家具に腰かけるときに用いると教わった．また坐は「すわる」，座は「席」のことを示すと熊倉らが述べており[1]，座る対象物の違いや目的動作による違いはあるが，統一した見解に至っていない．

II なぜ椅子座位の時間が増大したのか

　日本の住環境は高度経済成長期の発展に伴い，それまでの和室の畳敷きの生活空間から椅子やソファーに腰かける洋室での生活様式が広まった[2]．また近年，第2次産業の製造部門から第3次産業のサービス部門への就労シフトによってデスクワークによる就労形態が増加した．こうした生活・就労環境の変化は，人々の生活を座位中心または身体不活動のスタイルに変え，2次的にさまざまな疾病の罹病率が増加している[3]．Baumanら[4]のデータによると，睡眠時間を除く1日の生活時間における座位時間の割合は55〜60％を占め，日本人の1日の総座位時間は420分で世界トップである．Evansら[5]は長時間の座位に伴う，身体の不活動性の問題を解決する方法として，30分ごとに座位を中断するpoint-of-choice課題を提案している．

III 座位保持に必要な要因

　安定した座位を保つための要因を，図1に示した．
1 身体各部位の適切なアライメント形成
　安定した座位アライメントとは，立位姿勢と同様にランドマークで示された身体各部位が適切な位置（図2）にあることと定義されている．
　側面図：座位時の片側耳孔，肩峰，大転子が直線上に位置する（図2A）．

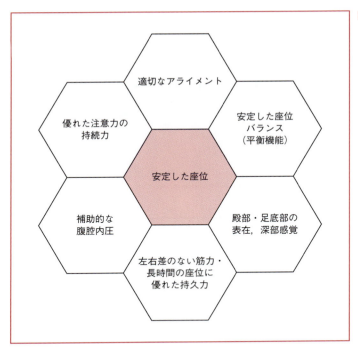

図1 安定した座位保持に必要な要因

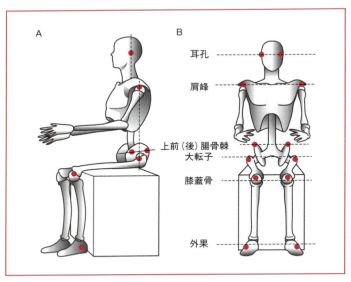

図2 座位姿勢時のランドマーク（側面・正面図）

正面図：座位時の両側耳孔，肩峰，前上腸骨棘（anterior superior iliac spine：ASIS），膝蓋骨，外果を結んだ水平線が相互に平行となる（図2B）．骨盤は中間位〔ASISと上後腸骨棘（posterior superior iliac spine：PSIS）が水平〕，左右方向で正中位（左右のASISが平行）に保たれていること，つまり骨盤を適切な位置で保持することが，脊柱に適切な弯曲を形成する．また上体の重量は脊柱の弯曲を介して，第1仙椎上縁から骨盤底面の両側坐骨結節に荷

重される．しかし仙骨上縁はやや前方に傾いていることから，上体重量は仙骨上縁を介して，下方（垂直荷重量）と前方（ずれ力）への分力として座面に作用する．

2 安定した座位バランス能力

ヒトは重力に対して頭部，体幹，骨盤，下肢の適切な位置を知覚して，姿勢を制御することにより最適な座位姿勢を保っている．この制御機能は，座面より下部の膝関節や足関節の動きが影響しないことから，立位姿勢に比べて高い制御機能を必要としない．また安定した座位は，視覚フィードバックによる周辺の空間と自己の位置を相対的に制御する空間における身体定位能力と，閉眼時でも重力位を知覚して，適切な位置に座位を保持する体性感覚機能の両面によって維持されている[6]．

3 表在，深部感覚による感覚フィードバック

適正な姿勢で座位保持ができるのは，先に述べた平衡反応に加えて，腰かけた座面や両足底部から入力される表在および深部感覚のフィードバックを統合させているからである．例えば殿部や足底部の表在・深部感覚は，仙骨座り時の殿部が座面前方へ滑り込む異常な状態や片側に偏位した不良姿勢を感知できる．

4 左右差のない筋力と体幹を支える高い筋持久力

左右均衡に保たれた座位では，両側の体幹・下肢などの筋に著明な左右差がなく，頭部・体幹・骨盤，下肢の各部位が適切な位置にある．もし身体各部位が不均衡な状態にあると，体幹片側に過剰な筋活動が生じることから，安定した座位を保つためには均衡のとれた筋活動と持久力に優れた筋力が必要となる．したがって腹横筋，大腰筋のインナーマッスルと腹直筋，脊柱起立筋のアウターマッスルからなる体幹のコアマッスルの強化が安定した座位の鍵となる．体幹のコアマッスルは，長時間の姿勢保持に適した抗重力筋であることから，持久性の高い赤筋線維で構成されている[7]．また体幹を柔軟に支えるために内腹斜筋と外腹斜筋が機能する．体幹の内・外腹斜筋は，斜め方向から編み目のように走行しているため，緻密に編み込んだボディースーツを身体にフィットさせるように，体幹の硬性と柔軟性を高めている[8]．

5 腹腔内圧の補助的な支持機能

腹腔は，上下部を横隔膜と骨盤，前後部を腹直筋，腹横筋，内外腹斜筋および脊柱で囲まれた縦長の楕円状の空間（図3A）である．腹部に力を入れると腹腔内圧は，上下方向と前後方向へ均一に加わる．この加圧効果をより効果的に上下方向に発揮する役割を担うのが腹直筋，腹横筋，内外腹斜筋の活動である．つまりこの腹壁となる筋群は共同で収縮することにより，前方へ膨らもうとする圧を強固なベルトで押さえ込むような働きをし（図3B, C），前方で抑え込まれた力を，上下方法へ拡張させる．この上下方向に拡張する力によって，体幹の強靭で柔軟な支持性が高まり，また腰部椎間板に生じる圧迫力が軽減される．腹腔内圧の膨張作用は，椎間板に作用する長軸方向の圧迫力を第12胸椎―第1腰椎椎間板で50％，第5腰椎―第1仙椎椎間板で30％減少する[8]と報告されている．

6 作業活動における注意の持続力

今まで身体的な要因について述べてきたが，理想的な座位を保ち続けるには，高次脳機能の一つである"注意"の維持が重要であることはいうまでもない．健常者においても同一の座位姿勢を維持することは，作業活動に専念する能力と不良姿勢に気づいて，姿勢を修正する二重課題を処理する能力が求められる．平井ら[9]は健常者を対象に，座位姿勢を保ちながら他の活

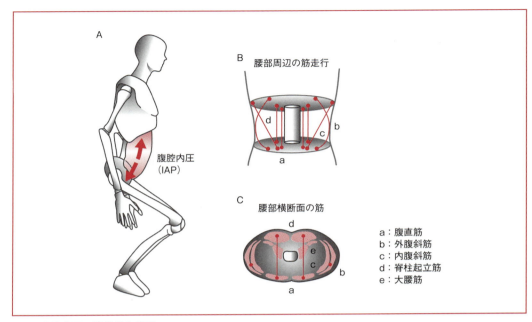

図3　腹腔内圧の機能的な役割

動を同時に遂行する課題を課したところ，わずか20～30分程度で初期の座位姿勢の維持が困難となり，体幹が屈み頭部が前方へ突き出した不良姿勢になってくると報告している．セラピストは身体の使い方や動かし方について，専門家として十分に理解しているはずであるが，自らの不良姿勢に気づかず，不良姿勢に甘んじてしまうのも，こうした姿勢への注意を維持することの困難さを反映している．

IV 良い座位姿勢の条件

　良い座位姿勢には一般的に股関節，膝関節，足関節の角度が，それぞれ90°を保つ「90°の法則」がある．一方，心身機能の面から座位姿勢においては以下に提示した諸条件[10]を満たすことが求められている．
①力学的に身体各部位がつり合い平衡状態にある．
②生理学的に無駄な筋活動が少なく疲れにくい．
③心理的に安定状態にある．
④動作学的に作業や活動などの作業効率が高い．
⑤外観的にバランスが保たれ美しい．

　理想の姿勢を追究していくことも重要であるが，対象者の身体能力や住環境に応じた心地よい姿勢を尊重し，対象者一人ひとりに適合した座位を提案していくことが大切である．このような提案を踏まえて，自宅や職場で簡単に実行できる座位姿勢について再考してみよう．
　図4の矢頭は，被験者の座骨結節の位置を示す．適切な座位は座骨結節を中心とするわずかな面積で支えられ，この状態の座位が生理的に良いとされている[11]．深く腰かけた座位は，

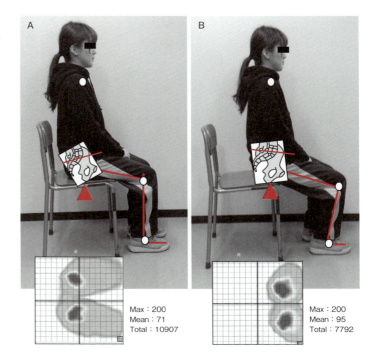

図4 端座位の段階づけ
A：背もたれから5〜6 cm離した端座位．
B：座面の前端での端座位．

殿部，大腿部後面による支持面積が広く，安定している．一方浅く腰かけた座位は，大腿部後面による支持面積が狭くなる．

　図4A：背もたれから5〜6 cmほど前方に浅く腰かけた椅子座位．リラックスした端座位では，脊柱起立筋の緊張がゆるみ骨盤が後傾してしまう．骨盤を少し起こし脊柱を伸ばすと，脊柱起立筋による前屈トルクが生じ，背筋に拮抗した腹筋群などの共同収縮を促すことができる[12]．図左下の座圧分布では，骨盤が前傾していると座骨結節部の骨突起が座面に接し，最大200 mmHg以上の高い圧分布を示した．

　図4B：座骨結節は椅子の前脚上に位置し，最も浅く腰かけた椅子座位．座圧分布をみると座骨結節部での高荷重部分の面積が拡大している．大腿部後面での支持がなくなり，両座骨結節部周辺のみで着座するため，骨盤を起こし脊柱伸展を意識した端座位である．職場や自宅でこのような座位姿勢をとることはあまりないだろう．殿部全体の面で支える安定した座位から，両座骨結節による点で支える不安定な座位を日常生活のなかで汎化することが，よりコアマッスルの左右均一な筋力と持久力を高めることに寄与する．つまり座骨結節の点で支持した座位は，座骨結節を支点に背部の脊柱起立筋と腹筋群が力点となり，骨盤前後方向の回転モーメント[12]を発生させ，前傾や後傾の調整を行いやすい座位姿勢である．

V ボール座位による骨盤移動

　Klein-Vogelbach[13]は書籍「機能的運動療法」のなかで，バランスボールやジムボール（以下ボール）を用いた練習（図5）をすることにより，平衡反応，体幹筋の協調性，体幹および

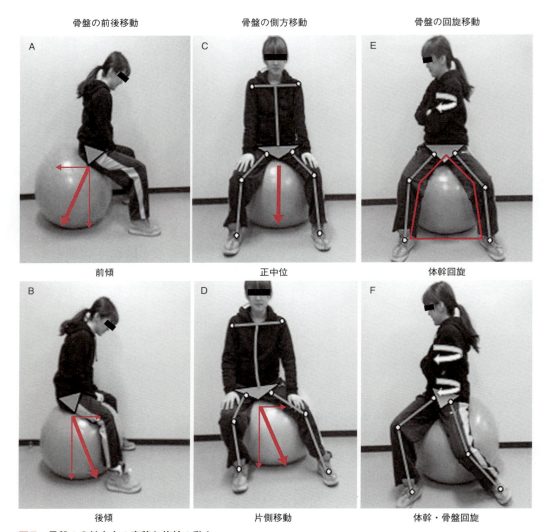

図5 骨盤の3軸方向の変移と体幹の動き

　四肢関節のモビライゼーションが容易にできると述べている．ここでは重心移動に伴う骨盤および体幹の協調性について述べる．直径80～90 cmのボール上にかけると，ボールの弾性力と球面の座面から一時的に不安定な座位となるが，素早く両下肢をボール幅に広げて，ボール底部と両足部による3点の支持基底面をつくる．ボール座位は骨盤の前後・左右の傾きを容易に変え，支持基底面の大きさを自在に変化させることができることから，動的バランス練習として臨床場面では多用されている．筆者も日頃の不活動さの予防のために，研究室の椅子からボールに腰かけて机上作業を行うことがある．椅子に腰かけると，背もたれや肘かけなどに身体を預けて休めてしまいがちだが，ボール座位は，自ずと脊柱を真っすぐに伸ばした座位姿勢が要求されることから，椅子座位に比べて，体幹周辺の筋が疲労していることを実感する．さらにボール座位はわずかに重心移動することで，容易に骨盤の前後，左右，回旋の3方向の動きを引き出せるため，長時間の座位姿勢で蓄積した体幹・骨盤周辺の筋を，机上活動しな

がらストレッチできるメリットがある[13].

A. 骨盤の前後移動

前傾姿勢（図5A）：矢状面で骨盤の前傾は，ボールの頂点より前寄りの前傾座面に腰かけるため，両側の上前腸骨棘が前方へ突き出され，容易に骨盤前傾できる．力学的にはボールに加わる合成ベクトルは，ボールの中心点を通過する[13]．このとき，背部の脊柱起立筋と腹部（腸骨筋，大腰筋，小腰筋）が互いに共同収縮して，骨盤を前方へ傾斜させる働きを担っている[12]．

後傾姿勢（図5B）：骨盤の後傾は，体幹背部の緊張をゆるめ，同時に腹直筋の強力な筋収縮により，骨盤が後方へ回転するモーメントが生じる．このようにボール上で骨盤の前後運動は，腰部へ連動して動き，腰部椎体隙間の拡大や狭小[12]を促通することができる．

B. 骨盤の左右移動

骨盤を前額面（右左）で移動（sway）する運動は，脊柱の可動性と腹部周辺の筋をストレッチする効果的な運動である．図5C：ボールの頂点に腰かけると，安定した3点支持の座位がつくられる．図5D：重心位置を右方向へ移動すると，ボールには図のような合成ベクトルの力が生じる．安定した座位の合成ベクトルは，ボールの中心点を通過し，片側へ偏位した頸部と体幹は，姿勢反応によって立ち直ろうとする．

C. 骨盤の回旋運動

図5E：両足底で床面をしっかり支え，骨盤を固定しながら体幹のみを回旋する．このとき骨盤と両下肢で囲まれた5角形を崩さないように保持すると，胸腰部を捻転する（捻られる窮屈さを感じる）ことができる．この窮屈さが体幹の大きな回旋力を発揮するのである．体幹の回旋筋群である腹斜筋群の力学的効率は，肩甲帯と骨盤の回転角の差が重要である．石川[14]はゴルフのプロ群の回転角が平均75°，アマ群が61°でプロ群が有意に大きな回転角を示したと報告している．つまり骨盤を固定して上体を捻り上げるテイクバックが飛距離を産出するのである．図5F：骨盤を固定せず，体幹の回旋方向と連動して回旋すると，肩甲帯と骨盤の回旋角度が少なく，腹斜筋の回旋効率を発揮することができない．

VI 座位姿勢とリーチ活動

両下肢を床面に接地させないでリーチを行い，骨盤，体幹，下肢の各部位がどのように変化するかを比較した（図6）．最大リーチとは体幹・上肢を用いて，最大リーチした様相を示す．50％リーチとは最大リーチ距離の50％と定義した．

1 前方リーチ活動

前方へ50％リーチ（図6A）：体幹前屈角度（θ）25°肢位を示した．ここで簡便なリーチ距離の概算方法を紹介する．あらかじめ上肢長，肩峰高などの形態値と，画像から前屈角度がわかっていると以下のようにリーチ距離が概算できる．前方リーチ距離＝上肢長＋肩峰高 ×tan θ（体幹前屈角度）．ただしこの算出方法は両手でリーチする場合の算出方法であり，片手で

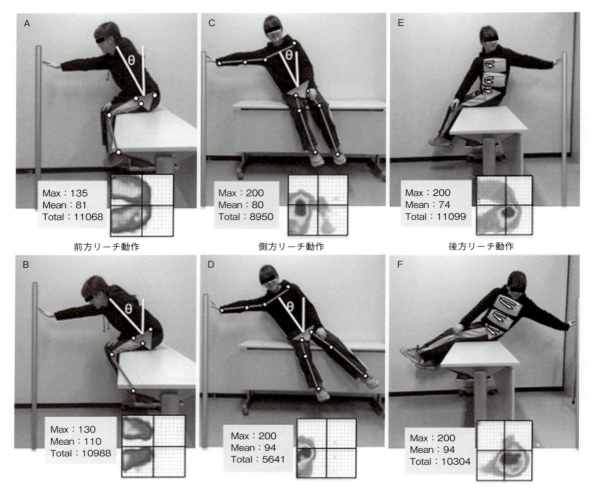

図6 リーチ動作時の体幹・骨盤・下肢活動
(上段：50％リーチ，下段：100％リーチ)

リーチする場合は，体幹の回旋運動が加わるため，骨盤と肩甲帯との回旋角度にtan θを乗算することが必要となる．今後計算で求めた値と実測値を比較し，実測値により近似させるために算出方法の精度を高めていただきたい．安静座位での座圧は，両座骨結節に最も多く荷重していたが，リーチ動作により体幹と上肢の重量が前方の大腿部に移動し，両座骨結節部での最大荷重は減少した．

前方へ最大リーチ（図6B）：体幹を40°前屈させていた．座圧分布をみると支持基底面も60％近く狭小化しており，荷重部が殿部から大腿遠位部へ移り，荷重が座面の前端部に集中しているのがわかる．注目すべきは，リーチ活動により重心位置が前方へ移動すると，支持基底面から逸脱した体幹・上肢の質量を補完するために，下腿部を後方へ引いたカウンターウエイトの反応が認められたことである[15]．

2 側方リーチ活動

側方へ50％リーチ（図6C）：体幹・骨盤の傾斜は右方向へ25°側屈を示した．側方のリー

チ距離の概算は，上肢長＋肩峰高×tan θ（体幹側屈角度）で算出できる．座圧分布をみると左側の座骨結節部での荷重は殿部と大腿部に部分的に認められ，荷重の大半は右殿部で支持されていた．一方，両下肢はリーチした反対側へ移動し，下腿部のカウンターウエイトの反応が認められた．今井ら[16]は足底を接地させた側方リーチ動作の分析を行っており，リーチしたとき，体幹に大きな前屈，側方モーメントが加わるため，リーチした反対側の脊柱起立筋，外腹斜筋の筋活動を高め，体幹を立ち直らせる反応を示したと述べている．

側方へ最大リーチ（図6D）：骨盤・体幹は50°傾斜し，この角度はこれ以上傾けると体幹が倒れてしまう限界点であった．荷重面積は50％リーチに比べて，63％に狭小化し，荷重部は右殿部の座骨結節部から骨盤側部であった．下肢では50％リーチよりも左下肢をさらに大きく外転させたカウンターウエイトの反応が認められた．渡邊ら[17]は側方リーチを最大にするには，移動側へ骨盤の傾斜と体幹伸張，さらにリーチ側の腹斜筋の伸張と反対側の骨盤を挙上するための内腹斜筋の共同収縮が必要であると報告している．Parkinsonら[18]は健常者（21〜74歳）を対象者に，両下肢をフリーにした端座位で側方リーチを行わせて，座位重心位置は加齢とともに一次回帰式に近似した漸減傾向を示し，その偏位に及ぼす因子は年齢，腰部幅，身長であったと報告している．すなわち年齢，腰部幅，身長の既知データから偏位を推定し，これをバランス能力の指標として活用することが期待できる．

3 後方リーチ活動

後方へのリーチは，臨床場面での練習や研究テーマとしても散見する程度であるが，体幹の回旋，伸展運動を伴い，日常でもしばしば行うリーチ活動である．

後方へ50％リーチ（図6E）：体幹，頸部を左回旋させながら左上肢を後方へリーチした活動である．後方リーチ距離の算出は，体幹の伸展角度に，骨盤と肩甲帯との回旋角度が加わることから，静止時からのリーチ距離の推定は難しい．座圧分布をみると最大荷重点は左座骨結節部にあり，同側の殿部を荷重軸とし後方へリーチしていることがわかる．

後方へ最大リーチ（図6F）：骨盤・胸腰部を最大限に回旋させ，体幹を後方へ伸展させたリーチ活動である．右殿部での荷重はなく，ほとんど左殿部（左座骨結節から骨盤後面）で荷重していた．後方へのリーチ距離が増すに従い，両下腿が伸展したカウンターウエイトの反応が認められた．

VII 座位姿勢と食事動作

食事姿勢は生活様式に応じて，椅子座位，和室ならば畳上でのあぐら座位，正座などで行われる．一方，身体機能の低下を呈する人は，安静度と座位保持の可否によって，車椅子座位，ベッド上での座位，ギャッチアップ座位などで食事をしている．座位保持が困難な場合のベッド上での仰臥位は，重力負荷の少ない姿勢である．しかし，上肢を用いて食事を行うとき，ギャッチアップした座位での上肢は，肩関節を回転軸とした肘関節部までの水平距離（L：モーメントアーム）が最も長くなり，肩関節の負担（回転トルク：肩関節から肘関節までのモーメントアーム×上肢重量）が大きくなる[19]（図7）．すなわち，ギャッチアップ20〜30°，50〜60°，長座位，車椅子座位，椅子座位の順に，上肢は大きな屈曲角度を保たなくても食事が可能となるので，肩に負荷されるトルクは小さくて済むのである．

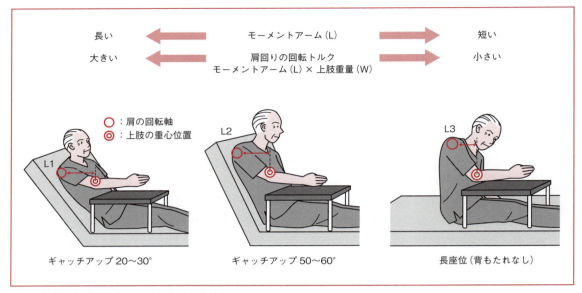

図7 食事姿勢（環境）と肩関節に生じる負荷量

　病院，福祉施設では，杖をついての歩行が自立している人や独歩の人は椅子に腰かけて食事をしているが，それ以外の人は車椅子座位で食事をしている．これはごく当たり前の光景であるが，足部の位置に注目してほしい．両足をフットサポートに乗せたままで食事している人がほとんどではないだろうか．

　食事や机上動作を行うとき，足部をフットサポートに乗せたままだと，足部への荷重が十分にできないことから，体幹を前方に屈めることが困難となる．すると体幹はバックサポートに寄りかかったままの状態で，食事や机上作業を行うことになる．中でも食事動作では，体幹とテーブルとの間が広がり，皿から口へ運ぶ途中で食物をこぼしてしまう．この様子を繰り返していると，医療，福祉スタッフからは，食べこぼしが多い患者（利用者）として認識され，エプロンをつけて食べさせられることになる．こうした悪循環は，両足部をフットサポートに乗せたままの不適切な車椅子座位で食事していることに大きく起因している．食事場面で食べこぼしの多い患者（利用者）がいると，患者（利用者）自身に課題があるかのように思いがちだが，実は食事環境に適した座位をセットアップしていない環境の課題であるといえよう．もちろん，足部をフットサポートに乗せていることがすべての起因ではないが，少なくとも両足をフットサポートから降ろし，両足部を床面に接地させて，足部に荷重して食事することを勧めたい．

　もう1つの要因は，車椅子の座面が後方に4〜5°傾いた構造になっていることが挙げられる．この座面に腰かけると骨盤は容易に後傾してしまい，体幹を前方へ移動することが困難になる．そこで後傾した車椅子の座面を，少しだけ水平位にセットすると，車椅子に腰かけた対象者が，容易に骨盤を起こして座ることができるのではないかと考えた．そこで，車椅子の後輪の下に厚さ3〜4 cm，幅10 cm，長さ50 cm程度の角材を挿入して，座面を水平にできるようにした（図8B）．この補高材は，食事を行う食堂や作業療法室に置き，机上作業を行う場合に木材を後輪に挿入するのである．

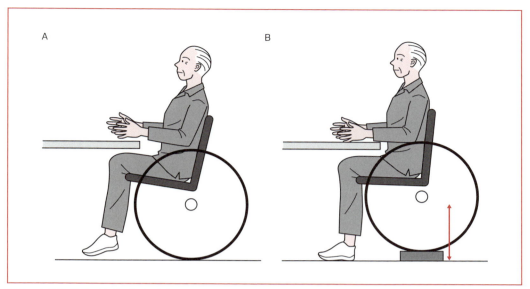

図8　車椅子座面の傾斜と机上活動
A：一般的な車椅子座位（後傾座面）．B：改良型車椅子座位（水平座面）．

VIII 座位姿勢と更衣動作

　更衣動作とは，身体の平衡を保ちながら衣服の着脱動作を行うことであり，バランス能力が低下した患者にとって動的な座位保持バランスを高める重要な活動である．片麻痺の患者を想定した場合，麻痺側上下肢に重度な運動麻痺があると，麻痺側の体幹および骨盤周囲筋の筋緊張低下および姿勢反応の低下（頸・体幹の立ち直り反射）により体幹・骨盤の安定性は低下する．加えて，重度な感覚機能の低下を有していると，麻痺側の殿部や両足底部からの感覚情報によるフィードバックがなく，体幹を正中位に保持することが困難になってくる．広野[20]は座位保持能力に応じた更衣活動を紹介している．

1 ベッド上で着脱を行う場合

　座位保持ができなくても，仰臥位から長座位に姿勢を変化させて，下衣や靴下の着脱が安全に開始できる姿勢を探索する．座位バランスが不良ということが着衣動作ができない理由にはならない．ギャッチアップ（20～30°）座位でもできることを考える．例えば寄りかかりながら更衣動作の一部が行えないだろうか．背中はベッドに寄りかかっていても，前開き着の袖口に手を通す，丸首シャツならば両袖を通す一連の動作はできるはずである．続いて衣服の後ろ身ごろは，介助者に体幹を前方で支えてもらい，ベッドと背中のわずかな隙間に衣服を降ろして着ることができる．また患者（利用者）自らベッド柵を持ち，端座位や長座位姿勢を保持し，セラピストが衣服の着脱を部分的に介助することもできる．早期から更衣動作の一部を自ら行うことから始め，更衣を自分で行うという意識づけを図ることは，自らの有能感を満たし，さらに他の活動の動機づけとなる．

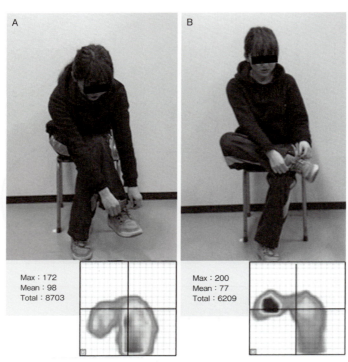

図9　足部への前方リーチ活動
A：片脚を膝窩部で組み足部へのリーチ．
B：片脚を足部で組み足部へのリーチ．

2 静的座位が可能でも動的バランスが不良な場合

　安静座位が保持できても，衣服の袖を通す動作や後ろ身ごろを背中にまわす，あるいはわずかな上肢運動が伴うだけで，座位保持が容易に崩れる患者（利用者）を目にすることがある．その原因は静的な座位における許容できる支持基底面積が小さいことであり，これにより片側上肢をわずかに動かすだけで重心が基底支持面から逸脱してしまい，容易に座位姿勢を崩してしまう．また衣服の形態によっても座位の重心移動の方向が変わる．例えば前開き着の着脱は，袖口に袖を通すときに側方へ重心が移動し，かぶりシャツやズボンの着脱は，体幹を前方へ屈めるため，重心が前方に移動する．このように一連の更衣動作ができなくても，可能な工程や一部の動作から着手する．セラピストによる介入方法も身体誘導，模倣，言語教示など段階的に行う[20]．

3 足部までの前方リーチ

　靴下・靴を履く動作や足の爪切りなどは，体幹の柔軟性が低下したり，ハムストリングス筋が短縮した高齢者にとって容易な活動ではない．大森ら[21]は，靴下の着脱や足の爪切り動作を行う際に，必要な股関節屈曲角度は95°以上であり，一方で股関節屈曲角度が65°以下だと，靴下の着脱や，爪切り動作を遂行することはできないと報告している．しかし足部までリーチできないときは，リーチャーやソックスエイドなどの自助具を用いてリーチ機能を代償する場合もある．したがって短絡的に関節角度の増大を治療目標とせず，他の方法や手段を考慮することを提案したい．

　図9A：片側の下肢を膝窩部で組み，上部に組んだ足部は約10〜15 cmほど接近し，不足分のリーチを補うことができる．このとき，片側で下肢荷重を支える軸足を体幹の正中線上に

図10 机上活動における差尺の違い
A：差尺（20 cm；机上面高−座面高）．B：差尺（35 cm；机上面高−座面高）．

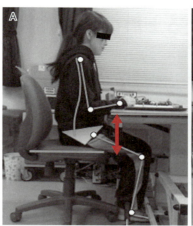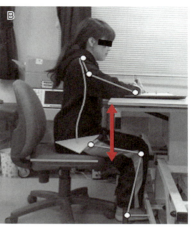

置くと，座面の支持は両座骨結節と左大腿部での支持となり，より手を前方にリーチすると大腿部への荷重量が増大する様相を示した．

図9B：股関節周囲の柔軟性に加え，股関節の屈曲，外旋の十分な可動域があれば，組んだ足部をさらに手前に引き寄せ，外果部で足部を組む方法がある．両側座骨結節への荷重量は，外果を組んだ側により多くの荷重をさせていた．これは右下腿の重量が左側に荷重することから，荷重の不均衡を補うために，体幹を右側へ傾けたカウンターウエイトを利用していた．足部を組んだ膝部が大転子より低く，大腿部の遠位部が下がっている場合，組んだ足部が前方へずれ落ちる様子を観察することがある．この場合は軸足となった足関節を底屈して踵を上げて，大腿部を水平に保持すると足部を安定させて靴の着脱ができる．足組み動作を殿部の垂直荷重量から分析した研究では，左右下肢ともに膝窩部での足組みは，外果部での足組みより垂直荷重量が有意に高く，重心移動は膝窩部での足組みが外果部でのそれよりも有意に大きな変動が認められたことが報告されている[22]．

IX 机上作業の作業種目と机上面高[23]

　図10A：机上で書物を読むときに適した差尺は 20 cm の設定である．机上での読書やパソコンのタイピング活動に適した高さである．最初は体幹を真っすぐに伸ばしているが，作業に集中するあまり，徐々に体幹は前屈みとなり目と机上面とが接近してしまう傾向にある．

　図10B：机上で小さな文字や細かな修正を行うときに適した設定である．差尺は 35 cm ほどで，目と机上面との距離は**図10A**よりも接近することから，机上面での精密作業に向いている．座面に比べてやや高めの机上面であることから，両上肢の肘を机上面で支え，体幹の上部を伸ばした姿勢保持が容易となる．以上のように椅子座面や机上面の高さを，遂行する机上活動に応じて調整することが，作業中の適正な座位姿勢を長時間保つことに寄与する．

- 椅子の標準的な座面高＝身長×1/4−1 cm
- 差尺（椅子座面高と机上面高の間）＝身長×1/6
- 机上面高＝座面高＋差尺

X 机上活動における上肢の平面作業域

　上肢の平面作業域には手の届く範囲としての最大作業域と，作業の精度，作業速度，生体への負担などによって決められる機能的作業域[24]がある．最大作業域は肩峰点から示指の指先までの距離とされ，身長あるいは上肢の形態値から以下の式で算出できる．

　　最大作業域（mm）＝身長（mm）×0.494−154，または上肢長（mm）×1.13−137

　片麻痺患者の上肢機能練習として，タオルを用いて机上面を拭くワイピング活動，および物体リーチ動作を行う場合，患者の身長や上肢長などの形態と座位保持の能力に合わせ，最大リーチを指導することが望まれる．

文　献

1) 熊倉功夫：文化としてのマナー，岩波書店，東京，1999
2) 梅原清子：「暮らしの手帳」にみる高度経済成長期の住生活．和歌山大学教育学部紀 53：113-124，2001
3) 岡　浩一朗ほか：座位行動の科学—行動疫学の枠組みの応用—．日健教誌 21：142-153，2013
4) Bauman AE, et al：The descriptive epidemiology of sitting. A 20-country comparison using the international physical activity questionnaire (IPAQ). Am J Prev Med 41：228-235, 2011
5) Evans RE, et al：Point-of-choice prompts to reduce sitting time at work：a randomized trial. Am J Prev Med 43：293-297, 2012
6) Shumway-Cook A, et al：Assessing the influence of sensory interaction on balance. Suggestion from the field. Phys Ther 66：1548-1550, 1986
7) 長谷川真紀子：ヒト腸腰筋（大腰筋，腸骨筋）の筋線維構成について．昭和医会誌 47：833-842，1987
8) Kapandji IA：カパンディ関節の生理学　Ⅲ体幹・脊柱，荻島秀男監訳，医歯薬出版，東京，94-103，1997
9) 平井敏幸ほか：「二重課題法」による各動作の精神的負荷に関する研究．日体大紀 22：25-30，1992
10) 中村隆一ほか：基礎運動学，第3版，医歯薬出版，東京，301-302，2002
11) 真辺春蔵ほか：人間工学概論，朝倉書店，東京，174-180，1986
12) Neuman DA，：筋骨格系のキネシオロジー，嶋田智明ほか監訳，医歯薬出版，東京，309-327，2005
13) Klein-Vogelbach S, et al：クラインフォーゲルバッハのリハビリテーション—機能的運動療法，野澤絵奈訳，丸善出版，東京，4-23，2012
14) 石川　岳：コンピュータ動作解析装置を用いたゴルフスイング動作解析．昭和医会誌 60：104-119，2000
15) 平井陽子ほか：バランスボールトレーニングが平衡機能に与える影響．臨スポーツ医 21：677-683，2004
16) 今井覚志ほか：研究と報告　座位リーチ動作の運動学的解析—片麻痺患者と健常者の比較．総合リハ 30：161-166，2002
17) 渡邊裕文ほか：座位での側方への体重移動における腹斜筋群の筋活動の特徴．理療科 29：561-564，2014
18) Parkinson MB, et al：Center of pressure excursion capability in performance of seated lateral-reaching tasks. Clin Biomech 21：26-32, 2006
19) 塩谷真美ほか：食事動作を考える—食事を楽しむために，考える作業療法—活動能力障害に対して．文光堂，東京，97-98，2008
20) 広野弘美：能力に応じた更衣活動の提案—早期からできることをみつけよう！，考える作業療法—活動能力障害に対して．文光堂，東京，81-96，2008
21) 大森圭貢ほか：靴下着脱および足の爪切り遂行能力と股関節可動域の関連—保存的治療中の変形性股関節症患者における検討—．高知リハ学院紀 13：1-7，2012
22) 西村誠次ほか：座位足組み姿勢のバランス—垂直荷重力の中心位置と中心移動面積による検討，金沢大保健紀 20：9-13，1996
23) 柴田克之ほか：人間工学的視点からみた作業療法環境の評価．作療ジャーナル 36：333-338，2002
24) Tilley AR, et al：Seating. The measure of man and woman：human factors in design, John Wiley & Sons, New York, 44-50, 2002

3 成人の姿勢
3) 立位位置の知覚と感覚情報

淺井 仁

　人が立位姿勢を保持しているときに，安静立位から最前傾，あるいは最後傾に向かって身体を傾けて行くときの状況を想像してみよう．身体が大きく傾いて倒れそうになったときに，多くの人は，おそらく「おっとっと！」と感じるのではないだろうか？　その後，転倒しないように立位の安定性が高まる方向に身体を積極的に戻す努力をして，安定性が回復すると，「フーッ，危なかった！」と感じると思われる．

　安静立位位置から身体を大きく前傾したり後傾したりしたときに「おっとっと！」と感じるが，安静立位を保持しているときは，「おっとっと！」と感じないのはなぜだろうか？　また，「おっとっと！」と感じるときには，どのような感覚情報を手がかりとしているのか？

　本稿では，前後方向における立位位置の知覚の様相について最初に概説する．そして，手がかりとなっている感覚情報についての知見を述べることとする．

I 立位位置の知覚能

　立位位置の知覚について述べる前に，基本的なこととして，感覚と知覚の違いについておさらいしておこう．日本神経学会が編集している神経学用語集によると，「感覚とは，sensation, sense に相応し，光・音・機械的刺激などに対する感覚受容器からの情報を指す」と記述されている[1]．また，知覚については，「perception に相応し，感覚受容器官を通じて伝えられた情報から，外界の対象の性質・形態・関係や，体内の臓器・器官の状態を感知分別することである」と記されている[1]．すなわち，感覚は生体に作用する刺激によって引き起こされる意識内容である．また知覚は，感覚の特性を組織化，統合することにより，「もの」や「できごと」などとして意識すること，および意識された感覚内容が過去の経験や学習に基づいて意味のあるものとして解釈されることである[2]．

　そのため，位置の知覚とは，過去の経験や学習に基づいて，固有感覚の感覚情報を意味のあるものとして解釈することによって四肢の相対的位置関係を知覚したり[2]，前庭器官からの情報と複合して重力場における身体の位置を知覚したりすることである[3]．

　このことからすると，前後方向における立位位置の知覚とは，有効支持基底面の中で身体を前傾，あるいは後傾させて立位を保持している際に，その身体の傾斜の程度（位置）を知覚することである．そして，その知覚能とは，立位を実際に保持している位置をどの程度正確に知覚しているか，ということである．

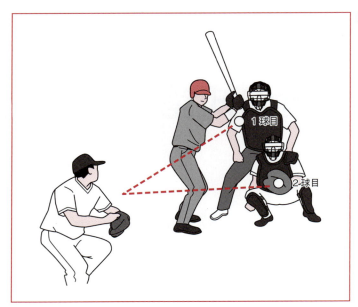

図1 野球におけるボールの軌道とバッターの構え

　野球のバッターを例にして，立位位置の知覚についてみてみよう．ピッチャーがバッターの内角高めに初球を投げる（図1の"1球目"）．するとバッターは，この投球が自分に迫ってくると感じれば，身体を後傾させてこのボールをかわすだろう．そして，バッターにこの後傾の余韻が残っていて，しかもこの後傾状態が知覚できない場合には，ホームベースに対して先ほどよりも遠くで構えることになるに違いない．その結果，次の投球が外角へくると，ストライクコースのボールであっても，そのコースを遠くに感じて，ボール球と判断して見逃すかもしれない（図1の"2球目"）．もし，バッターが，投球のたびに自分の立位位置を正確に知覚することができれば，ボールのコースに影響されずに，常に同じ位置でバットを構えることができるのではないだろうか？

　また，ゴルフのボールを打つための構え（アドレス）姿勢でも立位位置知覚の重要性が反映されると思われる（図2）．すなわち，前後方向（図2A）および左右方向（図2B）で，良好なアドレスをすることが大事であり，用いるクラブのシャフトの長さが変われば，それに応じたアドレスの調整（上下方向への調整，前傾度合の調整など）が必要となるだろう．これに加えて，ボールが置かれている場所の環境要因（地面の傾斜など）と，これに起因する視覚による錯覚（平坦だと感じても実際は傾斜している）の影響などによって位置知覚が乱されるかもしれない．

　それでは，実験室で測定した前後方向における立位位置の知覚能についてみてみよう．
　まず，実験手順を簡単に説明する．最初に安静立位姿勢を保持する．次に，前後方向の定められた位置で立位姿勢を保持したときにブザーが鳴るようにセットされたところで，被験者はブザーを鳴らしながら立位姿勢を3秒間保持して，この位置を記憶する（参照位置）．この後，一度座位を3秒間保持する．再び立ち上がり，安静立位を3秒間保持した後，先ほどブザーを鳴らしながら記憶した立位位置を再現する（再現位置）[4]．各立位位置は，足長を100% FL

図2 ゴルフのアドレス

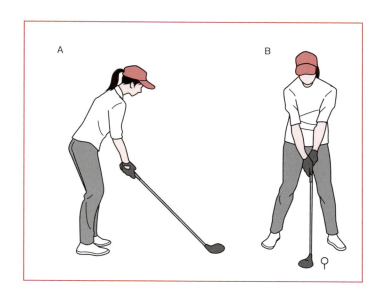

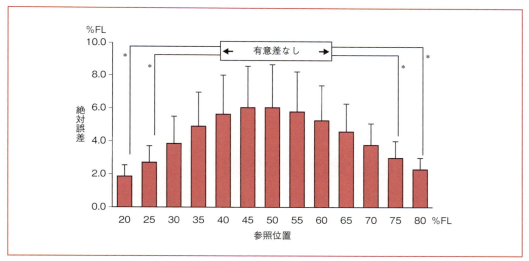

図3 前後方向立位位置知覚能（平均値）
（文献4）より引用改変）

(foot length)，踵点を0％FLとして，支持基底面上の前後方向において足圧中心が投影される踵点からの相対位置で表される．参照位置は，最後傾位置に近い20％FLから最前傾位置に近い80％FLまでの間を5％FLごとに13か所設定した[4]．立位位置の知覚能は，参照位置と再現位置との絶対誤差（足長の％FLで表現する）で表した[4]．

立位位置知覚能は，13か所のどこの位置でも同じではなく，位置によって異なっていた（図3）[4]．安静立位位置に近い位置（40〜60％FLの間）では，絶対誤差が約6％FLであり，位置知覚能が低かった[4]．これに対して，安静立位位置に近い位置から前方および後方に向かって離れるに従い絶対誤差は小さくなり，知覚能は高まった．そして，80％FLおよび

20％FLでは，絶対誤差が約2％FLと小さく，立位位置がかなり正確に知覚されていることが明らかとなった[4]．この2％FLという値は，例えば足長を25 cmとすると，参照位置に対する再現位置の絶対誤差が5 mm程度であることを示している．

　立位姿勢の安定性は，安静立位位置に近い位置では高く，最前傾および最後傾位置に近い位置では低いことが報告されている[5]．前述した前後方向における立位位置知覚能と立位姿勢の安定性との関係からすると，安定性が高い位置では知覚能が低く，安定性が低い位置では知覚能が高い可能性が示唆される．

　それでは，位置知覚能は，なぜ安定性が高い位置では低く，安定性が低い位置では高いのだろうか？

　安定性が高い位置では，転倒を回避したり，安定性を回復したりする必要がない．そのため，位置の知覚に基づいた積極的で正確な姿勢制御を行う必要性が低いために知覚能が低い可能性が考えられる．これは，感覚運動処理過程に相当するものと考えられ，感覚情報が反射回路，および自動処理経路を経ることによって姿勢調節がなされる[6]．一方，安定性が低い位置では，立位姿勢をその位置で保持したり，あるいは転倒しないように安定性の高い位置に移動したりするために，立位位置の正確な知覚に基づいた積極的な姿勢制御を行う必要性が高いものと考えられる．これは，認知処理過程に相当するものと考えられ，この処理過程には身体位置の知覚が伴う[6]．換言すると，安定性の高い位置では自動的な姿勢制御がなされ，これに対して安定性の低い位置では位置の知覚に基づいた姿勢制御がなされていることになるだろう．そのため，最初に述べたように，安静立位から身体を大きく傾けたときに「おっとっと！」と感じた位置は，自動的な姿勢制御から位置の知覚に基づいた姿勢制御に切り替わった位置かもしれない．

■2 立位位置の知覚と感覚情報

　知覚能が低い位置と高い位置とでは，感覚情報の様相が異なるのだろうか？　あるいは「おっとっと！」と感じた位置では，どのような感覚情報をもとにして「おっとっと！」と感じたのだろうか？

　「おっとっと！」と感じたということは，入力された感覚情報を過去の経験と照らし合わせて立位位置を知覚したことにほかならない．よって，この位置では，自動的な姿勢制御から位置の知覚に基づいた姿勢制御への切り替えがなされたものと推察できる．

　ところで，一般的に刺激強度と弁別閾との関係は一定（Weberの法則）であり，感覚の強さは刺激強度の対数に比例する（Weber-Fechnerの法則）．これらの法則を立位位置知覚に当てはめてみたい．仮に安静立位位置での感覚強度を基準として，この位置からの変位の程度（位置の違い）は，感覚強度の増加をもとに知覚されたとする．そうすると，基準位置から離れるに従って刺激強度が大きくなるので，位置知覚の誤差の絶対量は，大きくなるものと考えられる．しかし実際には，安静立位位置に近い位置での誤差が大きく，しかも安静立位位置から最も離れた位置での誤差が最も小さい．すなわち，立位位置と知覚能との関係は，上述した法則では説明がつかない[4]．また，立位位置の知覚においては，時々刻々と変化する立位位置（絶対的な位置）において，安定性が大きく崩れた（崩れそうになる）時点での位置が知覚される．

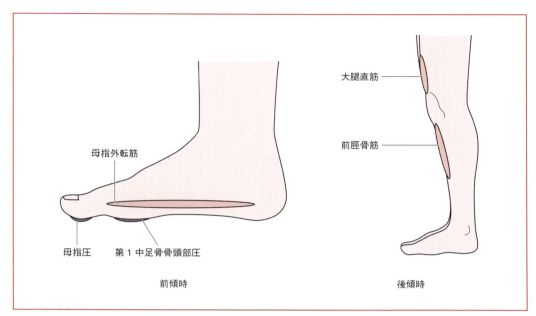

図4 身体の前傾時および後傾時に焦点を当てた部位とその感覚情報

　これは,ある時点での立位位置が安静立位位置を基準(相対的な位置)として知覚されるのではないと考えられる.これらのことからすると,立位位置を知覚するためには,立位位置の変化に対応して直線的に変化する感覚情報ではなく,特定の立位位置で特異的に変化する感覚情報が手がかりになっている可能性が推察される.

　筆者らは,安静立位位置から前方あるいは後方に身体を傾斜させたときに大きく変化する足底圧,下肢の筋活動に起因する体性感覚情報の大きな変化などが,位置情報の手がかりになるのではないかと考えた.そして,これらの感覚情報が位置情報の手がかりとなるならば,足底圧,下肢の筋活動の大きな変化が正確に知覚されているに違いないと考え以下に述べる検証を行った[7].

　検証したことは2つある.1つ目は,立位位置の変化に伴う足底圧,下肢の筋活動の大きな変化が正確に知覚されるかということである.前傾方向では,母指圧の大きな変化,第1中足骨骨頭部圧のピーク,および母指外転筋活動(母指の屈筋)の大きな変化の知覚に焦点を当てた(図4).一方,後傾方向では,大腿直筋,前脛骨筋活動の大きな変化の知覚に焦点を当てた(図4).2つ目は,前傾において母指圧の大きな変化の知覚に,第1中足骨骨頭部圧の情報,および母指外転筋活動の情報がどのように関係するかということである.これについては,母指部と第1中足骨骨頭部とをそれぞれピンポイントに冷却して感覚を低下させることにより検討した.換言すると,ある感覚情報の大きな変化を知覚する際に,他の情報がどのように関係するかということを検討した.いずれの検証も11人の健常者を対象に行われた[7].

A. 足底圧,下肢の筋活動の大きな変化の知覚

　前傾方向の測定時に被験者に提示したグラフを図5に示す.図5Aは母指圧,図5Bは第1

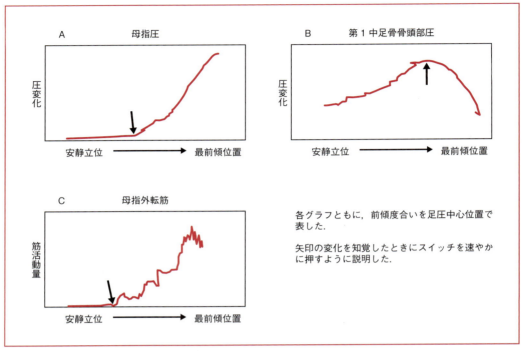

図5 前傾方向の測定時に被験者に提示したグラフ
(文献7)より引用改変)

中足骨骨頭部圧，および図5Cは母指外転筋筋活動である．これらのグラフは，いずれもそれぞれが大きく変化することを知覚させる際に，前傾を数回練習した際に記録した被験者自身のデータである．母指圧の大きな変化を知覚させる際には被験者に図5Aを提示し，「これは，今の練習中に記録したもので，身体の前傾に伴うあなたの足の親指の圧力変化を表しています．矢印は，前傾しているときに圧力が大きく増えたことを表します．今練習したように，身体を前方にゆっくりと傾けている間，足の親指に加わる力がこの矢印で示したところから大きく増えるので，その大きな変化を感じたらスイッチを押してください」と説明をした．図5Bの第1中足骨骨頭部圧，および図5Cの母指外転筋筋活動の大きな変化を知覚させる際にも同様の説明をして実施した．

　立位位置の変化に伴う足底圧，下肢の筋活動の大きな変化の知覚の状況を図6に示した[7]．横軸は，それぞれ被験者に知覚させた項目を示し，縦軸は足圧中心位置を表す．前傾方向をみてみよう．第1中足骨骨頭部圧はピークを示した位置とこのピークが知覚された位置とはほぼ同じであり，ピークが正確に知覚されていたことが明らかとなった．これに対して，母指圧と母指外転筋筋活動のそれぞれ増加した位置（初期増大位置）（およそ60% FL）と知覚された位置（およそ70% FL）との間には有意差が認められ，これらの大きな増加は正確に知覚されなかったことが明らかとなった．後傾方向は，大腿直筋，前脛骨筋の筋活動が大きく増加した位置（初期増大位置）（およそ30数% FL）と知覚した位置（およそ20数% FL）との間には有意差が認められ，これらの大きな増加は正確に知覚されなかったことが明らかとなった．

　そこで，前傾方向および後傾方向ともにそれぞれの変化を再度丹念に調べたところ，いずれ

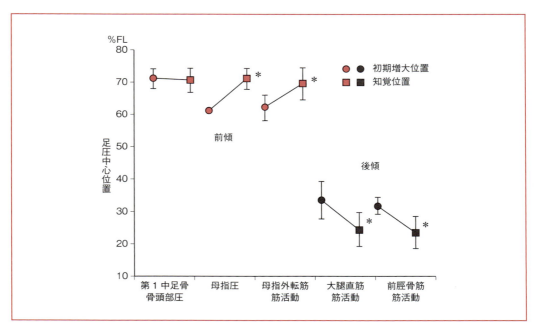

図6 圧や筋活動が大きく変化した位置とその知覚位置
＊：初期増大位置との間に有意差が認められる.

も知覚された位置の付近で圧や筋活動が再び大きく変化する現象（後期増大）が確認できた．そのため，後期増大と知覚との関係を調べたところ，母指圧は全被験者が後期増大を正確に知覚できた（**表1**）．ここで，表1の見かたを説明する．この表の数字は，項目ごとに大きな変化を知覚できなかった被験者数を表している．例えば，今述べた母指圧を見ると，正常（非冷却条件）で初期増大非知覚者数が11人なので，初期増大は全員が知覚できなかったことを表す．そして，後期増大非知覚者数が0人なので，全員が知覚できたことを表す．母指外転筋，大腿直筋，および前脛骨筋について同じように見ると，いずれも正常（非冷却条件）の後期増大非知覚者数が0人なので，全員が後期増大を知覚できたことを表す．すなわち，母指圧，母指外転筋，大腿直筋，および前脛骨筋は，一部の被験者を除いて初期増大が知覚できずに，後期増大を初期増大と誤知覚したことが明らかとなった．

　では，なぜ初期増大が知覚できなかったのだろうか？　前傾方向では母指圧と母指外転筋の初期増大位置がおよそ60% FLであり，後傾方向では大腿直筋，前脛骨筋の初期増大位置がおよそ30数% FLであった．これらの位置は，立位の安定性の高い範囲の中であるために，これらの圧や筋活動の大きな変化に伴う感覚情報の大きな変化が知覚に上らなかったのかもしれない．これに対して，全員が正確に知覚することができた後期増大とはどのようなものか？これこそ，身体が大きく傾いたときに「おっとっと！」と感じるときの情報源だったかもしれない．

　前傾では，第1中足骨骨頭部圧のピーク位置と母指圧，母指外転筋の後期増大位置とがほぼ一致していることに着目したい．ヒトの足部の骨格構造は踵骨と中足骨骨頭部とでアーチの支点を構成しており，そのアーチの前方に足指が形成されている（**図7**）．そのため，身体が

表1 大きな変化を知覚できなかった被験者数

測定項目	条件/部位	最大圧非知覚者数	初期増大非知覚者数	後期増大非知覚者数
第1中足骨骨頭部圧	正常（非冷却） 冷却 　母指 　第1中足骨骨頭	0 1 3		
母指圧	正常（非冷却） 冷却 　母指 　第1中足骨骨頭		11 11 11	0 2 5*
母指外転筋	正常（非冷却） 冷却 　母指 　第1中足骨骨頭		8 8 6	0 4* 2
大腿直筋	正常（非冷却） 冷却 　踵部		8 5	0 4*
前脛骨筋	正常（非冷却） 冷却 　踵部		9 11	0 3

*正常（非冷却）条件との間に有意差あり, $p<0.05$　　　　　　　　　　　　　　　　　　（文献7）より引用改変）

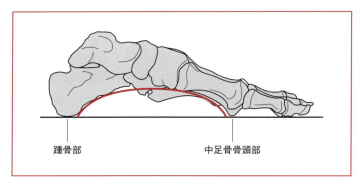

図7 足部の骨格（側面図）

前傾し足圧中心が前方に移動すると，アーチの前方の支点である中足骨骨頭部に圧が加わる．このとき，足圧中心が60％FLより前方に移動すると母指圧の増加が始まる[5]．そして，足圧中心が70％FLに達したときに第1中足骨骨頭部圧がピークとなる[7]．足圧中心がこの位置よりさらに前方に移動するときに，母指の圧が再度大きく高まり，第1中足骨骨頭部圧が低下し始める[7]．よって，第1中足骨骨頭部圧のピーク位置と母指圧，母指外転筋の後期増大位置とがほぼ同じ位置で発生することにより感覚情報の多重ループがつくられたこと，しかも立位の安定性が低い位置でもあることから，それぞれの情報が安定性の状況に意味づけされて正確に知覚されたものと考えられる．

図8 床反力計の模式図
(文献8)より引用)

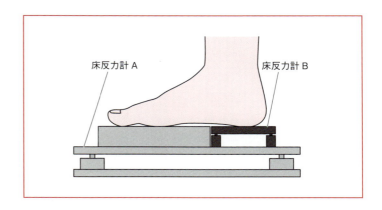

図9 足圧中心と踵圧中心との関係
(文献8)より引用改変)

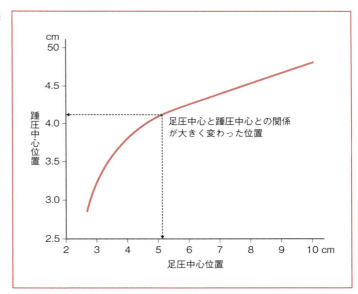

　一方，後傾でも初期増大は安定性の高い範囲であったために知覚されなかった可能性が高いと思われる．これに対して後期増大は，その位置からして安定性の低い位置にあることから，前述したように安定性に意味づけされて正確に知覚されたものと考えられる．それでは，後期増大が起こるメカニズムはどのようなものであろうか？　筆者らは，踵骨の形状に着目して以下のことを検討した[8]．
　①後傾による踵圧分布が大きく変化する位置はあるか？
　②この踵圧分布が大きく変化する位置を正確に知覚できるか？
　③この踵圧分布が大きく変化する位置と骨格形状とはどのような関係にあるか？
　これらのことを検討するにあたり，図8に示すように，通常の床反力計(A)の上に踵部のみの圧中心(踵圧中心)を測定する小型の床反力計(B)を設置した．この床反力計によって測定した安静立位から後傾したときの足圧中心位置と踵圧中心位置との関係を図9に示した[8]．横軸は足圧中心位置を，縦軸は踵圧中心位置を示す．安静立位から後傾すると，途中までは両

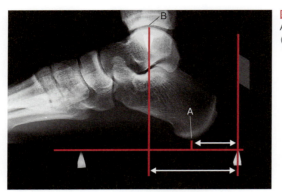

図10 足部のX線写真
A：踵骨隆起外側突起点，B：距骨滑車最上点
（文献8）より引用改変）

者の関係が直線関係にある．しかし，ある位置より後方では，足圧中心の後方への移動に対して踵圧中心の移動が急に大きくなり直線関係が崩れる．すなわち，後傾による踵圧分布が大きく変化する位置（20数％FL）の存在が明らかとなった[8]．また，踵圧分布が大きく変化した位置と，この変化が知覚された位置との差は平均3mm，および両者の相関は$r=0.91$であり，踵圧分布の大きな変化がほぼ正確に知覚されていることが明らかとなった．そして，骨格形状をX線撮影し，踵骨隆起外側突起点（図10A），および距骨滑車最上点（図10B）の位置と踵圧分布が大きく変化した位置との相関を求めたところ，それぞれ$r=0.86$，および$r=0.71$といずれも高い相関が認められた．

以上のことからすると，踵圧分布が大きく変化する位置は，足部の骨格形状と密接に関係し，この位置から後ろでは立位の安定性が大きく崩れることにより大腿直筋，および前脛骨筋の後期増大を引き起こす可能性が高いものと推察される．

B. 母指圧情報，第1中足骨骨頭部圧情報，および母指外転筋筋活動の大きな変化の知覚

図11は，前傾に伴う母指圧の大きな変化を知覚させるときに，母指を冷却して母指の感覚を低下させたとき（図11A）と，同じく第1中足骨骨頭部を冷却したとき（図11B）の様子を示したものである．すなわち，母指圧の大きな変化を知覚する際に，母指圧情報が決定的な意味をもつのか，あるいは第1中足骨骨頭部圧情報も関与するのか，ということを検討した．それぞれの冷却についての詳細は割愛するが，いずれも冷却時の2点閾値が冷却前のそれの1.3倍以上になった時点で実験を始めた[9]．

表1の母指圧の項目で冷却条件の後期増大非知覚者数に注目していただきたい．非知覚者数は，母指を冷却したときが2人であったのに対して第1中足骨骨頭を冷却したときは5人であり，これらの間には有意差が認められた．この結果は，母指の大きな変化の知覚において，母指の冷却よりも，むしろ第1中足骨骨頭の冷却が大きな影響を及ぼしていたことを表している．すなわち，母指圧の大きな変化が知覚されるときには，第1中足骨骨頭圧情報がかなり重要であることが明らかとなった．

次に，第1中足骨骨頭の最大圧の知覚における母指の冷却，および第1中足骨骨頭の冷却の影響を見てみよう．表1の第1中足骨骨頭部圧の項目で冷却条件の最大圧非知覚者数をご覧いただきたい．非知覚者数は，母指を冷却したときが1人で，第1中足骨骨頭を冷却した

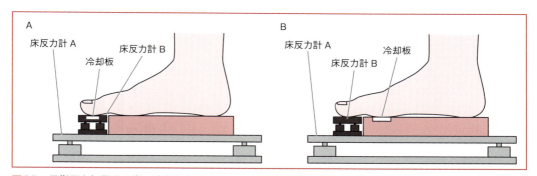

図11　母指圧を知覚する際の冷却部位
A：母指冷却．B：第1中足骨骨頭部冷却．
（文献7）より引用改変）

ときが3人であり，それぞれの部位を冷却しても有意な影響は認められなかった．このことは，第1中足骨骨頭の最大圧の知覚は，母指あるいは第1中足骨骨頭のいずれか一方からの情報が得られれば可能であることを示している．

そして，母指外転筋活動の大きな変化の知覚における母指，および第1中足骨骨頭の冷却の影響も検討した．**表1**の母指外転筋の項目で冷却条件の後期増大非知覚者数をご覧いただきたい．非知覚者数は，母指を冷却したときが4人であったのに対して第1中足骨骨頭を冷却したときは2人であり，これらの間には有意差が認められた．この結果は，母指の大きな変化の知覚とは反対であり，母指の冷却が大きな影響を及ぼしていたことを表している．すなわち，母指外転筋活動の大きな変化の知覚には，母指圧情報がかなり重要であることが明らかとなった．

以上のことからすると，母指圧の後期増大および第1中足骨骨頭部の最大圧は，当該部位からの単独の情報ではなく，それぞれの圧情報間の連携をもとに知覚されていると考えられる．また，母指外転筋活動の後期増大は，母指圧情報との連携によって知覚されていると考えられる．

C. 母指圧情報，第1中足骨骨頭部圧情報の段階的な変化の知覚

この検討においては，被験者は母指圧および第1中足骨骨頭部圧について，それぞれ安静立位位置での圧から最大圧までを主観的に10段階に分けるように指示された．すなわち，母指圧は安静立位での強度が0であり，最大前傾位での強度が10である．第1中足骨骨頭部圧は安静立位での強度が0であり，最大圧のときの強度が10である．被験者は，強度レベルを検者に口頭で申告し，同時にスイッチを押すように説明を受けた．

母指圧とその知覚強度との関係を**図12**に示した．横軸が知覚強度で，このグラフは強度1〜10までを示した．縦軸はそれぞれの強度が知覚されたときの母指への荷重量の体重に対する割合（相対圧）である．凡例は■が正常条件（非冷却条件），■が母指冷却条件，および■が第1中足骨骨頭冷却条件を示す．正常条件において，母指圧の強度を知覚させた場合の各知覚強度での相対圧は，指数関数様の変化を示した．母指を冷却した場合の相対圧は，強度1〜3まで正常条件とほぼ同じ値を示した．しかし，強度4〜9にかけては正常条件と比べると有意に

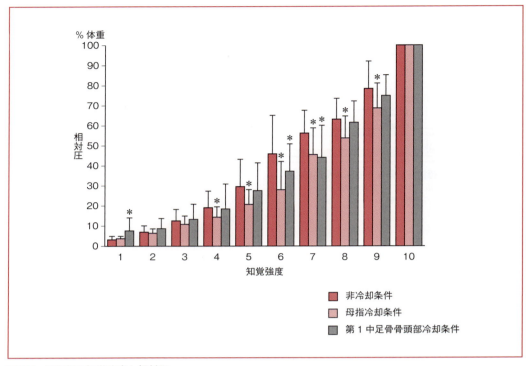

図12　母指部の知覚強度と相対圧
＊：非冷却条件との間に有意差が認められる．
（文献7）より引用改変）

小さかった（図12）．正常条件での強度5に対応する位置は，初期急増後の68.1% FLであり，強度9のそれは最前傾位置に近い79.1% FLであった．一方，第1中足骨骨頭を冷却した場合には，強度1において相対圧が正常条件と比べて有意に大きくなった（図12）．強度6および7において相対圧が正常条件と比べて有意に小さくなった（図12）．この位置は，正常条件ではそれぞれ平均72.3% FL，平均75.6% FLで，ほぼ全員の被験者において母指球の圧が最大を示し，圧が母指へ移行する位置である．

次に第1中足骨骨頭圧の強度変化に対する知覚では，正常条件における各強度に対する相対圧は，強度1を除いて，ほぼ目標通りの値を示し直線的に増加した．これに対し，母指を冷却した場合は強度2, 4, 6で非冷却条件との間に有意差が認められた（図13）．第1中足骨骨頭を冷却した場合は強度8を除く全域で非冷却条件との間に有意差が認められた（図13）．

母指圧強度，および第1中足骨骨頭圧強度の知覚についての結果からすると，以下の3つの位置に分類して両者の結果を論じる必要があるだろう．

まずは，軽度前傾位で安静立位からおよそ70% FLまでの第1中足骨骨頭圧が最大になる手前までの位置である．この位置では母指圧の知覚において，初期の前傾では第1中足骨骨頭の冷却の影響があったが，前傾が増し母指圧が増すと母指冷却の影響が認められた．一方，第1中足骨骨頭圧の知覚では，母指および第1中足骨骨頭の冷却の影響があった．以上のこ

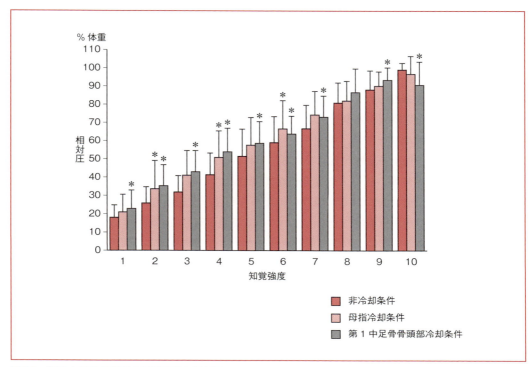

図13　第1中足骨骨頭部の知覚強度と相対圧
＊：非冷却条件との間に有意差が認められる．
（文献7）より引用改変）

とからすると，前傾初期の母指圧の知覚は，第1中足骨骨頭圧情報と連携し，その後母指圧が増すと母指圧自身の情報が重要になると考えられた．第1中足骨骨頭圧の知覚では，この圧情報が他の情報による補償ができないほど重要であり，これに加えて母指圧情報も必要であると考えられた．

次に足底圧が中足骨骨頭から足指へ移行する位置（約70％FL位置）での知覚について考える．この位置付近での母指圧の知覚〔知覚強度6（図12）〕には，母指，および第1中足骨骨頭のいずれの冷却も影響が認められた．第1中足骨骨頭圧の知覚〔知覚強度9，10（図13）〕では第1中足骨骨頭の冷却の影響のみが認められた．よってこの位置では，母指圧の情報は母指圧の知覚に，第1中足骨骨頭圧情報は第1中足骨骨頭圧の知覚にそれぞれ重要で，とりわけ第1中足骨骨頭圧情報は母指圧の知覚に対して優位性をもつことが示唆された．

最後に足底圧が母指へ移行し第1中足骨骨頭圧が低下する位置での知覚について考える．母指圧の知覚〔知覚強度8，9（図12）〕において母指の冷却の影響が認められた．この位置は第1中足骨骨頭圧情報は低くなるので，情報源としては意味がないものと考えられる．よって，母指圧の知覚は母指圧情報への依存度が高まるものと考えられた．

III まとめ

　前後方向における立位位置知覚能は，立位姿勢の安定性と関係があり，安定性の低い位置で知覚能が高かった．これは，安定性が低い位置では，正確な位置の知覚に基づいた姿勢制御を行う必要があるためと考えられた．そして，知覚能が高まる背景には，以下に述べるようないくつかの感覚情報が連携している可能性が示唆された．

　前傾を強めていくと，第1中足骨骨頭圧は増加し続け最大値を示しその直後に圧が母指へ移行し，母指圧の急増が認められる．それらの情報は連携され，その連携をもとに母指および第1中足骨骨頭の圧の大きな変化が知覚されたものと考えられる．このことは，母指および第1中足骨骨頭を冷却した場合の結果からも強く支持された．第1中足骨骨頭圧の最大および母指圧の後期急増は，その位置からして姿勢の安定性を維持するために生体にとって重要な情報であるがゆえに，筋感覚情報も含めた多重の情報系により確実に知覚できるような機構がつくり上げられていることが推察された．一方，連続的な圧変化の知覚においては，必ずしも複数の情報の関連性をもとになされているとはいえない．第1中足骨骨頭から母指へ圧が移行するところでは第1中足骨骨頭圧と母指圧との連携が重要であるが，これより手前の位置，および以降の位置ではそれぞれ第1中足骨骨頭圧情報，母指圧情報が，単独で重要な意味をもつことが示唆された．すなわち，圧情報の大きな変化を知覚する場合と，連続的な変化を知覚する場合とでは，手がかりとする情報および情報間の関連のさせ方が異なるものと考えられる．

文　献

1) 日本神経学会用語委員会編：凡例Ⅴ．神経学用語集，改訂第3版，文光堂，東京，19，2008
2) 田崎京二ほか編：序論．新生理科学体系9　感覚の生理学，医学書院，東京，19，1989
3) Zimmerman M：The Somato visceral Sensory System. Human Physiology, 2nd ed, Springer-Verlag, Berlin, 1989
4) Fujiwara K, et al：Relationship between quiet standing position and perceptibility of standing position in the anteroposterior direction. J Physiol Anthropol 29：197-203, 2010
5) 藤原勝夫ほか：立位姿勢の安定性と下肢筋の相対的筋負担度との関係．筑波大体育紀 8：165-171，1985
6) Roll R, et al：Proprioceptive information processing in weightlessness. Exp Brain Res 122：393-402, 1998
7) Asai H, et al：Perceptibility of large and sequential changes in somatosensory information during leaning forward and backward when standing. Percept Mot Skills 96：549-577, 2003
8) 淺井　仁ほか：後傾に伴う踵圧中心の大きな変化の知覚．Health Behav Sci 2：19-25，2003
9) Perry SD, et al：The role of plantar cutaneous mechanoreceptors in the control of compensatory stepping reactions evoked by unpredictable, multi-directional perturbation. Brain Res 877：401-406, 2000

4 高齢者の姿勢
1) 高齢者の姿勢の特徴とその制御

浅賀 忠義

　抗重力姿勢を維持するために要求される筋・骨格システムおよび感覚・運動システムを含む制御システムは，加齢に伴い影響を受け，その結果，姿勢の変化や姿勢バランスの低下をきたす[1]（図1）．

　筋・骨格システムにおいては，加齢に関連する疾患として骨粗鬆症とサルコペニアが代表的である．骨粗鬆症は，骨量の減少および骨組織の構造的もろさを特徴とする代謝性骨疾患で，骨の虚弱性を導き骨折の可能性を高める[2]．サルコペニアは，加齢に伴う筋肉量の減少と定義され，しばしば骨粗鬆症を併発する[3]．健常高齢者においても，骨塩密度の低下によって椎骨の高さが低下し，筋力低下と合わさって脊柱の後弯といったアライメントの変化が引き起こされる．その結果，静的バランスにおいては身体重心（center of mass：COM）の位置が，加齢のために狭小化した安定性限界の近くに偏倚することとなるために，バランスを崩しやすくなる要因となる[1]．

　感覚システムにおいては，体性感覚，迷路性および視覚システムの機能が加齢により低下し，転倒リスクの増加と関連することが指摘されている[4]．体性感覚では，固有感覚[5]，足部の振動覚[6]および関節覚の低下が報告されており，特に正常な加齢では末梢の感覚低下が高頻度でみられる[7]．その結果，動的バランスにおいてはフィードバック制御である代償的姿勢反応が正常に機能しなくなるために，外乱に対して平衡機能の維持が困難となる．さらに，フィードフォワード制御である予測的姿勢調節の能力も低下するために，自発運動に伴ってバランスを崩しやすくなる．

　本稿では，姿勢の変化および姿勢バランスについて詳述する．

I 姿勢の変化

　矢状面での立位姿勢をみると，脊柱の後弯，腰部の後方偏倚，頭部・体幹の前傾，膝の屈曲が加齢に伴って増強してくる[8]．Schwabら[9]は，75人の健常者を3群の年齢相に分けて，X線写真による脊柱・骨盤の矢状面におけるアライメントを比較した．その結果，60歳以上の群は21～40歳および41～60歳の群と比較して，胸椎の後弯（T4-T12 kyphosis），および頸椎に対する胸椎の前方傾斜（C7-T12 sagittal inclination）が増加していた（図2A）．さらに，踵に対する足圧中心（center of pressure：COP）の位置には年齢相間で違いがみられなかったが，60歳以上では，COPの鉛直線（図2Bの重心線）が脊柱に対してより前方に偏倚し，

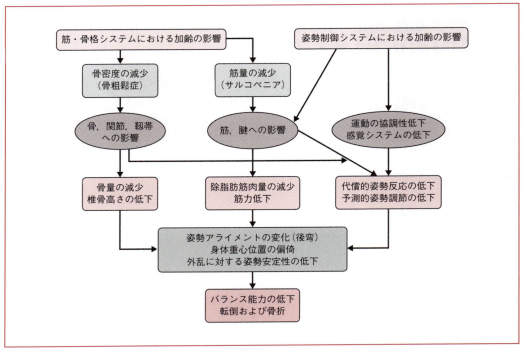

図1　加齢により姿勢バランスが低下するメカニズム
筋・骨格システムおよび感覚・運動システムを含む姿勢制御システムは，加齢に伴い影響を受け，その結果，姿勢の変化や姿勢バランスの低下がもたらされる．特に，骨密度の低下による脊柱後弯，筋力低下，姿勢反応や感覚受容器の感受性の低下によりバランス能力が低下する．
(文献1)より引用改変)

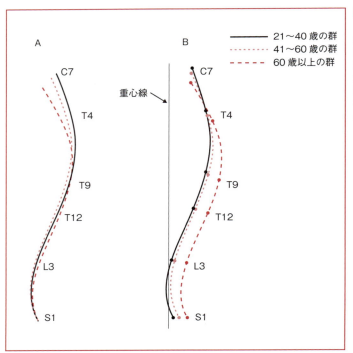

図2　左矢状面からみた3群の重心線と脊柱との距離
A：S1で揃えた脊柱の形態において，加齢に伴い胸椎の前方傾斜が増加している．
B：21～40歳の群では重心線がL4-L5でクロスしているのに対して，60歳以上の群では重心線が脊柱に対して前方に偏倚している．
(文献9)より引用)

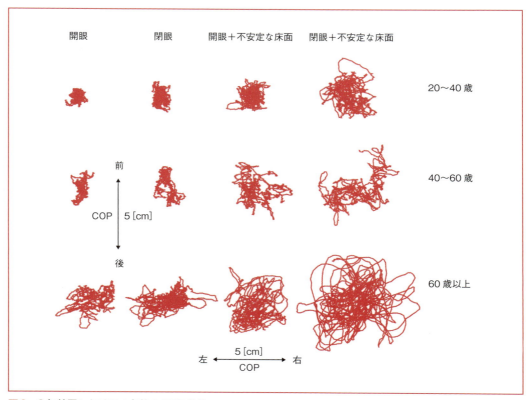

図3 3年齢層における4条件のCOP軌跡
どの条件(左から,開眼,閉眼,不安定な床面上での開眼,不安定な床面上での閉眼)においても加齢(上から,20〜40歳,40〜60歳,60歳以上)に伴いCOP軌跡の動揺が増大している.
(文献12)より引用)

踵に対して第1仙椎(S1)および大腿骨大転子がより近くなっていることが示された.この結果は,胸椎の後弯により体幹・腰部の重心位置が後方へ偏倚しており,それを代償するために頭部を前方に出すための体幹上部の前方傾斜や膝関節の屈曲が助長されると解釈することができる.

O'Brienらは[10],49人の女性高齢者を対象に,過去1年間に1回以上転倒経験のある群(転倒群)と非転倒群とに分けて比較検討した.その結果,脊柱のアライメントには差が認められなかったが,膝の屈曲角度において転倒群は非転倒群と比較して有意に増強しており,Berg Balance scaleやTime Up and Go Testとも相関が示された.彼らは,膝の屈曲角度の増強は体幹の前傾姿勢とも関連していたことから,アライメントの変化が歩行や階段昇降といった動的バランスにおいて姿勢不安定の要因となると考察している[11].

II 姿勢バランス

静的バランスにおいて,加齢によりCOPの動揺が増加する[12].図3は,3つの年齢相(20〜40歳,40〜60歳,>60歳)におけるCOP軌跡の典型例を示している.視覚情報の制

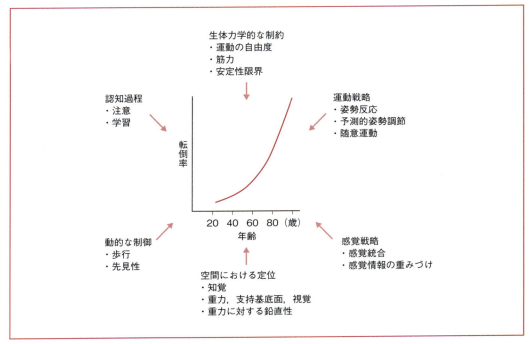

図4 姿勢安定性と定位に要求される重要なカテゴリー
高齢者は，これらのなかでどのカテゴリーが欠けてもバランス機能の低下を引き起こし，転倒の発生率を増加させるであろう．このフレームワークは，個々の高齢者は姿勢制御システムにおいて固有の制約により転倒することを示唆している．
（文献13）より引用）

限，および不安定な床面上での立位によってCOPの動揺が増加し，それらの影響が年齢を重ねるほど大きくなっているのがわかる．

高齢者におけるバランス能力の低下は，複数の感覚低下，筋力低下，整形外科的制約や認知機能の低下といったように，複数の機能低下によって引き起こされるのが特徴である．Horak[13]は，加齢に伴う転倒率増加に関連する6つの重要な要因のカテゴリーを提示している（図4）．

A. 生体力学的制約（biomechanical constraints）

立位姿勢においてバランスに関する最も重要な生体力学的制約は，両足底面によって構成される支持基底面の大きさと質である．支持基底面の質とは，COMの位置を支持基底面に対してどの程度動かし，支持基底面を変化させることなく平衡を維持できるかということであり，COMの最大移動範囲を安定性限界という．図5Aは，健常高齢者がCOM位置（体重心）を前方の安定性限界へシフトさせている様子である．図5Bでは，感覚機能の低下がある高齢者で，COMの前方シフトを努力しているにもかかわらず，COM位置がほとんどシフトせず，安定性限界が狭いことを示している．図6Bは20〜70歳代までの支持基底面に対する安定性限界の比率を6方向別にプロットしたものである．各方向の比率は支持基底面の中心位置をゼロにしている（図6A）．40歳代までは20歳代と同程度の比率なのが，50歳代から急激に減少し70歳代ではどの方向も約50％程度にまで減少しているのがわかる[14]．

図5 正常と異常な安定性限界
A：健常高齢者が身体重心（●）を限界まで前方へシフトさせている．
B：感覚機能の低下のある女性は前方傾斜を試みているが，身体重心は前方へシフトしていない．
（文献13）より引用改変）

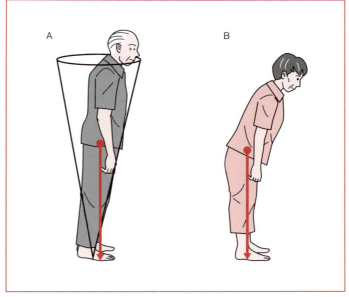

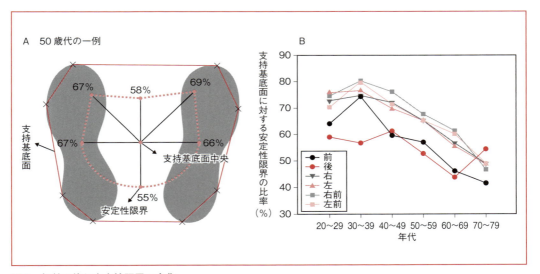

図6 加齢に伴う安定性限界の変化
6方向の安定性限界は（支持基底面中心からの比率）（A），加齢に伴い急激に減少している（B）．特に，50歳代から急激に減少し，70歳代ではどの方向も約50％程度にまで減少している．
（文献14）より引用改変）

B. 運動戦略（movement strategies）

　平衡を維持するための3つの主要な運動戦略は，①足関節戦略，②股関節戦略と③ステップ反応である．外乱に対してステップ反応が要求されるときでさえ，はじめは重心位置を外乱開始時の位置に関節トルクを用いて戻そうと試みる．転倒リスクの高い高齢者は，股関節戦略とステッピング戦略を用いる傾向にある[15]．運動戦略は，外乱に対して約100 msecでトリ

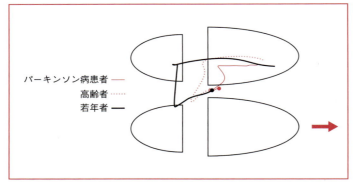

図7 歩行開始時におけるCOPシフト
COPの遊脚肢側および後方へのシフトが高齢者では減少しており、予測的姿勢調節の減弱を示している.
(文献24）より引用改変)

ガーされるが，どの戦略をとるかおよび姿勢反応の大きさは意図・経験・予期によって影響される[16]．Freitasら[17]は，床面の水平移動刺激を用いて，高齢者は若年者と比較して姿勢反応の開始時間が遅く，ピーク値に達するまでの時間も遅延することを示した．

ステップ反応においては，高齢者は若年者と比較してステップ長が短く，ステップ速度が遅い．特に，高齢者は前方のステップ距離よりも後方のステップ距離のほうが短い[18]．さらに，ステップ着地時の姿勢安定性が低い[19]．外乱に対するステップ反応時間（reaction time：RT）に関しては，床面または体幹上部の水平刺激に対しては，高齢者は若年者と比較して差がないとする報告と高齢者のほうがRTは短いとする報告があり一致していない．Mansfieldら[20]は，予測できない条件下または転倒歴のある高齢者ではRTが短くなる，つまり反応が早くなると考察している．Sturnieksら[21]は，242人の高齢者（平均年齢80.0歳）を対象に，前後左右に体幹を牽引してステップを踏む最小の牽引力（閾値）を計測した．さらに，その後12か月間に渡って毎月転倒の有無について調査を行った．その結果，転倒群は後方の閾値が非転倒群と比較して有意に小さいことが明らかとなった．つまり，後方への外乱に弱く容易にステップを踏む高齢者ほど日常生活で転倒の可能性が高いことを示す．また，後方へCOMが偏倚しやすい要因としては，足趾屈筋群の筋力低下や足関節底背屈筋群のインバランス[22]などが考えられる．

前述したフィードバック制御による姿勢反応が減弱すると，外乱に対して姿勢の不安定性が増す．一方，フィードフォワード制御による予測的姿勢調節が減弱すると，自発運動に伴う姿勢の不安定性が増す[23]．予測的姿勢調節には外乱後の不安定性を減弱したり，身体重心を加速または減速する目的がある．例えば，歩行開始時では遊脚肢がfoot-offしてCOMが動き出す前にCOPの遊脚肢側および後方へのシフトが観察される．図7は典型例を示しており，高齢者ではCOPのシフトが減少し，パーキンソン病患者ではほぼ消失しているのがわかる[24]．

C. 感覚戦略（sensory strategies）

体性感覚，視覚，迷路性システムからの感覚情報は，複合的な感覚環境を読み取るために統合されなければならない．感覚環境が変化すれば，それぞれの感覚システムの相対的な重みづけの適応的変化が必要となる．硬い支持基底面上における明るい環境では，健常者は体性感覚70％，視覚10％，迷路性20％の情報に依存している．しかしながら，不安定な床面上での立

位バランスは視覚と迷路性からの情報の重みづけが増加し，床面からの体性感覚による依存度が減少する[25]．感覚の重みづけの適応能力は，例えば明るい歩道から薄暗い庭へ移動したときのように環境の変化において安定性を維持するのに重要である．迷路性や体性感覚の機能低下は，感覚の重みづけの適応能力が制約されるために転倒リスクとなる．アルツハイマー病のように中枢神経システムに機能低下があると，末梢感覚システムが正常でも感覚の重みづけの素早い適応能力が低下するかもしれない．

D. 空間における定位 (orientation in space)

重力，支持基底面，周囲の視覚および内部表象に対して体部位を正しい位置に定める，すなわち定位の能力は，姿勢制御における必須の構成要素である．正常な神経システムは，文脈や課題に依存して自動的に定位を変化させる．健常者は，暗がりのなかでも重力に対する鉛直性 $0.5°$ 以内で識別できる．鉛直性の内部表象の傾きや不正確性は，重力に対して鉛直ではない姿勢のアライメントをもたらし不安定にさせる．

E. 動的な制御 (control of dynamics)

歩行や体位変換の際のバランス制御は，動いている COM の複雑な制御を要求する．安静立位と違い，COM は支持基底面内にはない．歩行中の側方の安定性は，側方の体幹の制御と足の位置の組合わせによってもたらされる．転倒しがちな高齢者は，正常より大きな側方への COM 偏倚と側方への不規則な足部位置となる傾向にある[26]．

F. 認知過程 (cognitive processing)

姿勢制御には多くの認知資源が要求される．姿勢課題が難しくなるほど，認知過程がより要求される．姿勢制御と認知過程は認知資源を分けているが，姿勢課題のパフォーマンスは2次的な認知課題によって正常に機能しなくなる[27]．歩行中の会話など2次的な認知課題に専念すると，姿勢制御のための認知過程が不十分となり転倒リスクが高まる．

文　献

1) Hsu WL, et al：Balance control in elderly people with osteoporosis. J Formos Med Assoc 113：334-339, 2014
2) National Institutes of Health：NIH Consensus Development Panel on Osteoporosis Prevention, Diagnosis, and Therapy. South Med J 94：569-573, 2001
3) Cruz-Jentoft AJ, et al：Sarcopenia：European consensus on definition and diagnosis：Report of the European Working Group on Sarcopenia in Older People. Age Ageing 39：412-423, 2010
4) Lord SR, et al：Visual contributions to postural stability in older adults. Gerontology 46：306-310, 2000
5) Stelmach GE, et al：Aging and proprioception. Age 9：99-103, 1986
6) Baloh RW, et al：A longitudinal study of gait and balance dysfunction in normal older people. Arch Neurol 60：835-839, 2003
7) Horak FB, et al：Components of postural dyscontrol in the elderly：a review. Neurobiol Aging 10：727-738, 1989
8) Woodhull-McNeal AP：Changes in posture and balance with age. Aging Clin Exp Res 4：219-225, 1992
9) Schwab F, et al：Gravity line analysis in adult volunteers：age-related correlation with spinal parameters, pelvic parameters, and foot position. Spine 31：E959-E967, 2006

10) O'Brien K, et al : Balance and skeletal alignment in a group of elderly female fallers and nonfallers. Gerontol : Biol Sci Med Sci 52 : B221-B226, 1997
11) Itoi, E : Roentgenographic analysis of posture in spinal osteoporotics. Spine 16 : 750-756, 1991
12) Abrahamová D, et al : Age-related changes of human balance during quiet stance. Physiol Res 57 : 957-964, 2008
13) Horak FB : Postural orientation and equilibrium : what do we need to know about neural control of balance to prevent falls ? Age Ageing 35 : ii 7- ii 11, 2006
14) Holbein-Jenny MA, et al : Validity of functional stability limits as a measure of balance in adults aged 23-73 years. Ergonomics 50 : 631-646, 2007
15) Maki BE, et al : Age-related differences in laterally directed compensatory stepping behaviour. J Gerontol A Biol Sci Med Sci 55 : M270-M277, 2000
16) Shupert CL, et al : Adaptation of postural control in normal and pathologic ageing : implications for fall prevention programs. J Appl Biomech 15 : 64-74, 1999
17) de Freitas PB, et al : Postural response following forward platform perturbation in young, middle-age, and old adults. J Electromyogr Kinesiol 20 : 693-700, 2010
18) Lee PY, et al : Forward-backward postural protective stepping responses in young and elderly adults. Human Mov Sci 34 : 137-146, 2014
19) Carty CP, et al : Recovery from forward loss of balance in young and older adults using the stepping strategy. Gait Posture 33 : 261-267, 2011
20) Mansfield A, et al : Are age-related impairments in change-in-support balance reactions dependent on the method of balance perturbation ? J Biomech 42 : 1023-1031, 2009
21) Sturnieks DL, et al : Force-controlled balance perturbations associated with falls in older people : a prospective cohort study. PLoS One 8 : e70981, 2013
22) Porter R, et al : Corticospinal function and voluntary movement, Oxford : Clarendon Press, New York, 1993
23) Horak FB, et al : Effects of dopamine on postural control in Parkinsonian subjects : scaling, set and tone. J Neurophysiol 75 : 2380-2396, 1996
24) Halliday SE, et al : The initiation of gait in young, elderly, and Parkinson's disease subjects. Gait Posture 8 : 8-14, 1998
25) Peterka RJ : Sensorimotor integration in human postural control. J Neurophysiol 88 : 1097-1118, 2002
26) Prince F, et al : Gait in the elderly. Gait Posture 5 : 128-135, 1997
27) Camicioli R, et al : Talking while walking : the effect of a dual task in ageing and Alzheimer's disease. Neurology 48 : 955-958, 1997

4 高齢者の姿勢
2）高齢者の座位姿勢と骨盤の傾き

淺井 仁

　座位姿勢は，活動のための座位姿勢（機能的な座位姿勢 functional sitting position）と，休息のための座位姿勢とに大きく分けられる．機能的な座位姿勢については，Stavness が脳性麻痺児の上肢機能に及ぼす座位姿勢の影響について 16 編の論文を分析した結果をもとに，「機能的な座位姿勢は体幹がやや前傾し，上肢が機能的に使用できる姿勢である」と報告している[1]．これを日常生活に当てはめると，機能的な座位姿勢は，食事動作，書字動作，およびパソコン操作など，机上での作業を遂行する時に保持する姿勢と言えよう．

　疾患などによって各種の機能不全をもつ高齢者においては，機能的な座位姿勢の保持が困難になることが多い．しかし，座位姿勢を改善することにより，嚥下機能[2]や食事動作[3]などの日常生活に関連した身体の機能が改善することが報告されている．

　ところで，脳活動と肢位との関係について，能動的で活発な思考や集中と関連すると考えられているβ波，および高次精神活動に関連していると考えられているγ波を検索した報告がある．いずれの帯域の脳波も，前頭葉においては仰臥位よりも 45°臥位で増加し，後頭葉においては 45°臥位よりも座位および立位で増加する[4]．それゆえ，姿勢がより抗重力位になることによって脳活動が高まると考えられる．したがって，座位姿勢が改善すること，あるいは休息のための座位姿勢から機能的な座位姿勢に姿勢を変換することにより，認知機能が高まることが推察される．

　以上のことから，高齢者が日常生活活動能力を維持・改善するためには，機能的な座位姿勢などの適切な座位姿勢を保持することが不可欠であると考えられる．適切な座位姿勢を保持するためには，高齢者の座位姿勢の状況を把握したうえで，ケースごとに対応する必要がある．そこで，本稿では高齢者の座位姿勢について，①座位姿勢の特徴，②座位姿勢における骨盤の可動性，および③座位姿勢の制御と感覚情報との関係の 3 点について概説する．

I 高齢者の座位姿勢の特徴

A. 加齢による脊柱の変形

　一般的に，高齢者は脊柱の弯曲（後弯）が強くなる．高齢者では体幹の筋力が，若年者と比べると弱いことが知られている[5,6]．体幹は抗重力姿勢を保持する頻度が高いので，筋力の弱化が脊柱の後弯が強くなることの要因の一つとして挙げられよう．また，高齢者の立位姿勢に

おける脊柱のアライメントをみると，若年者と比べて骨盤の前傾度合いが減少し，胸椎を中心に後弯が増している[7]．座位では，骨盤が立位姿勢を保持しているときよりも後傾する[8]ので，胸椎の後弯が立位よりも強くなると思われる．

このような加齢による脊柱の変形の要因として，骨粗鬆症，椎体変形（骨折），骨棘，椎間板変性などが挙げられる[9]．また，日本人では農業に従事している高齢女性に大きな骨棘を呈する例が多かったことから，脊柱の変形には業務内容も影響することが指摘されている[9]．そして，これらの脊椎の変形や変性は，日常生活活動に影響を及ぼし，それにより生活の質の維持が困難となることが数多く報告されている[10,11]．

B. 車椅子座位による「すべり仙骨座り」

高齢者が車椅子に乗車している際に，いわゆる「すべり座位」，「仙骨座り」，あるいは「すべり仙骨座り」といわれるような極端な座位姿勢を目にすることが多い．このような座位姿勢は，医療機関などに入院している高齢者だけではなく，高齢者を対象にした福祉施設の入所者においても大きな問題となっており，多くの対策が講じられている．

この「すべり仙骨座り」の原因の一つに，長時間の車椅子座位が挙げられよう．車椅子は，移動用の乗り物であり，保管時のスペースを小さくするための折り畳み機能，あるいは運搬のために軽量化などが求められる．そのため，座面や背もたれはビニールレザーやナイロンキャンバス地などでつくられている．自動車や飛行機のシートは長時間の使用を想定して設計されているが，長時間座り続けることは苦痛である．このことからすると，車椅子に長時間座り続けること自体が目的外の使用となろう．しかも，多くの人は既製の車椅子を用いていることから，車椅子の座面・背もたれの形状と使用者の体の形状とが一致していない場合が多いものと考えられる．それゆえ，高齢者に限らず長時間の座位を保持する場合には，車椅子ではなく，できるだけ使用者の体型に合った椅子を用いるべきである．

最近では，前述した「すべり仙骨座り」に対する椅子が開発されている[12]．その椅子は，座面，骨盤部，および背もたれ部の3面によって構成されており，しかも骨盤部，および背もたれ部の角度調整が可能である．そのため，個人の脊椎の形状に合わせて微調整ができるので，一般の椅子を使用したときと比べると，体幹がやや前傾位となる比較的良好な座位姿勢を保つことができる．

C. 健常高齢者における座位姿勢

Kuoら[13]は，健常高齢者と健常若年者が背もたれのない椅子で座位姿勢を保持した場合の矢状面上における頭部から骨盤までの各分節（頭部，頸部，上部頸椎，下部頸椎，胸椎，腰椎，骨盤）の角度を調べている．胸椎傾斜角（thoracic angle）は，第1胸椎と第3胸椎とを結んだ直線と，第11胸椎と第1腰椎とを結んだ直線とのなす角である．腰椎傾斜角（lumbar angle）は，第11胸椎と第1腰椎とを結んだ直線と，上前腸骨棘と第2仙椎とを結んだ線と直交する線とのなす角である（図1）．これらをもとに骨盤から近位部に向かって角度の違いを見ていく（表1）[13]．

骨盤の後傾は，高齢者が約10°，若年者が約13°で，有意ではないが若年者のほうがやや大きかった．骨盤に対する腰椎の前傾角度は，高齢者が約6°，若年者が約15°と，高齢者のほ

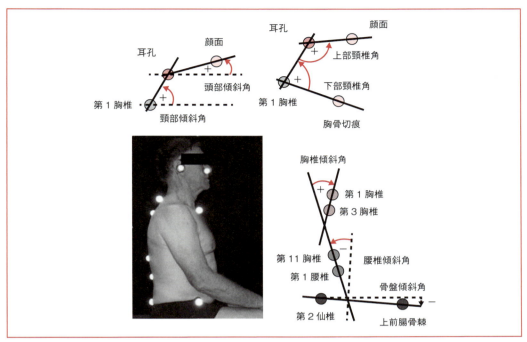

図1 マーカー貼付位置と角度の算出方法
(文献13)より引用改変)

表1 若年者と高齢者における座位時の矢状面上での脊椎および骨盤の角度(°)

角度	若年者	高齢者	平均値の差	t値	95%信頼区間
頭部傾斜	−18.5±5.7	−13.5±5.9	−5.0	−2.93**	−8.5 to −1.6
頸部傾斜	47.1±5.8	39.9±6.0	7.2	4.14***	3.7 to 10.7
上部頸椎	114.4±8.3	126.6±7.9	−12.2	−5.10***	−17.0 to −7.4
下部頸椎	79.6±6.8	70.4±5.6	9.2	4.98***	5.5 to 12.9
胸椎	33.3±8.1	40.2±11.2	−6.9	−2.41*	−12.6 to −1.1
腰椎	15.3±8.3	6.0±9.6	9.3	3.52**	4.0 to 14.6
骨盤	13.1±7.5	9.8±7.4	3.3	1.5	−1.2 to 7.8

平均値±標準偏差　*$p<0.05$, **$p<0.01$, ***$p<0.001$　　(文献13)より引用改変)

図2 座位時の骨盤, 腰椎, および胸椎のアライメント
(文献13)のデータをもとに作図)

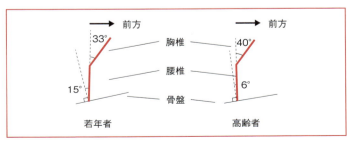

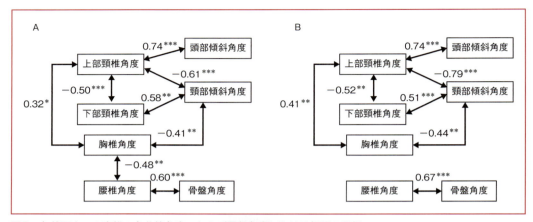

図3 矢状面上での脊椎の各分節角度，および骨盤角度における相互の関係
A：立位，B：座位．*p＜0.05，**p＜0.01，***p＜0.001
（文献13）より引用改変）

うが若年者よりも有意に小さかった．腰椎に対する胸椎の角度は，高齢者が約40°，若年者が約33°と，高齢者のほうが若年者よりも有意に大きかった．これらの結果をもとに高齢者と若年者の座位姿勢をイメージしたものを図2に示す．

さらにKuoら[13]は，各分節間の動きの相関を調べている（図3）．胸椎より上部の分節間では，座位において，それぞれ有意な相関関係が認められた．腰椎と骨盤との間にも座位姿勢で有意な相関関係（骨盤の前傾と腰椎の伸展とが対応する）が認められた．これに対して，胸椎と腰椎との相関関係は，立位姿勢では認められたが，座位姿勢では認められなかった．

以上のことから，背もたれのない椅子での座位姿勢では，脊椎のアライメントにおける健常高齢者と若年者との違いが明確に示された．そして，座位のときに骨盤は座面と接して体幹の土台となっているが，この骨盤に対する腰椎のアライメントが高齢者と若年者とでは異なることが明らかとなった．また，腰椎と胸椎との動きの相互関係は，座位では認められないことも明らかとなった[13]．このことは，座位では胸椎と腰椎が1つの分節となって姿勢制御にかかわっている可能性が高いことを示唆するかもしれない．

一方，Leeらは，若年者と高齢者とを対象に，肢位の違いによる腰椎の形状の違いについて報告している[11]．それによると，立位姿勢における腰椎角度と，背もたれ角度90°座位姿勢における腰椎角度の違いは，高齢者で26.0°，若年者で38.7°であり，肢位の変化に伴う腰椎の動く角度は，高齢者のほうが若年者よりも小さいことが指摘されている．この研究で特筆すべきことは，肢位の違いによる腰椎前弯角度の違いを分析する際に，腰椎全体による前弯角度に加えて，椎体1つずつの動きの角度を分析していることである．それによると，仰臥位から30°ごとに背もたれを起こしたときに，若年者では第1腰椎および第5腰椎が動いていた[11]．これに対して，高齢者では第1腰椎はほとんど動かず，第5腰椎の動きも若年者よりも小さかった[11]．すなわち，仰臥位から背もたれ角度を起こすことによる高齢者の腰椎前弯の変化は，若年者よりも小さく，しかも下部腰椎に集中していた．それゆえ，下部腰椎の動きは，座位での姿勢変換に重要な役割をもつが，この動きは加齢による影響を受けると述べられている[11]．この原因として，下部腰椎での椎間板の加齢による変性が強いことなどにより，

高齢者の脊椎の可動性が低下することが考えられている[11]．

　以上のKuoら[13]とLeeら[11]の報告からすると，高齢者は座位姿勢において，骨盤に対して腰椎全体が前傾しにくい状態にあり，これを補償するために胸椎の後弯が大きくなる可能性が高いものと考えられる．加えて，胸椎と腰椎とが1つの分節として機能している可能性が考えられる．

D. 立ち上がり動作時の腰椎および股関節の動き

　Fotoohabadiら[14]は健常高齢者（41人，69.9±5.3歳）を対象に，椅子からの立ち上がり動作の研究をしている．そしてこの研究の共同研究者のTullyら[15]は，若年者（47人，20.1±2.8歳）を対象に同様の研究を行っている．高齢者と若年者とを比較するために，これら2つの研究を合わせて紹介する．

　それぞれの研究では，測定時のマーカーの貼付箇所が共通で，同一の分析方法が採用されている．ここでは，立ち上がり動作のなかでも立ち上がり動作開始時点から殿部離床時点までの体幹傾斜角度，股関節角度，腰椎の骨盤に対する傾斜角度，および胸椎の腰椎に対する傾斜角度について述べる．

　高齢者では[14]，体幹傾斜角度は，立ち上がり動作開始時点で81.2°とやや前傾し，殿部離床時点では50.8°となり，動作開始時点よりも約30°さらに前傾した．股関節角度は，立ち上がり動作開始時点で77.1°，殿部離床時点では96.0°と約20°屈曲した．腰椎の傾斜角度は，立ち上がり動作開始時点では骨盤に対して2.7°の前傾，殿部離床時点では5.9°の前傾と，前傾が約3°増加した．そして胸椎の傾斜角度は，立ち上がり動作開始時点で37.1°，殿部離床時点では30.0°と後傾方向に約7°動いた．立ち上がり動作開始時点から殿部離床時点までの体幹における前傾の30°の動きは，股関節の屈曲，腰椎の前弯減少，あるいは後弯，および胸椎の後弯によってつくられている[14]．そして股関節の屈曲角と腰椎傾斜角との動きの比は4.7：1であった[14]．

　一方，若年者については[15]，股関節角度は，立ち上がり動作開始時点で76.9°，殿部離床時点で98.1°となり，約21°屈曲していた．この角度，および変化角度は高齢者とほぼ同じであった．腰椎の骨盤に対する傾斜角度は，立ち上がり動作開始時点で14.5°の前傾，殿部離床時点で19.3°と前傾が約5°増加していた．これを高齢者と比べると，初期角度は10°以上前傾しており，変化角度も2倍近かった．そして胸椎の傾斜角度は，立ち上がり動作開始時点で32.2°の前傾，殿部離床時点では17.7°と約14°後傾方向に動き，高齢者と比べると初期角度はおよそ5°少なく，変化角度は約2倍であった．そして，股関節の屈曲角と腰椎傾斜角との動きの比は3.0：1であった[15]．

　これらの結果から，立ち上がり動作時の動作開始から殿部離床時点までの間において，高齢者では骨盤の動きが若年者とほぼ同じであっても，若年者と比べて腰椎の前傾度合いが少なく，胸椎の後傾方向への動きが少ないことが明らかとなった．この結果と，Kuoら[13]とLeeら[11]の報告とを合わせると，高齢者は，若年者と比べて胸椎の後弯が強く，しかも弱まりにくいこと，および骨盤に対する腰椎の動きが少ないことは確かであろう．これらの報告は，外国人を対象にしてまとめられたものである．それゆえ，人種，文化などの違いがあるので，報告された内容をそのまま日本人に当てはめることはできないかもしれない．しかし，立ち上が

り動作の初期における高齢者の腰椎の前傾，および胸椎の伸展方向の動きが若年者よりも劣るということは，日本人にも該当するものと考えられる．

II 座位姿勢における骨盤の可動性

脊椎の動きと骨盤の動きとの関係については，腰椎骨盤リズムという概念のもと，多くの研究がなされている[16〜18]．立位での体幹前屈時に骨盤部と腰椎部の運動が同時であること[17,18]，および前屈位から中間位に戻る場合には両者が時間的に分離して動くこと[17]が報告されている．

なかでも，腰椎の前・後弯と骨盤の前・後傾の動きとの関連性は，立位よりも座位において明確になることが示されており[13]，座位では腰椎の前・後弯の可動性が骨盤の動きに反映されやすいと考えられる．

座位から立ち上がって移動することを想定すると，座位姿勢から立位姿勢に移行する立ち上がり動作が不可欠である．この立ち上がり動作では，骨盤から近位部にかけての初期姿勢，および動作の様相が，加齢によって影響される．したがって，動作時における体幹の動きを分析する場合には，骨盤と腰椎，あるいは骨盤と脊椎の動きをそれぞれ分離して分析する必要があると考えられる．

座位における骨盤の前・後傾は，股関節を軸として行われる．それゆえ，矢状面上における骨盤の動きは，股関節の屈曲・伸展方向の可動性の影響を受けることが考えられる．

股関節の屈曲可動域に影響を与える因子の一つとして，股関節と膝関節を動かす二関節筋であるハムストリングスの伸張性が挙げられる．これに関して，Muyorら[19]はハムストリングスのストレッチをすることにより骨盤の前傾角度が増すこと，およびFelandら[20]は高齢者でもハムストリングスを伸張することにより股関節の可動性が増すことを報告している．

ところで，関節の可動域は，一般的に加齢により制限されることが報告されている．例えば，筋骨格系の柔軟性の大きな因子として，結合織の柔軟性が指摘されている．脊椎においても，腰椎は，前弯，および後弯のそれぞれの可動範囲が加齢により制限されることが知られている．Keorochanaら[21]は，椎間靱帯の変性の程度が加齢によって増すことが，腰椎の可動性の加齢変化の要因の一つであると示唆している．腰椎の形状と骨盤の傾斜との密接な関連性からすると，骨盤の最前傾角度と最後傾角度，およびこれらの角度の間である骨盤の可動範囲は加齢により制限されることが考えられる．

そこで筆者らは，20〜79歳の女性74名，男性58名の合計132名の健常な被験者を対象に，研究の目的・概要を説明し同意を得た後に，矢状面上における骨盤の最前傾角度，および最後傾角度を調べた[22]．被験者は，20歳から10歳ごとに6群に分けられた．この研究では，骨盤の可動性に対してハムストリングスの短縮の影響をなるべく小さくするために，椅子座位で足部を接地させない状態で測定が行われた．また，骨盤の傾斜角度は，矢状面上における仙骨の角度とし，90°を前・後傾中間位とし，90°より小さい角度は前傾位，90°より大きい角度は後傾位として表した．

最大前傾角度は，年齢による有意な影響（加齢により最大前傾角度が小さくなる）が認められた（$F_{(5, 126)} = 15.6$, $p < 0.01$）．年齢間の違いを詳細にみると，20歳代は40〜70歳代の各

表2 各年齢群における骨盤角度の平均値と標準偏差 (°)

年齢群	n	骨盤最大前傾角度	骨盤最大後傾角度	骨盤可動域
20〜29歳	48	84.5±3.4	123.1±6.1	38.7±6.0
30〜39歳	13	87.8±4.1	125.7±6.8	37.6±9.2
40〜49歳	13	90.1±5.4[a]	124.1±8.9	34.0±8.7
50〜59歳	23	88.8±4.6[a]	118.2±9.8	29.4±8.4[a,b]
60〜69歳	19	92.6±6.5[a,b]	117.1±8.7[b]	24.3±6.3[a,b,c]
70〜79歳	16	93.9±4.0[a,b,d]	117.8±9.3	23.8±8.6[a,b,c]

[a]: 20〜29歳群と有意差あり.　[c]: 40〜49歳群と有意差あり.
[b]: 30〜39歳群と有意差あり.　[d]: 50〜59歳群と有意差あり.

(文献22) より引用改変)

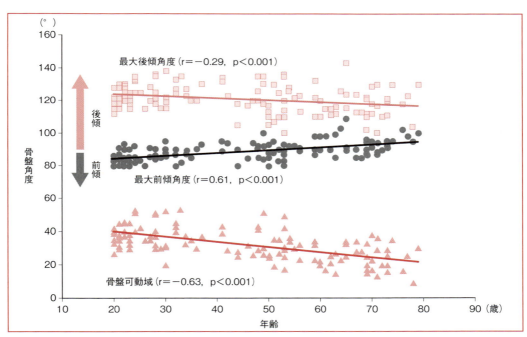

図4　年齢と骨盤最前傾角度 (●), 最後傾角度 (□), および骨盤可動域 (▲) との相関
(文献22) より引用改変)

年代と, 30歳代は60〜70歳代と, そして50歳代は70歳代との間に, それぞれ有意差が認められ, いずれも年齢の高い群における最大前傾角度が有意に小さかった (**表2**)[22]. また, 年齢と最大前傾角度との間には, 有意な相関が認められた ($r=0.61$, $p<0.001$)(**図4**)[22].

一方, 最大後傾角度は, 年齢による有意な影響が認められ ($F_{(5, 126)}=4.0$, $p<0.05$), 加齢により少なくなった. しかし, その傾向は最大前傾角度とは異なっていた. 20歳代の値と有意な違いを示す年代は認められず, 30歳代と60歳代との間においてのみ有意差が認められ, 60歳代の最大後傾角度が30歳代よりも有意に小さかった (**表2**)[22]. また, 年齢と最大後傾角度との間には弱い有意な相関が認められた ($r=-0.29$, $p<0.001$)(**図4**)[22].

そして, 最大前傾角度と最大後傾角度との差を骨盤可動域とすると, この値には年齢による

有意な影響（加齢により骨盤可動域が小さくなる）が認められた（$F_{(5, 126)}=18.7$, $p<0.01$）. 20～30歳代は50～70歳代の各年代と，40歳代は60～70歳代との間に，それぞれ有意差が認められた．すなわち，いずれも年齢の高い群における骨盤可動域が有意に小さかった（表2）[22]．また，年齢と骨盤可動域との間には有意な相関が認められた（$r=-0.63$, $p<0.001$）（図4）[22]．

以上の結果から，骨盤の最前傾角，最後傾角，および骨盤可動域のいずれも，加齢による有意な影響が認められた．これらの項目と年齢との関係は，一次回帰式で近似できた．したがって，骨盤の可動性も，他の関節と同様に加齢によって制限されることが示された．

この研究における座位姿勢は，足部を接地しないので，骨盤の前傾に対するハムストリングスの張力の影響は少ないと考えられる．また，この研究で得られた骨盤の最前傾角度から座位時の骨盤と大腿骨との間の角度を股関節屈曲角度として単純計算すると，20歳代は95°，70歳代は87°である．高齢者の股関節の他動屈曲角度は，およそ120°と報告されている[27]．これらのことから，この研究での骨盤の動きには，ハムストリングスの張力，および股関節自体の可動域の影響がほとんどなかったものと考えられる．それゆえ，座位における骨盤の傾斜と腰椎前弯の程度との相関が高いこと[13]，および仙骨傾斜角度と腰椎前弯角度との関係が強いこと[23]からすると，この研究での骨盤の動きは腰椎の前・後弯の動きをかなり反映しているものと考えられた．しかも，立位に比べて座位のほうが骨盤の可動域が大きい[24]．したがって，骨盤の最前傾角度，および最後傾角度の加齢変化には，腰椎前弯角度および腰椎後弯角度の加齢変化[25]が，大きく関係していたものと考えられる．Kuoらの報告[13]とも合わせると，高齢者においては矢状面上における腰椎の可動性が，若年者と比べると制限されるので，骨盤の最前傾角度，および最後傾角度も制限させるものと推察できる．

また，可動域は20歳代および30歳代では約38°，60歳代および70歳代では約25°であり，高齢者の可動域は，若年者の可動域に対して30％以上制限されていた．下肢関節のなかで，加齢による可動域制限の割合が最も大きいのは股関節伸展（約20％）[26]である．それゆえ，骨盤の矢状面上での可動性，特に前傾の可動性は，加齢の様相を表す重要な要素の一つであると考えられる．

Ⅲ 座位姿勢の制御と感覚情報との関係

Duclosら[27]は，15人の若年成人と12人の中高年者を対象に，シーソー状に傾斜する座面を用いて，前後および左右の方向別の姿勢制御について報告している．

半径750 mmの半円状のシーソーが用いられ，ロール（左右方向に傾く）あるいはピッチ（前後方向に傾く）運動での座位姿勢制御が評価された．シーソーは床反力計の上に載せ，シーソーの中心を床反力計の中心に合わせた．被験者はシーソー上の板上に背もたれがない状態で，足底を床に接触させずに座った．被験者は，12.8秒の間，座位姿勢を能動的に維持した．試行は，2つの視覚条件（開眼条件，閉眼条件）で2回ずつ，これをロール（左右方向に傾く）運動とピッチ（前後方向に傾く）運動とで，合計8回実施された．分析項目は，圧中心動揺面積，動揺距離，左右方向，および前後方向位置の変動性などであった．

中高年者においては，開眼条件で，動揺距離，動揺面積ともにロール（左右方向に傾く）運

動での値が，ピッチ（前後方向に傾く）運動での値よりも有意に大きかった．動揺距離における中高年者と若年者との違いをみると，ロール（左右方向に傾く）運動もピッチ（前後方向に傾く）運動も，視覚条件に関係なく若年者の値が中高年者の値よりも大きかった．

一方，ロール（左右方向に傾く）運動時の左右方向の位置の変動は，中高年者が若年者よりも有意に大きかった[27]．

この研究は座位で行われたので，姿勢調節における下肢の貢献は相対的に少ない．したがって，中高年者において左右方向の不安定性が前後方向よりも大きかったということは，体幹調節機能が加齢によって直接的に影響を受けた結果であろうと述べている[27]．この具体的な要因については，加齢による骨関節構造の変化，あるいは椎体間の硬さなどを挙げている[28]．また，座位での左右方向における筋調節において，左右の背筋が交互に活動することの難しさも指摘されている[29]．見方を変えれば，座位姿勢調節の方向特異性が示されたことになり，このことは，座位姿勢調節のための運動調節システムが方向によって異なる可能性を示すことになるに違いない[27]．

若年者では高齢者よりも動揺距離が長かった．このことは，若年者の座位姿勢調節が高齢者に比べて相対的に不安定であったということを示している．この背景には，若年者は多重感覚情報から適切な感覚—運動戦略を用いる能力があるが，高齢者では感覚統合が拙劣である[30]こと，および若年者には姿勢感覚情報の冗長性があり，これが姿勢の安定性を保証するための安全マージンをもたらす[31]ことなどがある．すなわち，若年者は多くの感覚情報をもとに座位姿勢を調節するのに対して，高齢者は関節の自由度を制限（例えばKuoらの報告[13]をもとに考えると，胸椎と腰椎とを一体化することを含む）して限定された少ない情報をもとに姿勢を制御していることが考えられる．

また，高齢者も若年者も視覚情報を使うことができる条件下において，ピッチ（前後方向に傾く）運動に対する動揺距離が，ロール（左右方向に傾く）運動よりも有意に少なかった[27]．このことは，視覚情報によって座位姿勢の安定を保つ効果において方向依存性があるという事実，およびピッチ（前後方向に傾く）運動に対する制御では視覚—運動ループが機能していることを示している．

以上のことから，前後方向よりも左右方向（前額面上）における座位姿勢の制御が困難である要因の一つに，体幹の回旋の要素が加わることが考えられる．また，高齢者では脊柱の可動性が若年者よりも制限される．そのため，若年者と比べると限られた，しかも少ない情報によって，動くことが制限された部分を制御することとなる．このような制御は，安定した状態が続く場合には有効かもしれないが，状況が変わった場合の制御においては不利に働き，状況の変化に対応できない可能性も高いものと思われる．それゆえ，高齢者が体幹の可動性を維持・改善することは，分節の可動性のためにも重要であるが，感覚情報を得るためのチャンネルを確保するという点からも重要である．

文献

1) Stavness C：The effect of positioning for children with cerebral palsy on upper-extremity function：a review of the evidence. Phys Occup Ther Pediatr 26：39-53, 2006
2) 渡辺伸一ほか：症例報告　姿勢アライメントへの介入により，嚥下障害の改善が認められた関節リウマチ症例．愛知理療会誌 25：24-29, 2013

3) 西田和正：座位能力が改善したことによって食事動作が向上した症例．理療臨研教 21：69-72, 2014
4) Thibault RT, et al：Posture alters human resting-state. Cortex 58：199-205, 2014
5) Singh DK, et al：Decline in lumbar extensor muscle strength the older adults：correlation with age, gender and spine morphology. BMC Musculoskelet Disord 14：215, 2013
6) Sinaki M, et al：Effect of gender, age, and anthropometry on axial and appendicular muscle strength. Am J Phys Med Rehabil 80：330-338, 2001
7) Schwab F, et al：Gravity line analysis in adult volunteers：age-related correlation with spinal parameters, pelvic parameters, and foot position. Spine 31：E959-E967, 2006
8) Philippot R, et al：Pelvic balance in sagittal and Lewinnek reference planes in the standing, supine and sitting positions. Orthop Traumatol Surg Res 95：70-76, 2009
9) 中村利孝：高齢者の脊椎変形と骨粗鬆症．日職災医誌 51：172-176, 2003
10) Kado DM, et al：Vertebral fractures and mortality in older women：a prospective study. Study of Osteoporotic Fractures Research Group. Arch Intern Med 159：1215-1220, 1999
11) Lee ES, et al：The effect of age on sagittal plane profile of the lumbar spine according to standing, spine, and various sitting positions. J Orthop Surg Res 9：11, 2014
12) 宮川成門ほか：骨盤および腰部角度調整椅子の開発．平成23年度岐阜県生活技術研究所研究報告 14：40-43, 2011
13) Kuo YL, et al：Video analysis of sagittal spinal posture in healthy young and older adults. J Manipulative Physiol Ther 32：210-215, 2009
14) Fotoohabadi MR, et al：Kinematics of rising from a chair：image-based analysis of the sagittal hip-spine movement pattern in elderly people who are healthy. Phys Ther 90：561-571, 2010
15) Tully EA, et al：Sagital spine and lower limb movement during sit-to-stand in healthy young subjects. Gait Posture 22：338-345, 2005
16) Sihvonen T：Flexion relaxation of the hamstring muscles during lumbar-pelvic rhythm. Arch Phys Med Rehabil 78：486-490, 1997
17) Nelson JM, et al：Relative lumbar and pelvic motion during loaded spinal flexion/extension. Spine 20：199-204, 1995
18) Tafazzol A, et al：Lumbopelvic rhythm during forward and backward sagittal trunk rotations：combined *in vivo* measurement with inertial tracking device and biomechanical modeling. Clin Biomech (Bristol, Avon) 29：7-13, 2014
19) Muyor JM, et al：Effect of stretching program in an industrial workplace on hamstring flexibility and sagittal spinal posture of adult women workers：a randomized controlled trial. J Back Musculoskelet Rehabil 25：161-169, 2012
20) Feland JB, et al：The effect of duration of stretching of the hamstring muscle group for increasing range of motion in people aged 65 years or older. Phys Ther 81：1110-1117, 2001
21) Keorochana G, et al：Magnetic resonance imaging grading of interspinous ligament degeneration of the lumbar spine and its relation to aging, spinal degeneration, and segmental motion. J Neurosurg Spine 13：494-499, 2010
22) Asai H, et al：Age-related changes in maximum pelvic anteversion and retroversion angles measured in the sitting position. J Phys Ther Sci 26：1959-1961, 2014
23) Amonoo-Kuofi HS：Changes in the lumbosacral angle, sacral inclination and the curvature of the lumbar spine during aging. Acta Anat 145：373-377, 1992
24) Endo K, et al：Sagittal lumbar and pelvic alignment in the standing and sitting positions. J Orthop Sci 17：682-686, 2012
25) Intolo P, et al：The effect of age on lumbar range of motion：a systematic review. Man Ther 14：596-604, 2009
26) Roach KE, et al：Normal hip and knee active range of motion：the relationship to age. Phys Ther 71：656-665, 1991
27) Duclos NC, et al：Effects of aging in postural strategies during a seated auto-stabilization task. J Electromyogr Kinesiol 23：807-813, 2013
28) Boos N, et al：Classification of age-related changes in lumbar intervertebral discs：2002 Volvo Award in basic science. Spine 27：2631-2644, 2002
29) Carpenter MG, et al：Directional sensitivity of stretch reflexes and balance corrections for normal subjects in the roll and pitch planes. Exp Brain Res 129：93-113, 1999
30) Bugnariu N, et al：Aging and selective sensorimotor strategies in the regulation of upright balance. J Neuroeng Rehabil 4：19, 2007
31) Schmid M, et al：Graded changes in balancing behavior as a function of visual acuity. Neuroscience 153：1079-1091, 2008

V章

生物の進化と姿勢制御

V章 生物の進化と姿勢制御

1 甲殻類の姿勢

高畑 雅一

I 姿勢制御の動物学

　姿勢制御は，動物が地球上に出現して以来，解決しなければならない重要な課題であった．クラゲの仲間である刺胞動物門や「海のクルミ」として知られるクシクラゲの仲間である有櫛動物門は，初期エディアカラ紀の化石から明らかなように，今から5億6500万年前以前に出現して今日に至っているが，精緻な平衡感覚器を発達させて，遊泳中の姿勢を制御している．すべての動物が平衡感覚器を発達させたわけではなく，例えば，生物学的に最も繁栄しているとされる昆虫類は，特別な平衡感覚器は進化させなかったが，他の感覚器官をうまく使って運動中の姿勢を維持することができる．ヒトの平衡感覚器官である前庭器官は，魚類から哺乳類に至る脊椎動物各綱で受け継がれてきた共有原始形質である．

　動物の姿勢は，一般に複数の感覚器官からの情報を統合することによって制御されている．甲殻類では主として視覚，平衡覚，自己受容覚がそれぞれ独自に姿勢反射運動を惹起する．なかでも十脚類は軟体動物頭足類とともに，無脊椎動物中最も精緻な平衡感覚器を発達させている．しかし，自然条件下ではこれが単独で賦活されることはまれであり，視覚，自己受容覚などと協調的に働くことで姿勢制御が可能となる．

　また，姿勢反射の発現は感覚入力のみならず動物の行動状態によっても適応的に制御される．例えば海産の肉食性軟体動物腹足類では，姿勢反射は摂食行動中は抑制され，さらに摂食行動は逃避反射中に抑制される．彼らはまた，頭部に触れられるとこれを引き込む反射を示すが，この反射は摂食行動中は抑制される．一方，同じ軟体動物腹足類でも草食性の種では，むしろ引き込み反射の遂行中は摂食行動が抑制されるが，姿勢反射に関しては，肉食種と同様に摂食行動中に抑制を受ける．種特異性を示すそれぞれの行動階層性のいずれにおいても姿勢制御は下位に位置づけられているわけだが，この傾向は甲殻類においても同様である．

　本稿では，甲殻類の姿勢制御について動物界全体における特徴づけを行ったうえで，その具体的な動物生理学・神経生理学的機序を述べ，最後に脊椎動物あるいはヒトの姿勢制御機構との関連について言及したい．同じ甲殻類でも種によって平衡感覚器の構造も異なり，姿勢制御に動員される感覚器官も異なる．ここでは，必要に応じて他種との比較生理学的検討も織り交ぜながら，無脊椎動物でも最も姿勢制御機構が詳細に調べられているアメリカザリガニ (*Procambarus clarkii*) での研究結果に基づいて論を進めたい．

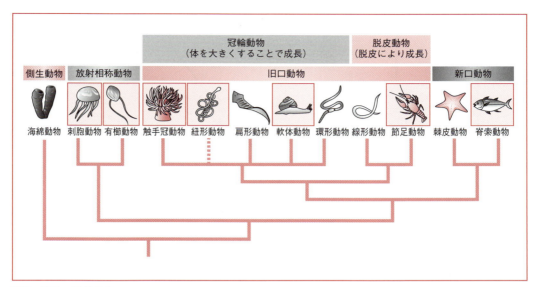

図1 動物の系統発生
平衡感覚器を発達させた動物を四角形で囲んで示す．

II 進化における位置づけ

　動物は，進化の過程でそれぞれ固有の姿勢制御機構を獲得した．姿勢制御には各種感覚情報，特に機械感覚と光感覚が重要となる．機械感覚には，重力の方向や体の回転加速度を検出する平衡覚および関節角や筋張力を検出する自己受容覚が含まれる．姿勢制御には，特別に分化した平衡感覚器官が必須ではなく，自己受容器や通常の機械感覚性の外受容器も用いられる．例えば水棲昆虫は，気管内の空気の泡が姿勢の変化に応じて動くことを利用して，ちょうど大工道具の水準器のような泡の動きを気管内の機械感覚受容器が検知する．双翅目昆虫では，後翅が退化してこん棒状となっており，その力学的慣性を利用して体軸の角度変化を検出する．膜翅目昆虫では頭部と胸部，胸部と腹部の間がくびれて可動性の関節構造を形成しているが，この部分の体表に分布する機械感覚毛が，姿勢の変化に伴う関節の相対的な動きを検出する．

　多くの動物は，姿勢制御のために特化した平衡感覚器を発達させた．これまでに刺胞動物，有櫛動物，軟体動物，節足動物，脊椎動物で平衡感覚器の存在が知られている．また，紐形動物や触手冠動物にも文献的記載がみられる（**図1**）．海や陸水中で浮遊・遊泳生活を送る動物，光の届かない環境に棲息する動物，複雑な動きをする動物などは一般に平衡感覚器官を進化させる傾向がある．底生生物であるホヤ（原索動物）は平衡感覚器をもたないが，そのオタマジャクシ幼生は海中で浮遊生活を送り，平衡感覚器を備える．

　多くの無脊椎動物や魚類などでは，その姿勢は環境に対する定位によって規定される．川の流れに対して上流に向かう習性（正の走流性）を示す動物は，頭部を上流に向けて定位して流れを遡行する．この定位姿勢が基準となり，これを維持するために姿勢反射が機能する．昆虫では光に対して背を向ける光背定位や，光源に向かって移動する正の走光性，その逆の負の走

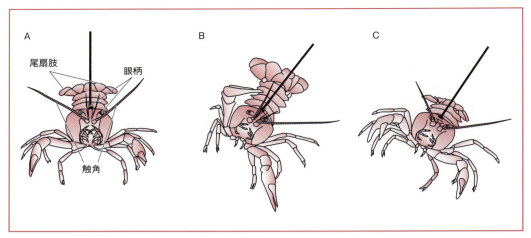

図2 アメリカザリガニの体傾斜に対する姿勢反射
背甲部に接着固定した棒で体を保持し，実験的に体を傾けている．詳細は本文を参照．
（文献3）より引用改変）

光性が知られている．これらは走性と呼ばれる行動の例である（走性は，回遊魚にみられる降河/遡河の切替のように遺伝的な本能プログラムによって変化する場合もある一方，経験によっても変化する）．脊椎動物が進化するにつれて走性の動物行動に占める重要性は相対的に低下したが，姿勢の制御は動物個体にとって常に重要な課題として残されている．

甲殻類や昆虫は，ヒトや哺乳類を含む脊椎動物とは異なる道筋で進化を遂げた．彼らの姿勢制御にみられるのは，原始系と発展系という関係ではなく，共通の課題に対して互いに独立に見出した解決法の共通性と独自性である．両者の平衡感覚器，姿勢制御機構は成因的相同（ホモプラジー）として現れた収斂進化現象と捉えられるべきであろう．以下，ザリガニの姿勢制御メカニズムを要約するとともに，脊椎動物との比較における甲殻類姿勢制御の一般性と特殊性に言及する．

III 姿勢制御の特徴とメカニズム

A. 甲殻類の姿勢制御にかかわる感覚器官

甲殻類は体平衡の変化を検知するための特別な感覚器官である平衡胞を発達させているが，姿勢の制御にはこのほかに歩脚の自己受容覚および複眼による視覚も重要な働きをすることが知られている．特に底生生活を送るイセエビやザリガニでは歩脚自己受容器の影響が大きい．しかし，例えば尾部の急速な屈曲による逃避行動で暗い水中に浮き上がったザリガニが底面に着陸する際などの姿勢は，平衡胞が唯一のたよりとなる．実際，片側平衡胞を実験的に除去した個体では，この着陸時の姿勢が乱れてしまう．

ザリガニの脚を宙に浮かせた状態（図2A）でその体を左右に傾けると，ほぼすべての付属肢で反射がみられる（図2B）．眼柄（複眼を頭部と連結させる可動性の棒状構造）や触角は，体傾斜による感覚変化を打ち消そうとする補償運動を示し，歩脚や遊泳肢，尾扇肢などは回転

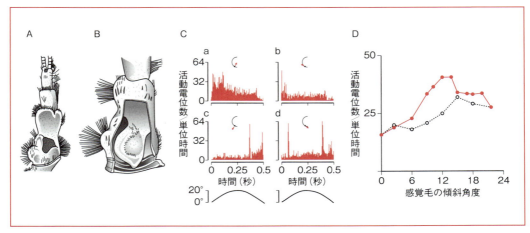

図3　ザリガニ平衡胞の構造と機能
A：第1触角背面（左側）．
B：平衡胞底面に並ぶ機械感覚毛．基節背側のクチクラおよび平衡胞背面部，平衡石を除去してある．
C：感覚毛を4方向（a〜d）に傾けたときの感覚ニューロン応答．下段は刺激モニター．
D：感覚毛を傾けたときの感覚ニューロン応答．
（文献5, 7）より引用．

力でもとの姿勢を回復しようとする起き直り運動を示す．両側の平衡石を除去すると，これら反射が消失する（図2C）ことからも，平衡胞の姿勢制御での重要性は明らかである．

1 平衡胞

　ザリガニの平衡胞は左右の第1触角基節背面に開口する袋状の機械感覚器である（図3A）．底面には半月弧状に機械感覚毛が整列し（図3B），その上に平衡石が乗っている．平衡石は通常，小さな砂粒を分泌液で固めてできたもので，脱皮ごとに周囲から砂粒を取り込んで作り直される．体が傾くと，平衡石が重力方向に動く．この動きによってその下の感覚毛が刺激されて感覚細胞に活動電位が発生し，これが脳に伝えられる．平衡石の動きが大きいほど，感覚毛からの活動電位の発生頻度が高くなる．半月弧の特定部位の感覚毛は，平衡石の特定方向の動きによって最も強い刺激を受けるため，体傾斜の方向は半月弧の特定部位の感覚毛の活動として（図3C），またその大きさは活動電位の発生頻度として（図3D），それぞれ脳内で表示される．なお，平衡胞底面が外側に向かって約30°傾いているため，直立姿勢時にも感覚毛は平衡石の外方向へのずれによる刺激を受けていて，一定頻度の活動電位を脳に送っている．

　同じ甲殻類でも，長尾類（ザリガニ類）は耳石器官型の平衡胞，短尾類（カニ類）では半器官型の平衡胞を発達させている．カニ類の平衡胞には平衡石も存在し，その下にある感覚毛が体傾斜に関する情報を，また，互いに直行する2つの半器官内に突き出た感覚毛が内液の慣性によって体の水平面，垂直面での動きに関する情報を，それぞれ脳に送る．一方，ザリガニ類の平衡胞には持続型および一過型の感覚細胞が存在し，前者が体傾斜に関する情報，後者が動きに関する情報を脳に伝える．この違いは，感覚細胞膜の順応特性の差異に基づく．

　左右1対の平衡胞は，その体傾斜検出範囲が重なり合いながらも，それぞれだけに検出可能な範囲をもつ．図4Bは体傾斜に対する尾扇肢の舵取り運動を，片側平衡石除去実験で計測した結果である．片側のみの平衡胞機能では，舵取り運動を完全には制御できないことがわか

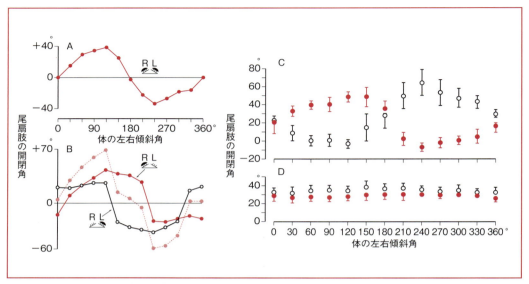

図4　平衡胞による尾扇肢舵取り運動制御
A, B：左右平衡胞情報の加算．正常個体が体傾斜に対して示す舵取り運動（A）は，左右それぞれの平衡胞からの情報が統合加算されることによって制御される（B）．Bの点線は，片側平衡石除去個体の舵取り運動の和を示す．
C, D：舵取り運動の腹部姿勢運動との機能的共役．ザリガニが腹部を伸展・屈曲させているときに体が傾くと，その大きさと方向に依存する舵取り運動が惹起されるが（C），静止時には同じ刺激に対して反応はみられない（D）．赤丸は左，白丸は右の尾扇肢の角度を表す．体傾斜は左側が下がる方向に進む．
（文献8, 10）より引用）

る．正常個体での反応（図4A）は，左右平衡胞の感覚情報が中枢神経系内で統合加算される結果として発現する（図4B）．同様の結果は体傾斜時に眼柄が示す補償運動でも知られている．尾扇肢舵取り運動でみられる左右平衡胞情報の加算統合は，脳内ではなく尾扇肢運動中枢の存在する腹部最終（第6）神経節内で起こることが実験的に証明されている．このような情報の並列分散処理は少数ニューロン系の典型的な特徴である．

B．平衡覚以外の感覚情報による姿勢制御

　脚を宙に浮かせた状態でザリガニを左右に傾けると，下がった側の尾扇肢が閉じ，上がった側で開く（図5A）．同じザリガニを直立姿勢で固定し，歩脚を基板に接触させてこの板を左右に傾けると，板が下がった側の尾扇肢が閉じ，上がった側で開く．次に，歩脚を板につけた状態で体と板を同時に傾けると，下がった側の尾扇肢が開き，上がった側で閉じる（図5B）．すなわち，同じように体が左右に傾いても，水中を遊泳中（歩脚が自由な状態）と傾斜面を歩行中（歩脚が基板に接している状態）とでは，舵取り運動の方向が逆転する．この事実は，ザリガニの行動状態によって舵取り運動の働きが異なっていることを示唆しているが，その詳細については不明である．また，この逆転のメカニズムも解明されていない．体傾斜中は尾扇肢のみならず歩脚も姿勢反射を示す（図2B）ため，歩脚の反射運動が基板によって妨げられる場合（歩行中）と妨げられない場合（遊泳中）とでは，歩脚の自己受容器活動が大きく異なると考えられ，この違いが左右尾扇肢の活動に影響していると推定される（図5C）が，その具体的なメカニズムの詳細は不明である．平衡覚と歩脚自己受容覚との複雑な相互作用は，尾扇肢だ

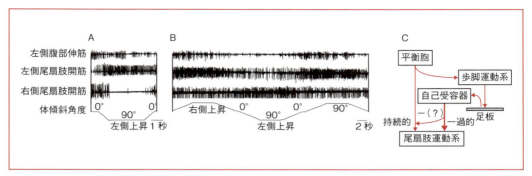

図5 平衡覚と歩脚自己受容覚の相互作用
A：歩脚を宙に浮かせた状態でザリガニを左側上昇方向に90°傾けたときの左右尾扇肢開筋からの筋電図記録．
B：トレッドミル上を歩行中の個体をトレッドミルとともに傾けたときの筋電図記録．
C：平衡胞情報と自己受容情報の相互作用．
（文献4）より引用）

けではなく眼柄や触角などすべての付属肢の姿勢反射で知られている．歩脚の自己受容覚以外には複眼からの視覚入力もまた，姿勢反射に重大な影響を与えることが知られている．

ザリガニの姿勢反射は，このように平衡覚，歩脚自己受容覚，視覚という異なる3つの感覚種によって影響を受ける．それぞれは単一でも姿勢制御が可能だが，自然環境においてはこれらが相互作用することによって最終的な姿勢を決定している．各感覚種はそれぞれ固有の制御特性をもつことが明らかにされている．例えば平衡胞情報が尾扇肢舵取り運動を持続的に制御するのに対して歩脚自己受容器情報の影響は一過的である．したがって複数の感覚器官が姿勢制御にかかわるのは，さまざまな刺激条件に対して役割分担することで全体として万全な姿勢制御を可能とするためであると考えることができる．その一方，3種の感覚器官による制御は冗長的ともいえる．だがこの冗長性は，いずれかの感覚器官が欠損した場合でも姿勢制御を確保できるという点においては有利である．進化の過程で複数感覚器による冗長的な姿勢制御機構が適応的に選択されてきたという事実は，ザリガニを含む甲殻類が少数ニューロン系*であることと考え合わせると，姿勢制御という課題の重要性を示しているといえよう．

C. 歩行運動による姿勢反射の促通

甲殻類の姿勢反射はいずれも，程度の違いこそあるが，体傾斜によって無条件に惹起される機械的な運動ではない．動物が活発に歩脚を動かしたり，腹部を伸展・屈曲させているときに体が傾いたときにのみ発現し（図4C），静止しているときには体が傾いても反射はみられない（図4D）．傾いた斜面を含む実験槽内を自由に歩き回っているザリガニから筋電図記録をとり，尾扇肢舵取り運動の発現を動物の行動状態および体傾斜角度と関連させて解析した結果，舵取り運動は歩行運動，腹部姿勢運動などの遂行中は促通され，逆に方向転換運動中は抑制さ

---

*少数ニューロン系（small system）：ザリガニなどの甲殻類および昆虫類，軟体動物の脳・中枢神経系のように，脊椎動物と比べてはるかに少ないニューロン数しかもたないにもかかわらず高度に複雑な行動を制御することができる神経系の呼称．

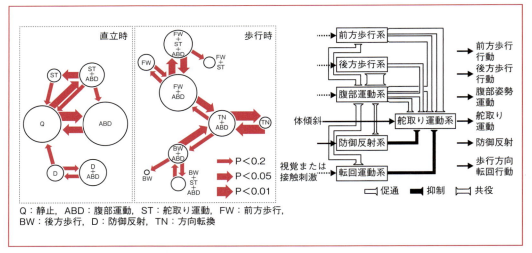

図6　尾扇肢舵取り運動と歩行関連行動との間の相互作用
A：行動パターン間の遷移確率．
B：行動パターン間の促通性および抑制性相互作用．
（文献9）より引用）

れることが判明した（図6）．この結果は，冒頭に記した軟体動物と同様に，ザリガニの姿勢制御を含む行動レパートリーのなかに優先度の異なる行動が階層的に組織化されていることを示唆している．

　ザリガニの平衡胞からの感覚情報は脳に伝えられ，そこから介在ニューロンによって腹髄内を胸部，腹部へとさらに伝えられる．これまでに左右4対の下行性介在ニューロンが機能的に同定されている．さらに多くの介在ニューロンが存在すると推定されるが，少なくともこれら4対の介在ニューロン活動によって，左右前後のザリガニの体の傾きに関する情報（方向と大きさ）は中枢神経系内に表示されうることが示されている．胸部および腹部の付属肢でみられる姿勢反射の大きさと方向は，左右の平衡胞からこれら介在ニューロンによって伝えられる感覚情報によって制御される．尾扇肢の舵取り運動は，左右平衡胞からの情報がこれらの介在ニューロンによって腹部第6（最終）神経節に伝えられ，その中の尾扇肢運動中枢でシナプス加算することによって行動出力に変換される．それでは，ザリガニの行動階層性における尾扇肢舵取り運動の促通や抑制は，平衡覚下行路のどの部位で起こるのであろうか？

　自由に歩脚や腹部，尾部を動かすことができる状態でザリガニを宙に浮かせて体傾（脳と胸部神経節との間）斜装置に固定し，脳から下行する腹髄の神経活動を記録して調べた結果，環食道神経縦連合部で同定されC_1と命名された平衡覚性の下行性ユニット活動が，ザリガニの行動状態によらず常に一定であることが判明した．この結果は，尾扇肢舵取り運動の促通や抑制が脳ではなく腹部最終神経節で起こる可能性を示唆している．さらに，腹部神経系には，細胞体と樹状突起を腹部神経節にもち，軸索を最終神経節に投射する腹部固有介在ニューロンが多数存在することが判明した．これらのニューロンは平衡感覚性入力のみならず腹部運動系・歩行運動制御系から興奮性入力を受け，尾扇肢運動系に出力する．すなわち下行性平衡覚経路は，カスケード状の並列接続によって構成されることが明らかとなったのである（図7）．歩

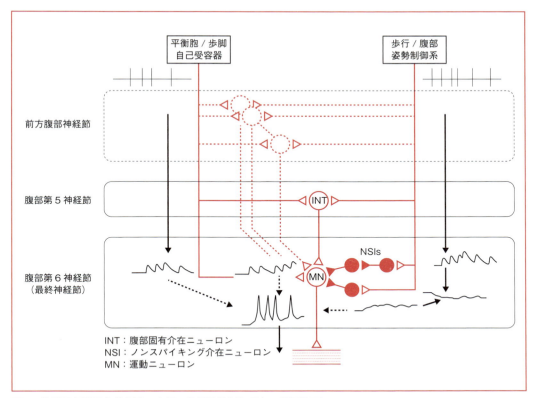

図7　腹髄下行性平衡覚経路の歩行・腹部姿勢制御系との相互作用
△は興奮性シナプス，▲は抑制性シナプスを表す．典型的なスパイク活動とシナプス活動を模式的に示す．
（文献1）より引用）

行中はこれら並列経路が賦活されることで，その収斂先である尾扇肢運動系への平衡覚入力が増幅されて伝えられることになる．

　それでは，平衡覚と歩脚自己受容覚の相互作用は，下行性平衡覚経路のどの部位で起こるのであろうか？　光通信技術を駆使して開発したテレメータ（遠隔計測装置）システムを用いることで，自由行動中のザリガニからその神経・筋活動を記録することが可能となった．ビデオ映像と神経・筋の電気活動記録とを同期させて定量的に解析することにより，平衡覚性介在ニューロンC_1の体傾斜応答が遊泳中と歩行中とで異なることが判明した（図8）．この事実は，平衡覚と歩脚自己受容覚との相互作用が脳内で生じることを示唆している．また，C_1以外の下行性経路が環食道縦連合に見出され，これらは歩行運動に伴って背景活動を増大させることから，脳内で歩行運動系からの促通性信号を受け取ると考えられる．

　以上，これまでの神経生理学的解析によって，①姿勢反射としての尾扇肢舵取り運動は，歩行運動・腹部姿勢運動などによって促通を受け，この促通は尾扇肢運動系の存在する腹部最終神経節だけではなく，他の前方腹部神経節内でもカスケード状に生じる，②平衡覚と自己受容覚の相互作用は少なくとも脳内で起こる，などの知見が得られている．

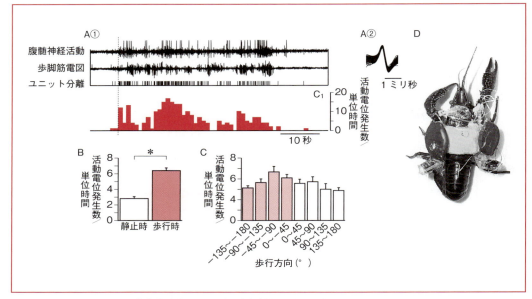

図8　光テレメータによる自由歩行中のザリガニ中枢神経活動の解析
A①：腹髄の環食道縦連合部における下行性神経活動と歩脚筋電図との同時記録．マルチユニット記録から平衡覚性ユニットをソフトウエアによって分離した．
A②：分離時のスパイク波形．
B：静止時と歩行時の平衡覚性ユニット活動比較．（*Mann-Whitney U-test, p＜0.05））
C：歩行方向（体傾斜）依存的な平衡覚性ユニット活動．90°で記録反対側が下がり，−90°で記録側が下がる．
D：光発信機と電極を装着して歩行中のザリガニ．
（文献2）より引用）

IV ヒトの姿勢制御メカニズムとの関連性

　すでに述べたように，甲殻類の姿勢制御は，ヒトや哺乳類を含む脊椎動物とは異なる道筋で独自に進化を遂げた行動形質である．甲殻類の姿勢制御方式が改良・発展して脊椎動物の姿勢制御が完成したのではない．その意味で，ヒトの姿勢制御系との関連性を求めるとすれば，それは，地球という重力場でいかにして姿勢を維持・制御するかという生物学的な課題に，それぞれの動物が進化の過程でどのような解決法を見出したか，その共通点（一般性）と独自性（種特異性）を明らかにする，という作業に収斂するであろう．本書編集の企図に鑑みるならば，ここで要請されるのは両者の共通点についての記載である．実際，甲殻類と脊椎動物とでは，全く体制・生態も異なり，神経系も異なり，感覚器・筋肉系も異なるにもかかわらず，共通する機能的特徴は非常に多い．そのいくつかについては，すでに述べた通りである．詳細は成書にゆずることとし，ここでは平衡胞の部分的欠損に伴う中枢性補償についてのみ言及しておきたい．

A．脱皮および感覚器部分欠損に伴う中枢神経回路の再構築：中枢性補償

　甲殻類は脱皮によって成長する．平衡胞は脱皮ごとに作り替えられる．その際，平衡石は外部から砂粒を取り込み，それを分泌物で固めて作るが，脱皮の前後で同じ大きさ・重さとなる

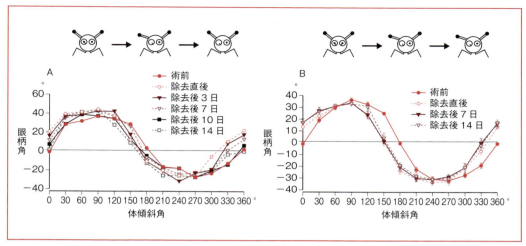

図9 眼柄姿勢の中枢性補償
A：片側平衡石除去後の眼柄姿勢の変化．
B：片側平衡石除去後に歩脚を宙に浮かせて飼育した個体での眼柄姿勢の変化．中枢性補償が起こらない．
（文献6）より引用）

とは限らない．「Ⅲ-A-1 平衡胞」で述べたように，平衡胞底面は外側に向かって30°傾いており，そのため直立時にも平衡石が外側に動いてその下の感覚毛を刺激している．石の大きさ，重さが変われば，この刺激の範囲や大きさも変わってしまう．つまり，直立時の感覚毛刺激が脱皮前後で変わってしまう．それにもかかわらず，異なる感覚毛刺激を直立姿勢と関連づけ，ここからの変位を検出して姿勢制御を脱皮の前後ともに正しく行えるのはなぜだろうか？ 同じことは左右の平衡胞情報のバランスについてもいえる．平衡石を取り込むとき，左右で同じ大きさ，重さになるとは限らない．すなわち，左右の平衡胞からの感覚情報は左右対称とは限らない．それにもかかわらず，直立時に左右対称の姿勢をとれるのはなぜだろうか？

ザリガニでは古くから，片側の平衡石を除去すると，その直後には左右非対称の姿勢を示すが，時間とともに左右対称の姿勢を回復するという現象が知られている（**図9A**）．これは眼柄でも尾扇肢でもみられ，中枢性補償と呼ばれている．同様の回復が脊椎動物でも前庭代償として知られているが，そのメカニズムは必ずしも明らかではない．ザリガニの中枢性補償については，脱皮に伴う平衡感覚システムの再構築と同様のメカニズムが働くと考えられるが，ここでもその詳細は不明である．ただ，行動レベルで興味深い結果が得られているので，以下に要約する．

B. 中枢性補償の神経生理学的機構

平衡胞からの感覚情報が一意的に体傾斜角度と関連づけられない以上，それは他の感覚情報に連合させるかたちで脳内でいわば較正（キャリブレーション）されると考えられる．例えば視覚あるいは歩脚自己受容覚によって左右対称，すなわち直立している（体傾斜角＝0°）と判定されるときの左右平衡胞情報を0°に関連づけ，そこからの姿勢変位量を平衡胞情報の変化量と関連づけるのである．脱皮あるいは片側部分欠損の場合は，あらためて0°位置での左右

平衡胞情報が基準点となり，そこからの変化が姿勢変位に合わせて再度脳内で較正されると考えられる．この再較正のしくみは不明だが，実験的に平衡石を片側で除去し，その後のザリガニを水平に固定してさまざまな感覚刺激環境で飼育した結果，左右両脚が水平な底面に接していることが，補償が起こるために必要であることが判明した．真上からの左右対称な視覚刺激だけでは補償はみられなかった（図9B）．

平衡胞からの感覚情報は，3シナプスを介して動眼神経細胞に伝えられる．その前運動性の神経細胞は活動電位を発生しないNGI (nonspiking giant interneuron) と呼ばれる大型の局在性ノンスパイキング介在ニューロン**で，平衡覚以外に視覚，自己受容覚情報を受けている．2本のガラス管微小電極による同時細胞内記録・刺激実験により，中枢性補償に伴ってNGIのみならずそのシナプス前細胞の活動が有意な変化を示すことが判明したことから，中枢性補償はNGIとそのシナプス前細胞を含む前運動性神経回路動作の再編成の結果として生じると考えられた．歩脚自己受容覚を脳に伝える腹髄内の上行経路が同定されていないため，平衡覚と自己受容覚の相互作用が脳内のどの部位で起こるのか，またその相互作用の実態は不明であるが，同定作業を進めることによって，ザリガニ姿勢制御における中枢性補償のメカニズムを細胞レベルで解明することができるであろう．その結果は，ヒトを含む脊椎動物の前庭代償機構を理解するうえでも有用な情報をもたらすものと期待される．

V おわりに

甲殻類の姿勢制御について，その進化的側面，末梢・中枢神経機構，ヒト姿勢制御との関連などを概説した．姿勢はすべての行動の基礎であり，その制御は地球上の生物に課せられた重要課題である．ザリガニなど甲殻綱十脚目の動物は左右5対の脚を有して非常に安定した体型をもつにもかかわらず，異なる感覚種を用いる冗長的ともいえる周到な姿勢制御機構を進化させた．姿勢制御の重要性を示唆する事実である．さらにこの冗長性を利用して，脱皮や感覚器の部分欠損を補償する機構が神経系の中に組み込まれているという知見は，ザリガニの姿勢が定型的な反射運動で制御されるだけでなく，新たな状況において最適な姿勢を学習によって獲得することができる可能性を示唆している．姿勢制御の柔軟性・可塑性は，外部要因や疾病による感覚システムの不具合を補償することで，動物の生き残りにとって有利に働く一方，ヒトのように大きな運動自由度と本能によらない随意運動を獲得した動物は，この機能を最大限に利用することで，新しい姿勢と動きを開拓することができるといえるのではないだろうか？

文献

1) Fraser PJ, et al：Statocysts and statocyst control of motor pathways in crayfish and crabs. Crustacean Experimental Systems in Neurobiology, Springer, Berlin, 89-108, 2002
2) Hama N, et al：Behavioral context-dependent modulation of descending statocyst pathways during free walking, as revealed by optical telemetry in crayfish. J Exp Biol 210：2199-2211, 2007
3) Kühn A：Die reflektorische Erhaltung des Gleichgewichtes bei Krebsen. Verh Dtsch Zool Ges 24：

**ノンスパイキング介在ニューロン (nonspiking interneuron)：活動電位を発生せず，シナプス電位によって神経伝達物質の放出を直接制御するニューロン．無脊椎動物，特に節足動物で多くみられる．

262-277, 1914
4) Murayama M, et al : Sensory control mechanisms of the uropod equilibrium reflex during walking in the crayfish *Procambarus clarkii*. J Exp Biol 199 : 521-528, 1996
5) Panning A : Die Statocyste von *Astacus fluviatilis* (*Potamobius astacus* Leach) und ihre Beziehungen zu dem sie umgebenden Gewebe. Z Wiss Zool 123 : 305-358, 1924
6) Sakuraba T, et al : Effects of Visual and Leg Proprioceptor Inputs on Recovery of Eyestalk Posture Following Unilateral Statolith Removal in the Crayfish. Naturwissenschaften 86 : 346-349, 1999
7) Takahata M, et al : Functional polarization of statocyst receptors in the crayfish *Procambarus clarkii* Girard. J Comp Physiol 130 : 201-207, 1979
8) Takahata M, et al : The association of uropod steering with postural movement of the abdomen in crayfish. J Exp Biol 92 : 341-345, 1981
9) Takahata M, et al : Positional orientation determined by the behavioural context in *Procambarus clarkii* Girard (Decapoda : Macrura) . Behaviour 88 : 240-265, 1984
10) Yoshino M, et al : Statocyst control of the uropod movement in response to body rolling in crayfish. J Comp Physiol 139 : 243-250, 1980

V章 生物の進化と姿勢制御

2 四足動物の姿勢
―歩行運動時の姿勢―

和田 直己

I 四足動物の上陸

　陸棲脊椎動物の多くは体幹から突き出た4本の肢を使って，体を持ち上げ，移動する．肢は魚の対鰭（胸びれ，腹びれ）から進化した運動器官である．肢の獲得は水棲動物（もしくは両棲類型魚類）の水中生活を著しく変化させた．肢をもたない水棲動物は，岩の隅間などを利用しなければ水の流れによって位置が変化してしまう．一方，先端に指のある肢をもつ水棲動物は，水底の固定物などを掴むなどして物陰に隠れ，獲物を待ち構えたり，また捕食動物から身を守ったりすることができる．肢の獲得は動物の生存率を高めたと考えられる．

　姿勢制御は，「体の各部位の位置関係を調節して，体の定位，移動中の安定を維持すること」と定義される．脊椎動物は肢の獲得による上陸により，新しく，より高度な姿勢制御を獲得した．

　上陸には骨格の陸上環境への適応が必要である．上陸への動物の適応は，実験的に再現できる（図1）．図1はウーパールーパーとして知られているメキシコサンショウウオ（*Ambystoma mexicanum*）のアルビノである．この動物は水棲のまま成熟する．つまり四足を有する水棲動物である（図1A）．しかし，甲状腺ホルモン溶液に液浸すると陸棲動物に変態する（図1B）．変態する前は陸上で体を持ち上げられず歩行することができない．陸棲化個体は肢が胴体幅に対して長く，頸部の弯曲により頭部が持ち上げられ，歩行が可能となる．アリザリン染色により可視化された変態前後の後肢骨格を示した．陸棲化で大腿骨，脛骨の長骨は両端が膨大し，関節部が発達していることがわかる．これらの変化は体重を支え，関節の可動性の向上に対応した形態的変化である．さらに陸上おける歩行能力の獲得にあたっては，このような骨格の変化だけではなく，筋肉，またそれを制御する神経制御の変化も要求された．

II 四足動物の体

　四足の脊椎動物の体（骨格）は，頭部とそこから尾まで伸びる脊柱，その脊柱の2カ所（肩帯，腰帯）から伸びる2対の肢（前肢，後肢）で構成されている．姿勢制御を理解するうえで重要な「体中心（または重心）」は，最大部位（重量）を占める胴体部にある．

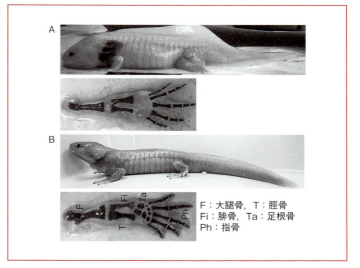

図1 メキシコサンショウウオの陸棲化に伴う体型と後肢骨格の変化
A：変態前（水棲）．未変態の水棲アホロートルは体幹に対して四肢は短く、体を支えられない．
B：変態後（陸棲）．陸棲に変態したアホロートルは体幹に対して四肢が長く、四肢で姿勢の維持が可能である．陸棲化した後肢骨はすべてが両端が膨化した棍棒状である．これは負荷を分散させる形状である．

F：大腿骨，T：脛骨
Fi：腓骨，Ta：足根骨
Ph：指骨

A. 脊柱と四肢

　姿勢制御とは体中心を安定させることである．体中心の位置する体幹は脊柱で吊り下げられ，その脊柱は肩帯，腰帯から伸びる前肢と後肢で支えられている．四足動物の姿勢制御は脊柱の安定制御である．

　脊柱は多くの椎骨によって構成される．図2は魚類，両棲類，哺乳類の全身の骨格（左側）と，椎骨の連結部位示す模式図（右側）である．椎骨は，椎間板，棘突起間の筋肉，靱帯，そして関節突起で連結されている．

　魚類の椎骨には関節突起はない．両棲類の椎骨には関節突起はあるが未発達である．このような椎骨の特徴は魚類，両棲類の脊柱の左右方向への大きな波状運動を可能にする．この場合，脊柱は筋肉の張力による圧縮に対する支持部となり，特に遊泳運動時に観察される波状運動を出現させる．一方，哺乳類の椎骨は関節突起が発達し，左右および鉛直方向の力に抗して脊柱を維持する機能を増大させている．魚類から哺乳類への進化の過程で脊柱の機能は運動器から，体を支持し四肢の運動の支点へと変化した．

　図3は両棲類（爬虫類も同様）と哺乳類の脊柱と四肢の位置関係（横断面）を示している．両棲類と爬虫類の多くは上腕と大腿が外側に伸びている．体を支え，移動させる床反力は肘，膝に作用する（図3A）．左右の肘，膝の間に体軸が吊るされたような姿勢で胴体は地表面から低い位置に維持される（図3A）．この体型の安定性は高いが，肢の可動性は低い．この姿勢で肢を前後に動かすには，前腕部と下腿部を，それぞれ肘と膝を軸として回転運動を利用する，さらに上腕部と大腿部を，それぞれ肩，股関節を軸とする前後運動を利用するか，さらには両方を行うかである．両棲類の肢の運動は上腕部と前腕部，大腿部と下腿部で運動軸の方向が異なるダブルクランクシステムである．このような体型で，さらに歩幅を大きくするためには体軸の弯曲を利用する．

　図4Aは有尾両棲類または爬虫類の歩行運動中の肢と体軸の関係を示している．3つの着地

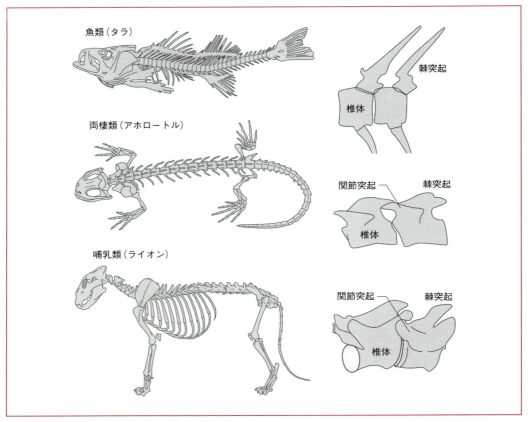

図2 魚類，両棲類，哺乳類の全身骨格と脊椎骨
魚類は関節突起がみられない．哺乳類の椎骨は関節突起によって強く連結されている．

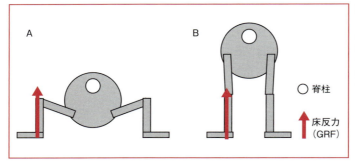

図3 脊柱と四肢の位置関係（横断面）
A：両棲類・爬虫類，B：哺乳類．両棲類・爬虫類は上腕，大腿部が外側に張り出している．一方，哺乳類は長い肢が胴体の真下に垂直に伸び，体重を支えている．哺乳類ではGRFは直接，脊柱に作用する．

肢を直線で結んで三角形をつくる．同側着地足を結ぶ辺に体中心は移動し（色矢印），その逆方向に頭部，尾部がふれている（白矢印）．両棲類・爬虫類の体軸の波状運動を利用して歩幅を伸ばし，さらにバランスを保っていることがわかる．

哺乳類は歩行中，鉛直下方に伸びた長い肢で胴体を地面から高い位置に支えている（図3B）．左右の肢の着地位置幅は胴体の幅と同じか，狭く，両棲類や爬虫類と比較すると哺

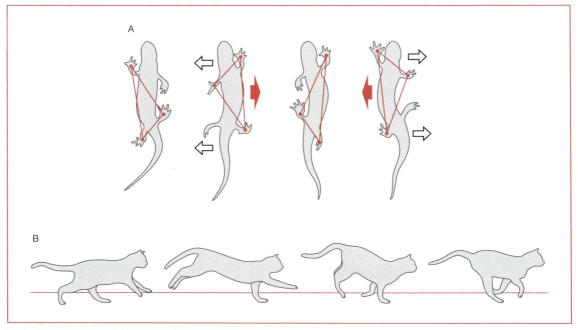

図4 両棲類と哺乳類の歩行運動における体軸の運動
A：両棲類や爬虫類は歩行運動において脊柱の彎曲を利用して歩幅を延長し，バランス制御を行う．
B：哺乳類，ネコの走行（Gallop）では左右の後肢，また前肢が同期して運動し，左右の運動を抑制し，顕著な体軸の上下運動が観察される．

乳類の体中心のバランスは，特に脊柱に対して水平方向に作用する力に対して崩れやすい．体幹の直下で行われる四肢の運動の主な方向は上下，前後であり，各関節の運動軸は同じ方向を向いている．肢全体を1本の棒として前後に動かすことができる．哺乳類の床反力（GRF）は肩帯，腰帯を介して体軸に直接作用し，体軸を上に押し上げる力となる（図3B）．哺乳類ではGRFが大きくなればなるほど，脊柱の上下運動（鉛直方向運動）は大きくなり（図4B），跳躍も可能となる．この運動は重力の作用を利用した運動である．これに対して両棲類・爬虫類が行う左右方向への運動は常にエネルギーを消費して行われる運動である．哺乳類の脊柱の上下運動は哺乳類を他の動物のグループ（綱）から区別する運動学的特徴である．ほとんどの哺乳類は体を宙に浮かして，移動速度を大きくした走行ができる．陸棲哺乳類を祖先にもつ鯨類は祖先から引き継いだ体軸の垂直運動によって水平に拡がった尾びれを動かすことで遊泳運動の推力を発生させる．樹上生活に特化した霊長類は木から木へ飛び移るときや枝渡をするときに，体軸の前後のしなりを利用する．

III 哺乳類の四肢と脊柱

A．四 肢

四足動物は足と地面との間で受け渡される床反力を利用して移動する．よって，接地の仕方によって推力・バランス制御が変わる．

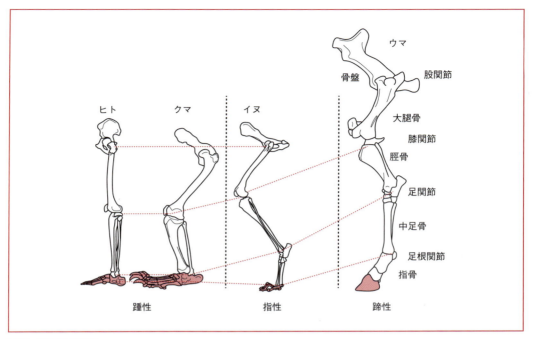

図5 3種類の歩行
哺乳類は着地部から踵性歩行，指性歩行，蹄性歩行に分類される．

　哺乳類の歩行は，接地の仕方から，踵性歩行（ヒト，クマ，ネズミなど），指性歩行（イヌ，ネコなど），蹄性歩行（ウマ，ウシ，シカなど）の3種類に分けられる（図5）．ヒトも行う踵性歩行は接地面を細かく制御できバランス制御には有利である．しかし，接地する指や関節が多く，力の分散が顕著でGRFのロスは大きく推力の面では不利である．蹄性歩行は接地する部分が指先（蹄で覆われている）で，また接地する指も少ない．バランス制御には不利であるが，推力の増大の面では有利である．指性歩行は推進力制御とバランス制御の両立した歩行であると言える．

B. 脊　柱

　接地部である足から受けた力は肩甲骨，骨盤を介して脊柱に伝達される．

　四足哺乳類の脊柱は古くから2種類の弓にたとえられる（図6）．踵性動物と指性動物はアーチェリー弓状の脊柱（図6A），蹄性動物はバイオリン弓のような脊柱をもっている（図6B）．弓の絃は腹筋である．図6のように，腹筋の活動によってアーチェリー弓状脊柱の弯曲は増大する．一方，バイオリン弓状脊柱は伸展する．踵性動物と指性動物（肉食獣，齧歯類，霊長類など）と蹄性動物（有蹄類）の腹筋の脊柱に対する機能は真逆である．踵性歩行動物と指性歩行動物では運動を増強し，蹄性歩行動物では支持機能を増強する．バランス制御機能の高い脚には可動性の高い脊柱，強力なGRFを生み出す四肢には支持機能の高い脊柱が連結されているのである．

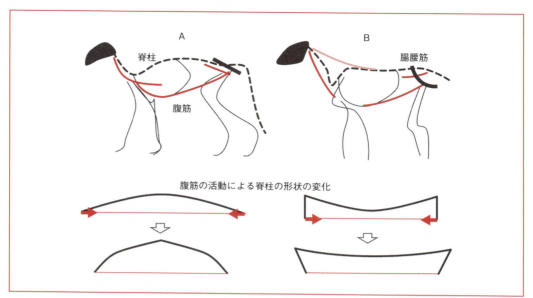

図6 哺乳類の2つの脊柱
A：アーチェリー弓状脊柱．腹筋の活動によって弯曲は増強される．
B：バイオリン弓状脊柱．腹筋の活動によって脊柱は伸びる．

1 アーチェリー弓状脊柱の運動

アーチェリー弓状脊柱は可動性が高く，この脊柱を有する動物は歩行運動，および走行時に脊柱の形状の変化を利用して推進力およびバランスの制御を行う．ここでは，指性歩行を行うネコ科動物の歩行と走行における脊柱の運動について述べる．

a. 歩行時の脊柱の運動（トレッドミル歩行）―ネコ（図7A）▶▶

トレッドミル歩行運動中の脊柱には4本の脚の離地，着地により上下，左右，前後の運動が生まれる（後方への動きはトレッドミル特有である）．多くの四足哺乳類は歩行時に左後肢―左前肢―右後肢―右前肢―左後肢の順番で離地する．これを lateral sequence walk と呼ぶ．

図7A-1 には左前肢離地（①），左後肢着地（②），右前肢離地（③）による脊柱の動きが示してある．①では内方，後方から前方，上方から下方へ，②では外方，前方から下方，下方から上方に，③では内方，後方から前方，上方から下方へ脊柱が運動している．このような運動の組み合わせにより，一完歩に脊柱の各点が水平面，横断面において8の字を描くことになる（図7A-2）．運動の中心を離れては戻る運動を繰り返すことで体中心の安定は保たれている．肩帯，腰帯の間の脊柱の動きはほぼ同期しており，1本の梁のごとくである．ネコ科動物の可動性の大きい脊柱の硬度を増強し，しなりを生み出すのは主に脊柱起立筋の両側性活動である．

b. 走行（Gallop）時の脊柱の運動―チーター（図7B）▶▶

哺乳類の移動運動の特徴は走行である．走行とは，1周期の運動中に体が完全に地面から離れる移動運動をいう．これに対して歩行とは，常にどれか1つの脚が地面から力を受けて，体を支えている移動運動である．

図7B は Gallop（襲歩）時のチーターの体軸の運動を示している．多くの哺乳類は最速で移

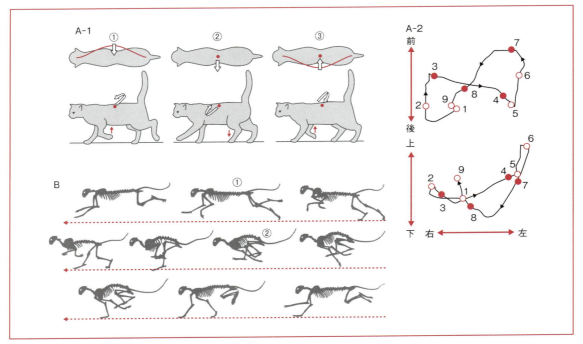

図7 移動運動中のネコ科動物の脊柱のバランス制御
A-1：ネコのトレッドミル歩行時の脊柱の運動．四肢の離地，着地によって左右，上下の運動が生まれ脊柱の各ポイントが，水平面，横断面上で8の字を描く．
A-2：脊柱の運動の例．四脚の離地，着地がきっかけとなって内外，上下，前後の運動が発生し，平面，横断面上で8の字運動が観察される．
1：左後肢離地，2：左前肢離地，3：左後肢着地，4：左前肢着地，5：右後肢離地，6：右前肢離地，7：右後肢着地，8：右前肢着地，9：左後肢離地（文献9）より引用）．
B：チーターのGallop．脊柱の弯曲，伸展を利用して走行を行う．①伸展飛行，②交叉飛行．

動するとき，Gallopを行う．Gallopは両後肢，両前肢で離地することで大きなGFRを生み出し，体全体を完全に宙に浮かす飛行相で，移動距離を著しく増大する走行方法である．Gallopでは左右の前肢，および後肢をほぼ同時に離地，着地することで左右の脊柱の運動を抑制する．伸展飛行相（①）では脊柱を伸ばし，交叉飛行相（②）では脊柱を強く曲げて，一歩（1 step cycle）の移動距離を延長するとともに，空中姿勢のバランス調節を行っている．

IV 姿勢制御システム

運動をすると姿勢が変化し，バランス，平衡の維持の再調節が必要となる．バランス，平衡が保たれている姿勢とは，頭部が重力方向に適正に対応している状態である．頭部を正しく維持するには頸部，体幹，四肢の協調制御が必要となる．

姿勢制御を行うシステムは知覚系—中枢神経—運動系から構成される．知覚系は体の位置と動きを受容器により感知し，その情報を中枢に送る．

姿勢制御に重要な感覚は体性感覚，前庭感覚，視覚である．中枢神経は時々刻々と変わる感覚情報をもとに姿勢調節のための指令をつくり上げ，指令を運動系に送る．運動系は中枢神経系からの指令を受けて脊髄の運動ニューロンの活動を制御し，多くの筋肉により発する張力の

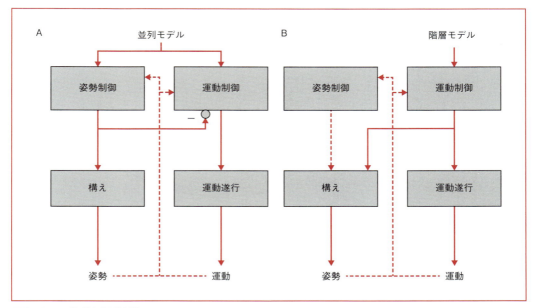

図8 2つの姿勢と運動制御モデル
(文献13) より引用)

協調制御を行い，姿勢を制御する．しかし歩行運動などに伴う姿勢調節は，運動の結果起こる姿勢の変化に先立って始まっている．いわば予測制御である．「予測制御」は生得的および後天的な経験と学習をもとにつくられたプログラム，および反射的姿勢制御に対しても使用される．運動中の制御は予測制御に基づく姿勢からの逸脱を最小限に抑制するために働いている．

動物の一般的な姿勢と運動の統合システムとして2つのモデルが提出されている[13,14](図8)．並列モデルと階層モデルである．

両モデルとも運動制御と姿勢制御の2つから構成される．並列制御では上位中枢からの指令は並列で2つの制御系に入力する．図8Aでは姿勢制御から運動制御に対して抑制（−）が働いている．これは運動においてはまずは姿勢（構え）が重要であり，姿勢制御が上位であることを意味する．階層制御では運動制御が上位にある．運動制御の一部は姿勢（構え）に入力し運動を円滑にするということを示している．これらの制御には常に姿勢，運動の結果がフィードバックされ姿勢中枢の調節の変化を行っている．

上陸後の四足動物は，四肢の可動性を増大するために，体中心を動きやすい状態，つまり不安定な位置に維持する能力を獲得した．哺乳類は高度に発達した姿勢制御の能力を有する動物であるが，その仕組みは動物種によって異なる．

ここでは，魚類，両棲類，爬虫類，哺乳類の姿勢制御システムの違いを簡単に示す．

A. 知覚系

姿勢制御の主要な知覚は視覚，前庭感覚，体性感覚である．遠隔映像情報，頭部の運動情報（加速度），体各部位の運動・位置情報が脳幹，小脳，中脳，大脳（終脳）において統合され，その情報をもとに運動システムが制御される（図9）．3種類の感覚は統合されることによっ

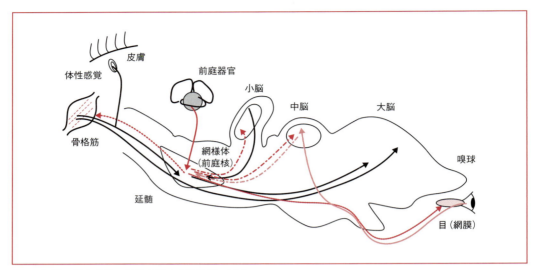

図9 視覚，前庭感覚，体性感覚の感覚情報の統合
3つの感覚は，脳幹（網様体，前庭核），小脳，中脳で統合される．
（文献2）を参考に作成）

て体全体の姿勢に関する情報に構築される．

1 体性感覚—筋紡錘＋腱受容器

　体性感覚とは皮膚感覚，深部感覚，内臓感覚を指す．ここでは特に運動と密接に関係する深部感覚の筋肉の伸張受容器について説明する．

　図10Aは筋肉の伸張受容器である筋紡錘と腱受容器の位置関係を示している（哺乳類）．

　筋紡錘は筋線維の伸張，一方，腱受容器は筋線維の収縮および筋肉全体の伸張の程度を，一次求心性神経（Ia，Ib，II感覚神経）を介して中枢神経系に送る．筋紡錘は筋線維が収縮すると筋紡錘のセンサーである錘内筋線維は弛み，伸張への感度が減少する．筋紡錘の感度の低下を抑制するのは錘内筋線維を支配するγ運動ニューロン，およびβ運動ニューロンである．γ運動ニューロンは錘内筋線維，β運動ニューロンは錘内筋，錘外筋の両方を収縮させ，筋線維の収縮による筋紡錘の「α-γ連関」という錘内筋線維を支配するγ運動ニューロンが錘外筋線維を支配するα運動ニューロンと同期して活動し，筋紡錘の感度を維持する仕組みの存在が確認されている．

　図10Bは哺乳類（ネコ），爬虫類（ヘビ），両棲類（カエル），魚類（サケ）の筋伸張受容器の模式図である．

　魚類の筋受容器は特に呼吸に関係する筋肉の存在が報告されている．筋紡錘の構造は単純で，錘内筋線維のγ運動ニューロン支配はない．筋紡錘の構造，分布は水棲の魚類の姿勢制御において筋肉からの情報の重要性が低いことを示している．

　両棲類，爬虫類では多くの筋肉に筋紡錘の存在が確認されている．錘内筋はγまたはβ運動ニューロンによって制御される．

　両棲類，爬虫類と哺乳類の筋紡錘の大きな違いは，哺乳類の筋紡錘が筋肉の特定の部位の情報を感知する構造を有していることである．筋紡錘の構造の違いは，哺乳類の筋伸張受容器か

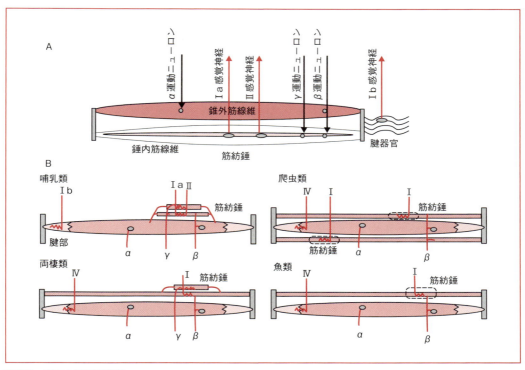

図10　筋肉の伸張受容器
A：哺乳類の筋線維（錘外筋，筋紡錘と腱受容器の位置関係と感覚神経と運動神経の配置）．
B：魚類，両棲類，爬虫類，哺乳類の筋肉伸張受容器の違い（本文参照）．
（文献3）を参考に作成）

らの筋肉の状態に関する情報の精度の違いを示している．筋紡錘の構造の違いは姿勢制御の精度，重要性と対応している．

腱受容器は哺乳類でしか確認されていない．図10Bは哺乳類以外でも腱からの感覚情報があることを示している．しかし情報を送る感覚神経線維は伝導速度の遅いIV神経線維であり，姿勢制御と直接関係しないと考えるべきである．図11は哺乳類の筋紡錘Ia神経線維と腱受容器からのIb神経線維を介する入力の脊髄反射における作用の違いを示している．Ia神経線維の入力は発する筋肉を支配する運動ニューロンを興奮させ，一方Ib神経線維は抑制する．Ia，Ib両神経線維からの情報があることは，筋肉からもたらされる感覚情報による緻密な制御を可能にしている．

筋肉の伸張受容器の構造の違いは上陸後の姿勢制御の進化を強く反映している．さらに伸張受容器は哺乳類の動物種によっても異なること，また成長の過程で変化することも報告されている[3]．

2 前庭器官（図12）

前庭器官は内耳にあり，頭部に作用する加速度を感知する感覚器である．前庭器官は半規管と卵形嚢と球形嚢から構成される．半規管は回転運動，卵形嚢は前後左右方向，球形嚢は上下方向の加速度を検出する．加速度を検出するのは有毛細胞である．

原始的脊椎動物の円口類の半規管には垂直に伸びる2本の半規管（前，後半規管）があり，

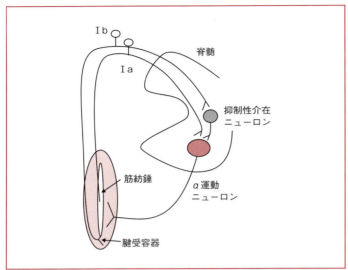

図11 Ia（筋紡錘）とIb（腱受容器）からの脊髄反射経路
筋肉伸張受容器からのIa, Ib神経線維の支配筋運動ニューロンへの最短経路の違いを示す．

外半規管はない．脊椎動物は進化の過程でさらに水平に伸びる3番目の半規管（外側半規管）を獲得した．

図12は硬骨魚，無尾両棲類，爬虫類（ワニ），哺乳類の前庭器官の模式図である．哺乳類と爬虫類，両棲類の半規管の形状の違いは明らかである．哺乳類（鳥類も同様である）の半規管は3つがそれぞれより独立して，円弧の円周角が大きい．半規管の加速度の検出メカニズムに照らし合わせると空間における頭部の運動をより正確に検出するということが推測される．哺乳類は飛行する鳥類と同様に空間座標上を利用するその運動学的特徴が前庭器官の外形にも反映されている．

3 視 覚

目は対象物から反射される光子を取り入れ，網膜上の光感受性細胞で光子の刺激を電気信号に変換する．目により獲得された視覚情報は中枢神経系に送られる．視覚情報は遠隔情報であり，外部の生物，非生物的環境と個体の位置関係を知る情報となる．特に移動運動の開始時には重要である．上陸に際しては，視覚器の適応は，水圧からの開放と，光の屈折の調節である．特にレンズである水晶体は大きく変化した．魚類，両棲類では球状の大きなレンズの位置を調節することで焦点距離を調節する．爬虫類，鳥類，哺乳類はレンズそのものの厚みを変化させることで焦点距離を調節する．

動物の視覚でよく取り上げられるのが視野（視覚刺激が処理できる視角の大きさ）の違いである（図13）．

視野には単眼視野と両眼視野がある．両棲類，爬虫類，哺乳類の特に草食動物は外方に眼球が位置する．よって単眼視野が広く，盲帯は頭部後方に20〜30°程度である．単眼視野が広いが，両眼視野は狭くウマで約65°，トカゲでは18°程度である．肉食獣，霊長類は広い両眼視野を有している．ヒトでは124°，ネコで120°だと報告されている[20]．両眼視野の広い動物は盲帯が広くなる．両眼視野は立体感，距離感を成立させる．

哺乳類で両眼視野の大きい動物は，肉食目と霊長目である．肉食目は獲物の距離感を得るた

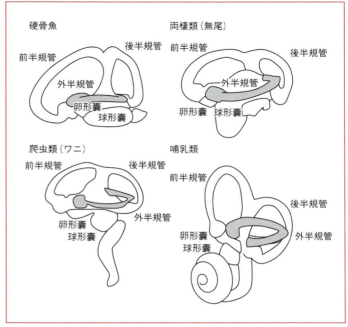

図12 硬骨魚，無尾両棲類，爬虫類，哺乳類の前庭器官の違い
（文献1）を参考に作成）

め，霊長目は樹上での移動運動での立体感，距離感を得るために両眼視野を大きくしたと考えられている．一方，草食獣などの被捕食者は逃走するために捕食者の存在を知ることが生き延びるうえで重要で，盲帯を狭くし単眼視野を拡大したと考えられる．

4 中枢神経──脳の違い（図14）

脊椎動物の脳は終脳（大脳），間脳，中脳（視葉），小脳，延髄から構成され，大脳皮質（新皮質）は哺乳類に発達した部位である（図14A）．

MacLeanは運動制御にかかわる脳について3部位一体説を唱えた（図14B）．「爬虫類脳」，「原始哺乳類脳」，「新哺乳類脳」が進化の過程で下から上に積み重なった構造をしている，という説である[19]．

爬虫類脳（両棲類も同様と考えてよい）では姿勢，運動制御の最高中枢は脳幹である．原始哺乳類脳，新哺乳類脳の最高中枢はそれぞれ大脳辺縁系（古皮質），新皮質である．また哺乳類では小脳の発達が顕著である．この運動脳の違いは運動，姿勢制御における神経回路の複雑さの違いを示す．

B. 運動系

姿勢制御は上位中枢から脊髄下行路を介する経路と，脊髄反射路による多くの筋肉の協調的活動によって達成される．

姿勢を制御する筋張力を生み出すのは骨格筋である．ここでは，体幹筋の違いについて説明する．

図15は魚類，両棲類，爬虫類，哺乳類の体幹筋の側面図と腰部断面図である．

魚類，両棲類では体幹筋の筋節構造は明瞭に確認できる．筋節は体軸に対して垂直に配置さ

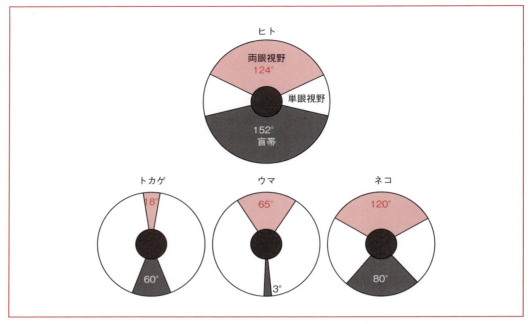

図13 トカゲ（爬虫類），草食獣（ウマ），肉食獣（ネコ），霊長類（ヒト）の視野の違い

れている．魚類では筋節と椎骨の連結が弱い．つまり，脊柱を包む筋肉の左右の違いが脊柱の湾曲になる．両棲類では筋節が椎骨に付着するようになる．筋肉と椎骨の連結は爬虫類と哺乳類ではさらに強力になる．体幹筋の発する筋張力は直接脊柱の椎骨の動きを生み出す．よって細かな椎骨の位置の調節が可能である．

哺乳類の筋節は不明瞭で，筋線維は長軸方向に複数の椎骨をまたいでいる．この体幹筋の筋線維の走行は体幹筋が脊柱の前後の連結を強力にして脊柱の一体化を可能にしている．断面図は軸上筋と軸下筋の分化が両棲類で出現することを示している．哺乳類では軸上筋，軸下筋，それぞれがさらに細かく分化している．これらの体幹筋の構成の違いは，哺乳類が脊柱を体軸の上下，左右の精巧な運動による姿勢制御器官として進化させたことを示している．

V 四足動物とヒト

これまで本稿では，四足動物の姿勢制御について説明してきた．われわれ人類は四足動物から進化した二足で体を支える高度な姿勢制御の仕組みを獲得した特殊な動物である．最後に，ヒトの姿勢制御を理解する手助けとして四足動物とヒトの姿勢と歩行運動制御の違いについて説明する．

ヒトは脊柱を垂直に維持しながら左右の下肢を交互に前方に運ぶ「直立二足歩行」を行う動物である．

アリストテレス（B.C.384〜B.C.322）は直立二足歩行を「あの最も基本的習性」とした．またダーウィン（1809〜1882）はヒトが直立二足歩行を行った理由を「2本の足でしっかり立ち，

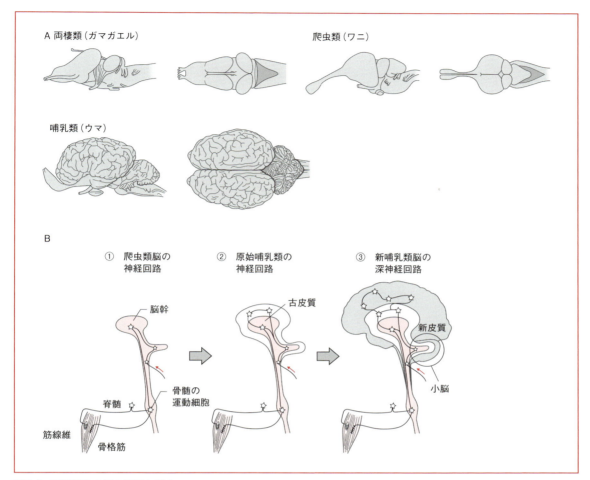

図14 脊椎動物の脳の発達と進化
A：両棲類，爬虫類，哺乳類の脳．（文献18）を参考に作成）
B：MacLeanによって提唱された3部位一体説を示す模式図．
①爬虫類脳，②原始哺乳類脳，③新哺乳類脳．（文献14）を参考に作成）

手と腕を自由にするのがヒトにとって利点であるなら，より直立あるいは二足歩行に近い姿勢をとるようになるのが，ヒトの祖先にとって利点でなかったという理由は思いつかない」と記している．

2本の後肢で立ち，後肢だけ移動する二足歩行は多くの哺乳類が行う．また地上性の鳥類も二足歩行を行う．2本の足で移動するという点では同じであるが，ヒトと他の動物の二足歩行では重心の位置が異なる．

ヒト以外の動物では四足駐立時，二足駐立時でも重心は前肢と後肢の間にある．このような重心の位置では，姿勢を崩したとき，体は前方に倒れ前肢で支えれば転倒は回避できる．

ヒトの重心は着地点から伸ばした垂線上の両足の間で揺れ動いている．人は水平面上のあらゆる方向に重心を移動させることができる．ヒトの二足歩行は重心の前後への移動を利用する．また1本の足で，体を安定して支えることができることで，離地した脚を前方に伸ばし

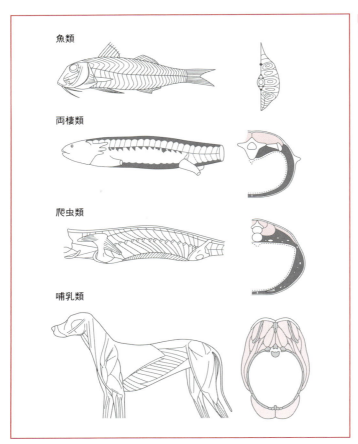

図15 脊椎動物の筋肉（特に体幹）
（文献18）を参考に作成）

踵から着地する heel contact が可能となる．その後，重心を前方に移動することによって，着地位置を踵から足先に移動させるのが，ヒトの直立二足歩行である．

　ヒトは直立二足歩行，駐立姿勢を四足動物から進化する過程で獲得したと考えられているが，その過程はいまだ明らかになっていない．直立二足歩行を行うヒトには四足哺乳類には見られない形態的，および運動制御上の特徴がある．

　ヒトの骨格には，前後に短く円形の頭蓋骨，腰部前弯がみられる脊柱，下肢の振り運動に対応した短く腸骨が大きく広がった逆三角形の骨盤などの特徴がある（**図16**）．骨格が違えば筋肉の配置，機能も異なる．ヒトの二足駐立姿勢，歩行の神経制御は四足動物のものとは異なる．

　Wadaら[11]はラットを用いて二足歩行モデルを作成した．約18週間の二足歩行のトレーニングによりラットは，重心を前方に維持したまま安定した二足歩行能力を獲得する．モデルには通常のラットとは異なる骨格の変化，前後に短い円形の頭蓋骨，椎骨の形状の変化による腰部前弯が出現する．これらはヒトにみられる骨格の特徴に類似している．また二足歩行トレーニングが完成されたモデルのいくつかの筋肉は二足歩行時に，ヒトの直立二足歩行に類似した筋放電パターンを示すものが確認された[12]．これらの研究結果は，ヒトの直立二足歩行に対する形態的，機能的特徴の一部が，二足歩行を行うことによって後天的に獲得された可能性を

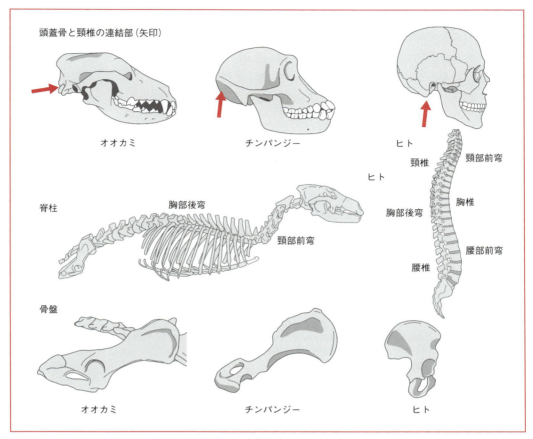

図16 オオカミ，チンパンジー，ヒトの頭蓋骨・脊柱・寛骨

示している．

　二足歩行の研究は日本ザル，チンパンジーでも行われている．Nakajimaら[8]は日本ザルへの長い期間のトレーニングによって安定した二足歩行を行うモデルを作出した．また日本では伝統芸能としての猿回しがある．猿回しの基本は二足歩行である．霊長類にもラットと同様のヒトと類似した形態的，機能的変化が現れる．しかし，本来四足歩行を行う動物に長期間の二足歩行のトレーニングを行ってもヒトの二足歩行の最大の特徴であるheel contactは行わせることはできない．この事実は四足動物から直立二足歩行を行うヒトへの進化に飛躍的な骨格，神経制御の変化が発生したことを示唆している．

V まとめ

　四足動物（脊椎動物）は上陸後，生存率を高めるために地上での移動運動能力を著しく進化させた．移動運動能力の進化とは，移動をたやすくするために重心を高い位置に維持することでバランスの崩れやすさを利用して，速く，そして巧みに移動方向を変化させる能力を増大した変化である．高位にある不安定な重心を運動のなかで安定させるためには，速度とともに，

重力の方向に一致した体中心の動きを精巧に制御する仕組みが必須である．この仕組みを進化の過程で哺乳類は獲得した．重心の不安定さをさらに増大させて直立二足歩行を行う能力を獲得した動物がヒトである．ヒトは重心を前，後に移動させることで heel contact による直立二足歩行を行う．二足で，しかもその重心を両足の間に維持することのできる人類は姿勢制御の面からは最高レベルに達した動物であるといえよう．

文献

1) Liem K, et al：Functional Anatomy of the Vertebrates：An Evolutionary Perspective, 3rd ed, Cengage Learning, Stanford, 2001
2) Brodal P：The central nervous system：structure and function, 3rd ed, Oxford University Press, New York, 2004
3) 伊藤文雄：筋感覚―骨格筋からのメッセージ，名古屋大学出版会，愛知，1994
4) Gray J：Animal Locomotion, William Clowes & Sons, London, 1968
5) Clack AJ：Gaining Ground：the origin and evolution of tetrapods, Indiana University Press, Bloomington, 2002
6) Gambaryan PP：How Mammals Run：Anatomical Adaptations, John Wiley & Sons, Hoboken, 1974
7) Biewener AA：Animal Locomotion, Oxford University Press, New York, 2003
8) Nakajima K, et al：Biomechanical constraints in hindlimb joints during the quadrupedal versus bipedal locomotion of M. fuscata. Prog Brain Res 143：183-190, 2004
9) Wada N, et al：The role of vertebral column muscles in level versus upslope treadmill walking-An electromyographic and kinematic study. Brain Res 1090：99-109, 2006
10) Wada N, et al：Trunk movements and EMG activity in the cat：level versus upslope walking. Prog Brain Res 143：175-181, 2004
11) Wada N, et al：Investigation and characterization of rat bipedal walking models established by a training program. Brain Res 1243：70-77, 2008
12) Hosoido T, et al：Qualitative comparison between rats and humans in quadrupedal and bipedal locomotion. J Behav Brain Sci 3：137-149, 2013
13) 森茂美：運動の構え：姿勢と運動と平衡．Jpn J Sports Sci 13：767-775, 1994
14) Massion J：Movement, posture and equilibrium：interaction and coordination. Prog Neurobiol 38：35-56, 1992
15) Hildebrand M：Analysis of Vertebrate Structure, John Wiley & Sons, Hoboken, 1974
16) Muybridge E：Muybridge's Complete human and animal locomotion, Dover Publications, New York, 1979
17) Stanford C：Upright：The evolutionary keys to becoming human, Houghton Mifflin company, Boston, 2003
18) Romer AS, et al：The vertebrate body, 5th, W.B. Sauders Company, Philadelphia, 1977
19) 森茂美：立って歩く動作と脳のはたらき．総研大ジャーナル 2：26-31, 2002
20) Duke-Elder S：Textbook of Ophthalmology, Henry Kimpton Publishers, London, 1950

3 類人猿の姿勢制御

熊倉 博雄，後藤 遼佑，岡 健司，中野 良彦

I 進化における位置づけ：類人猿とは

　まず，本稿のタイトルにある「類人猿」についての解説から始める必要がある．日本では，ニホンザルもチンパンジーも一律に「サル」という理解がなされていることが多い．しかし，英語圏では，ニホンザルは monkey で，チンパンジーは ape である．これに加えて，マダガスカルのキツネザルに代表されるような原猿類が「サル」の仲間で，これは英語では lemur と呼ばれる．また，monkey には，ニホンザルのような「旧世界サル」のほかに中南米の「新世界サル」も存在する．このような多様性のなかで，そもそも，類人猿とは何であろうか．

　ヒトが含まれる分類群である霊長類の共通の特徴はいかなるものであるのか．この点についてはさまざまな説明が可能であるが，筆者の定義としては，「両眼立体視および色覚を含む視覚機能の発達」と「拇指対向性を伴った5指性の保持」という2点を挙げたい．両眼立体視は中枢神経系に負荷をかけるため，脳の拡大をもたらした．また，拇指対向性は人類の道具製作・使用の基盤となっている．現在の地球上には200種以上の霊長類種が確認されている．哺乳類のこのグループはおよそ6,000万年前に地球上に出現したとされる．最初期の霊長類は体重100g以下の小型哺乳類で，昆虫を捕食していたようである．このころの霊長類の姿を推測する際に参照されるのが，ネズミキツネザル類である．ネズミキツネザルを含む現生の動物群は原猿亜目として分類されている．原猿亜目に属する霊長類種の大半は，湿った鼻をもち，一見したところサルの仲間には見えないかもしれない．4,000万年前には，乾いた鼻をもつサル類として真猿亜目が出現する．私たちが日常的に「サル」という言葉からイメージする姿をもったグループである．ニホンザルやマントヒヒなどがこれに当たる．真猿亜目は3つの上科に分類される．新世界サルのサル類（オマキザル上科），旧世界のサル類（オナガザル上科），そして類人猿（ヒト上科）である．ヒト上科は3,000万年前に成立したと考えられている．現生の類人猿は大型類人猿と小型類人猿を含む．大型類人猿は，オランウータン，ゴリラ，チンパンジー，ヒトを含む．小型類人猿は各種のテナガザルである．

　サル類と類人猿の違いで最も顕著なことの一つは，体幹形状の差異である．サル類は，四足歩行を行うため，肩甲骨が体幹の外側に位置するように，胸郭の左右径よりも前後径が大きい．この形状はイヌやネコと同様である．これに対して，類人猿では懸垂型の樹上移動様式をとることから，胸郭の左右径が大きくなり，その結果肩甲骨は体幹の背側に位置する．こうした肩甲骨の位置変更のために，サル類では肩関節が腹側に向くのに対し，類人猿では肩関節が

外側を向く．こうした関節方向の変化の結果，肩関節の頭側への可動域が拡がり，上肢は真上に持ち上げられるようになる．これが，肩関節における懸垂行動への適応となる．この特徴はもはや懸垂行動を行わなくなったヒトでも保存されている．懸垂行動を行うメリットは，樹上空間に生活する霊長類において，枝の上を移動する方略では身体サイズの拡大が制限されるのに対し，枝の下を用いた姿勢維持および移動様式では，身体サイズを大きくすることができる，という点にある．身体の大型化は，捕食者に対する対抗戦略でもある．

　類人猿にみられる懸垂行動では，上肢を伸展させて枝にぶらさがる姿勢が一般的にとられる．このため，移動時の体幹は鉛直方向に位置することになる．四足性移動が一般的なmonkeyなどでは移動時の体幹は水平方向に位置するのとは対照的である（ただし，こうしたmonkey類でも休息姿勢は体幹を直立させていることが多い）．こうした懸垂行動で獲得された体幹の直立性が，ヒトの直立姿勢にも引き継がれていると考えてよいのではないだろうか．ただし，懸垂行動における体幹の直立性がぶらさがることの結果としての受動的な側面を有するのに対し，ヒトの体幹直立は抗重力的な活動によって初めて維持されていることも確かである．

　懸垂型の移動様式は，ブラキエーション (brachiation) と呼ばれる．頭上に位置する支持基体（自然環境では樹木の枝）を両手で交互につかみ，体幹以下を矢状面内で振り子様に動かしながら前進するロコモーションである[1]．ヒト以外の類人猿は移動様式としてのブラキエーションをレパートリーにもつが（ヒトも子ども用遊具の雲梯で行う運動がブラキエーションに相当するが，決して日常的な運動様式ではない），小型類人猿であるテナガザルはこの運動のスペシャリストであるといえる．テナガザルのブラキエーションは振り子の運動で近似されるといわれることが多いが[2]，Okaら[3]は3次元運動解析と筋電図を用いて，ブラキエーションが単なる振り子運動ではなく，下肢の運動によってその遂行が調節されていると主張している．このように，類人猿の姿勢・移動行動における制御の問題を考える際には，懸垂型の姿勢・移動行動を考える必要が生じる．

II 姿勢制御の特徴とメカニズム

A. 解剖学的知見

　ヒトにおける直立二足性の獲得過程を考える場合に，類人猿の体幹の姿勢制御機構は重要である．ヒトの二足歩行では，カンガルーのように尾でバランスをとるという戦略がとれないので，体幹を直立に保つための直接的な機構が存在しなければならないからである．このような発想に基づいて，類人猿を含む各種霊長類の脊柱起立筋の形態について記載解剖学的知見を蓄積してきた．その所見を紹介しながら，類人猿の形態特徴についてまとめてみたい．

　脊柱起立筋とは，体幹背側深層を占める固有背筋のなかで最も表層に位置する一塊の筋の総称である．この筋は，①椎骨の肋骨要素間を結ぶ筋束からなる腸肋筋，②中間で最大の要素であり椎骨の横突要素間を結ぶ筋束からなる最長筋，③最も内側に位置し椎骨の棘突起あるいは棘突起に起始をおく筋膜と上位の椎骨棘突起を結ぶ筋束からなる棘筋の3つの要素からなる．このうち，腸肋筋と最長筋は腰部では完全に癒合している．棘筋は胸椎部で最長筋の筋膜に起始しているような外観を呈する．こうした筋間の関係のために，これら3筋は複雑な一塊の

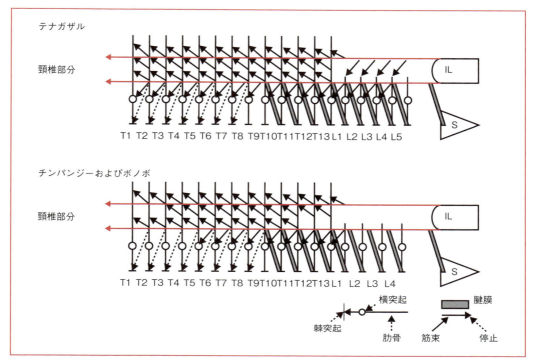

図1 類人猿3種の脊椎起立筋筋束構成
テナガザルとチンパンジーの脊柱起立筋を模式図で示す．脊柱起立筋の構成筋束をほぐしながら，詳細に起始・停止を記録して示した．

筋として観察されることになる．腸肋筋と最長筋は，外見的に，骨盤に始まって頸椎まで至る長大な筋のように見える．しかしながら，これらの筋を構成する筋束は実際にはそれほど長くない．種や体節のレベルによって異なるが，多くは5体節から7体節上まで到達する筋束から構成されており，これらの筋束がいわば編み物のように複雑に合わさった構造をとっている．こうした構造から，伝統的にこれらの筋は「原始的」な構造を保っているとされ，詳細な解剖学的記載には意味がない[4]とまでいわれていた．筆者は，これらの筋について，筋束ごとの起始・停止を詳細に観察して記載することによって，種特異的な運動様式と脊柱起立筋形態が相関することを示してきた[5]．現在までに解析が終わっている霊長類種は，原猿3種（ワオキツネザル，スローロリス，ガーネットガラゴ），新世界サル3種（クモザル，オマキザル，リスザル），旧世界サル4種（ダスキールトン，パタスモンキー，マントヒヒ，ニホンザル），類人猿3種（テナガザル，チンパンジー，ボノボ）の合計13種である．このほか，同じ観察基準でイエイヌとイエネコも記載してきた．材料とした種は，日常的な運動様式が異なるものを選んできた．

一連の所見の比較から，類人猿についての所見をまとめ，姿勢制御への貢献について考察する．**図1**に，類人猿3種の脊柱起立筋筋束構成を模式図として示した．チンパンジーとボノボは基本的に共通の特徴を有する．一見して明らかなことは，腰椎数が少ないことである．チンパンジーとボノボでは腰椎数が4にとどまることに加えて，寛骨の腸骨稜が頭側に長く延びているため，最下肋骨と腸骨翼の間の空隙が極めて狭い．当然の結果として，この領域にお

ける腸肋筋と最長筋の共通筋腹は極めて弱体である．概して樹上性霊長類では胸腰以降部における脊柱起立筋の発達は弱いのだが[6]，樹上性サル類と比べても，チンパンジーとボノボの腰椎部脊柱起立筋の発達は悪い．懸垂行動を中心するこれらの動物では腰椎部の運動はむしろ固定されていると考えてよいだろう．しかしながら，これらの動物はヒトとの類縁関係が極めて近い．そして，ヒトでは最下肋骨と腸骨翼の間には広い空隙があり，この空隙を多裂筋などの伸展に作用する固有背筋が占めている．脊柱起立筋もこの部分でよく発達している．

興味深いことは，類人猿のなかではヒトと最も遺伝的距離の遠いテナガザル類において，脊柱起立筋の形態がヒトと比較的よく類似することである．1つには，テナガザルの腰椎数は5であり，しかも腸骨稜の頭側への拡大がチンパンジーほど顕著ではないため，腰部脊柱起立筋のための十分な空隙が存在することが関係する．ヒトとテナガザルの脊柱起立筋が形態学的に類似することを，身体サイズの違いによって生じる機能が異なるために，類似は見かけ上のものでしかないと説明している研究もあるが[7]，チンパンジーと比較したときの筋束構成の複雑さの違いをみると，テナガザルの脊柱起立筋の筋構築には何らかの機能的要請があるものと考えるのが妥当であろう．チンパンジーなどでは樹上では懸垂型の移動行動をとるものの，地上に降りたときには，ナックル歩行と呼ばれる体幹を傾斜させた独特の四足性移動様式を示し，体幹は常時直立しているわけではない．一方，テナガザルはほとんど地上に降りることはなく，地上を移動する場合には直立二足歩行を行うため，体幹は常時直立しているといえる．こうしたテナガザルの体幹姿勢は，チンパンジーよりもヒトに近いといってよいだろう．

筆者自身による類人猿以外の霊長類種の研究結果から，脊柱起立筋が胸腰移行部でよく発達するのは，地上性の強い種であることがわかっている．これは，走行や跳躍といった移動行動と関連があると考察してきた．この場合，脊柱起立筋の筋活動は両側性のものになると考えてよい．しかし，ヒトやテナガザルでのこの領域の発達は，こうした両側性の活動による体幹伸展と関連づけるのは難しい．四足性の地上移動における走行は体幹を強く伸展させるフェーズが含まれるのに対し，二足性の地上移動では体幹の伸展・屈曲は推進力の生起とは関係しないからである．ヒトの二足歩行における脊柱起立筋の筋活動を調べた結果をみると，最長筋と腸肋筋は1歩行サイクルに2回の活動期を示し，それらは同側の heel contact と対側の heel contact に一致する[8]．同側と対側の2回の着地時での活動というのは，筋電図上では左右が同期して活動することになるので，見かけ上は両側性の活動になってしまうが，活動タイミングの分析からこのように解釈される．すると，少なくとも歩行時の体幹の姿勢制御において，左右の脊柱起立筋は独立した神経支配下におかれていると考えてよいのではないか．しかし，こうした点は実験的に検討されるべきである．

B．実験的研究の知見

一連の比較解剖学的アプローチによって脊柱起立筋の姿勢行動への貢献を考察することができたが，これらはあくまで記載解剖学的事実からの思弁的考察でしかない．そこで，ニホンザルとテナガザルについて，脊柱起立筋の姿勢行動時の筋活動について，筋電図法を含む運動実験を行った．運動解析には，赤外線式の3次元運動計測システム（Elite system, BTS 社）を用いた．筋電図記録は直径 $25\ \mu m$ のファインワイア電極を EMG テレメトリー（ZB701J，日本光電）に圧着端子で接続して導出したものを3次元運動計測システム A/D コンバーターに入

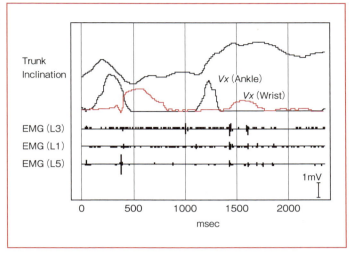

図2 ニホンザルに平地四足歩行を負荷したときの腰部脊柱起立筋の筋電図記録
筋活動はほとんど認められない．
（文献9）より引用改変）

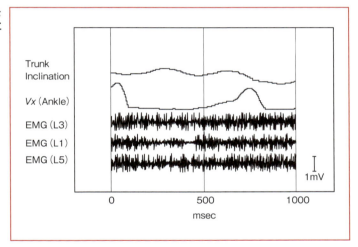

図3 ニホンザルに平地二足歩行を負荷したときの腰部脊柱起立筋の筋電図記録
両側性の活動が持続的に観察できる．
（文献9）より引用改変）

力して分析した．

　地上四足性移動を主要な運動レパートリーとするニホンザルの四足歩行では脊柱起立筋の筋活動はほとんど認められなかった（図2）．両側性の活動は跳躍距離2mの跳躍時などに顕著な活動を観察した．また，二足歩行を負荷すると（ニホンザルなどでは猿回しなどで行われる特別な練習を施さなくても二足歩行ができる），脊柱起立筋は体幹の直立に関連する持続的な筋活動を示す（図3）[9]．ところが，テナガザルの二足歩行では，脊柱起立筋の活動はヒトと同様の相的な活動様式を呈し（図4）[9]，その活動タイミングはやはりヒトと同じで，同側と対側の足の着地時点である（テナガザルの二足歩行では踵は接地しない）．この活動タイミングは，接地時の床反力に対して体幹を安定させる機能を有することを示し，ヒトと同様に左右を独立して制御する神経機構の存在をうかがわせる．ただ，興味深いことに，テナガザルに二足立位を負荷すると，その活動は持続的なものとなり（図5），直立姿勢の維持には脊柱起立筋が不

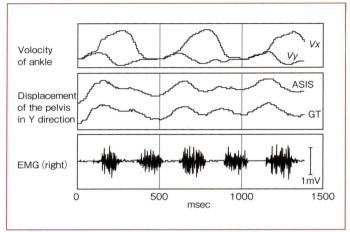

図4 テナガザルに平地二足歩行を負荷したときの腰部脊柱起立筋の筋電図記録
ニホンザルの場合と異なり，明瞭な相的活動が認められる．
（文献 9）を引用改変）

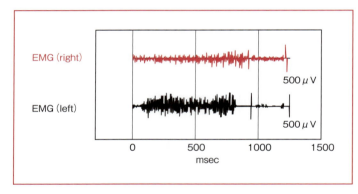

図5 テナガザルが二足立位姿勢をとっているときの腰部脊柱起立筋の筋電図記録
持続的な活動が認められ，姿勢維持のために両側性の活動を行っていることを示す．

可欠であることを示す．

　いずれにしても，類人猿はサルのグループから分岐した後，早い段階でこのような背筋の左右交代性の神経機構を獲得したのであろう．「早い段階」と言い切ってしまう理由は，ヒトから最も遠い関係にあるテナガザルの実験でこの機構が確認されたからである．そして，この機構がヒトの直立二足歩行を実現するうえでの重要な神経基盤となったものと考えている．

Ⅲ　ヒトの姿勢制御メカニズムとの関連性

　以上のように，脊柱起立筋の比較機能形態学的研究を通じて，類人猿の移動運動時の姿勢維持機構に関係すると思われるいくつかの知見を得ることができた．推測される重要な点は，サル類のような四足性移動では脊柱起立筋は体幹の伸展に動員される筋であり，走行や跳躍など大きな発揮筋力が要請されるときに活動する．サル類にとって非日常的な姿勢である二足姿勢においても脊柱起立筋が活発に活動する．これに対して，樹上での身体の大型化を進めた類人猿では，懸垂型の姿勢・移動行動を採用するようになった．この適応では，前肢が極めて長くなる．そのためチンパンジーやゴリラでは，地上での移動行動では体幹を傾斜させたナックル

歩行という独特の四足姿勢になる．テナガザルの場合は，類人猿のなかで最も前肢が長いため，四足を同時に地面に接触させる移動が不可能となっており，地上での移動には二足歩行が採用される．ただし，彼らはほとんど地上には降りてこない．樹上空間に特化しているのである．脊柱起立筋の形態学的特徴からみると，ヒトの形態に最も類似しているのはテナガザルであるので，テナガザルを用いた運動実験を実施した．その結果は前項に記した通りで，ヒトの姿勢制御機構が，類人猿段階で獲得されたものであることが示唆された．

ただし，われわれはヒトに最も近いチンパンジーでの実験結果を有していない．想定した左右交代性の神経機構が，偶発的にヒトとテナガザルだけに現れたものであるかどうかが明らかにされていないことになる．本当にこの機構が「早い」段階で獲得されたものかどうかについて議論の余地が残されていることなる．

すなわち，ヒトとテナガザルの形態学的類似性は，系統関係とは関係のない平行進化の結果を示している可能性があるということである．このことは，霊長類の垂直木登り運動を比較するとよくわかる．テナガザルは，垂直木登りでは，上肢が身体を引き上げるようにして上っていくのに対し，チンパンジー，特に体重の重い成体オスの場合は，下肢の足関節の回転による押し上げがその大きな推進力となっている．こうしたチンパンジーの下肢の運動は，ヒトの直立歩行における動きと類似している．一方，テナガザルの上肢優位型の木登りには，直立二足歩行をうかがわせるような運動の傾向はみられない．このことから，ヒトもテナガザルも独自に直立性を獲得したと考えるべきかもしれない．さらに，テナガザルの二足立位時にみられる脊柱起立筋の持続的活動は，ヒトの前傾姿勢を継続的にとらせた場合にも同様にみられる．そして，ヒトではそうした前傾姿勢を続けると，脊柱起立筋がすぐに疲労してしまい，姿勢の維持が困難となる．この点からも，テナガザルの脊柱起立筋の形態や機能をヒトと関連づけるのは早計ではないかと考えられる．

もう1点は，運動計測の精度の問題である．体幹筋の研究をしているのであるから，体幹の運動を正確に計測する必要があるのだが，われわれは体幹の特に回旋運動を計測するプロトコルを確立していない．実験対象が動物で，体毛に阻まれるためにこの計測は極めて困難である．この点も今後の課題として残される．「姿勢制御の進化」を論じるためにはまだまだ課題が多いと感じている．

文　献

1) 岡健司ほか：レッドコードサイエンスと霊長類のぶら下がり．レッドコード・サイエンス 2：4-11, 2014
2) Bertram JE：New perspectives on brachiation mechanics. Yearbook of Physical Anthropology 47：100-117, 2004
3) Oka K, et al：Brief communicatiom：Three-dimensional motion analysis of hindlimb during brachiation in a white-handed gibbon (*Hylobates lar*). Am J Phys Anthropol 142：650-654, 2010
4) Swindler DR, et al：An Atlas of Primate Gross Anatomy：Baboon, Chimpanzee, and Man. University of Washington Press, Seatle, 1973
5) 熊倉博雄：樹上運動様式と固有背筋形態．霊長類研究 12：89-112, 1996
6) Kumakura H, et al：Organization of the epaxial muscles in terrestrial and arboreal primates. Folia Primatol 66：25-37, 1996
7) Donisch E：A comparative study of the back muscles of gibbon and man, Gibbon and Siamang, vol.2, Karger Publishers, Basel, 96-120, 1973
8) Waters RL, et al：Electrical activity of the trunk during walking. J Anat 111：191-199, 1972
9) 熊倉博雄：体幹運動の機能形態学．生産と技術 65：87-90, 2013

索引

和文索引

あ

相四つ　238
アウトサイドキック　281
アキレス腱　302
アキレス腱炎　300
アーチ　357
アーチサポート　302
圧力中心　332
アテトーゼ型 CP　207
アテローム血栓性脳梗塞　106
アームリコイル　310
アメリカザリガニ　384
アライメント　301, 365
アライメント不良　37
アンクルストラテジー　333
アンクルメカニズム　333
安静立位位置　17, 353
安定性　125
安定性限界　129, 368

い

意識レベル低下　108
異常姿勢　37
位相依存性　330
位置覚　4
インサイドキック　281
インステップキック　281
インターフェース　79
咽頭期　151
インフロントキック　281

う

ウィンドスエプト変形　184, 185
受け身　248

動きの気づき　179
動きの質　178
打ち込み練習　248
運動時低酸素血症　224
運動戦略　129
運動分解　142
運動分節　70
運動麻痺　107
運動療法　99

え

エビデンスレベル　99
円滑追視　61
嚥下おでこ体操　158
嚥下性無呼吸　160
嚥下反射惹起時間　155

お

凹足　300
起き上がり動作　94
起き直り運動　387
温度刺激検査　164

か

外周面積　15, 18
外旋六筋　285
階層モデル　403
外側アーチ　36
外側運動制御系　110
外側広筋　296
外側皮質脊髄路　110
外転筋　284, 285
外転モーメント　37
介入方法別　99
外腹斜筋　301
回復相　291, 298

開放運動連鎖　38
外乱負荷応答　333
核黄疸　207
学習課題　79
掛け　238
舵取り運動　387
下肢末梢動脈疾患　78
荷重感覚　39, 40
荷重センサー　12
下小脳脚　139
加速期　261
加速損傷　242
下腿三頭筋　304
下腿内旋　279
ガラント反射　313
過労性脛骨骨膜炎　300
感覚　351
感覚―運動戦略　381
感覚運動処理過程　354
感覚機能低下　107
感覚性失調　139
感覚統合異常　128
感覚入力　2
患者満足度　41
眼振　164
関節運動覚　4
関節可動域　100
関節可動域制限　91, 101
関節弛緩性　279
関節パワー　295
関節モーメント　295
γ波　373

き

機械感覚受容器　385
機械感覚毛　387

気管切開　102
義足歩行　79
義足歩行練習　80
基底核—脳幹系　124
気道防御機能　149
機能的な動き　179
基本動作　34
脚長差　38
仰臥位からの起き上がり　94
胸郭変形　93
協調運動　146, 147
協調運動機能不全　140, 141
強直性脊椎炎　66
共同運動　118
協同運動機能不全　146
共有原始形質　384
気流閉塞　217
筋緊張　196, 330
筋緊張異常　108
筋筋膜性腰痛症　253
筋厚　188
筋ジストロフィー機能障害度　94
均等荷重　40
筋肉痛　280
筋の粘弾性の変化　90
筋パワー　330
筋力　229, 329
筋力維持　101
筋力増強運動　100, 146
筋力低下　188
筋力トレーニング　189
筋・軟部組織の短縮　90

く

空間認識　166
矩形面積　15, 18
崩し　238
口すぼめ呼吸　224
屈筋緊張　310
首下がり　125
組み手　238
くも膜下出血　106
クラウチング姿勢　188
車椅子　101, 102

グローバルマッスル　246, 283, 285

け

脛骨ストレス症候群　300
脛骨の捻転　300
脛骨疲労骨折　300
痙縮　184
痙性　195
痙直型　184
頸椎位置覚　52
頸反射　55
頸部等尺性収縮手技　158
ケンカ四つ　238
健康関連QOL　220
原始反射活動　312
減捻性立ち直り反応　201
肩峰下インピンジメント症候群　252

こ

更衣動作　347
甲殻類　384
後期コッキング期　261
後期増大　357
口腔期　151
高次脳機能低下　108
較正　16
行動階層性　384
行動学的アプローチ　181
喉頭挙上　152
喉頭挙上運動　158
光背定位　385
後弯　373
股関節　277, 278, 295, 296, 298, 299
股関節戦略　369
股関節痛　278
股関節内転筋　278, 280, 281, 284, 285, 287, 288
股関節内転筋肉離れ　300
呼気負荷トレーニング　160
呼吸介助法　224
呼吸機能低下　93

呼吸筋ストレッチ体操　224
呼吸筋（横隔膜，肋間筋）の筋力低下　93
呼吸困難　228
呼吸法　181
呼吸理学療法　221
黒質線条体投射　124
腰曲り　125
骨格筋機能障害　219
骨格筋細胞の壊死や変性　90
骨粗鬆症　66, 219, 365
骨盤の前傾　32
小また歩行　46
固有感覚　133, 351

さ

座位　337
再重み付け　128
再現位置　352
座位姿勢　373
サイドステップ　279
座位バランス練習　111
座位保持装置　190
錯覚　352
サルコペニア　329, 365
30秒椅子立ち上がり　221
参照位置　352
酸素療法　220
三半規管　162
三平方の定理　15

し

視覚　5, 133, 332, 370
時間測定異常　142
自己主体感　176
自己受容器　385
自護体　236
支持基底　296, 297, 298
支持基底面　319, 353, 368
支持相　291, 298
四肢麻痺　184
システム理論　209
システム論　144
姿勢アライメント　330

姿勢制御　40, 328
姿勢制御能力　32, 141, 143
姿勢設定　160
姿勢反射　239, 384
姿勢変形　125
姿勢保持　190
姿勢保持具　191
耳石器　162
耳石器官型平衡胞　387
自然体　237
膝蓋腱炎　300
実効値面積　15, 18
質的アプローチ　41
質量中心　332
シーティング　102
シーティングシステム　190
自動性姿勢反応　129
自発眼振　165
地面反力　277
ジャンパー膝　252
ジャンプ着地時　279
重症下肢虚血　78
重心　12, 296
重心線　97, 332
重心動揺　323
重心動揺検査　166
重錘負荷　146
柔道　236
柔軟性　330
10m 歩行　80
収斂進化現象　386
手指の方向　95
準備期　151
踵圧　359
踵圧中心　359
小胸筋　280
上後腸骨棘　338
踵骨　357
上小脳脚　139
少数ニューロン系　389
冗長性　389
小脳腫瘍　140
小脳性失調　139
小脳性失調症　138

小脳半球　138
乗馬療法　189
初期増大　356
ジョギング　293, 296
触圧覚　4
食事姿勢　345
食道期　151
食物移送機能　149
心筋機能低下　93
心原性脳塞栓症　106
人工呼吸器　93, 102
人工膝関節全置換術　44
シンスプリント　300
新生児　310
心臓関連死　93
心臓リハビリテーション　230
身体アライメント　193
身体活動量　220
身体気づき療法　178
身体重心　291, 297, 298, 299, 300, 302, 365
伸張―短縮活動　280
伸張反射　330
身長補正　16
伸展モーメント　79
振動覚　4
心不全　93, 228
診療ガイドライン　99

す

推奨グレード　99
推進相　291, 298, 302
睡眠不全　175
スイング動作　277, 282, 283, 284
ステッピングストラテジー　333
ステップ反応　369, 370
ストレス　177
ストレス関連疾患　175
ストレッチ　301
すべり座位　374
すべり仙骨座り　374

せ

成因的相同　386
生活習慣病　174
精神疾患患者　173
精神保健領域　173
正中位指向　210
静的座位　112
精度　16
背負い投げ　241
セカンド・インパクト・シンドローム　242
赤核脊髄路　110
咳・強制呼出手技　160
脊髄小脳変性症　140
脊髄反射　405
脊柱起立筋　414
脊柱側弯　92
脊柱の変形　95
接近相　276, 279
舌骨下筋群　152, 154
舌骨上筋群　152, 154
摂食・嚥下機能　149
前鋸筋　280
前脛骨筋　296, 355, 356
先行期　150
先行随伴性姿勢調節　109, 335
仙骨座り　374
前上腸骨棘　338
全身性炎症　217, 219
仙腸関節　68
仙腸関節の機能異常　37
前庭感覚　133
前庭眼反射　167
前庭器官　405
前庭機能　4
前庭頸反射　54
前庭神経　162
前庭神経核　162
前庭脊髄反射　167
前庭代償　167, 393
前庭動眼反射　55
前庭迷路　162
前皮質脊髄路　110

前方頭位　51

そ

早期コッキング期　260
双極性症　173
走光性　385
走性　386
走流性　385
足圧中心　12, 325, 353, 360, 365
足圧中心位置　12, 17
足圧中心動揺　13
足圧中心動揺距離　13, 15, 17
足圧中心動揺速度　15
足圧中心動揺面積　13, 15, 18
側臥位からの起き上がり　95
足関節　295, 296
足関節外側靱帯損傷　300
足関節戦略　369
足関節・足部　278
足関節捻挫　286
足指　357
足長　15
測定異常　142
足底腱膜炎　300
足部アライメント　33
側弯　125
鼠径部痛　278
ソケット　79
粗大運動能力分類　184
粗大運動能力分類システム　189

た

第1中足骨骨頭部圧　355, 359
体幹機能評価　108
体幹失調　140, 142, 143, 147
体幹装具　102
体幹側屈　44
体幹の前傾　44
大胸筋　280
体軸内回旋　202
体重コントロール　40
代償運動　89
代償性眼運動　167
代償性歩行　32

代償的姿勢制御　324
体性感覚　3, 331, 370, 404
大腿筋膜腸筋　280, 284, 288, 301
大腿膝蓋関節　38
大腿四頭筋　277, 302
大腿直筋　277, 278, 280, 284, 287, 288, 296, 301, 355, 356
大腿二頭筋　296
大殿筋　281, 285, 296
大殿筋歩行　98
大脳皮質―基底核ループ　124
打撃相　276, 278, 280, 282
多重感覚情報　381
立ち上がり動作　377
多裂筋　302
単関節運動　38, 40
弾性緊縛帯　146

ち

知覚　351
知覚強度　361
知覚能　351
注意　129
注視安定性　61
中小脳脚　139
中枢運動パターン発生器　324
中枢性補償　392
中足骨骨頭部　357
中足骨疲労骨折　300
虫部　138
腸脛靱帯炎　300
腸腰筋　277, 280, 284, 302
直立二足歩行　408

つ

椎間関節症　280
椎間靱帯　378
つかまり立ち　315
作り　238
つま先開き歩行　46

て

定位　125, 328, 385

底屈捻挫　280
ティルトテーブル　102
ティルトリクライニング　111
手後型　95
手前型　95
手横型　95
転倒　131
転倒歴　223
殿部離床時点　377

と

投球動作　260
投球の位相　261
統合失調症　173
動作開始時点　377
動作解析　20
動作解析装置　20
動作練習　101
動的座位　112
動的肺過膨張　217
登はん性起立　89, 96
頭部外傷　242
頭部挙上練習　158
動揺周波数解析　15
倒立振り子モデル　332
特殊感覚　2
徒手的頸部筋力増強練習　158
ドローイン・エクササイズ　246

な

内側運動制御系　110, 124
内側広筋　302
内反変形　42
内腹斜筋　301
内部モデル　176

に

二関節筋　378
肉離れ　278, 287
2次元座標　13
二重課題　85, 130
2点閾値　360
乳児　310
2・6分間歩行　80

認知過程　371
認知機能　229
認知処理過程　354

ね

捻挫　279, 286, 287

の

脳出血　105
脳性麻痺　184, 207
ノンスパイキング介在ニューロン　394

は

ハイアーチ　300
廃用症候群　174
パーキンソン病　124
パピーポジション　74
ハフィング　160
ハムストリングス　281, 285, 378
ハムストリングス肉離れ　300
バランストレーニング　230
バレーボール　249
パワー　296
半器官型平衡胞　387
反射階層理論　143, 144, 209
反復拮抗運動不能　142
反復唾液嚥下テスト　155

ひ

膝立ち　315
膝関節　277, 278, 295, 296, 298
膝関節外部屈曲モーメント　44
膝関節外部内転モーメント　42
膝関節痛　300
膝関節のQ角　300
膝前部痛　36
膝痛　278, 300
膝継手　79
膝の単純X線像　35
肘関節脱臼　245
肘立て腹臥位　314
非侵襲的陽圧換気療法　102
尾扇肢　387

非対称性緊張性頸反射　312
ピタゴラスの定理　15
ピッチ　380
ヒップストラテジー　333
独り歩き　315
独り立ち　315
腓腹筋　296
病勢進展　34
疲労骨折　300

ふ

フィジカルアセスメント　224
フィードバック制御　370
フィードフォワード制御　370
フォロースルー　276, 278
フォロースルー期　262
フォロースルー相　280
不均衡荷重　39
腹横筋　301, 302
腹臥位からの起き上がり　95
腹腔内圧　339
複合的な制御　89
福祉用具　101
腹直筋　301
腹部固有介在ニューロン　390
フットプラント　260
ブラキエーション　414
フレイル　228
プローンボード　214

へ

平衡　328
平衡覚下行路　390
平衡感覚　2, 331
平衡機能不全　141, 147
平衡訓練　168
平衡石　387
平衡反応　116
平衡胞　386
平面　12
並列モデル　403
β波　373
片脚立位保持　282, 283, 284
変形性股関節症　32

変形性股関節症患者　34
変形性膝関節症　33, 36, 42
変形性肘関節症　267
変形・拘縮　91
扁平足　300
片葉小節葉　138

ほ

縫工筋　280, 284, 288, 301
方向転換　279
方向特異性　198
方向特異的姿勢調節　324
歩脚自己受容器　386
歩行　37
歩行修正トレーニング　45
歩行戦略　43
歩行テスト　80
母指圧　355
母指外転筋　355, 356
ポジショニング　160, 189, 190
補償運動　386
捕食　155
補装具　101
ボールリリース　261

ま

慢性閉塞性肺疾患　217

み

右側臥位　228
3つのパターン　94

め

酩酊歩行　141
迷路性　370

も

網様体脊髄路　110
モロー反射　313

や

野球肩　264
野球肘　267
約束乱取り　248

ゆ

有効支持基底面 351
有酸素運動 230
床反力 398
床反力計 12, 359

よ

幼児期 317
腰椎骨盤リズム 66, 378
腰椎すべり症 66
腰痛 278
抑うつ 219
予測性姿勢制御 129
予測的姿勢制御 109, 334
予測的姿勢調節 324, 370
四つ這い位 95, 315

ら

ラクナ梗塞 106

り

陸棲脊椎動物 396
リクライニング車椅子 111
リスクファクター 286
リーチ活動 343
リーチ動作 113
立位位置知覚 352
立位位置知覚能 353
立位姿勢 96
立位保持 102
リトルリーグショルダー 266
量的アプローチ 41
両麻痺 195
リラクセーション 180
輪状咽頭筋 158

る

類人猿 413

れ

冷却 355
レジスタンストレーニング 229
レッグリコイル 310
連合反応 196

ろ

ローカルマッスル 246, 283, 285
ロードセル 12, 19
ロール 380
ロンベルグ率 17

わ

ワインドアップ期 260
割り座 197

欧文索引

A

ABC 81, 82
ABC scale 223
acceleration phase 261
activities specific balance confidence scale 81, 82
AMP 82
AMPPRO 84
amputee mobility predictor 82
amputee mobility predictor with a prosthesis 84
anterior superior iliac spine 338
ASIS 338
asymmetrical tonic neck reflex 312
ATNR 312

B

Balance Evaluation Systems Test 132
BBS 82, 220
Berg balance scale 82, 131, 220
brachiation 414

C

camptocormia 125
center of mass 365
center of pressure 365
cerebral palsy 207
choreo-athetotic 型 208
CLI 78
COM 365
contraversive pushing 117
COP 365
CP 207
critical limb ischemia 78

D

DMD 89
dropped head syndrome, antecollis 125
dual task 85

Duchenne muscular dystrophy 89
Duchenne 型筋ジストロフィー症 89
Duchenne 現象 98
dystonic 型 208

F

FAI 81
FBP 74
FBS 3
FEV_1 220
flat back posture 66, 74
Four square step test 9
Frenchay activities index 81
Frenkel 体操 144, 145
FRT 8
FSST 9
Functional Balance Scale 3
Functional Reach Test 8

G
Gallop 401
Global muscle 301, 302
GMFCS 189
GMFM 189
Gowers 徴候 89
gross motor function classification system 189

H
Houghton scale 82
HRQOL 221

I
ideal alignment 66

J
jumbling 現象 165

K
KLP 74
kyphosis-lordosis posture 66, 74

L
L test 81
lateral sequence walk 401
LCI-5 82
little leaguer's elbow 267
Local muscle 301, 302
locomotor capabilities index 82
LR 66
lumbo-pelvic rhythm 66

M
MDC 222
MDT 57
mechanical diagnosis and therapy 57
Minimum Detectable Change 222
mobilization 301

N
NINDS-Ⅲ 106

O
OKC 38
orientation 125

P
PAD 78
PCI 81
PEQ 84, 85
PEQJ 84
peripheral arterial disease 78
physiological cost index 80
Pisa syndrome 125
Pisa 徴候 125
PNF 146
posterior superior iliac spine 338
postural deformity 125
Prosthesis Evaluation Questionnaire 85
prosthesis evaluation questionnaire Japanese version 84
protrusion 51
PSIS 338
Pull test 126
push and release 135
pusher syndrome 117

Q
QOL テスト 84

R
rivermead mobility index 82
RMI 82
Romberg 現象 166
Romberg 徴候 56

S
SBL 74
scoliosis 125
SIGAM 82
special interest group in amputee medicine 82
SPV 119
SRC 歩行器 215
stability 125
Stretch-shortening action 280
subjective postural vertical 119
subjective visual vertical 119
SVV 119
sway back posture 66, 74

T
TAPES 84
THA 32
timed up and go test 8, 80, 130
timed walk test 80
toe-in 33
toe-out 36
trinity ampution and prosthesis experiences scales 84
TUG 8, 81, 130, 220

U
Unified Parkinson's Disease Rating Scale 125
UPDRS 125

V
Vestibular Rehabilitation 168

W
Weber-Fechner の法則 354
Weber の法則 354
wind swept deformity 185

Y
yeilding 機能 79

|検印省略|

姿勢制御と理学療法の実際

定価（本体 8,600円＋税）

2016年4月21日　第1版　第1刷発行

編　者　淺井　仁・奈良　勲
　　　　あさい　ひとし　なら　いさお
発行者　淺井　麻紀
発行所　株式会社 文光堂
　　　　〒113-0033　東京都文京区本郷7-2-7
　　　　TEL（03）3813 - 5478（営業）
　　　　　　（03）3813 - 5411（編集）

©淺井　仁・奈良　勲, 2016　　　　　　　　印刷・製本：真興社

乱丁，落丁の際はお取り替えいたします．
ISBN978-4-8306-4535-8　　　　　　　　　　Printed in Japan

・本書の複製権，翻訳権・翻案権，上映権，譲渡権，公衆送信権（送信可能化権を含む），二次的著作物の利用に関する原著作者の権利は，株式会社文光堂が保有します．
・本書を無断で複製する行為（コピー，スキャン，デジタルデータ化など）は，私的使用のための複製など著作権法上の限られた例外を除き禁じられています．大学，病院，企業などにおいて，業務上使用する目的で上記の行為を行うことは，使用範囲が内部に限られるものであっても私的使用には該当せず，違法です．また私的使用に該当する場合であっても，代行業者等の第三者に依頼して上記の行為を行うことは違法となります．

・JCOPY〈出版者著作権管理機構 委託出版物〉
本書を複製される場合は，そのつど事前に出版者著作権管理機構（電話 03-3513-6969，FAX 03-3513-6979，e-mail：info@jcopy.or.jp）の許諾を得てください．